Günter Köhler, Matthias Evert, Katja Evert, Marek Zygmunt

Sarkome des weiblichen Genitale

Günter Köhler, Matthias Evert, Katja Evert,
Marek Zygmunt

Sarkome des weiblichen Genitale

Andere seltene Sarkome, Mischtumoren, genitale Sarkome und Schwangerschaft

Unter Mitarbeit von Katrin Hegenscheid

2., komplett überarbeitete und deutlich erweiterte Auflage

Band 2

DE GRUYTER

Prof. Dr. med. Günter Köhler
Klinik und Poliklinik für Frauenheilkunde
und Geburtshilfe
Universitätsmedizin Greifswald
Ferdinand-Sauerbruch-Straße
17475 Greifswald, Deutschland
E-Mail: koehlerg@uni-greifswald.de

Dr. med. Katja Evert
Institut für Pathologie
Universität Regensburg
Franz-Josef-Strauß-Allee 11
93053 Regensburg, Deutschland
E-Mail: katja.evert@ukr.de

Prof. Dr. med. Matthias Evert
Institut für Pathologie
Universität Regensburg
Franz-Josef-Strauß-Allee 11
93053 Regensburg, Deutschland
E-Mail: matthias.evert@ukr.de

Prof. Dr. med. Marek Zygmunt
Klinik und Poliklinik für Frauenheilkunde
und Geburtshilfe
Universitätsmedizin Greifswald
Ferdinand-Sauerbruch-Straße
17475 Greifswald, Deutschland
E-Mail: zygmunt@uni-greifswald.de

ISBN 978-3-11-044994-5
e-ISBN (PDF): 978-3-11-045133-7
e-ISBN (EPUB): 978-3-11-045031-6

Library of Congress Cataloging-in-Publication data
A CIP catalog record for this book has been applied for at the Library of Congress.

Bibliografische Information der Deutschen Nationalbibliothek
Die Deutsche Nationalbibliothek verzeichnet diese Publikation in der Deutschen Nationalbibliographie; detaillierte bibliografische Daten sind im Internet über http://dnb.d-nb.de abrufbar.

Satz und Repro: LVD Gesellschaft für Datenverarbeitung mbH, Berlin
Druck und Bindung: Hubert & Co. GmbH & Co. KG, Göttingen
Einbandabbildung: Katrin Hegenscheid, Universitätsmedizin Greifswald, Institut für diagnostische Radiologie und Neuroradiologie, Greifswald
∞ Gedruckt auf säurefreiem Papier
Printed in Germany

www.degruyter.com

Vorwort

In der 2. Auflage dieser zweibändigen Monographie werden neben den uterinen nun auch die extrauterinen genitalen Sarkome und Mischtumoren und andere seltene mesenchymale genitale Tumoren unter Einbeziehung der Varianten des Leiomyoms, der glattmuskulären Tumoren mit unsicherem malignem Potential sowie der Endometriale Stromatumor mit Keimstrang-ähnlichen Elementen (ESTSCLE) und der Uterine Tumor mit Ähnlichkeiten eines ovariellen Keimstrang/Stromatumors (UROCST) besprochen. Zusätzlich wurden die Angio-, Lipo- und Rhabdomyosarkome sowie die PECome und ein Kapitel Fertilität und Schwangerschaft aufgenommen. Zu jeder Tumorentität gibt es jetzt auch einen ausführlichen Abschnitt zur Bildgebung.

Die Monographie hat ihren Ursprung in dem jährlich mehrmals durchgeführten Kasseler AGO-Zertifizierungskurs „Onkologische Diagnostik und Therapie"

Trotz 1848 zitierter Literaturquellen existieren auch weiterhin kaum Therapiestandards bzw. Leitlinien auf der Basis gesicherter wissenschaftlicher Erkenntnisse. Im Sinne der Praxisnähe haben die Mitglieder der Promotions-und Forschungsgruppe genitale Sarkome des Greifswalder „Deutschen klinischen Kompetenzzentrums für genitale Sarkome und Mischtumoren" 1520 vollständig dokumentierte „Sarkomberatungsfälle" und zusätzlich die Kooperationspartner VAAO (Velener Arbeitsgemeinschaft Ambulantes Operieren) und die Frauenklinik Sachsenhausen/Frankfurt Main – zusammen annähernd 40 000 Myomoperationen für diese Monographie ausgewertet. Die Gesamtergebnisse sind unter anderem in ein Ablaufschema zur Vermeidung inadäquater Operationen von uterinen Sarkomen eingegangen. Wir haben versucht aus den Daten des Kompetenzzentrums sowie der Gesamtschau der verfügbaren Literatur und Studien einen roten Faden für das therapeutische Vorgehen herauszuarbeiten. Besonderer Wert wurde darauf gelegt, sich weitgehend festzulegen, welche Maßnahmen zurzeit nicht als Standard definiert werden können, bzw. als wirkungslos angesehen werden müssen. In die Neuauflage wurden insgesamt 489 Abbildungen eingearbeitet, wobei ein besonderer Wert auf die Bildauswertung gelegt wurde.

Die beschriebenen Tumorentitäten stellen auch für den Pathologen eine ganz besondere Herausforderung dar, die mit zahlreichen Fallstricken behaftet ist. Die zweibändige Monographie wendet sich daher als Leitfaden zur Entscheidungsfindung sowohl an klinische und niedergelassene Gynäkologen und Pathologen aber auch an Chirurgen und Hämato-Onkologen.

Besonders erfreulich ist, dass insgesamt 95 klinische oder niedergelassene Gynäkologen, Pathologen, Radiologen, Hämato-Onkologen und praktische Ärzte aber auch betroffene Patientinnen für die 2. Auflage umfangreiches Bild- und Datenmaterial zur Verfügung gestellt haben. Dafür sei Ihnen von den Autoren herzlich gedankt.

Greifswald und Regensburg
im September 2015

Prof. Dr. G. Köhler, Prof. Dr. M. Zygmunt
Prof. Dr. M. Evert, Dr. Katja Evert

Sarkome des weiblichen Genitale
Band 1: Glattmuskuläre und stromale Tumoren (ISBN: 978-3-11-025317-7)
Band 2: Andere seltene Sarkome, Mischtumoren, genitale Sarkome und Schwangerschaft (ISBN: 978-3-11-044994-5)

Inhaltsverzeichnis

Verzeichnis der Abkürzungen und Verzeichnis der Definitionen

AAGL	American Association of Gynecologic Laparoscopists
AF	Adenofibrom
AI	Aromataseinhibitoren, Aromatasehemmer
AJCC	American Joint Cancer Committee
AR	Androgenrezeptor
ALM	Angioleiomyom
ANS	Angiosarkom
AS	Adenosarkom
ARMS	alveoläres Rhabdomyosarkom
BSO	bilaterale Salpingo-Oophorektomie
BT	Brachytherapie
CBR	klinischer Nutzen (CR+PR+SD)
CECT	kontrastverstärktes CT (Contrast-enhanced-CT)
CHT	Chemotherapie
CHT-RT	Chemoradiotherapie
CT	Computertomographie
CR	komplette Remission
d	Tag
DD	Differentialdiagnosen(n)
DLM	degeneriertes Leiomyom
DKSM	Deutsches Klinisches Kompetenzzentrum für genitale Sarkome und Mischtumoren Universitätsmedizin Greifswald
DNG	Dienogest
DPLM	disseminierte (diffuse) peritoneale Leiomyomatose
DSS	krankheitsspezifisches Überleben (disease specific survival)
DW-MRT	diffusionsgewichtete Magnet-Resonanz-Tomographie
EGF(R)	epithelial growth factor (receptor)
EK	Endometriumkarzinom
ER	Estrogenrezeptor
ERMS	embryonales Rhabdomyosarkom
ERT	externe (perkutane) Strahlentherapie
ESK	endometrialer Stromaknoten
EST	endometrialer stromaler Tumor
ESTSCLE	endometrial stromal tumor with sex-cord-like elements

FDG-PET	F-FDG-PET (^{18}F-2-Fluor-2-deoxy-D-glucose-PET)
FES-PET	F-FES-PET (16α-^{18}F-fluoro-17ß estradiol-PET)
FS	Fibrosarkom
GCIG	Gynecologic Cancer InterGroup
GIST	gastrointestinale Stromatumoren
GnRH	Gonadotropin-Releasing-Hormon
HE	Hysterektomie
HE-Färbung	Hämatoxylin-Eosin-Färbung
HET	Hormonersatztherapie
HG-ESS	high-grade endometriales Stromasarkom
HMB45	Human Melanoma Black 45
HPF	high power field (400fache Vergrößerung)
HR	Hormonrezeptor(en)
HSK	Hysteroskopie
HT	Hormontherapie
HU	Hounsfield-Einheiten
i. d. R.	in der Regel
IHC	Immunhistochemie, immunhistochemisch
IVLM	intravenöse Leiomyomatose
KS	Karzinosarkom
LAVH	laparoskopisch assistierte vaginale Hysterektomie
LDH	Lactatdehydrogenase
Lig.	Ligamentum
LG-ESS	low-grade endometriales Stromasarkom
LITT	laserinduzierte Thermotherapie
LLM	Lipoleiomyom
LM	Leiomyom
L/M-Ratio	Lymphozyten/Monozyten-Verhältnis,
LMS	Leiomyosarkom
LN	Lymphknoten
LNE	Lymphonodektomie
LS	Liposarkom
LSK	Laparoskopie
LVI	Lymphgefäßinvasion
M/10 HPF	Zahl der Mitosen pro 10 HPF
max.	maximal
MGA	Megestrolacetat

MI	Mitoseindex
min	minimal
MLM	benignes metastasierendes Leiomyom
Mo	Monate
MPA	Medroxyprogesteronacetat
MRT	Magnet-Resonanz-Tomographie
mTOR	Mammalian Target of Rapamycin
N/L-Ratio	Neutrophilen/Lymphozyten-Verhältnis
NOS	not otherwise specified
NPV	negativer prädiktiver Vorhersagewert
OK	Ovarialkarzinom
OKS	ovarielles Karzinosarkom
OS	Gesamtüberleben (overall survival)
Pat.	Patientin/-innen
PD	fortschreitende Erkrankung (progressive disease)
PDGF(R)	Platelet-derived growth factor (receptors)
PECom	Perivaskulärer Epitheloidzelltumor
PET-CT	Positronen-Emissionstomographie
PFI	progressionsfreies Intervall
PFS	progressionsfreies Überleben (progression free survival)
PGR	Progesteronrezeptor
PPV	positive prädiktiver Vorhersagewert
PR	partielle Remission
PRMS	pleomorphes Rhabdomyosarkom
q	zeitlicher Abstand
RAH	radikale abdominale Hysterektomie
RFA	Radiofrequenzablation
RI	Resistenzindex
RMS	Rhabdomyosarkom
RR	Gesamtremissionsrate
RT	Radiotherapie, ERT mit und ohne VBT
RVH	radikale vaginale Hysterektomie
SAH	suprazervikale abdominale Hysterektomie
SD	Wachstumsstillstand (stable disease)
SEER	Surveillance, Epidemiology and End Results
SERM	Selektiver Estrogenrezeptor Modulator
SI	Signalintensiät in der MRT

SIRT	Selektive interne Radiotherapie
SLH	suprazervikale laparoskopische Hysterektomie
SLN	Sentinel-Lymph-Node (Wächterlymphknoten)
SMA	smooth muscle actin
SO	sarcomatous overgrowth
SSW	Schwangerschaftswoche
STUMP	glattmuskulärer Tumor mit unsicherem malignen Potential (smooth muscle tumor with uncertain malignant potential)
SUV	standardized uptake value
T1 W, T2 W	T1/T2 gewichtete MRT
T1WC	T1 gewichtete Kontrast-MRT
T1 W-FS	T1 bzw. T2 gewichtetes MRT mit Fettsättigung (Fettunterdrückung), gelegentlich auch T1/2 W STIR
T2 W-FS	wie T1 W-FS
TAH	totale abdominale Hysterektomie
TAS	transabdominale Sonographie
TCN	Tumorzellnekrosen
THE	totale Hysterektomie
TKI	Tyrosinkinasehemmer, -inhibitor
TKS	tubares Karzinosarkom
TLH	totale laparoskopische Hysterektomie
TVH	totale vaginale Hysterektomie
TVS	transvaginale Sonographie
UES	undifferenziertes endometriales Sarkom
UKS	uterines Karzinosarkom
UPA	Ulipristalacetat
UTROSCT	uterine tumor resembling sex cord stromal tumor
UUS	undifferenziertes uterines Sarkom
VA	Vincristin plus Actinomycin
VAC	Vincristin plus Actinomycin D plus Cyclophosphamid
VAI	Vincristin plus Actinomycin D plus Ifosfamid
VBT	Vaginale Brachytherapie, vaginale Strahlenkontakttherapie
VEGF(R)	vascular endothelial growth factor (receptor)
VI	Blutgefäßinvasion
Wo	Wochen
WTS	Weichteilsarkome
WT-1	Wilmstumor Gen 1
ZLM	zellreiches Leiomyom

Verzeichnis der Definitionen

Ansprechraten und Überlebensdaten, Zytoreduktion, NCCN-Recommendations, Immunhistochemie-Tabelle

CR	Kein Tumor mehr nachweisbar, bzw. alle Zielläsionen sind verschwunden. Der Befund muss außer in randomisierten Studien nach 4 Wochen bestätigt werden
PR	Verglichen mit dem Ausgangswert ist die Masse der Zielläsionen um mindestens 30 % gesunken. Der Befund muss außer in randomisierten Studien nach 4 Wochen bestätigt werden
RR	Remissionsrate, Summe aus CR und PR
SD	Stable disease, stabile Erkrankung seit Behandlungsbeginn, auch NC(no change) genannt, es ist weder eine PR noch eine PD vorhanden.
PD	Progressive disease, fortschreitende Erkrankung, die Summe/ Masse der Zielläsionen ist um mindestens 20 % gestiegen oder es haben sich neue Läsionen gebildet
	Als Dauer des Gesamtansprechens gilt die Zeit vom ersten Erreichen einer Remission bis zu dem Zeitpunkt einer objektivierbaren PD
CBR	Anteil der Pat. mit fortgeschrittenen oder metastasierten Tumoren mit einer C- oder T-CBR 24 Wochen nach Behandlungsbeginn
C-CBR	Anteil der Pat. mit fortgeschrittenen oder metastasierten Tumoren hinsichtlich Summe der Verbesserungen von klinischen Parametern und krankheitsbezogenen Symptomen
T-CBR	Anteil der Pat. mit fortgeschrittenen oder metastasierten Tumoren hinsichtlich der objektive Reaktion des Tumors als Summe aus CR, PR und SD (NC)
OS	Zeitraum vom Behandlungsbeginn bis zum Tode aus jeglicher Ursache
DSS	Zeitraum vom Behandlungsbeginn bis zum Tod an der entsprechenden Erkrankung
PFI	Progressionsfreies Intervall, Zeit vom Beginn der Therapie bis zur erneuten Progression, identisch mit TTP als time to progression
PFS	Progressionsfreies Überleben, Zeit vom Beginn der Therapie bis zur erneuten Progression oder Tod

Zytoreduktion (*Debulking*)

Maximale Zytoreduktion (*Debulking*): keine makroskopischen Tumorreste mehr vorhanden, klinische Tumorfreiheit

Optimale Zytoreduktion (*Debulking*): nur noch Tumorreste < 1 cm im Durchmesser oder in der Höhe (nach einigen Quellen auch < 2 cm)

Suboptimale Zytoreduktion (*Debulking*): Tumorreste > 1 cm (nach einigen Quellen > 2 cm)

NCCN Clinical Practice Guidelines in Oncology (NCCN-Recommendations)

NCCN Clinical Practice Guidelines in Oncology – Uterine neoplasms 2.2015, Ovarian Cancer 1.2015, Soft tissue sarcoma 1.2015

NCCN-1-Recommendation: Based upon high level evidence, there is uniform NCCN consensus that the intervention is appropriate (Es gibt beweisende Daten für den Nutzen der genannten Maßnahme, auf der Basis valider Studien besteht Einigkeit, dass die genannten Maßnahmen indiziert sind).

NCCN-2A-Recommendation: Based upon lower level evidence, there is uniform NCCN consensus that the intervention is appropriate (Es gibt keine beweisenden Daten für den Nutzen der genannten Maßnahme, aber auf der Basis der vorliegenden Studien besteht einheitlicher Konsens sie als geeignet bzw. nicht als falsch einzustufen).

NCCN-2B-Recommendation: Based upon lower level evidence, there is NCCN consensus that the intervention is appropriate (Es gibt keine beweisenden Daten für den Nutzen der genannten Maßnahme, auf der Basis unterschiedlich interprätierbarer Studien besteht jedoch größere Uneinigkeit sie als geeignet bzw. als nicht falsch einzustufen).

NCCN-3-Recommendation: Based upon any level of evidence, there is major NCCN disagreement that the intervention is appropriate (Es gibt keine irgendwie beweisenden Daten für den Nutzen der genannten Maßnahme, es besteht jedoch Übereinstimmung, sie als nicht geeignet einzustufen).

Immunhistochemie-Tabelle von Sarkomen, seltenen mesenchymalen Tumoren und Mischtumoren des Uterus

		Aktin	SMA	Desmin	h-Caldesmon	ER	PGR	HMB 45	Melan A	S100	CD 10	Zytokeratin	Vimentin	Myogenin	Myo D1	Cyclin D1	CD34	CD31	ERG	Inhibin-alpha	CD99	Calretinin	WT1
ESK		(+)	+	–	–	++	++	–	–	–	++	–	++	–	–	–	–	–	–	(+)	–	(+)	
ESTSCLE		(+)	+	–	–	++	++	–	–	–	++	–/+	++	–	–	–	–	–	–	+	(+)	(+)	(+)
UTROSCT		(+)	+	–	–	++	++	–	+	–	++	+	++	–	–	–	–	–	–	++	+	+	+
LG-ESS		(+)	+	–	–	+	+	–	–	–	++	–	++	–	–	–	–	–	–	–	–	–	–
HG-ESS	LG-Komp.	(+)	+	–	–	+	+	–	–	–	++	–	++	–	–	–	–	–	–	–	–	–	–
	HG-Komp.	(+)	(+)	–	–	–	–	–	–	–	(+)	–	–	–	–	++	–	–	–	–	–	–	–
UUS		(+)	(+)	–	–	–	–	–	–	–	(+)	–	–	–	–	–	–	–	–	–	–	–	–
LM/Var.*		++	++	++	++	++	++	–	–	–	+	–	+	–	–	–	–	–	–	–	–	–	–
LMS		+	+	+	+	+	(+)	–	–	–	+	–	+	–	–	–	–	–	–	–	–	–	–
AF	epithelial	–	–	–	–	+	+	–	–	–	–	++	+	–	–	–	–	–	–	–	–	–	(+)
	mesench.	(+)	+	(+)	(+)	+	+	–	–	–	++	–	+	–	–	–	–	–	–	–	–	–	–
AS	epithelial	–	–	–	–	+	+	–	–	–	–	++	+	–	–	–	–	–	–	–	–	–	(+)
	mesench.	(+)	+	(+)	(+)	+	+	–	–	–	++	–	++	–	–	–	–	–	–	–	–	–	–
KS	epithelial	–	–	–	–	+	+	–	–	–	–	+	+	–	–	–	–	–		–	–	–	–
	mesench.	(+)	(+)	(+)	(+)	–/(+)	–/(+)	–	–	–	(+)	(+)	+	–	–	(+)	–	–	–	–	–	–	–
PECom	spindelz.	+	++	+	+	+	+	+	+	(+)	(+)	–	+	–	–	–	–	–	–	–	–	–	–
	epitheloid	(+)	+	+	+	+	+	++	++	(+)	(+)	–	+	–	–	–	–	–	–	–	–	–	–
RMS		(+)	(+)	+	–	–	–	–	–	–	(+)	(+)	++	+	+	(+)	–	–	–	–	–	–	–
ANS		–	(+)	–	–	–	–	–	–	–	–	(+)	++	–	–	–	++	+	++	–	–	–	+
LS		–	–	–	–	–	–	–	–	+	–	–	+	–	–	–	–	–	–	–	–	–	–

Muskuläre Marker: SMA, Desmin, h-Caldesmon; Steroidrezeptoren: ER, PGR. Melanozytenmarker: HMB45, Melan A, S100. Marker für quergestreifte Muskulatur: Myogenin, Myo D1. Genfusionsmarker: Cyclin D1, Gefäßmarker: CD 31, CD 34, ERG, epitheliale Marker: Zytokeratine, Keimstrangmarker: Inhibin, CD99

++ in der Regel stark positiv; + in der Regel positiv, manchmal schwach; (+) manchmal positiv, meist schwach; – negativ

* die einzelnen Varianten zeigen kaum Differenzen in ihrem immunhistochemischen Profil

Günter Köhler, Katja Evert, Marek Zygmunt, Matthias Evert

1 Andere uterine und genitale Sarkome

1.1 Angiosarkom

1.1.1 Uterines Angiosarkom

Allgemeines, Epidemiologie, Ätiologie, Pathogenese, Stadieneinteilung

Unter dem Begriff Angiosarkom ANS werden heute die Lymphangio- und Hämangiosarkome zusammengefasst (98). Das ANS macht nur etwa 1 % aller WTS aus, die entsprechende Inzidenz beträgt 0,1/100 000 Personen (Männer und Frauen) (93). Der früher als Synonym für das ANS verwendete Begriff Hämangioendotheliom wird heute für einen vaskulären Tumor mit Borderline-Malignität verwendet (98). Die ANS sind zu 50 % in der Haut lokalisiert und stehen in dieser Lokalisation in einem engen Zusammenhang mit einer Strahlenexposition. Die Gemeinsamkeit aller ANS besteht in der Anwesenheit von malignen endothelialen Zellen. Die ANS werden heute in vier klinische Gruppen unterteilt: nicht mit einem Lymphödem oder einer Bestrahlung assoziierte primär kutane ANS, lymphödem-assoziierte ANS (Stewart-Treves-Syndrom), ANS nach einer Bestrahlung, ANS des tiefen Weichgewebes bzw. ANS der parenchymatösen Organe (Leber, Milz, Brust) (98). Letztlich gehört das ANS des Uterus in die letztgenannte Gruppe und stellt ein reines homologes uterines Sarkom dar. Die uterine Entität ist unter den ANS eine Rarität. Von 1902 bis 2010 wurden nur 30 Fälle beschrieben (22). Betroffen sind Frauen zwischen dem 17. und 81. Lebensjahr (14, 20). In einer weiteren Übersicht (22) wird über 14 Fälle seit 1987 berichtet. Das Alter der Frauen lag in dieser Gruppe zwischen 35 und 86 Jahren (Mittel 62 Jahre).

Über einen Zusammenhang von uterinen ANS mit einer vorangegangenen RT existieren nur unzureichende Daten. Bekannt geworden ist ein uterines ANS innerhalb eines tuberöse Sklerose- Komplexes (35). In diesem Fall fand sich neben dem ANS eine uterine Lymphangioleiomyomatose. Im ANS waren die Tumorsuppressorgene p53 und TSC2 mutiert. Es wird vermutet, dass die Funktionsstörung dieser beiden Gene zur Pathogenese des ANS beigetragen hat. Das ANS unterschied sich jedoch klar von der Lymphangioleiomyomatose und exprimierte im Gegensatz zu dieser Entität kein HMB45. In jüngster Zeit wurden bei einem uterinen ANS auch Genbrüche an den Genorten YWHAE (17pl3), FAM22A (10q23) und FAM22B (10q22) gefunden (88). Abnormitäten bzw. Fusionen dieser Gene spielen auch eine wichtige Rolle bei der Genese des LG-ESS (s. a. LG-ESS Bd. 1). Über eine Assoziation von ANS und inkorporiertem Fremdmaterial wurde berichtet (39). In einigen Fälle entstehen die uterinen ANS innerhalb oder in unmittelbarer Beziehung zu einem LM (19, 80, 90).

Zu den ANS im Allgemeinen und im Uterus im Besonderen gibt es keine Phase-III- und nur sehr wenige Phase-II-Studien. Die empfohlene Therapie basiert fast ausschließlich auf retrospektiven Sammelstatistiken von unterschiedlich lokalisierten ANS.

Für das uterine ANS gilt die Stadieneinteilung für die WTS (s. a. LMS Bd. 1). Nach dieser Klassifikation ist das uterine ANS immer ein tiefer Tumor. Dementsprechend kann es auch kein Stadium T1a und T2a nach AJCC geben. In die UICC-Klassifikation sind die ANS nicht mit eingeschlossen (99).

Das uterine Angiosarkom ist außerordentlich selten. Ein Zusammenhang mit einer vorausgegangenen Bestrahlung besteht offensichtlich nicht. Pathogenetisch können Genbrüche eine Rolle spielen. Es gilt die Stadieneinteilung für Weichteilsarkome, danach zählt diese Entität zu den tiefen Tumoren.

Makroskopische und mikroskopische Befunde

Meist handelt es sich schon primär um große fleischige oftmals polypoide Tumoren, die das Endometrium und das Myometrium betreffen können (14). Die mittlere Größe liegt bei 13 cm (5–29 cm) (80). Die Schnittfläche des relativ weichen Tumors erscheint meist braun bis tiefrot (48). Das makroskopische Erscheinungsbild kann auch einem LM mit verwirbelten Strukturen und zentralen Nekrosen bzw. Zysten ähneln. Extensiv nekrotische Tumoren mit zahlreichen Hämorrhagien sind häufig (48, 104). Beschrieben sind auch polypoide vom Endometrium ausgehende ANS oder Tumoren, die die gesamte Uteruswand einnehmen (80). Das ANS infiltriert diffus den Uterus und sorgt so für ein schnelles uterines Wachstum. Ausgedehnte destruktive Infiltrationen in das Myometrium sind typisch (104). ANS haben keine Kapsel und keine klaren Grenzen.

Feingeweblich weisen die meisten ANS eine lobulierte Architektur mit infiltrierenden Rändern auf. Charakteristisch sind zahlreiche offene schlitzförmige, irregulär miteinander anastomosierende, blutführende vaskuläre Räume, die Anschluss an die regelhaften Gefäße haben. Die vaskulären Sinusoide sind mit atypischen cuboidalen oder polygonalen endothelialen Zellen ausgekleidet (104). Die Zellen weisen zahlreiche atypische, pleomorphe hyperchromatische Kerne sowie reichlich Mitosen auf. Die Zahl der die vaskulären Räume auskleidenden Zellen ist deutlich höher als gewöhnlich. Sie können im Gegensatz zum normalen Endothel vielschichtig sein und papillär in die vaskulären Räume vorwachsen (102) (Abb. 1.1-1 A). Einige ANS weisen auch solide Abschnitte auf. Letztere können mit glattmuskulären Proliferaten assoziiert sein. Diese Proliferate sind durch klar umschriebene Ränder, unauffällige zytologische Eigenschaften und eine fehlende mitotische Aktivität charakterisiert. Der gefäßreiche Tumor breitet sich in diesen Fällen außerhalb der glattmuskulären Proliferate aus. Besonders in Kombination mit glattmuskulären Anteilen weisen die endothelialen Zellen interessanterweise auch eine epitheloide Morphologie mit runden Zellen, eosinophilem Zytoplasma, einem hohen Kern-Zytoplasma-Verhältnis sowie prominente Nukleolen auf (19). Die epitheloiden Zellen können auch Nester bilden. Epitheloide ANS bestehen fast ausschließlich aus in Schichten gelagerten epitheloiden Zellen. Die mit pleomorphen Zellen ausgekleideten vaskulären Räume sind bei solchen Tumoren meist nicht so dominant und gelegentlich schwer zu erkennen. Mitunter ähneln sie primitiven Drüsen. Zusammen mit der bei epitheloiden ANS fast gesetzmäßig auftretenden aberranten Expression von Zytokeratinen, besteht die Gefahr einer Fehldiagnose als niedrig differenziertes Adenokarzinom. Dennoch ist der zumindest fokale Nachweis von spaltförmigen Räumen mit Erythrozyten wegweisend auf ein ANS, welches immunhistochemisch gesichert wrden kann (55).

Beschrieben sind auch ANS als kleine solide Knoten mit prädominant vorhandenen Spindelzellen entlang der vaskulären Räume. Bei den ANS kommt es häufig zu einer extensiven Infiltration um die endometrialen Drüsen herum. In der Folge können durch die eingefangenen endometrialen Drüsen kavernöse Räume entstehen. Die benignen Drüsen sind allerdings auf das noch vorhandene bzw. ehemalige endometriale Gewebe beschränkt. Im restlichen ANS finden sich keine glandulären Differenzierungen. Da die uterinen ANS generell als high-grade-Sarkome gelten, ist ein Grading nicht vorgesehen.

Die die vaskulären Räume begleitenden endothelialen Tumorzellen zeigen meist eine Expression von CD31, CD34, und Faktor VIII. Insbesondere für den vaskulären Marker CD 31 ist die Anfärbung diffus und intensiv (Abb. 1.1-1 B). Als weitere gute nukleäre Marker für endotheliale Zellen gelten Fli1 (Friend leukemia integration 1 transcription factor) und neuerdings ERG (Erythroblast transformation specific related gene) (59, 87). Beim ERG handelt es sich um ein Proto-Onkogen und um ein Mitglied der erythroblastentransfomationsspezifischen Transkriptionfaktor-Familie. Es ist offensichtlich an der Regulation der Angiogenese beteiligt. Bei 25 Feinnadelaspiraten von ANS konnte ERG und CD 31 jeweils in 100 % und CD34 dagegen nur in 60 % nachgewiesen werden (87). Mit der positiven Anfärbung von CD31 und ERG kann die Diagnose eines ANS meist zuverlässig gestellt werden und gelingt sogar am zytologischen Material von Aspiraten (87). Dennoch sind diese Marker nicht spezifisch. Die Kombination beider Marker ist aber weitaus aussagekräftiger als die Bestimmung von CD31 plus CD 34, zumal letzteres nur etwa in 50 % der vaskulären Tumoren exprimiert wird (59). ERG kann aber auch gelegentlich in epitheloiden Sarkomen und bei Varianten von myxoiden LS exprimiert werden und findet sich auch beim Prostatakarzinom. Die glattmuskulären Marker SMA und Desmin sowie die ER und PGR sind in den mitunter begleitenden glattmuskulären Anteilen nicht aber in den eigentlichen Tumorzellen positiv. Vorhandene residuelle endometriale Drüsen färben auch mit Zytokeratinen an und exprimieren gleichfalls ER und PGR (80). Mutationen von p53 gelten für ANS als typisch (63). Als Ausdruck der starken proliferativen Aktivität ist der Ki67-Index v. a. in epitheloiden ANS meist deutlich erhöht (Abb. 1.1-1 C). Die ANS exprimieren auch VEGFR1/2 und 3 (6, 38, 71). Der Tumor reagiert nicht auf S100, HMB 45 und CD 99.

Das uterine Angiosarkom ist ein blauroter, meist relativ weicher Tumor mit Nekrosen, Hämorrhagien und zystischen Abschnitten. Histologisch sieht man zahlreiche vaskuläre blutführende Räume, die von pleomorphen malignen Zellen ausgekleidet sind und miteinander kommunizieren.

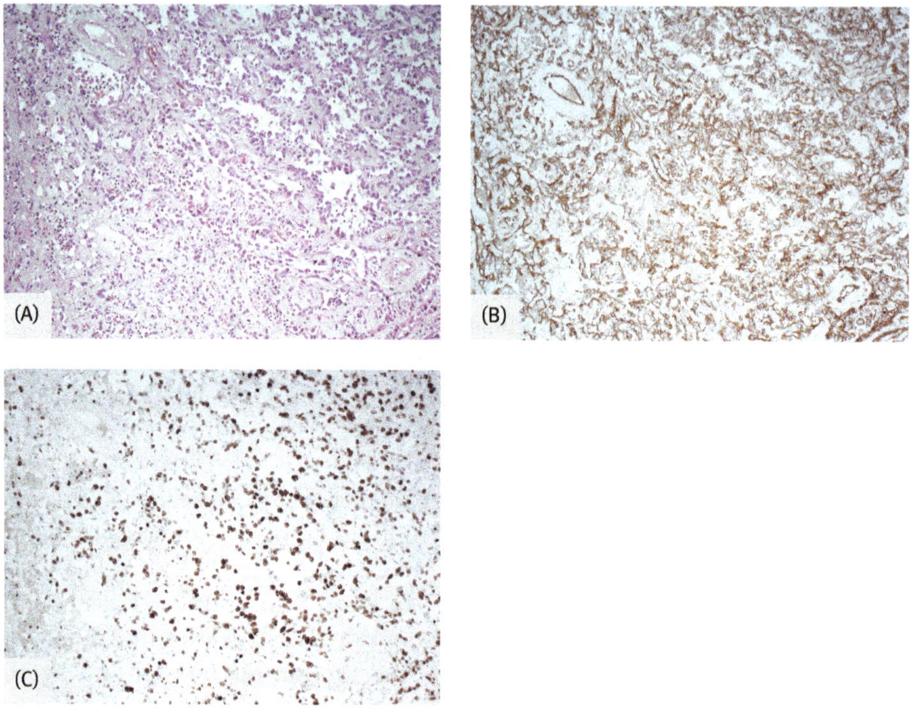

Abb. 1.1-1: Histologisches Bild eines Angiosarkoms. A: Typischer Aspekt eines high-grade Angiosarkoms mit pathologischen, hier relativ weiten Gefäßlumina, die von hochgradig atypischen, zum Teil epitheloiden neoplastischen Endothelzellen ausgekleidet werden. Hierdurch ergibt sich eine gewisse pseudoglanduläre Morphologie, die nicht mit einem Adenokarzinom verwechselt werden darf; B: die immunhistochemische Darstellung mit einem typischen wenn auch nicht spezifischen endothelialen Marker wie hier CD31 hilft in der Regel weiter; C: passend zum hohen Malignitätsgrad zeigt sich in den Tumorzellen eine hohe proliferative Aktivität (Ki67-Index). In (A) und in den Serienschnitten (B und C) sind nicht-neoplastische kleine Arterien (oben links und unten rechts im Bild) zu erkennen, deren flache nicht atypische Endothelien ebenfalls CD31-positiv (B) sind aber Ki67-negativ (C) sind.

Epitheloide ANS können auch rein solide wachsen. Im Tumor können glattmuskuläre Differenzierungen vorkommen, in einigen Fällen bestehen größere Abschnitte mit epitheloiden Zellen. In Randbezirken können eingefangene endometriale Drüsen vorhanden sein. Das Angiosarkom zeigt eine Immunreaktivität auf CD31, CD34, und Faktor VIII. Die Diagnose kann mit einer Kombination aus CD31 und ERG relativ sicher gestellt werden. Die aberrante Expression epithelialer Marker (z. B. Zytokeratine) des epitheloiden ANS muss bedacht werden.

Klinik, Diagnostik, Screening

Die wichtigsten Symptome sind Zusatzblutungen und Blutungen in der Postmenopause. Die Blutungen sind oft so stark, dass sie zu einer Anämie führen (80). Klinisch tastet man einen größeren, eher weichen unklaren Uterustumor. Bedingt durch die

Tumorgröße oder sein schnelles Wachstum werden häufig auch Unterbauchschmerzen angegeben (22). Etwa 50 % der Tumoren sind schon außerhalb des Uterus ausgebreitet. Das diagnostische Vorgehen unterscheidet sich nicht vom LMS oder UUS. Nach den NCCN-Guidelines Soft Tissue Tumors soll bei bekanntem ANS eine CT oder MRT des Abdomens und des Beckens sowie des Gehirns durchgeführt werden (64). Ein Screening ist nicht etabliert.

Die wichtigsten Symptome uteriner Angiosarkome sind Blutungsstörungen und Unterbauchschmerzen.

Bildgebung

Zum sonographischen Bild existieren kaum Daten.

Eine Artdiagnose ist durch eine CT nicht möglich. In der CECT finden sich im Uterus heterogen verstärkende Tumormassen (36). Die häufig vorhandenen zentralen Nekrosen haben zur Folge, dass sich das Enhancement in vielen Fällen auf die Tumorperipherie konzentriert (84). Ein entsprechender Befund gilt als typisch, schließt aber andere Sarkome nicht aus.

In der T2W-MRT gilt eine auffällige Heterogenität mit niedriger und fokal sehr hoher SI als wichtigstes diagnostisches Charakteristikum, das dem ANS einen typischen blumenkohlähnlichen Aspekt verleiht. In der T1WC zeigt das ANS ein starkes Enhancement (36, 47). Differentialdiagnostisch ist weder in der CT noch in der MRT ein ANS sicher von einem LMS zu unterscheiden (47).

In der F-18 FDG PET/CT erkennt man eine milde bis moderate metabolische Aktivität mit einer SUVmax von 6,5. Ausgedehnte hämorrhagische und nekrotische Abschnitte weisen eine geringe metabolische Aktivität auf, so dass sich insgesamt ein heterogenes Bild ergeben kann. Differentialdiagnostisch muss man beim PET-CT an ein LMS oder ein LM denken (36). Für die Primärdiagnose ist die PET-CT daher eher nicht geeignet, kann aber hilfreich bei der Suche nach Metastasen sein.

Sonographische Bilder vom uterinen Angiosarkom sind kaum bekannt. In der Kontrast-CECT ist aufgrund vieler zentraler Nekrosen das Enhancement meist auf die Peripherie beschränkt. In der T2W-MRT findet sich eine auffällige Heterogenität mit niedriger und fokal sehr hoher SI, die dem ANS einen typischen blumenkohlähnlichen Aspekt verleiht. Eine PET-CT- ist für die Primärdiagnose eher nicht geeignet.

Differentialdiagnose

Klinisch und makroskopisch kommen differentialdiagnostisch alle anderen uterinen Sarkome sowie das AS und KS infrage. Ein wichtiger klinischer Hinweis auf ein ANS sind die besonders heftigen, oft mit einer Anämie verbundenen Blutungen. Vom klinischen Aspekt, der Konsistenz, der Farbe der Schnittfläche und auf der Basis stärkerer Blutungen muss differentialdiagnostisch auch an ein ALM gedacht werden.

Feingeweblich muss man bei Anwesenheit von spindeligen oder epitheloiden Zellen ein spindelzelliges bzw. epitheloides LMS in die DD einbeziehen. Die Differenzierung erfolgt am besten mittels des vaskulären Markers CD 31 und ERG (59, 69) (Abb. 1.1-1 B). Allerdings können auch epitheloide Sarkome nukleär ERG-positiv sein (59). Epitheloide ANS dürfen trotz regelhafter Zytokeratinexpression nicht mit Karzinomen verwechselt werden – eine große diagnostische Herausforderung bei diesem Subtyp. Bei Anwesenheit von eingefangenen endometrialen Drüsen kann die DD gegenüber einem AS mit SO außerordentlich schwierig sein, zumal AS mit einem SO mit einer ausschließlichen angiosarkomatösen Komponente bekannt sind (49). Während sich die eingefangenen Drüsen in einem ANS nur im Bereich der Infiltration in das Endometrium finden, sind sie beim AS über den ganzen Tumor verteilt, es sei denn, es handelt sich um ein AS mit SO. An einer begrenzten Gewebeprobe ist somit eine Fehldiagnose als typischer Fallstrick vorprogrammiert. Die endgültige Festlegung der Diagnose ist daher oft erst am definitiven Operationspräparat möglich. Da uterine ANS noch ungleich seltener als die ohnehin schon seltenen AS sind, sollte der gesamte Tumor, ggf. unter Einsatz von Zytokeratinmarkern genau nach Drüsen abgesucht werden. Das gilt in Analogie auch für KS mit einem SO durch eine ANS-Komponente. Lassen sich Zytokeratine nachweisen, muss beachtet werden, dass die epitheloiden Zellen in den ANS auch Zytokeratine exprimieren können. Die Expression ist in der Regel aber schwach und zeigt sich nur fokal (27, 31, 80).

Differentialdiagnostisch muss auch an ein Hämangioperizytom gedacht werden. Die Anwesenheit einer diffusen und starken Immunreaktivität auf den Gefäßmarker CD31 und des Faktors VIII schließt diesen Tumor allerdings aus (27).

Makroskopisch kann das uterine Angiosarkom einem Angioleiomyom sowie den anderen reinen Sarkomen ähneln. Bei nachgewiesenen endometrialen Drüsen muss auch an ein Adenosarkom gedacht werden. Ein Hämangioperizytom kann immunhistochemisch relativ leicht ausgeschlossen werden.

Verlauf, Prognose

Das uterine ANS ist hochmaligne und gilt per se als high-risk Tumor. Als ungünstige Prognosefaktoren für alle ANS gelten folgende Kriterien: Größe > 5 cm, tiefe und retroperitoneale Lokalisation, ANS der Körperhöhlen, epitheloide Tumoren, Nekrosen und positive Resektionsränder (74, 98, 102). Auch der Verlust der Expression von VEGFR2 soll mit einer schlechteren Prognose verbunden sein (38).

Bezogen auf ANS aller Lokalisationen (Männer und Frauen) liegt bei der Erstdiagnose bereits in 62 % eine Metastasierung vor (74). Über 50 % der Pat. mit einem uterinen ANS versterben schon innerhalb des ersten Jahres nach der Diagnose (9, 22). In einer weiteren Analyse wurde das 1-Jahres-OS mit 43 % berechnet (58). Das mediane OS soll 13,5 Mo betragen (18). In einem Fall sind schon innerhalb von 6 Wochen nach der Primärtherapie Metastasen in der Scheide, der Lunge und im Gehirn aufgetreten

(58). Polypoide intramural gelegene Tumoren haben aufgrund einer Einzelbeobachtung möglicherweise eine bessere Prognose (80). Längere Überlebenszeiten werden v. a. bei kleineren Tumoren gesehen, die weit im Gesunden reseziert wurden (58). Die Prognose der uterinen (!) ANS scheint dennoch nicht zwingend von der Tumorgröße abzuhängen (22, 48).

Wenn die Zahl der beobachteten Fälle auch klein ist, kann den vorliegenden Daten entnommen werden, dass eine adjuvante RT und/oder CHT die ungünstige Prognose der uterinen ANS nicht beeinflussen kann (22, 80).

Generell haben Angiosarkome der Körperhöhlen eine schlechtere Prognose als an anderer Lokalisation. Das uterine Angiosarkom ist ein hochmaligner Tumor, das mediane Gesamtüberleben liegt bei etwa einem Jahr.

Primäre Operation

Wenn auch die unterschiedlichen WTS-Leitlinien die ANS einschließen, gibt es dennoch keine „evidence based therapy" für die einzelnen Tumorlokalisationen (21, 82, 102).

Die Therapie der Wahl bei den ANS aller Lokalisationen ist die sichere R0-Resektion (21, 64, 102). Für die uterinen ANS ist somit die THE ohne Uterusverletzung die Therapie der Wahl. In praktisch allen berichteten Fällen wurde eine TAH in Kombination mit einer BSO durchgeführt (18, 22, 58, 80). Über den Nutzen einer BSO gibt es keine Daten, zumal das ANS per se keine ER und PGR exprimiert und bei der uterinen Entität ein pathogenetischer Zusammenhang mit einer Hormonexposition fragwürdig ist. Es gibt auch keine Hinweise, dass eine BSO irgendeinen Einfluss auf den weiteren Verlauf hat. Bei den beschriebenen Fällen befanden sich alle Frauen mit einer BSO in der Postmenopause. Bei prämenopausalen Frauen können daher die Adnexe in situ verbleiben, wenn diese klinisch und/oder bildgebend nicht befallen sind.

Betreffs einer systematischen LNE gibt es bei uterinen ANS weder Daten noch sind bislang Metastasen in den LN beschrieben worden. In Analogie zu den anderen homologen und heterologen uterinen Sarkomen ist eine LNE daher nicht indiziert, bzw. der Nutzen dieser Maßnahme auf das PFI und OS ist nicht nachgewiesen (58, 78, 90). Das gilt gleichermaßen für eine Sentinel-LN-Biopsie (102).

Insgesamt muss die THE ohne Uterus- und Tumorverletzung als die adäquate Operation angesehen werden. Wegen der sehr schlechten Prognose, fehlender Kapsel und der ausgedehnten myometranen Infiltrationen mit unklaren Rändern verbieten sich organerhaltende Operationen, gleich aus welcher Indikation.

Bei extrauteriner peritonealer Ausbreitung wird in Analogie zu den anderen uterinen Sarkomen und den WTS eine maximale Zytoreduktion empfohlen (64, 68). Einzelheiten können im Kapitel LMS Nachgelesen werden. Wegen der meist diffusen Invasion in die Umgebung bzw. Nachbarorgane kann sich eine R0-Resektion als sehr schwierig erweisen oder technisch nicht durchführbar sein. Eine gute bildgebende Vordiagnostik ist somit zwingend erforderlich.

Beim uterinen Angiosarkom ist die totale Hysterektomie ohne Uterus- bzw. Tumorverletzung die Therapie der Wahl. Der Nutzen einer Adnexektomie ist nicht nachgewiesen. Eine Lymphonodektomie gilt als nicht indiziert. Bei extrauteriner Ausbreitung wird eine maximale Zytoreduktion empfohlen.

Adjuvante und additive Radio-, Chemo- und Hormontherapie

Formale Studien zur postoperativen RT von ANS existieren nicht. Empfehlungen (102) für eine postoperative RT nach Operation eines ANS beruhen lediglich auf retrospektiven Erhebungen und gehen im Wesentlichen auf zwei Studien an allen ANS zurück, die nur kutane ANS (72) bzw. unter 67 Fällen (54) unterschiedlicher Lokalisation jeweils nur 1 ANS der Zervix, des Ovars bzw. des Retroperitoneums enthielten. In den Analysen wurde jedoch nur ein nicht signifikanter Effekt auf das PFI und OS gefunden. Tatsächlich lassen sich die fast ausschließlich an ANS der Haut bzw. der Mamma unter Einschluss von Fällen mit R1/2-Resektionen erhoben Daten nicht auf den Uterus übertragen. Bei uterinen ANS wird der Tumor regelhaft R0-reseziert bzw. das betroffene Kompartiment Uterus komplett entfernt. Auch die vorliegenden Fallstudien mit und ohne Sammelstatistiken (22, 48, 58, 80) lassen keinen Nutzen einer adjuvanten RT nach R0-Resektionen von uterinen ANS erkennen. In der Gesamtschau gibt es bei R0 resezierten uterinen ANS gegenwärtig keine Indikation zur postoperativen RT. Sie wird auch nicht durch die NCCN-Guidelines (64, 65) gestützt. Weitere retrospektive Untersuchungen ließen keinen Effekt auf das PFI und OS erkennen auch nicht durch eine CHT (1, 25).

Der Nutzen einer adjuvanten CHT konnte bislang an WTS unter Einschluss von ANS auch mittels größerer Studien nicht nachgewiesen werden (91, 100). Das gilt gleichermaßen für die uterine Entität. In den Sammelstatistiken (22, 48, 58, 80) wurden nach einer adjuvanten CHT sowohl Überlebenszeiten von mehr als einem Jahr aber auch extrem kurze PFI gesehen. Insgesamt scheint hinsichtlich dieser Fragestellung kein Unterschied zu den anderen reinen uterinen Sarkomen wie LMS, HG-ESS, UUS und LS (s. entsprechende Kapitel) zu bestehen. In einem Einzelfall überlebte eine Pat 4 Jahre krankheitsfrei nach einer adjuvanten CHT mit Cisplatin und Doxorubicin (78). Berichtet wird auch über eine adjuvante Gabe von Albumin-gebundenem Paclitaxel und dem VEGF-Atikörper Bevacizumab. Der Tumor blieb in der Nachbeobachtungszeit von 12 Monaten rezidivfrei (68). Die genannten Einzelfälle begründen jedoch nicht den regelhaften Einsatz einer adjuvanten CHT oder eines VEGF-Antikörpers. In den NCCN-Guidelines Uterine Sarcomas (65) werden die ANS nicht berücksichtigt.

Bei extrauterin ausgebreiteten uterinen ANS soll nach einer R0-Resektionen eine RT routinemäßig nicht durchgeführt werden. Als Ausnahme gelten operierte Befunde, deren Rezidive z. B. durch ihre kritische Lage zu Nachbarstrukturen zu einer erheblichen Morbidität führen können (64). Die Aussage gilt im Wesentlichen auch für R1-Resektionen. Als Option kann eine gezielte postoperative RT jedoch in Betracht gezogen werden (64).

Bei einer R2-Resektion von extrauterin ausgebreiteten Tumoren soll eine Nachresektion erfolgen. Ist diese nicht möglich, soll ein „Downstaging" versucht werden. Dieses kann mittels einer Kombinations-CHT, einer CHT-RT oder einer alleinigen RT erfolgen. Ist ein „Downstaging" nicht zu erreichen, greifen die Prinzipien einer palliativen Therapie oder einer guten supportiven Behandlung (64).

Eine postoperative CHT ist nach R0- und R1-Resektionen von fortgeschrittenen Befunden in den NCCN-Guidelines nicht vorgesehen (64). Tatsächlich gibt es auch keinerlei Daten, die einen Nutzen betreffs des PFI und OS erkennen lassen.

Betreffs einer R2-Resektion gibt es gleichfalls keine Untersuchungen, die belegen, dass eine unmittelbar postoperative CHT zu besseren Ergebnissen als ein abwartendes Verhalten führt. Dementsprechend kann die CHT auch erst dann eingesetzt werden, wenn Symptomatik auftritt oder die Rezidive bzw. Metastasen eine bedrohliche Lage einnehmen. Generell kann man sich an dem Vorgehen beim LMS und UUS orientieren.

Eine postoperative routinemäßige Strahlentherapie R0-resezierter uteriner und extrauterin ausgebreiteter Angiosarkome gilt als nicht indiziert. Das gilt auch für R1-Resektionen von extrauterin ausgebreiteten Tumoren. In beiden Situationen kann jedoch eine gezielte RT in Betracht gezogen werden, wenn Folgerezidive durch ihre kritische Lage zu den Nachbarstrukturen zu einer erheblichen Morbidität führen können. Bei einer R2-Resektion von extrauterin ausgebreiteten Tumoren soll eine Nachresektion erfolgen. Ist diese nicht möglich, soll ein „Downstaging" mittels einer Kombinations-Chemotherapie, einer Radio-Chemotherapie oder einer alleinigen Strahlentherapie versucht werden. Ist ein „Downstaging" nicht zu erreichen greifen palliative Therapiekonzepte.
Für eine adjuvante bzw. postoperative Chemotherapie gibt es außer zum potentiellen Downstaging bei einer R2-Resektion gegenwärtig keine Indikation.

Primäre Radio-, Chemo- und Hormontherapie, Vorgehen bei allgemeiner Inoperabilität

Eine alleinige RT operabler ANS gilt als inadäquate Therapie und ist nicht indiziert (54). Betreffs einer primären RT uteriner ANS gibt es keine Daten. Bei lokaler und allgemeiner Inoperabilität ist eine CHT mit ANS-wirksamen Zytostatika denkbar. Bei einer geplanten neoadjuvanten Therapie mit Operationsoption kann für eine schnelle Remission eine Kombinations-CHT (s. palliative CHT), eine sequentielle CHT-RT aber auch eine alleinige RT in Betracht gezogen werden. Alle drei Optionen werden durch die aktuellen NCCN-Guidelines (64) gestützt.

Es wird auch über eine Remission unter einer RT plus dem VEGF-Antikörper Bevacizumab bei einem inoperablen Pat. mit einem extragenitalen kutanen ANS berichtet (17). Bei einem lokalisierten Tumor ist bei allgemeiner Inoperabilität die Anwendung einer gezielten RT in Kombination mit Bevacizumab somit als Therapieversuch denkbar. Ob diese Kombination tatsächlich einer CHT oder einer CHT-RT überlegen ist, ist fraglich. Berichtet wird auch über eine CR bei einem ANS unter einer Kombination aus Docetaxel (50 mg/m^2), Gemcitabine (1500 mg/m^2 alle 2 Wo) und Bevacizumab 5 mg/kg (95).

Es gibt keine Indikation zur primären Strahlentherapie operabler uteriner Angiosarkome. Inoperable Angiosarkome können zur Erzielung einer Operabilität mittels Chemotherapie und/oder gezielter Radiotherapie u. U. in Kombination mit einem VEGF-Antikörper behandelt werden.

Nachsorge, Rezidive, Metastasen

Die Nachsorge erfolgt analog zu dem Vorgehen, wie es beim LMS und UUS beschrieben ist. Brauchbare Tumormarker existieren nicht. Es wird jedoch vorgeschlagen die bildgebende Diagnostik durch ein Hirn-CT zu erweitern (21). Sie sollte bei entsprechender Symptomatik zumindest frühzeitig eingesetzt werden. Der Nutzen betreffs des OS ist jedoch fragwürdig. Es gibt keine Hinweise, dass eine HET bei einem operierten ANS irgendeinen Einfluss auf die Prognose hat.

Nach einer Sammelstatistik und Einzelpublikationen finden sich die Metastasen von uterinen ANS vorrangig in der Bauchhöhle, der Lunge, der Scheide, in den Knochen sowie im Gehirn (55, 58). Bekannt geworden sind auch Metastasen eines uterinen ANS im Herz und in der Gingiva (18, 57). Das mediane OS nicht behandelter Metastasen beträgt 2,2 Mo (74). Unabhängig von den einzelnen Behandlungsmethoden gilt in der metastasierten Situation der Performance-Status als der wichtigste prognostische Faktor (74). Das 5-Jahres-OS beträgt bei den Lokalrezidiven bzw. Fernmetastasen 42 bzw. 10 %. Der Unterschied ist signifikant (50).

Die Nachsorge bei uterinen Angiosarkomen erfolgt in Analogie zu den anderen reinen uterinen Sarkomen. Metastasen treten v. a. innerhalb der Bauchhöhle und in den Lungen auf. Hirnmetastasen sind relativ häufig. Eine Bildgebung des Gehirns kann daher in die Nachsorge einbezogen werden.

Operation und postoperative additive Therapie von Rezidiven und Metastasen

Zu dieser Problematik gibt es für uterine ANS kaum Datenmaterial. In den bereits erwähnten Sammelstatistiken (58) zu wird nur am Rande darauf hingewiesen, dass Rezidive und Metastasen am ehesten reseziert werden sollten. Es muss daher auf die Literatur zurückgegriffen werden, die sich auf die ANS aller Lokalisationen bezieht. Danach sollen Rezidive und operable Metastasen zunächst im Gesunden reseziert werden. Ein entsprechendes Vorgehen wird durch die NCCN-Guidelines Soft Tissue

Tumors (64) im Sinne einer 2A-Recommendation gestützt. Insgesamt 76 % der ANS-Fernmetastasen sind solitäre Tumoren. Eine Operation scheint in 20 % möglich zu sein. Sie kann mit kurativer Zielstellung oder zur palliativen Symptombehandlung erfolgen (50). Nach neueren Daten ist eine Metastasektomie bezogen auf die ANS aller Lokalisationen offensichtlich mit einem verlängerten Überleben verbunden (74). Nach einer anderen Studie korrelierte die Resektion von Fernmetastasen nicht mit einem verlängerten OS. Dagegen war die Anwendung einer Paclitaxel basierten CHT (Paclitaxel Mono-CHT oder Paclitaxel plus Gemcitabine) prädiktiv für ein verlängertes OS, wobei die Grenze zur Signifikanz gerade erreicht wurde (50). Resezierte LN-Metastasen hatten keine bessere Prognose, als solche, die mit einer CHT behandelt wurden. Insgesamt war die Prognose von LN-Metastasen aber deutlich günstiger als die von Fernmetastasen. Bei den Fernmetastasen liegt das mediane PFI nach Behandlungsbeginn nur bei 10 Mo (50).

Nach klinisch kompletter Resektion von Lokalrezidiven ist zu 70 % histologisch kein Tumor mehr nachweisbar. Die Resektion ist insbesondere dann mit einem verlängerten OS assoziiert, wenn die Tumoren < 5 cm groß sind (50). Inkomplette Resektionen oder fehlende Resektabilität sind dagegen mit einer ungünstigen Prognose und mit einer erhöhten Rate an Fernmetastasen verbunden (50). Insgesamt ist die Tumorgröße der lokalen Rezidive (< oder > 5 cm) der einzige unabhängige prädiktive Faktor für das Überleben.

Nach einer R0-Resektion von Lokalrezidiven soll nach einer NCCN 2A-Recommendation keine routinemäßige CHT und/oder RT erfolgen (64). Tatsächlich ist der Nutzen jeglicher postoperativer Maßnahmen auf das PFI und das OS nicht hinreichend in Studien geprüft. Selbst aus den größeren retrospektiven Untersuchungen (74) lässt sich nicht ableiten, dass nach einer R0-Resektion von Rezidiven und Metastasen eine postoperative CHT und/oder RT das PFI oder OS verlängert. Nach den aktuellen NCCN-Guidelines Soft-Tissue-Tumors kann eine RT in Betracht gezogen werden, wenn weitere Rezidive in potentiell kritischer Lage eine schwere Morbidität verursachen können (64). Bei R1-Resektionen wird ein identisches Vorgehen empfohlen, es kann jedoch optional eine RT appliziert werden. Bei R2-Resektionen wird eine Nachresektion oder ein „Downstaging" mittels Kombinations-CHT, CHT-RT oder RT mit konsekutiver Operation empfohlen. Gelingt dies nicht oder ist der Eingriff technisch nicht möglich, ist die Indikation zur palliativen Therapie oder für eine gute supportive Therapie gegeben (50, 64). Letztlich gibt es keinerlei Daten, die belegen, dass in dieser Situation ein postoperativ abwartendes Verhalten mit Nachteilen für das PFI und OS verbunden ist. Dementsprechend können alle Maßnahmen auch erst dann eingesetzt werden, wenn starke Symptome auftreten oder die Rezidive bzw. Metastasen eine bedrohliche Lage aufweisen.

Embolisation oder andere minimal invasive Therapien stellen eine weitere Option dar.

Operable Lokalrezidive und Metastasen sollten zunächst im Gesunden reseziert werden. Nach R0-Resektionen ist der Nutzen einer postoperativen Strahlen- oder Chemotherapie nicht erwiesen. Eine Bestrahlung kann eingesetzt werden, wenn potentielle Rezidive in entsprechender kritischer Lage eine schwere Morbidität bewirken können. Nach R1-Resektionen gelten im Prinzip die gleichen Regeln. Bei R2-Resektionen soll die Nachresektion evtl. auch erst nach einem Downstaging mittels Chemotherapie, Radiochemotherapie oder alleiniger Bestrahlung in Betracht gezogen werden. Für eine Chemotherapie symptomloser residualer Herde in nicht bedrohlicher Lokalisation gibt es keine klare Indikation. Primär inoperable Rezidive bzw. Metastasen können zur Erzielung einer Operabilität eine Radio- Chemo- oder Radiochemotherapie erhalten.

Palliative Radio-, Chemo- und Hormontherapie, Therapie mit kleinen Molekülen, supportive Therapie

Bei diffusen Metastasen gelten bei fehlender Symptomatik oder bedrohlicher Lage ein abwartendes Verhalten oder eine gute supportive Therapie als akzeptierte Optionen (64). Eine primäre RT ist am ehesten für Knochenmetastasen geeignet (50). Bei inoperablen Rezidiven/Metastasen mit Symptomen oder bedrohlicher Lage ist eine CHT indiziert.

Generell ist in der palliativen Situation zunächst eine Monotherapie indiziert. Insgesamt scheint nach neueren Daten Paclitaxel in der palliativen Situation am wirksamsten zu sein. In einer kleinen Gruppe von 8 ANS in unterschiedlichen Lokalisationen kam es in 2 bzw. 3 Fällen zu einer CR bzw. PR (85). In einer weiteren kleinen Kohorte wurde eine RR von 89 % bei einem medianen PFI von 5 Mo erreicht (24). Bei insgesamt 60 kutanen und nicht kutanen ANS wurde bei einer palliativen Zielstellung eine RR von 56 % bei einem medianen OS von 11,2 Mo erzielt. Die Unterschiede zwischen den beiden Tumorgruppen waren nicht signifikant (23). In einer umfangreichen retrospektiven Studie an WTS unter Einschluss von ANS wurde, stratifiziert auf die ANS (ohne Tumoren des Skalps), eine RR von 58 % (14 von 24 Fällen) gesehen. Das mediane PFI betrug für alle ANS 7,6 Mo (81). Eine wöchentliche Gabe von Paclitaxel soll der dreiwöchentlichen Applikation überlegen sein (73, 74). Paclitaxel gehört auch in den aktuellen Leitlinien zu dem empfohlenen Substanzen (21, 64, 82)

Die Wirksamkeit von Doxorubicin beim ANS ist seit langem bekannt. In einigen Fällen wurde mit Doxorubicin in 67 % eine RR erzielt, das mediane PFI betrug 9,5 Mo (62). Unter liposomalem Doxorubicin zeigten 3 von 6 Tumoren eine PR zwischen 6 und > 20 Mo und in zwei Fällen eine SD von 7 bzw. 11 Mo (85). Bei unresektablen ANS konnte mit einer Doxorubicin basierten CHT ein PFI von 3,7–5,4 Mo und mit Paclitaxel von 6,8 Mo erreicht werden. ANS unterhalb der Schlusselbeine waren mit einem kürzeren PFI verbunden (28). Auch In-vitro-Experimente mit kutanen ANS-Zelllinien erwiesen sich Paclitaxel und Doxorubicin als effektiv (103). Bei Resistenz oder sekundärem Progress unter Doxorubicin bzw. Paclitaxel kann auf die jeweils andere Substanz gewechselt werden (82). Bei erneuter Unwirksamkeit ist ein nachfolgender Einsatz von Gemcitabine oder Ifosfamid möglich (21, 64, 82)

In einer umfangreichen randomisierten Phase-II Studie an WTS wurde unter Einschluss von ANS eine Doxorubicin Monotherapie (75 mg/m² d1, q 3 Wochen) gegen eine dosisintensivierte Kombinations-CHT aus Doxorubicin 25 mg/m² d 1–3 plus Ifosfamid (2–5 g/m²d 1–4, q 3 Wo) getestet (45). Beim medianen OS gab es zwischen beiden Gruppen keinen Unterschied (12 vs. 14,3 Mo Doxorubicin vs. Kombination). Das mediane PFI war jedoch nach der intensivierten Therapie mit 7,4 vs. 4,6 Mo signifikant länger. Auch die RR war mit 26 zu 14 % in der ersten Gruppe höher, wenngleich dies mit einer deutlich höheren Toxizität erkauft werden musste. Auf der Basis der identischen Überlebensdaten sollte auch nach Meinung der Studiengruppe eine intensivierte Kombinations-CHT nur dann angewendet werden, wenn ein hoher Remissionsdruck im Sinne von schwerer Symptomatik oder notwendiger Tumorverkleinerung bei bedrohlicher Lage besteht (45).

In einem berichteten Fall zeigte ein in die Lungen und Knochen metastasiertes uterines ANS auf eine CHT mit Ifosfamid plus Doxorubicin eine CR der Zielläsion, trotzdem entstand noch unter der Therapie eine neue Metastase im Oberkiefer, die operativ entfernt wurde. Nach der Operation und Beendigung der CHT blieb die Pat. 1½ Jahre tumorfrei und entwickelte dann eine kardiale Metastase. Insgesamt überlebte die Pat. trotz primärer Metastasierung mit etwas über 4 Jahren ungewöhnlich lange. Die Autoren vermuten einen anhaltenden Effekt der genannten Kombination.

In der Second-line Therapie wird gelegentliche auch Paclitaxel und Gemcitabine eingesetzt (50). Nach den aktuellen NCCN-Guidelines Soft Tissue Tumors können auch die Kombinationen aus Epirubicin plus Ifosfamid sowie Paclitaxel plus Gemcitabine verwendet werden (64).

In zwei Fällen wurde mit einer Kombination einer Poly-CHT (CYVADIC-Schema) plus intravenösem Interleukin (IL-2, 40IE d. d.) eine Remission von inoperablen vaginalen ANS mit einem PFI von bis zu 9 Mo gesehen (61). Bei lokalisierten Befunden wird im Einzelfall auch eine palliative Kombination aus einer RT plus einer Interleukingabe empfohlen (89).

Eine palliative HT ist bei einem ANS nicht indiziert.

Generell ist die Wirksamkeit von VEGF-Antikörpern wie Bevacizumab bei einem vaskulären Tumor denkbar. Das gilt gleichermaßen für die Multi-TKI wie Sunitinib und Sorafenib, die ihre Aktivität gegen die VEGFR richten. In in-vitro-Experimenten mit kutanen ANS-Zelllinien erwies sich der VEGF-Antikörper Bevacizumab praktisch als unwirksam (103). In einer Phase-II-Studie zeigten von 23 ANS unter einer Monotherapie mit Bevacizumab (15 mg/kg, q 3 Wochen) 2 jedoch eine PR und 11 eine SD, die CBR betrug somit 52 %. Das mediane PFI und OS lag bei 12 bzw. 53 Wo (2). Unter dem TKI Sorafenib fanden sich unter 37 ANS 1CR, 4 PR (RR 14 %), und in 21 Fällen eine SD, das mediane PFI betrug 3,8 Mo (52). Sunitinib scheint dagegen ohne Effekt auf ANS zu sein (29). Dennoch können nach den aktuellen NCCN-Guidelines Soft Tissue Tumors neben Bevacizumab beide Substanzen zur palliativen Therapie eingesetzt werden (64). Nach den deutschen Leitlinien für WTS kann nach Versagen einer CHT auch Sorafenib verwendet werden (82).

Berichtet wird auch über eine CR in der Palliativsituation mit einer Kombination aus Docetaxel, Gemcitabine und Bevacizumab (95).

Insgesamt scheint eine Kombination aus einem wirksamen Zytostatikum und Bevacizumab am ehesten für eine palliative Therapie geeignet zu sein. In jedem Fall handelt es sich jedoch um einen Therapieversuch.

Bei ausgedehnter und diffuser Metastasierung ist auch eine gute supportive Therapie eine akzeptierte Option (64, 65).

Bei inoperablen und/oder diffusen Rezidiven/Metastasen mit Symptomen oder bedrohlicher Lage ist eine Chemotherapie indiziert. Generell ist eine Monochemotherapie vorzuziehen. Eine Kombinationschemotherapie ist nur bei sehr starker Symptomatik und hohem Remissionsdruck angezeigt. Als Mittel der Wahl gelten Paclitaxel und Doxorubicin. Die Kombinationschemotherapie sollte vorrangig aus Doxorubicin und Ifosfamid bestehen. Eine Monotherapie mit Antikörpern bzw. Tyrosinkinaseinhibitoren wie Bevacizumab und Sorafinib ist als Monotherapie aber auch in Kombination mit einem Zytostatikum möglich.

1.1.2 Extrauterine Angiosarkome

Angiosarkome der Vulva und Scheide

Allgemeines, Pathogenese, pathologisch-anatomische Befunde

ANS kommen gelegentlich auch im Bereich der Vulva vor. Vulväre ANS können je nach ihrer Pathogenese dem nicht mit einem Lymphödem oder einer Bestrahlung assoziierten primären kutanen ANS, dem lymphödem-assoziierten ANS oder dem ANS nach einer Bestrahlung zugeordnet werden. Tatsächlich kommen vulväre ANS im Zusammenhang mit Lymphödemen (12) und nach einer Bestrahlung von Vulva- oder anderen Genitalsarkomen vor (30, 33). Der Zeitraum nach der Exposition wird mit 4–29 Jahren angegeben. Solche Fälle betreffen daher vorrangig Frauen nach dem 70. Lebensjahr (48).

Das vulväre ANS ist kein spezifischer gynäkologischer Tumor, sondern eine zufällige Lokalisation an dieser Stelle und wird in den NCCN- und anderen Guidelines auch nicht als eigenständige Entität besprochen. Das ANS der Vulva muss daher den WTS der Extremitäten bzw. des Rumpfes zugeordnet und die entsprechende Stadieneinteilung verwendet werden (s. a. LMS Bd. 1). Mehrheitlich liegt bei den vulvären ANS ein oberflächlicher Tumor im Stadium Ia (≤ 5 cm) oder IIa (> 5 cm) vor. Wird die Muskelfaszie oder der Levatormuskel infiltriert bzw. durchbrochen liegt ein tiefer Tumor und somit ein Stadium Ib (≤ 5 cm) oder IIb (> 5 cm) vor (64). Auf die Schwierigkeiten bei der Stadieneinteilung der kutanen ANS wird in den NCCN-Guidelines hingewiesen (64).

ANS der Scheide wurden bislang nur in wenigen Fällen beschrieben (55, 76, 79, 92). Es handelt sich auch in diesem Fall um keine spezifisch genitale Entität. Das über dem Beckenboden liegende vaginale ANS sollte im Gegensatz zum ANS der Vulva den retroperitonealen WTS zugerechnet werden. Das vaginale ANS scheint deutlich häufiger als die uterinen, vulvären und ovariellen Entitäten mit einer vorangegangenen RT assoziiert zu sein (13, 60, 67, 76, 89). In den beschriebenen Fällen betrug der Abstand zur RT 9–21 Jahre (61). Ein Zusammenhang von ANS mit persistierenden Fremdkörpern z. B. mit Scheidenpessaren, ist bekannt (55). Die Stadieneinteilung der vaginalen Angiosarkome erfolgt als tiefer Tumor (Stadium Ib oder IIb) den Kriterien der retroperitonealen Weichteilsarkome nach der AJCC-Klassifikation.

Angiosarkome der Scheide und Vulva kommen vor. Sie stellen keine eigenständigen genitalen Tumoren dar. Häufig besteht ein Zusammenhang mit einer vorausgegangenen Strahlentherapie. Die Stadieneinteilung der vulvären Angiosarkome erfolgt nach den Kriterien der Weichteilsarkome des Rumpfes und die der vaginalen Tumoren nach den Kriterien der retroperitonealen Weichteilsarkome nach der AJCC-Klassifikation. Das Angiosarkom der Vulva kann als oberflächlicher oder tiefer Tumor (Einbruch oder Durchbruch der Beckenmuskulatur) klassifiziert werden.

Klinik, Diagnostik, Differentialdiagnose

Typisch sind lila rote bis rote Läsionen vorrangig innerhalb einer meist radiogen vorgeschädigten Haut. Makroskopisch können die ANS als Flecken, Plaques oder meist Knötchen, gelegentlich mit Ulzerationen imponieren (26, 67). Am Präparateschnitt wird die charakteristische blaurote Färbung besonders offensichtlich. Das Bild ähnelt den ANS der Brust sehr stark (Abb. 1.1-2 AB).

In der Scheide können sie neben zahlreichen purpurfarbenen Knötchen und Bläschen auch ulzeröse Tumoren bilden, die durch Blutungen auffallen. Ein Durchbruch in die Blase mit einer Hämaturie ist möglich (55, 60, 61).

Das mikroskopische Bild ist bei der uterinen Entität beschrieben. Die klinische Diagnose eines vulvären ANS ergibt sich häufig schon aus dem Kontext des makro-

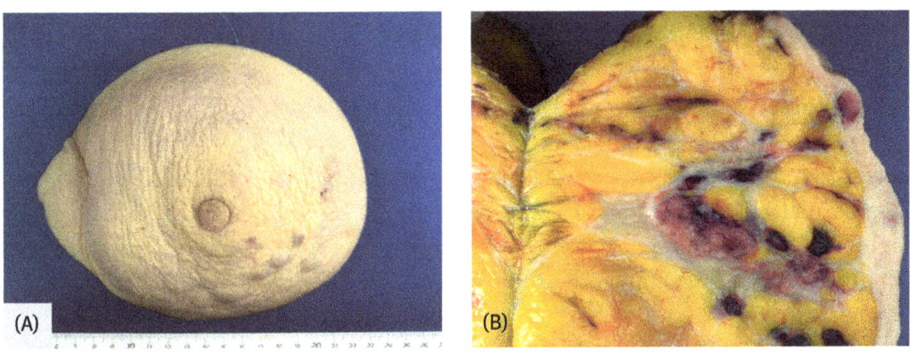

Abb. 1.1-2: AB: Typisches Angiosarkom der Brust, das klinische Bild des Angiosarkoms der Vulva ist sowohl vom äußeren Aspekt her als auch von der Schnittfläche weitgehend identisch.

skopischen Befundes und der Anamnese. Entsprechende Tumoren sollten schon zur Diagnose weit im Gesunden reseziert werden. Das sehr seltene epitheloide ANS der Scheide kann ohne immunhistochemische Untersuchung mit einem epithelialen Tumor verwechselt werden. Die starke Expression von CD31, CD34, Faktor VIII und die fokal positive Anfärbung mit Vimentin, SMA WT-1 und Keratin 8/18 sichern die Diagnose der ANS (79). Klinisch kann das ANS der Scheide auch einem malignen Melanom ähneln. Die fehlende Expression von HMB45, Melan A und S100 schließt melanozytäre Tumoren weitgehend aus (55). In der CT sollen die Tumoren eine hohe Densität aufweisen (61).

Klinisch fallen vulväre und vaginale Angiosarkome vorrangig durch rötliche zum Teil ulzerierte Knoten auf. Histologisch entsprechen sie der uterinen Entität. Eine klinische Verwechslung mit einem Melanom ist möglich.

Verlauf, Prognose, operative, systemische und radiogene Therapie

Das 5-Jahres-OS der ANS der Haut, des Rumpfes bzw. der unteren Extremität und der Hüften unter Einbeziehung der ANS der Vulva beträgt nach den SEER-Daten 75,3 bzw. 63,5 %. Generell haben kutane ANS des Rumpfes, Pat < 50 Jahre und lokalisierte Tumoren die günstigste Prognose (4). Eine Korrelation zwischen Tumorgröße und Prognose ließ sich für kutane ANS bislang nicht herstellen, zumal aufgrund des Wachstumsmusters präzise Messungen oft nicht möglich sind. Die wenigen beschriebenen Fälle von vaginalen ANS hatten durchgehend eine schlechte Prognose (55).

Für die Sarkome des Rumpfes, zu denen die ANS der Vulva gezählt werden müssen, wird eine Therapie als adäquat angesehen, wenn der Tumor weit im Gesunden reseziert wird (21, 64). Wegen der ausgedehnten Invasion in die Umgebung und der häufigen Multifokalität der ANS sind R1/2-Resektionen nicht selten. In diesen Fällen wird generell die Nachresektion gefordert, sie sollte mindestens 1 cm im Gesunden erfolgen (21, 64).

Die gleichen Bedingungen gelten im Wesentlichen auch für die vaginalen ANS. Für diese Entität können die Bedingungen für eine adäquate operative Therapie jedoch meist nicht erfüllt werden (55).

Betreffs einer postoperativen Behandlung von vulvären und vaginalen ANS kann nach den aktuellen NCCN-Guidelines Soft Tissue Sarcomas Extremity/Trunk bzw. retroperitoneal/intra-Abdominal 1.2015 (64) verfahren werden. Bis auf marginale Abweichungen stimmen die Empfehlungen der ESMO-Guidelines mit den NCCN-Guidelines überein (21, 65).

Generell gilt für die retroperitonealen WTS, dass bei einer sicheren R0-Resektion eine routinemäßige postoperative RT nicht erforderlich ist, es sei denn dass potentielle Rezidive mit einer hohen Morbidität wie z. B. einer starken Funktionseinschränkung der Nachbarorgane oder mit einer problematischen Resektion verbunden sind (64). Wegen der extremen Nähe von Blase und Rektum kann man bei vaginalen ANS praktisch von einer entsprechenden Situation ausgehen. Aus dieser Sicht ist bei vaginalen ANS eine postoperative RT indiziert. Für R1-Resektionen gilt die gleiche Empfehlung (64).

Auch betreffs des ANS der Vulva muss bedacht werden, dass es sich um einen high-grade Tumor handelt. Aus dieser Sicht müssen nach den NCCN-Guidelines praktisch alle Tumoren eine postoperative RT erhalten (64). Kleine Tumoren mit breitem gesundem Randsaum können beobachtet werden. Einzelheiten können beim LMS der Vulva nachgelesen werden bzw. sind dort tabellarisch zusammengestellt. Allerdings wird sich in den NCCN-Guidelines betreffs der RT hinsichtlich der Tumorgröße im Stadium pT1a nicht eindeutig festgelegt. Bei jedem Zweifel über die echte Ausdehnung des Tumors sollte immer eine RT in Betracht gezogen werden.

Bei primärer Inoperabilität oder nach einer R2-Resektion kann auch bei vaginalen und vulvären ANS eine Kombinations-CHT, CHT-RT oder RT zur Tumorverkleinerung für eine nachfolgende Resektion in Betracht gezogen werden (s. a. uterines ANS) (21, 32, 64, 82). Denkbar ist auch eine Kombination einer CHT mit einer regionalen Hyperthermie (± Strahlentherapie). Sie führt nach Ergebnissen einer Phase III-Studie bei lokal fortgeschrittenen WTS zu einer Verbesserung der lokalen Tumorkontrolle sowie zu einer Verlängerung des PFS und kann in Einzelfällen sinnvoll sein (21, 37, 82).

Wenn trotz einer Nachresektion keine R0-Situation zu erreichen ist, gilt die RT gleichfalls als indiziert (21). Es besteht Konsens, dass eine postoperative RT die Nachresektion nicht ersetzen kann. Bei makroskopischen Tumorresten kann mittels einer RT keine lokale Kontrolle mehr erzielt werden (5). In solchen Fällen muss die Frau einer palliativen oder supportiven Therapie zugeführt werden (s. auch uterines ANS). Dennoch wurde in einem Fall nach einer inkompletten Resektion nach einer postoperativen RT ein PFI von über 3 Jahren (anschließender Verlust der Nachbeobachtung) beschrieben (76).

Die RT soll mit einer ausreichend hohen Dosis (>50 Gy) über ein breites Feld appliziert werden (54). Bei vaginalen ANS ist je nach Größe des Tumorbettes nach den NCCN-Guidelines auch eine alleinige VBT möglich. Generell ist die postoperative RT nur mit einem verlängerten PFI ohne Einfluss auf das OS verbunden (21). Darüber muss die Pat. aufgeklärt werden. Bei allgemein inoperablen Pat. ist zur vorübergehenden Symptomkontrolle insbesondere bei vaginalen ANS eine ERT oder VBT möglich (55).

Bei strahlen-assoziierten ANS sollte keine weitere RT erfolgen (102).

Der Nutzen einer adjuvanten CHT ist nach wie vor nicht erwiesen und sie wird daher auch generell nicht oder nur in ausgewählten Fällen empfohlen (21, 32, 64, 82).

Die Prognose der vulvären Angiosarkome ist besser als die der vaginalen und uterinen Entitäten. Die Therapie der Wahl bei vulvären und vaginalen Tumoren ist die Resektion weit im Gesunden, gelingt dies nicht, ist eine Nachresektion erforderlich. Da es sich bei den vulvären und vaginalen Angiosarkomen um high-grade Tumoren handelt ist eine postoperative Strahlentherapie indiziert. Bei sicherer R0-Resektion kann beim vaginalen Angiosarkom als retroperitonealem Tumor auf eine Nachbestrahlung verzichtet werden. Da bei vaginalen Angiosarkomen potentielle Rezidive mit einer hohen Morbidität wie z. B. einer starken Funktionseinschränkung der Nachbarorgane oder mit einer problematischen Resektion verbunden sein können, wird jedoch eine postoperative Bestrahlung empfohlen. Sehr kleine vulväre Angiosarkome mit breitem gesundem Randsaum können auch beobachtet werden. Der Nutzen einer adjuvanten Chemotherapie ist nicht erwiesen. Bei inoperablen Tumoren oder bei nicht möglicher Nachresektion kann zunächst eine Tumorverkleinerung mittels Chemo-, Radio-Chemo- oder Radiotherapie angestrebt werden. Nicht resektable Tumoren werden einer palliativen oder supportiven Therapie zugeführt.

Nachsorge, Rezidive, Metastasen und deren Therapie

Die Nachsorge erfolgt analog zum uterinen ANS. Bei einem ANS der Vulva ist eine lokale Bildgebung mittels CT und/oder MRT nicht erforderlich, solange der Befund klinisch gut kontrollierbar ist (64). Betreffs der Therapie von Rezidiven und Metastasen kann man sich an den bei der uterinen Entität besprochenen Maßnahmen orientieren.

Die Nachsorge beim vulvären und vaginalen Angiosarkom sowie die Behandlung von Rezidiven und Metastasen erfolgt in Analogie zur uterinen Entität.

Angiosarkome des Ovars und der Tuba uterina

Allgemeines, Pathogenese, pathologisch-anatomische Befunde

Es gibt nur wenige beschriebene primäre ANS des Ovars, ANS der Tube sind praktisch unbekannt. Das ANS des Ovars wird in den NCCN-Guidelines nicht erwähnt. Nach der neuen WHO-Klassifikation zählt das ovarielle ANS zu den WTS des Ovars (56). Nach einer Sammelstatistik (48) liegt das Alter der betroffenen Frauen zwischen 7 und 77 (im Mittel 37) Jahren; ein Vorkommen in der Postmenopause ist eher selten und im Alter von 81 Jahren eine Rarität (8). Zur Ätiologie und Pathogenese dieser Tumoren ist wenig bekannt. Eine finnische Studie hat die die Assoziation zwischen einer RT von Mamma- und Genitalkarzinomen und ANS untersucht (96). Die Entwicklung aus ovariellen Gefäßen ist möglich. Denkbar ist auch eine Pathogenes aus einem ovariellen KS mit einer sarkomatösen ANS-Komponente. Die Entstehung bzw. Differenzierung aus reifen Teratomen oder anderen Keimzelltumoren ist beschrieben (3, 15, 51, 53). Mitunter finden sich innerhalb eines ovariellen ANS noch Reste eines Dermoids (66). Aus reifen Teratomen ist auch die Entwicklung anderer reiner Sarkome wie LMS, FS, RMS, Osteosarkome, Chondrosarkome sowie von KS bekannt (101). Eine vorangegangene Strahlenexposition ist für ovarielle ANS nicht beschrieben. Gelegentlich tritt das

ANS auch als gemischter Tumor zusammen mit bzw. in einem Zystadenokarzinom, einem Borderline-Karzinom, einem muzinösem Zystadenom oder einem Fibrom des Ovars auf (7, 8, 10, 46, 70, 75).

Ein ANS kommt auch als Metastase im Ovar vor. Der häufigste Primärtumor ist offensichtlich ein ANS der Brust (97). Auffällig ist die Einseitigkeit der ovariellen Metastasen. Es wird daher auch vermutet, dass es sich in diesen Fällen um eigenständige Tumoren handeln könnte (97).

Ob die Stadieneinteilung den Regeln für das Ovarialkarzinom oder für die WTS folgt, ist unklar. Aus dem klinischen Verständnis heraus ist am ehesten die Einteilung für die Ovarialkarzinome sinnvoll. Nach den WTS-Kriterien ist nur ein Stadium Ib oder IIb möglich. Der Pathologe sollte vermerken, welche Stadieneinteilung er verwendet.

Angiosarkome des Ovars kommen vor, die betroffenen Frauen befinden sich vorrangig in der Prämenopause. Die Entstehung aus einem Dermoid ist nicht ungewöhnlich. An eine Metastase eines Angiosarkoms anderer Lokalisation muss gedacht werden. Meist wird die Stadieneinteilung der Ovarialkarzinome verwendet.

Primär scheint in Analogie zu den anderen reinen ovariellen Sarkomen mehrheitlich nur ein Ovar betroffen zu sein (48, 77, 94). Die Größe der Tumoren schwankt zwischen 3,5 und 25 cm (94). Makroskopisch liegt meist ein zystischer Tumor mit oft sichtbaren Nekrosen und Hämorrhagien vor. Auf der Schnittfläche erscheint er meist braun-rot oder bläulich rot.

In allen beschriebenen Fällen ist erkennbar, dass sich unabhängig von der Pathogenese das ovarielle ANS histologisch und immunhistochemisch nicht von der uterinen Entität unterscheidet (3, 26, 77).

Klinik, Diagnostik, Bildgebung, Differentialdiagnose

Klinisch imponieren die ovariellen ANS initial sowohl als benigne aber auch als maligne Ovarialtumoren. Ein schnelles Wachstum mit Bauchumfangzunahme ist ein häufiger Befund (77). Weiterhin sind Bauchschmerzen, Harndrang und Übelkeit die häufigsten Symptome; Aszites oder ein Hämatoperitoneum sind nicht ungewöhnlich (48, 77, 94). In fortgeschrittenen Fällen kommt es gelegentlich zu tödlichen Blutungen, mitunter auch wenige Wochen nach einer zytoreduktiven Operation (34).

Sonographisch stellen sich neben soliden Komponenten zystische Abschnitte dar (94). In der CT sieht man einen weichteilisodensen soliden Tumor, der größere zystische Anteile enthalten kann (11, 77). Diese können während der Beobachtung ihre Größe ändern (86). In der MRT wird in den soliden Anteilen eine hohe SI in der T2 W und eine niedrige SI in der T1 W sowie ein Enhancement in der T1WC beschrieben (86). Letztlich ist die Bildgebung mittels CT und MRT unspezifisch.

Für die DD ist von Bedeutung, dass ovarielle ANS mitunter auch Metastasen von ANS vorrangig der Brust aber auch der Subkutis sein können (11, 86, 97). Die Metastasen sind im Gegensatz zu Karzinommetastasen praktisch nur einseitig lokalisiert. In einem Fall lag ein solider gut abgegrenzter Tumor vor, der sowohl makroskopisch als auch in der MRT keine zystischen Strukturen aufgewiesen hat (97). Die diskutierte potentiell unabhängige Entwicklung von ANS an verschiedenen Lokalisation erfordert somit bei einem bekannten ANS eine Bildgebung von Lungen, Abdomen und Becken.

Die DD schließt weiterhin Hämangiome, embryonale und schlecht differenzierte Karzinome, andere reine Sarkome wie FS, RMS, LMS, Chondro- und Osteosarkome sowie maligne periphere Nervenscheidentumoren ein. Entscheidend für die DD ist der vorhandene bzw. fehlende Nachweis endothelialer immunhistochemischer Marker.

Es existieren keine brauchbaren Tumormarker.

Klinisch und bildgebend imponiert das ovarielle Angiosarkom meist als Ovarialkarzinom. Zystische Strukturen, Nekrosen und Einblutungen im meist blauroten Tumor sind häufig. Der histologische Ausschluss undifferenzierter Karzinome und anderer reiner Sarkomentitäten erfolgt am sichersten durch den immunhistochemischen Nachweis endothelialer Marker.

Verlauf, Prognose, operative, systemische und radiogene Therapie

Etwa 30 bis maximal 50 % der Fälle kommen im Stadium I zur Diagnose. Der Rest befindet sich bereits im Stadium III und IV (48, 77). Das Stadium III und IV führt fast ausnahmslos innerhalb eines Jahres zum Tod. Das mediane Überleben aller verstorbenen Pat. aller Stadien beträgt nur 10,2 Mo (48).

Die Therapie der Wahl ist die Ovarektomie. In den meisten Fällen ist lediglich eine einseitige oder beidseitige Adnexektomie erfolgt (48). Der Nutzen einer Operationserweiterung durch eine HE oder eine Omentektomie ist bei einem auf das Ovar beschränkten Tumor nicht erwiesen. In Analogie zur uterinen Entität ist bei ausgebreitetem ANS eine maximale Zytoreduktion indiziert, sie steht auch in Übereinstimmung mit den aktuellen NCCN-Guidelines Soft Tissue Tumors (64).

Der Nutzen einer adjuvanten CHT bei R0-resezierten ovariellen ANS ist in Analogie zu den uterinen, vulvären und vaginalen ANS bislang nicht erwiesen (77). Todesfälle noch unter einer adjuvanten CHT sind bekannt (94).

Bei primär fortgeschrittenen Fällen (Stadium III und IV) ist auf der Basis der Tatsache, dass praktisch kaum eine Pat. ein Jahr überlebt, eine postoperative CHT als hochpalliativ anzusehen. Es gibt zudem keinerlei Daten, die belegen, dass eine unmittelbar postoperative CHT zu besseren Ergebnissen als ein zunächst abwartendes Verhalten führt. Dementsprechend kann die CHT auch erst dann eingesetzt werde, wenn starke Symptome bestehen oder das weitere Wachstum zur Bedrohung oder Einschränkungen von Organfunktionen führt.

Die Prognose der ovariellen Angiosarkome ist außerordentlich schlecht. Die Therapie der Wahl ist die Ovarektomie. Operationserweiterungen im Sinne einer Hysterektomie, einer Lymphonodektomie oder Netzresektion sind nicht indiziert. Bei extrauteriner Ausbreitung soll eine maximale Zytoreduktion erfolgen. Der Nutzen einer postoperativen Chemo- und/oder Strahlentherapie ist weder bei R0 noch bei R1/2-Resektionen erwiesen. Generell kann man sich an den Vorgaben für das uterine ANS orientieren

Nachsorge, Rezidive und Metastasen und deren Therapie

Die Nachsorge erfolgt analog zum uterinen ANS. Am häufigsten scheinen Lungenmetastasen zu sein. Netz-, peritoneale und retroperitoneale Metastasen kommen bis zu 20 % vor.

Die Kriterien für eine operative Therapie von Rezidiven und Metastasen und eine potentielle konsekutive Nachbehandlung entsprechen denen der uterinen und anderen genitalen ANS.

In einem Fall wurde nach einer R1-Resektion von Lokalrezidiven eine CHT aus Doxorubicin plus Ifosfamid appliziert. Nach 2 Jahren Tumorfreiheit wurde die Pat. schwanger und im weiteren Verlauf von einem gesunden Kind entbunden (40).

Es existieren nur wenige Berichte, die sich auf die palliative Therapie ovarieller ANS beziehen. Es wird über eine bildgebende CR unter Epirubicin 60 mg/m² d 1und 2 plus Ifosfamid 1,8 g/m² d 1–5 berichtet, die 12 Mo (Ende der Kontrolle) anhielt (83). In einem weiteren Fall kam es nach 3 Monaten Doxorubicin und Ifosfamid zu einer klinischen CR und zu einem Verschwinden von Symptomen. Nach insgesamt 5 Monaten trat rasantes Wachstum auf, das auch durch Cisplatin plus Etoposid nicht mehr aufgehalten werden konnte (16). Generell kann sich die palliative Therapie einschließlich der verwendeten Substanzen an der uterinen Entität orientieren.

Die Nachsorge sowie die Therapie von Rezidiven und Metastasen ovarieller Angiosarkome kann sich an dem Vorgehen bei der uterinen Entität orientieren.

Literaturverzeichnis

1. Abraham JA, Hornicek FJ, Kaufman AM, Harmon DC, Springfield DS, Raskin KA, Mankin HJ, Kirsch DG, Rosenberg AE, Nielsen GP, Desphpande V, Suit HD, DeLaney TF, Yoon SS. Treatment and outcome of 82 patients with angiosarcoma. Ann Surg Oncol. 2007; 14: 1953–1967
2. Agulnik M, Yarber JL, Okuno SH, von Mehren M, Jovanovic BD, Brockstein BE, Evens AM, Benjamin RS. An open-label, multicenter, phase II study of bevacizumab for the treatment of angiosarcoma and epithelioid hemangioendotheliomas. Ann Oncol. 2013; 24: 257–263
3. Albertin C, Johnson KA, Connor JP, Al-Niaimi AN. Angiosarcoma originating from an ovarian mature teratoma, a rare disease with complex treatment modalities. Gynecol Oncol Case Rep. 2013; 5: 31–33

4. Albores-Saavedra J, Schwartz AM, Henson DE, Kostun L, Hart A, Angeles-Albores D, Chablé-Montero F. Cutaneous angiosarcoma. Analysis of 434 cases from the Surveillance, Epidemiology, and End Results Program, 1973–2007. Ann Diagn Pathol 2011; 15: 93–97
5. Alektiar KM, Velasco J, Zelefsky MJ, Woodruff JM, Lewis JJ, Brennan MF. Adjuvant radiotherapy for margin-positive high-grade soft tissue sarcoma of the extremity. Int J Radiat Oncol Biol Phys 2000; 48: 1051–1058
6. Antonescu CR, Yoshida A, Guo T, Chang NE, Zhang L, Agaram NP, Qin LX, Brennan MF, Singer S, Maki RG. KDR activating mutations in human angiosarcomas are sensitive to specific kinase inhibitors. Cancer Res 2009; 69: 7175–7179
7. Aragon L, Terreros D, Ho H, Greenberg H, Kupesic Plavsic S. Angiosarcoma of the ovary arising in a mucinous cystadenoma. J Clin Ultrasound 2011; 39: 351–355
8. Bösmüller H, Gruber C, Haitchi-Petnehazy S, Wagner D, Webersinke G, Hauptmann S. Primary angiosarcoma of the ovary with prominent fibrosis of the ovarian stroma. Case report of an 81-year old patient. Diagn Pathol 2011; 6: 65
9. Brooks SE, Zhan M, Cote T, Baquet CR. Surveillance, epidemiology, and end results analysis of 2677 cases of uterine sarcoma 1989–1999. Gynecol Oncol 2004; 93: 204–208
10. Cambruzzi E, Pegas KL, Milani DM, Cruz RP, Guerra EH, Ferrari MB. Angiosarcoma arising in an ovarian fibroma: a case report. Patholog Res Int 2010; doi: 10.4061/2010/842592
11. Cantú De León D, Pérez Montiel D, Chanona Vilchis J. Unusual case of subcutaneous angiosarcoma metastatic to the ovary. Pathol Oncol Res 2007; 13: 379–381
12. Cerri A, Gianni C, Corbellino M, Pizzuto M, Moneghini L, Crosti C. Lymphangiosarcoma of the pubic region: a rare complication arising in congenital non-hereditary lymphedema. Eur J Dermatol 1998; 8: 511–514
13. Chan WW, SenGupta SK. Postirradiation angiosarcoma of the vaginal vault. Arch Pathol Lab Med 1991; 115: 527–528
14. Clement, P. B., Young, R. H.: Atlas of gynaecologic surgical pathology. Elsevier Saunders 3rd ed. 2014
15. Contreras AL, Mapca A. Angiosarcoma arising in mature cystic teratoma of the ovary: a case report and review of the literature. Int J Gynecol Pathol 2009; 28: 453–457
16. Cunningham MJ, Brooks JS, Noumoff JS. Treatment of primary ovarian angiosarcoma with ifosfamide and doxorubicin. Gynecol Oncol 1994; 53: 265–268
17. De Yao JT, Sun D, Powell AT, Rehmus EH. Scalp Angiosarcoma Remission with Bevacizumab and Radiotherapy without Surgery: A Case Report and Review of the Literature. Sarcoma 2011; doi: 10.1155/2011/160369
18. Donnez O, Marbaux E, Van Ruyssevelt P, Mitri S, Donnez J. Cardiac and gingival metastasis after total abdominal hysterectomy with bilateral salpingo-oophorectomy for primary epithelioid angiosarcoma: case report and review of the literature. Gynecol Surg 2001; 8: 207–212
19. Drachenberg CB, Faust FJ, Borkowski A, Papadimitriuo JC. Epithelioid angiosarcoma of the uterus arising in a leiomyoma with associated ovarian and tubal angiomatosis. Am J Clin Pathol 1994; 102: 388–389
20. Ehrmann RL, Griffiths CT. Malignant hemangioendothelioma of the uterus. Gynecol Oncol 1979; 8: 376–383
21. ESMO – European Sarcoma Network Working Group. Soft tissue and visceral sarcomas: ESMO Clinical Practice Guidelines for diagnosis, treatment and follow-up. Ann Oncol. 2012; 23 Suppl 7: vii92–9.
22. Fadare O. Heterologous and rare homologous sarcomas of the uterine corpus: a clinicopathologic review. Adv Anat Pathol 2011; 18: 60–74

23. Farid M, Ong WS, Lee MJ, Jeevan R, Ho ZC, Sairi AN, Soh LT, Poon D, Teh J, Chin F, Teo M, Quek R. Cutaneous versus non-cutaneous angiosarcoma: clinicopathologic features and treatment outcomes in 60 patients at a single Asian cancer centre. Oncology 2013; 85: 182–190
24. Fata F, O'Reilly E, Ilson D, Pfister D, Leffel D, Kelsen DP, Schwartz GK, Casper ES. Paclitaxel in the treatment of patients with angiosarcoma of the scalp or face. Cancer 1999; 86: 2034–2037
25. Fayette J, Martin E, Piperno-Neumann S, Le Cesne A, Robert C, Bonvalot S, Ranchère D, Pouillart P, Coindre JM, Blay JY. Angiosarcomas, a heterogeneous group of sarcomas with specific behavior depending on primary site: a retrospective study of 161 cases. Ann Oncol 2007; 18: 2030–2036
26. Fetsch JF, Laskin WB. soft tissue lesions involving female reproductive organs. In: Kurman, RJ. Ellenson LH, Ronnett BM. (eds). Blaustein's pathology of the female tract. 6th ed. Springer 2011; 1159–1203
27. Fletcher CDM, Beham A, Bekir S, Clarke AMT, Marley NJE. Epithelioid angiosarcoma of deep soft tissue: a distinctive tumor readily mistaken for an epithelial neoplasm. Am J Surg Pathol 1991; 15: 915–924
28. Fury MG, Antonescu CR, Van Zee KJ, Brennan MF, Maki RG A 14-year retrospective review of angiosarcoma: clinical characteristics, prognostic factors, and treatment outcomes with surgery and chemotherapy. Cancer J 2005; 11: 241–247
29. George S, Merriam P, Maki RG, Van den Abbeele AD, Yap JT, Akhurst T, Harmon DC, Bhuchar G, O'Mara MM, D'Adamo DR, Morgan J, Schwartz GK, Wagner AJ, Butrynski JE, Demetri GD, Keohan ML. Multicenter phase II trial of sunitinib in the treatment of nongastrointestinal stromal tumor sarcomas. J Clin Oncol 2009; 27: 3154–3160
30. Goette DK, Detlefs RL. Postirradiation angiosarcoma. J Am Acad Dermatol. 1985; 12: 922–926
31. Gray MH, Rosenberg AE, Dickersin GR, Bhan AK. Cytokeratin expression in epithelioid vascular neoplasms. Hum Pathol 1990; 21: 212–217
32. Grimer R, Judson I, Peake D, Seddon B. Guidelines for the Management of Soft Tissue Sarcomas. Sarcoma. 2010; doi: 10.1155/2010/506182
33. Guirguis A, Kanbour-Shakir A, Kelley J Epithelioid angiosarcoma of the mons after chemoradiation for vulvar cancer. Int J Gynecol Pathol 2007; 26: 265–268
34. Guseh SH, Bradford LS, Hariri LP, Schorge JO. Ovarian angiosarcoma: Extended survival following optimal cytoreductive surgery and adjuvant chemotherapy. Gynecol Oncol Case Rep. 2012; 4: 23–25
35. Hayashi T, Koike K, Kumasaka T, Saito T, Mitani K, Terao Y, Ogishima D, Yao T, Takeda S, Takahashi K, Seyama K. Uterine angiosarcoma associated with lymphangioleiomyomatosis in a patient with tuberous sclerosis complex: an autopsy case report with immunohistochemical and genetic analysis Hum Pathol 2012; 43: 1777–1784
36. Hwang JP, Lim SM. Uterine Epithelioid Angiosarcoma on F-18 FDG PET/CT. Nucl Med Mol Imag 2013; 47: 134–137
37. Issels RD, Lindner LH, Verweij J, Wust P, Reichardt P, Schem BC, Abdel-Rahman S, Daugaard S, Salat C, Wendtner CM, Vujaskovic Z, Wessalowski R, Jauch KW, Dürr HR, Ploner F, Baur-Melnyk A, Mansmann U, Hiddemann W, Blay JY, Hohenberger P. Neo-adjuvant chemotherapy alone or with regional hyperthermia for localised high-risk soft-tissue sarcoma: a randomised phase 3 multicentre study. Lancet Oncol 2010; 11: 61–70
38. Itakura E, Yamamoto H, Oda Y, Tsuneyoshi M. Detection and characterization of vascular endothelial growth factors and their receptors in a series of angiosarcomas. J Surg Oncol 2008; 97: 74–81
39. Jennings TA, Peterson L, Axiotis CA, Friedlaender GE, Cooke RA, Rosai J. Angiosarcoma associated with foreign body material. A report of three cases. Cancer 1988; 62: 2436–2444

40. Jha S, Chan KK, Poole CJ, Rollason TP. Pregnancy following recurrent angiosarcoma of the ovary- a case report and review of literature. Gynecol Oncol 2005; 97: 935–937
45. Judson I, Verweij J, Gelderblom H, Hartmann JT, Schöffski P, Blay JY, Kerst JM, Sufliarsky J, Whelan J, Hohenberger P, Krarup-Hansen A, Alcindor T, Marreaud S, Litière S, Hermans C, Fisher C, Hogendoorn PC, dei Tos AP, van der Graaf WT; European Organisation and Treatment of Cancer Soft Tissue and Bone Sarcoma Group Doxorubicin alone versus intensified doxorubicin plus ifosfamide for first-line treatment of advanced or metastatic soft-tissue sarcoma: a randomised controlled phase 3 trial. Lancet Oncol 2014; 15: 415–423
46. Jylling AM, Jørgensen L, Hølund B. Mucinous cystadenocarcinoma in combination with hemangiosarcoma in the ovary. Pathol Oncol Res 1999; 5: 318–319
47. Konishi Y, Sato H, Fujinioto T, Tanaka H, Takahashi O, Tanaka T. A case of primary uterine angiosarcoma: magnetic resonance imaging and computed tomography findings. Int J Gynecol Cancer 2007; 17: 280–284
48. Kruse AJ, Sep S, Slangen BF, Vandevijver NM, Van Gorp T, Kruitwagen RF, Van de Vijver KK. Angiosarcomas of primary gynecologic origin: a clinicopathologic review and quantitative analysis of survival. Int J Gynecol Cancer 2014; 24: 4–12
49. Lack EE, Bitterman P, Sundeen JT. Müllerian angiosarcoma of the uterus with pure angiosarcoma: a case report. Hum Pathol 1991; 22: 1289–1291
50. Lahat G, Dhuka AR, Lahat S, Smith KD, Pollock RE, Hunt KK, Ravi V, Lazar AJ, Lev D. Outcome of locally recurrent and metastatic angiosarcoma. Ann Surg Oncol 2009; 16: 2502–2509.
51. Lifschitz-Mercer B, Leider-Trejo L, Messer G, Peyser MR, Czernobilsky B. Primary angiosarcoma of the ovary: a clinicopathologic, immunohistochemical and electronmicroscopic study. Pathol Res Pract 1998; 194: 183–187
52. Maki RG, D'Adamo DR, Keohan ML, Saulle M, Schuetze SM, Undevia SD, Livingston MB, Cooney MM, Hensley ML, Mita MM, Takimoto CH, Kraft AS, Elias AD, Brockstein B, Blachère NE, Edgar MA, Schwartz LH, Qin LX, Antonescu CR, Schwartz GK. Phase II study of sorafenib in patients with metastatic or recurrent sarcomas. J Clin Oncol 2009; 27: 3133–3140.
53. Malagon HD, Valdez AM, Moran CA, Suster S. Germ cell tumors with sarcomatous components: clinicopathologic and immunohistochemical study of 46 cases. Am J Surg Pathol 2007; 31: 1356–1362
54. Mark RJ, Poen JC, Tran LM, Fu YS, Juillard GF. Angiosarcoma. A report of 67 patients and a review of the literature. Cancer 1996; 77: 2400–2406
55. McAdam JA, Stewart F, Reid R. Vaginal epithelioid angiosarcoma. J Clin Pathol 1998; 51: 928–930
56. McCluggae WG, Daya D, Ip P, Malpica A, Nielsen GP, Oliva E, Young RH. Soft tissue tumors. In: Kurman RJ, Carcangiu ML, Herrington CS, Young RH (eds): WHO classification of tumors of female reproductive organs. 4th ed. IARC: Lyon 2014, 74
57. Medina BR, Barba EM, Torres AV, Trujillo SM. Gingival metastases as first sign of a primary uterine angiosarcoma. J Oral Maxillofac Surg 2001; 59: 467–471
58. Mendez LE, Joy S, Angioli R, Estape R, Penalver M. Primary uterine angiosarcoma. Gynecol Oncol 1999; 75: 272–276
59. Miettinen M. Immunohistochemistry of soft tissue tumours – review with emphasis on 10 markers. Histopathology 2014; 64: 101–118
60. Morgan MA, Moutos DM, Pippitt CH Jr, Suda RR, Smith JJ, Thurnau GR. Vaginal and bladder angiosarcoma after therapeutic irradiation. South Med J 1989; 82: 1434–1436
61. Morimura Y1, Hashimoto T, Soeda S, Fujimori K, Yamada H, Yanagida K, Sato A. Angiosarcoma of vagina successfully treated with interleukin-2 therapy and chemotherapy: a case report. J Obstet Gynaecol Res 2001; 27: 231–235

62. Nagano T, Yamada Y, Ikeda T, Kanki H, Kamo T, Nishigori C. Docetaxel: a therapeutic option in the treatment of cutaneous angiosarcoma: report of 9 patients. Cancer 2007; 110: 648–651.
63. Naka N, Tomita Y, Nakanishi H, et al. Mutations of p53 tumorsuppressor gene in angiosarcoma. Int J Cancer 1997; 71: 952–955
64. National Comprehensive Cancer Network: NCCN Practice Guidelines in Oncology – Soft Tissue Sarcoma – Version 1. 2015; www.nccn.org
65. National Comprehensive Cancer Network: NCCN Practice Guidelines in Oncology – Uterine Tumors – Version 2. 2015; www.nccn.org
66. Nielsen GP, Young RH, Prat J, Scully RE. Primary angiosarcoma of the ovary: a report of seven cases and review of the literature. Int J Gynecol Pathol 1997; 16: 378–382
67. Nirenberg A, Ostor AG, Slavin J, Riley CB, Rome RM. Primary vulvar sarcomas. Int J Gynecol Pathol 1995; 14: 55–62
68. Olawaiye AB1, Morgan JA, Goodman A, Fuller AF Jr, Penson RT. Epithelioid angiosarcoma of the uterus: a review of management. Arch Gynecol Obstet 2008; 278: 401–404
69. Oliva E. Leiomyoma and variants. In: Nucci MR, Oliva E.(eds). Diagnostic pathology gynaecological. Amirsys 2014; 3-180-191
70. Ongkasuwan C, Taylor JE, Tang CK, Prempree T. Angiosarcomas of theuterus and ovary: clinicopathdogic report Cancer 1982; 49: 1469–1475
71. Park MS, Ravi V, Araujo DM. Inhibiting the VEGF-VEGFR pathway in angiosarcoma, epithelioid hemangioendothelioma, and hemangiopericytoma/solitary fibrous tumor. Curr Opin Oncol 2010; 22: 351–355
72. Pawlik TM, Paulino AF, McGinn CJ, Baker LH, Cohen DS, Morris JS, Rees R, Sondak VK. Cutaneous angiosarcoma of the scalp: a multidisciplinary approach. Cancer 2003; 98: 1716–1726
73. Penel N, Bui Nguyen B, Bay JO, Cupissol D, Ray-Coquard I, Piperno-Neumann S, Kerbrat P, Fournier C, Mahier C, Blay JY. Weekly paclitaxel in metastatic angiosarcoma. A FNCLCC French Sarcoma Group (6SF-GETO) phase II trial (ASCO Annual Meeting Proceedings). J Clin Oncol 2007; 25: Abstr 10002.
74. Penel N, Italiano A, Ray-Coquard I, Chaigneau L, Delcambre C, Robin YM, Bui B, Bertucci F, Isambert N, Cupissol D, Bompas E, Bay JO, Duffaud F, Guillemet C, Blay JY. French Sarcoma Group (GSF/GETO).Metastatic angiosarcomas: doxorubicin-based regimens, weekly paclitaxel and metastasectomy significantly improve the outcome. Ann Oncol 2012; 23: 517–23
75. Pillay K, Essa AS, Chetty FT. Borderline serous cystadenocarcinoma withcoexistent angiosarcoma: an unusual form of ovarian carcinosarcoma. Int J Surg Pathol 2001; 9: 317–321
76. Prempree T, Tang CK, Hatef A, Forster S. Angiosarcoma of the vagina: a clinicopathologic report. A reappraisal of the radiation treatment of angiosarcomas of the female genital tract. Cancer 1983; 15: 618–622
77. Quesenberry CD, Li C, Chen AH, Zweizig SL, Ball HG. Primary angiosarcoma of the ovary: a case report of Stage I disease. Gynecol Oncol 2005; 99: 218–221
78. Quinonez GE. Paraskevas MP. Diocee MS. Lorimer SM. Angiosarcoma of the uterus: a case report. Am J Obstet Gynecol 1991; 164: 90–92
79. Richer M, Barkati M, Meunier C, Fortin S, Provencher D, Rahimi K. Vaginal epithelioid angiosarcoma: a potential pitfall in gynecologic pathology. J Low Genit Tract Dis 2014; 18: E38–E42
80. Schammel DP, Tavassoli FA. Uterine angiosarcomas: a morphologic and immunohistochemical study of four cases. Am J Surg Pathol 1998; 22: 246–250.
81. Schlemmer M, Reichardt P, Verweij J, Hartmann JT, Judson I, Thyss A, Hogendoorn PC, Marreaud S, Van GlAbbeke M, Blay JY. Paclitaxel in patients with advanced angiosarcomas of soft tissue:

a retrospective study of the EORTC soft tissue and bone sarcoma group. Eur J Cancer 2008; 44: 2433–2436

82. Schütte J, Hartmann JH, Reichardt P, Issels RD, Tunn PU, Budach V. Weichteilsarkome – Onkopedia Leitlinie 2011. http://www.dgho-onkopedia.de/de/onkopedia/leitlinien/weichteilsarkome
83. Serrano C, García Á, Brana I, Pérez-Benavente A, Oaknin A. Angiosarcoma of the ovary: is it always a lethal disease? J Clin Oncol. 2010; 28: e675–e677
84. Shin YR, Rha SE. Miscellaneous Tumors of the uterus. In: Kim SH. (ed) Radiology illustrated gynecologic imaging. Sec. ed. Springer 2012; 249–297
85. Skubitz KM, Haddad PA. Paditaxel and pegylated-liposomal doxorubicin are both active in angiosarcoma. Cancer 2005; 104: 361–366
86. Souza FF, Katkar A, den Abbeele AD, Dipiro PJ. Breast angiosarcoma metastatic to the ovary. Case Rep Med 2009; doi: 10.1155/2009/381015
87. Sullivan HC, Edgar MA, Cohen C, Kovach CK, HooKim K, Reid MD. The utility of ERG, CD31 and CD34 in the cytological diagnosis of angiosarcoma: an analysis of 25 cases. J Clin Pathol 2015; 68: 44–50
88. Suzuki S, Tanioka F, Minato H, Ayhan A, Kasami M, Sugimura H. Breakages at YWHAE, FAM22A, and FAM22B loci in uterine angiosarcoma: a case report with immunohistochemical and genetic analysis. Pathol Res Pract 2014; 210: 130–134.
89. Takeuchi K1, Deguchi M, Hamana S, Motoyama S, Kitazawa S, Maruo T. A case of postirradiation vaginal angiosarcoma treated with recombinant interleukin-2 therapy. Int J Gynecol Cancer 2005; 15: 1163–1165
90. Tallini G, Price FV, Carcangiu ML. Epithelioid angiosarcoma arising in uterine leiomyomas. Am J Clin Pathol 1993; 100: 514–518
91. Tierney JF, Stewart LA, Parmar MKB (Writing Committee). Sarcoma Meta-analysis Collaboration. Adjuvant chemotherapy for localised resectable soft-tissue sarcoma of adults: meta-analysis of individual data. Lancet 1997; 350: 1647–1654
92. Tohya T, Katabuchi H, Fukuma K, Fujisaki S, Okamura H. Angiosarcoma of the vagina. A light and electronmicroscopy study. Acta Obstet Gynecol Scand 1991; 70: 169–172
93. Toro JR, Travis LB, Wu HJ, Zhu K, Fletcher CD, Devesa SS. Incidence patterns of soft tissue sarcomas, regardless of primary site, in the surveillance, epidemiology and end results program, 1978–2001: An analysis of 26,758 cases. Int J Cancer 2006; 119: 2922–2930
94. Vavilis D, Papadopoulos N, Agorastos T, Efstratiou I, Kommoss F, Bontis In: Primary ovarian angiosarcoma – review of the literature and report of a case with coexisting chylothorax. Eur J Gynaecol Oncol 2007; 28: 287–289
95. Verschraegen CF, Arias-Pulido H, Lee SJ, Movva S, Cerilli LA, Eberhardt S, Schmit B, Quinn R, Muller CY, Rabinowitz I, Purdy M, Snyder D, Bocklage T. Phase IB study of the combination of docetaxel, gemcitabine, and bevacizumab in patients with advanced or recurrent soft tissue sarcoma: the Axtell regimen. Ann Oncol 2012; 23: 785–790
96. Virtanen A, Pukkala E, Auvinen A. Angiosarcoma after radiotherapy: a cohort study of 332,163 Finnish cancer patients. Br J Cancer 2007; 97: 115–117
97. Wang J, Fisher C, Thway K. Angiosarcoma of the Breast with Solitary Metastasis to the Ovary during Pregnancy: An Uncommon Pattern of Metastatic Disease. Case Rep Oncol Med. 2013; doi: 10.1155/2013/209610
98. Weiss SW, Goldblum JR, Folpe AL, Weiss SW. Malignant vasular tumors. In: Weiss SW, Goldblum JR Folpe AL, Weiss SW. (eds). Enzinger and Weiss's soft tissue tumors. 6th ed. Elsevier Saunders 2014, 703–732
99. Wittekind C, Comptom CC, Brierley J, Sobin LH. TNM-Supplement – a commentary on uniform use. 4th ed. UICC and John Wiley & Sons, 2012

100. Woll PJ, van GlAbbeke M, Hohenberger P, et al. Adjuvant chemotherapy (CT) with doxorubicin and ifosfamide in resected soft tissue sarcoma (STS): Interim analysis of a randomised phaseIII trial. Proc Am Soc Clin Oncol 2007; 25: Abstr. 10008
101. Yaqoob N, Nemenqani D, Khoja H, Hafez M, Tulbah A, Al-Dayel F. Ovarian angiosarcoma: a case report and review of the literature. J Med Case Rep 2014; 8: 47
102. Young RJ, Brown NJ, Reed MW, et al. Angiosarcoma. Lancet Oncol 2010; 11: 983–991
103. Young RJ, Woll PJ, Staton CA, Reed MW, Brown NJ. Vascular-targeted agents for the treatment of angiosarcoma. Cancer Chemother Pharmacol 2014; 73: 259–270
104. Zaloudek, C, Hendrickson MR. Soslow RA. Mesenchymal tumors of the uterus. In: Kurman, RJ. Ellenson LH, Ronnett BM. Blaustein's pathology of the female tract. 6th ed. Springer 2011; 452–527

Bildquellenverzeichnis

Evert M, Evert K. Universitätsmedizin Greifswald, Institut für Pathologie, Greifswald. 1.1-1 A–C; 1.1-2 A, B

Günter Köhler, Katja Evert, Marek Zygmunt, Matthias Evert

1.2 Liposarkome

Generell zählen die LS zu den häufigsten Sarkomen im Erwachsenenalter, ohne dass ein Geschlecht bevorzugt wird (52). Sie stehen bei den WTS nach den LMS und den malignen fibrösen Histiozytomen mit 17–20 % an dritter Stelle (13, 77). Sie sind vor allem in den Extremitäten oder retroperitoneal lokalisiert. LS der weiblichen Genitalorgane sind so selten, dass nur Einzelberichte bzw. kleinere retrospektive Untersuchungen existieren. Es gibt zurzeit keine Beweise dafür, dass sich die genitalen LS in pathologisch-anatomischer, klinischer und prognostischer Hinsicht von denen der extrauterinen Entitäten maßgeblich unterscheiden. Aufgrund der begrenzten Zahl publizierter LS des weiblichen Genitale muss sich betreffs der Charakterisierung dieser Tumoren zu großen Teilen auf die extragenitalen LS bezogen werden.

Nach der aktuellen WHO-Klassifikation werden die uterinen LS als „andere mesenchymale Tumoren" klassifiziert (61). Nach der WHO-Klassifikation (18) wird bei den lipogenen Geschwülsten zwischen den intermediär malignen Tumoren mit lokaler Aggressivität und den malignen adipozytischen Tumoren unterschieden. In die erste Gruppe gehören das gut bzw. hoch differenzierte LS. Es wird in oberflächlicher Lokalisation auch als atypischer lipomatöser Tumor (atypisches Lipom) und in tiefer z. B. retroperitonealer Lokalisation als hochdifferenziertes LS bezeichnet (2, 3). Zur Gruppe der malignen adipozytischen Tumoren zählen im Wesentlichen die dedifferenzierten LS, die myxoid-rundzelligen LS und die pleomorphen LS. In der WHO-Klassifikation sind in dieser Gruppe auch noch das anderweitig nicht spezifizierte (NOS) LS und das LS gemischten Typs aufgeführt (18).

Liposarkome kommen nur ausnahmsweise in den weiblichen Genitalorganen vor.

1.2.1 Uterine Liposarkome

Allgemeines, Epidemiologie, Ätiologie, Pathogenese, Stadieneinteilung

Im Uterus sind LS als heterologe Sarkome zu klassifizieren. In der Literatur sind bis heute weniger als 20 Fälle uteriner LS beschrieben. Die wahre Inzidenz dürfte jedoch merklich höher liegen. Der Anteil der LS an allen im DKSM vorgestellten reinen uterinen Sarkomen beträgt 0,4 % (42). Unter den gelegentlich vorkommenden uterinen Sarkomen sind nur das alveoläre Weichteilsarkom und der maligne extrarenale rhabdoide Tumor seltener als die LS (16). Im Uterus ist das gut differenzierte LS unbekannt. Am häufigsten kommen hier myxoid-rundzellige und pleomorphe LS vor. Außerhalb des Uterus ist hingegen das gut differenzierte LS mit 40–50 % der häufigste maligne Fettgewebstumor gefolgt vom pleomorphen LS mit etwa 30 % und den myxoid-rundzelligen LS mit etwa 10 %. Die gut differenzierten LS, die dedifferenzierten

LS und die pleomorphen LS aller Lokalisationen treten vorrangig in einem Alter von über 50 Jahren auf, kommen aber auch schon bei unter 20-Jährigen vor. Die myxoid-rundzelligen LS werden meist in einem etwas jüngeren Alter zwischen 25 und 45 Jahren beobachtet. Das durchschnittliche Alter der Frauen bezogen auf alle uterinen LS liegt bei 59 Jahren (16).

Über die Ätiologie und Pathogenese der uterinen LS ist nur wenig bekannt. Wie für die meisten uterinen aber auch anderen WTS wird eine vorausgegangene RT als ein ätiologischer Faktor vermutet. Bei den einzelnen LS-Entitäten wurden unterschiedliche genetische Faktoren gefunden. Beim hochdifferenzierten und dedifferenzierten LS finden sich Strukturanomalien, wie z. B. vom Chromosom 12 ausgehende Ring- und Riesenchromosomen, die konsekutiv zur Amplifikation von definierten Genen (MDM2, CDK4) führen. Für das myxoid-rundzelliges LS sind t(12;16) (q13;p11) bzw. t (12;22) (q13;q12) Chromosomentranslokationen als onkogenetischer Faktor bekannt und beim pleomorphen LS finden sich komplexe chromosomale Alterationen (1, 5). Die genannten Translokationen bei den myxoid-rundzelligen LS führen zu einer konsekutiven Genfusion und somit zur Expression von FUS-DDIT3 bzw. EWS- DDIT3-Fusions-Genen und deren Proteinen (67). Die myxoid-rundzelligen LS gehören damit zu der Gruppe der Translokations-assoziierten Sarkome, zu denen auch das LG-ESS, das alveoläre RMS, das alveoläre WTS und das Angiosarkom zählen. Die genannten Fusionsgene bzw. die Fusionsproteine stören u. a. die adipozytische Differenzierung.

Pathogenetisch sind das gut und das dedifferenzierte LS eng miteinander verwandt. Die Dedifferenzierung ist wahrscheinlich eine typische zeitlich bedingte Folge eines länger existierenden nicht erkannten Tumors. Die Entwicklung zu einem dedifferenzierten LS wird praktisch nie bei gut differenzierten subkutanen LS wohl aber bei den großen und damit in der Regel auch älteren retroperitonealen Tumoren beobachtet. Gelegentlich wird die Dedifferenzierung erst beim Rezidiv evident.

Im Gegensatz zum gut differenzierten LS ist das Protein p53 beim myxoid-rundzelligen LS in bis zu 30 % mutiert. Im Uterus sind mehr als die Hälfte der adipozytischen Tumoren in irgendeiner Weise mit glattmuskulären Tumoren assoziiert und/oder weist Anteile eines LM als LLM auf. Von extrauterinen lipogenen Tumoren ist dies nicht bekannt. Es wird daher angenommen, dass sich uterine LS auch aus einem LM oder einem LLM entwickeln kann (17, 31, 49). Bekannt sind im Uterus auch extrem seltene Lipoleiomyosarkome. Die adipozytische Komponente ist dabei in der Regel ein myxoides LS (45). Lipoleiomyosarkome werden sonst im Bereich des Beckens nur retroperitoneal gefunden (20).

Für die uterinen LS gibt es keine gesonderte Stadieneinteilung. Wenn nichts anderes vermerkt ist, gilt die Stadieneinteilung für WTS (s. a. Kapitel LMS). Nach der WTS-Klassifikation ist das uterine LS immer ein tiefer Tumor. Dementsprechend kann es auch kein Stadium T1a und T2a geben. Theoretisch könnte man sich auch auf die Stadieneinteilung des uterinen LMS bzw. stromalen Sarkome beziehen. Der Pathologe sollte vermerken, welche Einteilung er verwendet.

Gut differenzierte Liposarkome des Uterus sind nicht bekannt. Dedifferenzierte, myxoid-rundzellige und pleomorphe Liposarkome kommen jedoch selten einmal vor. Die uterinen Liposarkome treten mehrheitlich in der Postmenopause auf. Bei allen Formen der Liposarkome wurden genetische Veränderungen gefunden. Die myxoid-rundzelligen Liposarkome gehören in die Gruppe der Translokations-assoziierten Sarkome. Es gibt keine eigenständige Stadieneinteilung für uterine Liposarkome. Am ehesten sollte man auf die Stadieneinteilung der Weichteilsarkome zurückgreifen, nach der diese Entität immer als tiefer Tumor gilt.

Makroskopische und mikroskopische Befunde

Uterine LS sind bei der Primärdiagnose in der Regel meist noch größer als LMS. Der Durchmesser wird im Mittel bei etwa 16 cm angegeben. Die Größe überschreitet meist 10 cm und liegt nur ausnahmsweise unter 5 cm (16, 17, 49). LS sind meist als gut umschriebene Tumoren innerhalb des Myometriums lokalisiert. Bedingt durch die Größe greift ein Teil der Tumoren auch auf die Zervix über. Fast ein Drittel ist primär in der Zervix oder im unteren Uterinsegment lokalisiert (47). Trotz ihrer Größe bleiben die LS in der Regel auf den Uterus beschränkt.

Ein gut differenziertes LS ohne Zeichen einer Dedifferenzierung wurde bislang im Uterus nicht beschrieben. Sie können aber in unmittelbarer Nähe z. B. retoperitoneal im Lig. latum vorkommen. Die gut abgegrenzten Knoten sind meist von intensiver gelber Färbung (Abb. 1.2-1 A).

Das dedifferenzierte LS imponiert makroskopisch meist vielknotig mit einem oft nur lockeren Zusammenhalt zwischen den einzelnen Knoten. Es ist fast immer frei von Nekrosen, zeigt aber gelegentlich Einblutungen. Die beschriebenen Knoten können je nach Anteil an Fett- bzw. dedifferenziertem Gewebe weich oder mehr fest sein und fettähnlich oder grau-bräunlich aussehen.

Die myxoid-rundzelligen LS sind je nach dem Gehalt von myxoiden bzw. Rund- oder Fettzellen durch eine mehr gelatinöse oder eher feste weißliche bzw. gelbliche Schnittfläche charakterisiert. Die kompakten opak weißlichen fleischartigen Knoten entsprechen den Bereichen mit Rundzellen.

Das pleomorphe LS wird in der Regel makroskopisch nicht als solches erkannt. Es ist meist derb, gelegentlich knotig und die Schnittfläche erscheint fleischartig graugelb bis grauweiß, mitunter auch bräunlich-gelb bis bräunlich-weiß. Gewöhnlich sind makroskopisch auch Zeichen von Nekrose und Degeneration erkennbar. Gemischt myxoid-pleomorphe LS zeigen entsprechend ihrer unterschiedlichen Komponenten ein vielgestaltiges makroskopisches Bild.

Die gut differenzierten LS sind durch reichlich Adipozyten unterschiedlicher Größe mit leichten nukleären Atypien sowie durch reichlich fibröse Septen charakterisiert. Die fibrösen Septen enthalten gleichfalls Zellen mit atypischen Kernen. Die Anwesenheit von Lipoblasten steht nicht im Vordergrund, Lipoblasten gehören aber dazu. Die atypischen Adipozyten exprimieren wie nicht-neoplastische Fettzellen nahezu immer S100 (50).

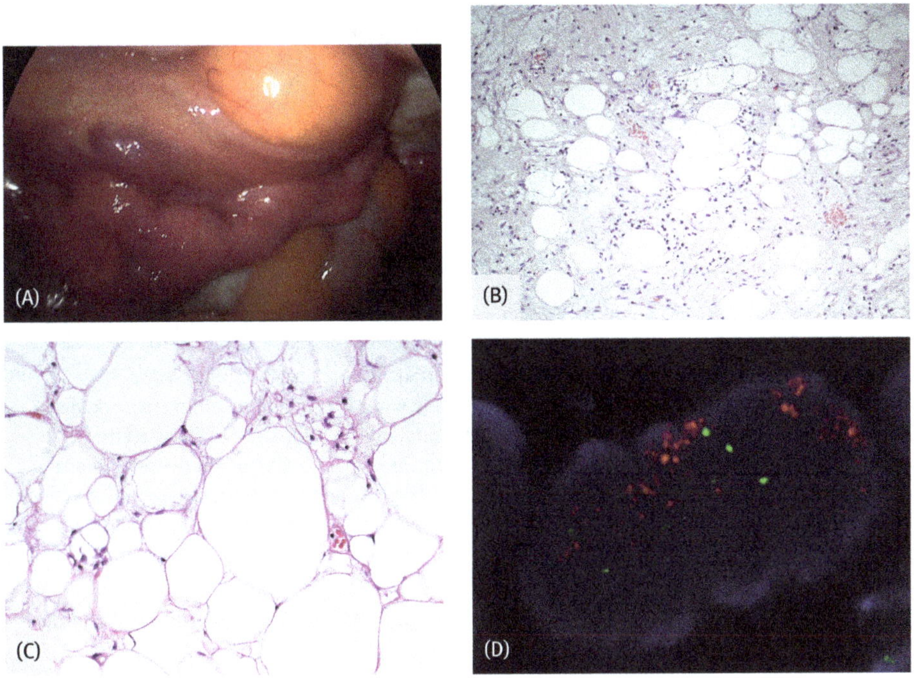

Abb. 1.2-1: Maroskopisches und mikroskopisches Bild eines gut differenzierten Liposarkoms. A: laparoskopischer Aspekt eines innerhalb des Ligamentum latum latum gelegenen gut differenzierten Liposarkoms; BC: B: typisches Bild eines hochdifferenzierten Liposarkoms mit meist ausdifferenzierten univakuolären, von normalen Zellen kaum oder gar nicht unterscheidbaren, Fettzellen mit dazwischen liegendem spindelzelligem Bindegewebe, welches sich typischerweise in den meisten dieser Tumoren aber auch in Varianten gutartiger Lipome finden lässt; C: bei starker Vergrößerung und meist längerer Suche findet man dann die morphologisch wichtigen multivakuolären Lipoblasten (zwei Zellen in diesem Bild), die in reifzelligen Lipomen nicht vorkommen; D: einen großen Diagnosefortschritt stellt der Nachweis der MDM2-Amplifikation (Multiplizität der roten Signale) in den Tumorzellkernen durch Fluoreszenz-in-situ-Hybridisierung (FISH) dar.

Beim dedifferenzierten LS handelt es sich feingeweblich um ein gut differenziertes LS, in dem sich zusätzlich eine andersartige nichtadipozytische Sarkomkomponente ausgebildet hat bzw. bei dem eine Progression zu einem nicht lipogenen Tumor erkennbar wird (3, 39) (Abb. 1.2-2 AB). Von einem dedifferenzierten LS sollte erst gesprochen werden, wenn die Dedifferenzierung auch makroskopisch sichtbar wird (> 1 cm). Herde mit einer Größe von 1–2 cm sollten als minimale oder frühe Dedifferenzierung bezeichnet werden (24). Die Grenze zwischen den beiden Komponenten ist bis auf wenige Ausnahmen abrupt scharf. Bei der dedifferenzierten Komponente handelt es sich meist um ein hochmalignes (high-grade) und seltener um ein niedrigmaliges (low-grade) nicht lipogenes Sarkom. Eine genaue Beschreibung der dedifferenzierten Komponenten, die aus homologen und/oder heterologen Anteilen bestehen können, würde an dieser Stelle zu weit führen und muss in der speziellen pathologisch-anatomischen

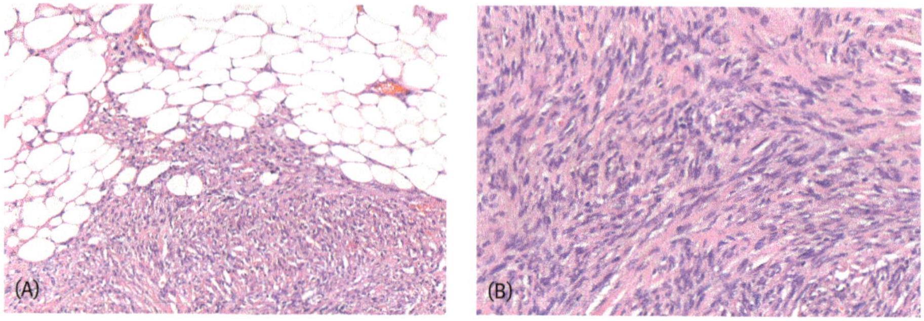

Abb. 1.2-2: Mikroskopisches Bild eines dedifferenzierten Liposakoms. A: typischer Aspekt des dedifferenzierten Liposarkoms mit abruptem Übergang eines hochdifferenzierten Liposarkoms in ein spindelzelliges Sarkom, das den häufigsten morphologischen Typ der dedifferenzierten Komponente darstellt; B: gerade in Rezidiven kann der Tumor sich auch nur mit der dedifferenzierten Komponente präsentieren. Diagnoseentscheidend ist hier meist der Nachweis der MDM2-Amplifikation, z. B. durch FISH (siehe Abb. 1.2-1D), da diese typische Genveränderung auch im dedifferenzierten Tumoranteil nachweisbar bleibt.

Literatur nachgelesen werden (24). Zur Sicherung der Diagnose sollen in dem dedifferenzierten Bereich mindestens 5 M/10 HPF nachweisbar sein. Im Gegensatz zu den pleomorphen LS weisen die dedifferenzierten LS immer eine gut differenzierte adipozytäre Komponente auf. Sie werden auch dann als ein dedifferenziertes LS klassifiziert, wenn der dedifferenzierte Anteil ein undifferenziertes pleomorphes Sarkom ist. Dedifferenzierte LS reagieren variabel positiv auf CD 34 (50). Liegt nur noch der dedifferenzierte Tumoranteil vor (häufig in Rezidiven) hilft der molekulare Nachweis der MDM2-Amplifikation durch FISH weiter; ansonsten würde man den Tumor zwangsläufig anhand des dedifferenzierten Sarkoms fehldiagnostizieren (z. B. als pleomorphes Sarkom, NOS). Gerade die anamnestische Angabe eines zuvor bekannten gut differenzierten LS ist hier außerordentlich wichtig, um überhaupt einen Anhalt für die Notwenidigkeit molekularer Analysen zu bekommen!

Das myxoid-rundzellige LS besteht typischerweise aus reichlich extrazellulärem myxoiden Material mit wenigen reifen Adipozyten sowie aus unreifen Lipoblasten und aus Rundzellen. Myxoid-rundzellige LS mit einem hohen myxoidem Anteil können auch Zysten aufweisen, die sich im extrazellulären Muzin formieren. Ein hoher Anteil an myxoidem Material führt zwangsläufig zu einer Zellarmut, so dass selten ein MI von mehr als 7 M/10 HPF erreicht wird (49). Typischerweise zieht ein ganz auffälliges Gefäßnetzwerk durch den gesamten Tumor (24). Es gibt reine myxoide (myxoide LS) ohne Rundzellen und LS mit fast ausschließlich schlecht differenzierten Rundzellen (rundzellige LS). Letztlich handelt es sich um zwei Varianten eines Tumors (20). In der neuen WHO-Klassifikation wurde allerdings der Begriff rundzelliges LS verlassen, und der Begriff high-grade myxoides LS verwendet (19). Je mehr die adipozytischen Zellen ihre Differenzierung verlieren, desto mehr nehmen sie rundzelligen oder spindelzelligen Charakter an. Diese Zellen liegen in der Regel dichter gedrängt in einer abnehmenden myxoiden Matrix. Sind keine Lipoblasten erkennbar, sollte zur sicheren Diagnose die eine Chromosomentranslokalisation t(12;16)(q13;p11) nachgewiesen werden. Dies ist auch in Anbetracht anderer Tumoren aus dem „klein-blau-rundzelligem“ Spektrum notwendig. Gelegentlich kommt in myxoid-rundzelligen LS auch eine chondroide, ossäre oder leiomyomatöse Differenzierung vor. Die Dignität und auch das Grading der myxoid-rundzelligen LS wird durch den rundzelligen Anteil bestimmt (G1 < 10 % Rundzellen, G2 10–25 % Rundzellen, G3 > 25 % Rundzellen). Die myxoide Komponente exprimiert stark S100 (49). Die spindelzellige Komponente kann auch auf CD 34 reagieren (50). Bei Varianten von myxoiden LS gelingt gelegentlich auch die Kernfärbung mit ERG (s. a. ANS) (50). Das Stroma enthält auch Hyaluronsäure, die sich mit einer Alcian-Blau-Färbung darstellen lässt.

Uterine Lipoleiomyosarkome enthalten neben einer vorrangig myxoiden LS-Komponente Anteile eines LMS. Die unterschiedlichen Komponenten sind fokal vermischt ohne eine gegenseitige Invasion aufzuweisen (45).

Die pleomorphen LS bestehen aus einem uncharakteristischen hochmalignen mesenchymalen Gewebe mit eingelagerten pleomorphen und multivakuolären Lipoblasten. Der extreme zelluläre Pleomorphismus schließt auch bizarre Riesenzellen ein. Der Tumor erinnert feingeweblich stark an ein pleomorphes Sarkom NOS (früher: malignes fibröses Histiozytom), bei letzterem sind jedoch keine großen Lipoblasten mit bizarren hyperchromatischen Kernen nachweisbar. Die Diagnose pleomorphes LS beruht daher auf dem Nachweis von Lipoblasten. Fehlen sie oder werden sie übersehen, wird der Tumor zwangsläufig für ein pleomorphes Sarkom NOS gehalten (24). Berichtet wird auch über pleomorphe LS mit fokaler leiomyosarkomatöser Komponente. Wenige Fälle können auch als malignes Mesenchymom mit lipo-, leio- und osteosarkomatösen Komponenten auftreten (16). Die pleomorphen LS können gelegentlich auch CD34 exprimieren.

In einem Fall wurde in einem uterinen pleomorphen LS ein positiver ER bei negativem PGR beschrieben. Vorhandene glattmuskuläre Elemente in diesem Tumor waren positiv für ER und PGR (47).

Liposarkome können auch im Uterus eine erhebliche Größe erreichen. Enthalten sie reichlich Fettgewebszellen sehen sie meist gelblich-bräunlich aus. Myxoid-rundzellige Liposarkome erscheinen häufig gelatinös, während die pleomorphen Sarkome meist unspezifisch fleischartig aussehen. Gut differenzierte LS sind im Uterus bislang nicht beschrieben und sind sonst durch Adipozyten unterschiedlicher Größe mit nukleären Atypien sowie durch fibröse Septen charakterisiert, die gleichfalls Zellen mit atypischen Kernen enthalten. Beim dedifferenzierten LS handelt es sich feingeweblich um ein gut differenziertes LS, in dem sich zusätzlich eine andersartige nichtadipozytische Sarkomkomponente ausgebildet hat bzw. bei dem die Progression zu einem nicht lipogenen Tumor erkennbar wird. Im dedifferenzierten Bereich sollen mindestens 5 M/10 HPF nachweisbar sein. Das myxoid-rundzelliges LS besteht typischerweise aus reichlich extrazellulärer myxoider Matrix mit wenigen reifen Adipozyten sowie aus unreifen Lipoblasten und aus Rundzellen. Bei rein myxoiden LS fehlen die Rundzellen. Das Grading wird durch den Anteil der Rundzellen bestimmt. Die pleomorphen LS enthalten ein uncharakteristisches hochmalignes mesenchymales Gewebe mit eingelagerten pleomorphen und multivakuolären Lipoblasten.

Klinik, Diagnostik, Screening

Uterine LS sind häufig ein Zufallsbefund. Im Wesentlichen verhalten sich uterine LS klinisch wie LM oder wie LMS. Abnorme Blutungen und Dysmenorrhoe sind wichtige Symptome. Ein schnelles Wachstum wird häufig beobachtet und weist in Kombination mit einer Symptomatik auch in der Geschlechtsreife auf ein uterines Sarkom hin, ist aber nicht spezifisch für ein adipozytisches Malignom. In Analogie zu den anderen uterinen Sarkomen sind die häufig auftretenden pelvinen Schmerzen auch bei den LS als Folge des schnellen Wachstums anzusehen. Beschrieben sind je nach Tumorgröße auch eine Zunahme des Leibesumfanges sowie Dysurie und Obstipation.

Bei der Palpation sind die LS entsprechend ihrem Fettgewebsanteil meist weicher als ein LM. Insbesondere bei jüngeren Frauen mit relativ weichen Knoten im Bereich der Zervix oder des Isthmus liegt ein lipomatöser Tumor zumindest nahe. Klinisch in irgendeiner Weise suspekte LM müssen daher zwingend auch bildgebend abgeklärt werden, zumal sich lipogene Tumoren mittels Sonographie, CT und MRT gut identifizieren lassen. Einzelheiten und ein entsprechendes Fließschema sind im Kapitel LMS (s. a. Abb. 1.2-13 Bd. 1) beschrieben. Hysteroskopisch wird ein LS wohl nur im Ausnahmefall zu erkennen sein und eine fraktionierte Abrasio wird in Analogie zum uterinen LMS regelhaft ein negatives Ergebnis liefern. Wenn keine sonographische Untersuchung erfolgt, bleiben die verschiedenen Formen des LS eine Zufallsdiagnose anlässlich einer HE oder einer uteruserhaltenden Operation wegen eines Uterus myomatosus. Ein auffälliger sonographischer Befund (s. u.) sollte zu einer weitergehenden Bildgebung führen. So lässt sich ein intra- bzw. postoperativer Zufallsbefund am ehesten vermeiden. Die wichtigste klinische DD ist das LLM, zumal es bildgebend kaum von einem LS zu unterscheiden ist. LLM sind benigne Tumoren (s. a. Varianten des LM Bd. 1), die vorrangig im Uterus aber auch in der Zervix vorkommen. Die uterinen Lokalisationen entsprechen im Wesentlichen der der LM. Sie sind entweder asymptomatisch oder die Symptome entsprechen denen der LM (10). Ein Screening ist für LS nicht etabliert.

Die Symptome, die klinischen und hysteroskopischen Befunde eines uterinen Liposarkoms entsprechen im Wesentlichen denen eines Leiomyoms. Auffällig sind die Weichheit des Tumors und ein häufig schnelles Wachstum. Ein Screening ist für LS nicht etabliert.

Bildgebung

Die nachfolgenden bildgebenden Charakteristika beziehen sich vorrangig auf die uterinen adipozytischen Entitäten, gelten aber auch für LS an anderen genitalen Lokalisationen und im Retroperitonealraum.

Sonographisch fallen lipomatöse uterine und extrauterine Geschwülste durch ihre gut erkennbare charakteristisch hohe Echogenität (Abb. 1.2-3 A, 1.2-5), die sich deutlich vom umgebenden Myometrium abgrenzt, auf. Die hohe Echogenität bezieht sich allerdings auf die Anwesenheit lipogener Zellen und kann somit auch weitgehend fehlen. Innerhalb des echoreichen Tumors können daher in unterschiedlichem Ausmaß auch zum Myometrium isoechogene und/oder hypoechogene Abschnitte vorhanden sein (Abb. 1.2-3 A). Das gilt besonders für dedifferenzierte oder pleomorphe LS. In Abhängigkeit vom infiltrativen Verhalten des Tumors kann die Grenze zum Myometrium scharf oder auch weniger scharf sein. Auch die typischen Septen beim hoch differenzierten LS lassen sich in der Regel gut darstellen. Letztere kommen im Uterus jedoch nicht vor, dominieren aber im Vulvabereich. Die lipogenen Geschwülste können gelegentlich von einer hypoechogenen Kapsel umgeben sein, die wahrscheinlich dem komprimierten Myometrium entspricht. Die im Uterus deutlich häufiger vorkommendenden LLM stellen gleichfalls gut definierte vorrangig hyperechogene Tumoren dar (10, 72). Eine sichere Abgrenzung zu den anderen adipozytischen Tumoren ist kaum möglich.

LS haben in der CT eine sehr geringe Dichte von –120 bis –10 HU (73), die unterhalb der von Wasser und oberhalb der von Luft liegt. Die lipogenen Tumoren sind abhängig vom Anteil der Adipozyten mit dem subkutane Fettgewebe isodens. Bei sehr fettreichen Tumoren können im fetthaltigen Retroperitonealraum die Tumor- bzw. Resektionsgrenzen in der CT oft nicht mit ausreichender Genauigkeit festgelegt werden (73). Eine Infiltration von Nachbarorganen ist jedoch gut erkennbar und kann für die Entscheidung bezüglich einer neoadjuvanten Therapie hilfreich sein.

Mit zunehmender Dedifferenzierung wird die Dichte des Weichgewebes höher, die Tumoren werden somit deutlich heller als Wasser. Die Densität in den dedifferenzierten Anteilen wird zunehmend unspezifisch (43). Die verbleibenden adipozytischen Bereiche bleiben als wasserisodense Herde bestehen. In der CECT zeigen die soliden Tumoranteile und die Septen im gut differenzierten LS ein deutliches Enhancement, die lipogenen Anteile verstärken nicht (10, 72).

Myxoide LS zeigen eine der Muskulatur ähnliche Attenuation (43,73). Hämorrhagien, myxoide Regionen und Nekrosen fallen durch eine geringere Dichte bzw. Attenuation auf und erscheinen im Bild daher dunkel.

Steht die Diagnose eines LS fest, ist zum Staging zumindest eine pulmonale CT erforderlich. In Analogie zur Sonographie ist auch in der CT die Abgrenzung zu einem LLM praktisch nicht möglich. Rezidive von gut differenzierten LS zeigen in der CT eine stärkere Attenuation als das retroperitoneale Fett (43). In der CT zeigen sich Remissionen von fortgeschrittenen Tumoren und Metastasen durch eine Abnahme der Densität an (27). Für eine Remissionsbeurteilung kann daher eine CT hilfreich sein.

Die MRT ist die Methode mit der höchsten Sensitivität und Spezifität, die Anwesenheit von Fettgewebe zu erkennen. Die MRT gilt daher für lipogene Tumoren als diagnostische Methode der Wahl (55). Benigne Tumoren wie das Lipom und der atypische lipomatöse Tumor sowie das gut differenzierte LS können dabei nicht immer voneinander unterschieden werden.

Bei allen lipogenen Tumoren weisen die Fettgewebsanteile identische MRT-Charakteristika auf (Tab. 1.2-1). Das typische Fettgewebsbild hängt somit von der Anwesenheit bzw. Ausdehnung der Adipozyten im Tumor ab. Die im Uterus nicht vorkommenden gut differenzierten LS weisen daher ausschließlich die Charakteristika von adipozytischen Tumoren auf. Der Fettgewebsanteil zeichnet sich in Analogie zum subkutanen Fettgewebe durch hohe SI in der T1 und T2 W bzw. eine Isointensität zum Fett aus (Abb. 1.2-3 B–D). Diese Abschnitte verstärken in der T1WC nicht (Abb. 1.2-3 D),

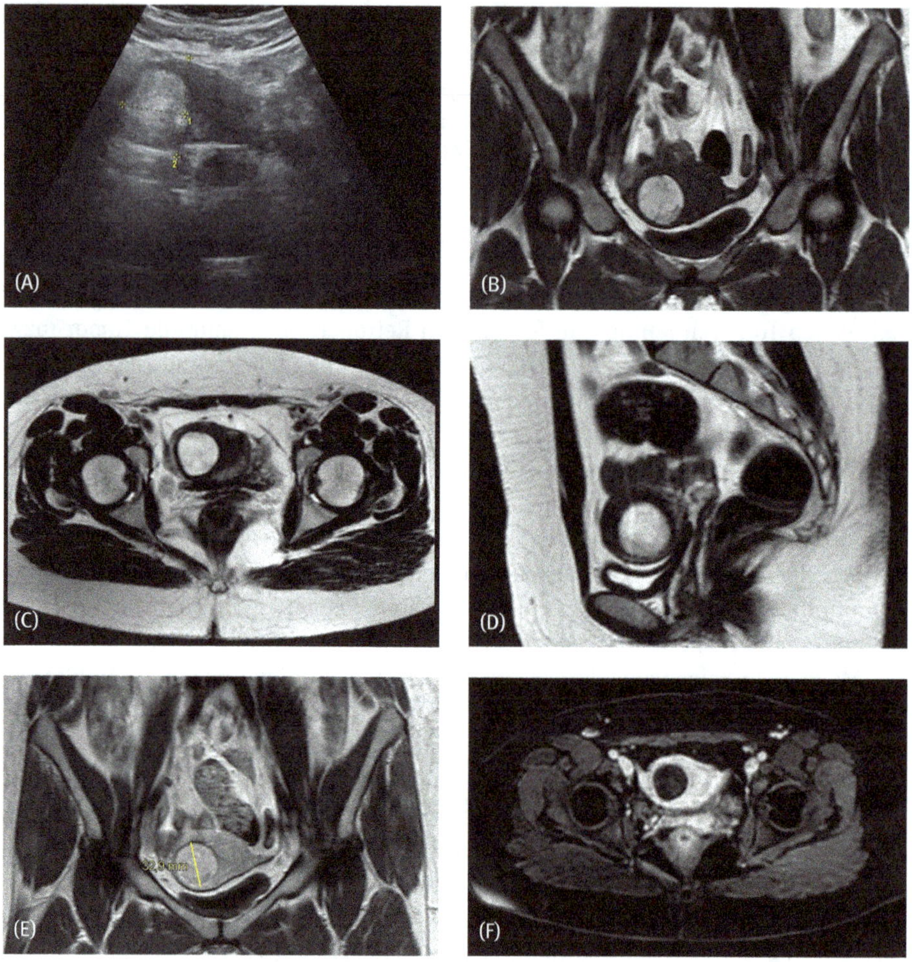

Abb. 1.2-3: Bildgebende Befunde eines dedifferenzierten uterinen Liposarkoms bei einer 23jährigen Frau; A: in der abdominalen Sonographie ist die heterogene Hyperechogenität gegenüber dem Myometrium gut erkennbar; B: in der koronaren T1 W MRT sieht man einen hyperintensen Tumor mit einem deutlich – auch gegenüber dem Myometrium – hypointensem Randsaum und hypointensen Bändern, die den dedifferenzierten Tumoranteilen entsprechen, CD: in der axialen und sagittalen T2 W stellt sich gleichfalls ein Tumor mit hoher Signalintensität und hypointensem Randsaum dar; E: in der T1WC verstärkt der Tumor im Gegensatz zum Myometrium nicht, der hypointense Randsaum bleibt erhalten; F: die T1 W-Kontrastuntersuchung mit Fettunterdrückung sichert die Diagnose eines adipozytischen Tumors durch dessen Signalverlust.

zeichnen sich aber durch einen Signalverlust in der T1/2-FS aus (Abb. 1.2-3 F). Dagegen verstärken die in der T1 W hypointensen Septen und soliden Anteile (75), was in den fettsupprimierten Bildern besonders gut erkennbar ist. Die genannten Septen sind im Gegensatz zu den Lipomen dicker, irregulärer und knotiger (43). Die zum subkutanen Fettgewebe isointense SI in der T1/2 W, die fehlende SI in der T1WC mit FS in Kombination mit den verstärkenden Septen und soliden Anteilen sind in jedem Falle zielführend. Auffällig ist in der T1/2 W als auch in der T1WC ein gegenüber dem Tumor und dem Myometrium hypointenser Randsaum (Abb. 1.2-3 B–F).

Tab. 1.2-1: Sonographische und MRT-Charakteristika von uterinen Liposarkomen

Sonographie	hyperechogene Tumoren entsprechend dem Anteil an Fettgewebe
T1 W	hohe SI entsprechend dem subkutanen Fett mit hypointensem Randsaum, hypointense Bänder durch nicht adipozytische Anteile
T2 W	hohe SI entsprechend dem subkutanen Fett im adipozytischen und SI entsprechend dem dedifferenzierten Sarkomanteil in nicht adipozytischen Bereichen, hypointenser Randsaum
T1WC	keine Verstärkung im Fettanteil, Enhancement in den nicht adipozytischen Anteilen, hypointenser Randsaum
T1WC mit FS	fehlende SI im Fettanteil des Tumors

Myxoide LS haben in der T1 W in den nicht adipozytischen Abschnitten eine niedrige und in der T2 W eine hohe SI, die dem myxoiden Anteil bzw. myxoiden Zysten entsprechen (43). Fettgewebsinseln sind in der T1 W durch eine hohe SI erkennbar. Die soliden Tumoranteile und Septen verstärken in der T1WC, die adipozytischen Anteile dagegen nicht.

Dedifferenzierte LS weisen neben der typisch hohen SI in der T1 und T2 W in den dedifferenzierten Anteilen die MRT-Charakteristika des Weichgewebes der anderen WTS an (15). Vollkommen dedifferenzierte LS lassen sich mittels MRT dann nicht mehr von anderen uterinen Sarkomen und WTS unterscheiden.

Die rundzelligen und pleomorphen LS sind entsprechend den WTS in der T1 W hypointens und in der T2 W leicht hyperintens. Generell kommt es in der T1WC zu einem starken Enhancement. Eine hohe SI in der T1 W entspricht meist einer Hämorrhagie, die weder verstärkt noch unter der T1 W-FS ihre SI ändert (75). Generell lassen sich pleomorphe LS in der MRT nicht von anderen WTS unterscheiden.

In der T2 W besteht eine große Ähnlichkeit mit dem gleichfalls hyperintensen LG-ESS, das auch den typischen Randsaum mit niedriger SI aufweist (s. a. LG-ESS Bd. 1). Die SI ist beim LG-ESS aber nicht so hoch wie bei den adipozytischen Tumoren bzw. im Fettgewebe. Es fehlen auch der Verlust der SI in der FS und die hohe SI in der T1 W.

Zum Ausschluss von den gleichfalls eine hohe SI aufweisenden hämorrhagischen und muzinösen Zysten sowie von degenerierten LM müssen immer T1 W-FS Bilder generiert werden. Während die fettreichen Bereiche im LS dann eine sehr niedrige SI aufweisen, bleibt die SI bei den genannten potenziellen DD weiterhin hoch.

Die DD zu gestielten ovariellen Teratomen mit fettigem Inhalt kann schwierig sein. Metastasen stellen sich in der T1 W im Gegensatz zum Primärtumor hypointens dar und zeigen in der T1WC ein heterogenes Enhancement. In der T2 W sind die Metastasen in Analogie zum Primärtumor gleichfalls hyperintens (71).

Remissionen von fortgeschrittenen Tumoren oder Metastasen unter einer RT oder CHT zeigen sich durch ein abnehmendes Enhancement in der T1WC an (28). Für eine Remissionsbeurteilung kann deshalb die Anwendung einer MRT hilfreich sein.

Auch in der MRT ist die wichtigste DD das im Uterus häufiger als das LS vorkommende LLM (72).

Für eine FDG-PET-CT ist zurzeit keine klare Indikation erkennbar. Wenn jedoch die Sonographie oder die MRT bei dringendstem Wunsch nach einer konservativen Operation keine hinreichende Aussage hinsichtlich der potenziellen Dignität zulassen, kann ein FDG-PET-CT zur weiteren Abklärung indiziert sein. Mit einer PET-CT soll gut zwischen einem atypischen Lipom bzw. dem gut differenzierten LS und deutlich aggressiveren lipogenen Tumoren unterschieden werden können. Eine FDG-PET-CT scheint für eine Metastasendetektion wegen falsch negativer Befunde nicht geeignet zu sein (71).

Das wesentliche sonographische Charakteristikum für adipozytische Tumoren ist die Hyperechogenität. Je nach Gehalt an Adipozyten bei den dedifferenzierten, rundzelligen oder pleomorphen Anteilen können auch gegenüber dem Myometrium iso- und hypoechogene Abschnitte vorkommen. Lipogene Tumoren sind je nach Anteil des Fettgewebes in der CT mit dem subkutanen Fettgewebe isodens. Mit zunehmender Dedifferenzierung nimmt die Densität ab, so dass sich entsprechende Abschnitte heller als Wasser und die adipozytischen Herde weiterhin dunkler als Wasser darstellen. Für die Remissionsbeurteilung ist die CT gut geeignet.
In der MRT ist adipozytisches Gewebe durch eine hohe Signalintensität in der T1 und der T2 W charakterisiert und es zeigt in der Kontrast MRT kaum ein Enhancement. Zur Abgrenzung anderer Strukturen mit hoher SI sowohl in der T1 als auch in der T2 ist immer eine Darstellung mit einer Fettsättigung erforderlich, in der das Fettgewebe seine hohe Signalintensität verliert. Mit einer Dedifferenzierung bzw. Verringerung der Fettzellen nimmt die hohe Signalintensität ab und es entstehen Signale wie bei den nicht adipozytischen Weichteilsarkomen. Bei der Remissionsbeurteilung kann eine Kontrast-MRT hilfreich sein.
Eine FDG-PET-CT kann in Ausnahmefällen für die Einschätzung der Dignität von lipogenen Tumoren hilfreich sein. Für die Metastasendetektion ist sie eher ungeeignet.

Differentialdiagnose

Die feingewebliche Unterscheidung zwischen einem undifferenzierten pleomorphen Sarkom, einem pleomorphen RMS oder einem hochmalignem Myxofibrosarkom kann äußerst schwierig sein. In gleicher Weise kompliziert ist die DD zwischen einem das Fettgewebe infiltrierendem pleomorphen Sarkom und einem dedifferenzierten LS.

Das LS stellt gelegentlich beim KS oder AS die mesenchymale Komponente dar. Bei einem uterinen LS muss daher immer daran gedacht werden, dass auch ein KS oder ein AS vorliegen kann. Aus der Gesamtschau scheint das heterologe KS mit adipozytischem Sarkomanteil deutlich häufiger als das reine heterologe uterine LS zu sein. In jedem LS ist daher sorgfältig nach epithelialen Anteilen zu suchen, ggf. auch immunhistochemisch. Es ist auch möglich, dass ein lipomatös differenziertes uterines LMS vorliegt.

Bei Lipoleiomyosarkomen ist im Abrasionsgewebe oder in kleineren Biopsien auch eine Fehldiagnose als LMS oder nur als LS möglich. In Metastasen dieser Entität fehlt oft die leiomyomatöse Komponente (44).

Wenn das myxoid-rundzellige LS nur noch Rundzellen enthält bzw. Lipoblasten nicht nachweisbar sind, muss man differenzialdiagnostisch auch andeere klein-blaurundzellige Sarkome und Lymphome denken. Myxoid-rundzellige LS mit einem sehr hohen Anteil von myxoiden Zellen könne primär auch mit einem myxoiden Sarkom verwechselt werden. Wichtige Hinweise auf die lipogene Genese geben das typische kapilläre Netzwerk und die Anwesenheit von Lipoblasten. Bleibt die feingewebliche Diagnose unklar, muss nach der Chromosomentranslokalisation t(12;16)(q13;p11) gefahndet werden. Fehlen beim pleomorphen LS die Lipoblasten oder werden sie übersehen, wird der Tumor zwangsläufig für ein malignes fibröses Histiozytom gehalten. Das maligne fibröse Histiozytom stellt die wichtigste DD für das pleomorphe LS dar.

Ein Liposarkom kann die sarkomatöse Komponente eines Karzinosarkoms oder eines Adenosarkoms darstellen. Es muss daher gezielt nach epithelialen Anteilen gesucht werden. Es kann auch Bestandteil eine Lipoleiomyosarkoms sein. Das pleomorphe Liposarkom kann mit anderen pleomorphen Sarkomen und vorrangig rundzellige Liposarkome können mit rundzelligen Sarkomen und Lymphomen verwechselt werden.

Verlauf, Prognose

Aufgrund der sehr seltenen genitalen Lokalisation von LS ist es schwierig eine Prognose für die uterinen Entitäten zu stellen. Es ist daher sinnvoll sich an der Prognose lipogener WTS zu orientieren. Die Angaben beziehen sich weitgehend auf intraabdominale bzw. retroperitoneale LS. Die Prognose der uterinen LS steht im Gegensatz zu den anderen uterinen Sarkomen offensichtlich nicht im Zusammenhang mit ihrer Größe (49). Generell kann davon ausgegangen werden, dass das gut differenzierte LS bzw. der atypische lipomatöse Tumor nie metastasiert, aber zu Rezidiven neigt (13). Die 5-Jahres-Überlebensrate liegt bei etwa 90 % und wird alleine durch die Lokalrezidive und damit durch deren komplette operative Entfernung bestimmt. Diese Tumorentität ist bislang jedoch noch nicht innerhalb eines Uterus beschrieben.

Die Prognose ist beim dedifferenzierten LS deutlich schlechter als bei der gut differenzierten Entität. Mit der Dedifferenzierung nehmen die Rezidivrate und die Metastasierungspotenz zu. Die Lokalrezidivrate liegt bei 41 % und die Metastasierungsrate bei etwa 15–20 % (13, 24). Dennoch sterben die meisten Pat. an ausgedehnten, nicht beherrschbaren Lokalrezidiven ehe es überhaupt zu einer Metastasierung kommt. Die 5-Jahres-Überlebensrate liegt zwischen 30–70 %. Die nicht lipogene Sarkomkomponente ist offenbar ohne Einfluss auf die Prognose, unabhängig davon, ob sie von einem hoch- oder niedrig malignen Sarkom stammt (30, 39). Eine Myxofibrosarkomkomponente soll das Metastasierungsrisiko allerdings erhöhen.

Die myxoid-rundzelligen Formen haben eine unterschiedliche Prognose. Sie hängt vorrangig von der Zelldichte, der Proliferationsaktivität und dem Anteil an Rundzellen ab. Insgesamt entwickeln 35 % der Patienten mit einem myxoid-rundzelliges LS Metastasen und 31 % versterben an diesem Tumor. Die Anwesenheit bzw. das Fehlen von Nekrosen ist mit deutlich unterschiedlichem 5-Jahres-OS von 25 bzw. 90 % verbunden (41). Bei den myxoid-rundzelligen LS bestimmt der rundzellige Anteil den Grad der Dignität, da die Rundzellen ein morphologisches Korrelat einer Entdifferenzierung darstellen. Die 5-JÜ liegt bei den fast ausschließlich rundzelligen Tumoren bei etwa 25 %, bei den niedrig malignen myxoiden Tumoren bei 90 und den gemischt myxoid-rundzelligen Sarkomen zwischen 40 und 50 %. Auch in einer weiteren Studie hatten rundzellige LS ein deutlich schlechteres 5- und 10-Jahres-PFI als die rein myxoide Variante (51). Prinzipiell muss ab einem Rundzellgehalt von 10 % mit Metastasen gerechnet werden (3). Die Metastasierungsrate beträgt bei 0–5 % Rundzellen 23 %, bei 5–10 35 % und bei > 25 % 58 % (41). Diese Prognoseeinschätzung gilt für alle Lokalisationen dieser Entität (39, 51). Weiterhin sind beim myxoid-rundzelligen LS das Alter der Frau (>45 Jahre) und die Tumorgröße (ab 10 cm) prognostisch ungünstige Faktoren (51).

Die pleomorphen LS gelten generell als hochmaligne high-grade Tumoren mit einer Rezidiv- und Metastasierungsrate von 30–50 % und einem 5-JÜ von 50–65 % (3, 23, 32, 39).

Bei Pat. unter 22 Jahren betrug das 5-Jahres-OS bei myxoiden, gut differenzierten und pleomorphen LS 83, 67 bzw. 25 %. Das mediane Überleben betrug bei den pleomorphen LS nur 1,9 Jahre im Gegensatz zu den myxoiden und gut differenzierten LS mit 7,3 Jahren (76).

Die myxoid-rundzelligen LS metastasieren in andere Weichgewebe deutlich häufiger als in Lunge und die Knochen.

Positive postoperative Tumorränder verschlechterten das OS dramatisch. R1/2-Resektionen führen in 67 % zu Rezidiven, bei einer R0-Resektion sind es nur 14 %. Generell hatten zentral (intraabdominal, retroperitoneal) gelegene LS eine statistisch signifikant schlechtere Prognose als periphere Tumoren (76).

Wie bei anderen WTS und in Analogie zum uterinen LMS sind Metastasen in die regionären Lymphknoten selten. Die prognostische Relevanz positiver LN bzw. der Nutzen einer LNE ist zurzeit unklar. Der Lymphknotenstatus wird auch in den aktuellen Prognose-Nomogrammen retroperitonealer LS und WTS nicht berücksichtigt (4, 12).

Frauen mit dedifferenzierten Liposarkomen sterben vorrangig an ausgedehnten Rezidiven. Die Prognose der myxoid-rundzelligen Liposarkome hängt von der Zahl der Tumorzellnekrosen und dem Anteil der Rundzellen ab. Pleomorphe Liposarkome haben generell eine schlechte Prognose. Die Resektionsgrenzen sind in allen Fällen ein entscheidender Prognosefaktor. Regionale Lymphknoten sind bei Liposarkomen in der Regel nicht befallen.

Primäre Operation

Die weite chirurgische Exzision im Gesunden ist die Therapie der Wahl bei allen WTS einschließlich der LS. Alle bislang beschriebenen uterinen LS wurden mittels HE entfernt. Die totale HE dürfte daher als optimale operative Methode angesehen werden. Die Adnexe können prinzipiell in situ belassen werden. Eine BSO ist derzeit nicht begründbar. Es gibt keine Indikation für eine radikale HE oder eine Netzresektion, außer diese Strukturen sind vom Tumor befallen. In Analogie zu den LS an extragenitalen Lokalisationen gilt eine LNE generell als nicht indiziert und wird auch in keiner Publikation zu den LS unterschiedlichster Lokalisationen empfohlen. Untersuchungen zeigten zudem, dass eine LNE keinen Einfluss auf die Prognose hat (29). In den aktuellen NCCN-Guidelines uterine sarcomas und soft tissue sarcomas ist eine LNE nicht vorgesehen.

Betreffs uteruserhaltender Operationen von LS existiert keine Literatur. Am ehesten könnte man sich ein konservatives Vorgehen beim gut differenzierten LS vorstellen. Da dieser Tumor nicht metastasiert und nur lokal rezidiviert, ist bei dringendem Kinderwunsch eine Tumorexstirpation vorstellbar, zumal bei einer eindeutigen R0-Resektionen diese Tumoren nicht rezidivieren (3). Uterine gut differenzierte LS sind bislang jedoch nicht beschrieben. Am ehesten ist sonst noch bei einem dedifferenzierten LS eine Exzision weit im Gesunden vorstellbar. Das Problem besteht in jedem Fall in der Gefahr den Tumor zu verletzen oder zu knapp im Gesunden abzusetzen. Dieses Risiko ist deshalb besonders groß, da LS keine Kapsel besitzen, sondern das zusammengedrängte Myometrium oder der zusammengedrängte Tumorrand eine Pseudokapsel darstellen. In dem in Abb. 1.2-3 A–F gezeigten Fall war nach konservativer Tumorexstirpation im Gesunden nach 4-jähriger Beobachtungsdauer noch kein Rezidiv aufgetreten.

Obgleich keine soliden Daten zu den uterinen LS vorliegen, ist davon auszugehen, dass bei prädominant rundzelligen und pleomorphen LS die Verhältnisse mit denen gleichzusetzen sind, wie sie beim uterinen LMS beschrieben sind. Dies bedeutet, dass eine Verletzung des Tumors, eine RX- oder R1/2-Resektion mit hoher Sicherheit zu einer schlechteren Prognose führten (s. a. Prognose und LMS Bd. 1). Daher verbieten sich in Analogie zum LMS prinzipiell auch ein Morcellement oder das Ankrallen des Uterus mit scharfen Haken. Wenn eine Pat. auf einer uteruserhaltenden Operation besteht, muss sie zweifelsfrei über diese Problematik aufgeklärt sein. In der Regel ist eine konservative Operation bei den adipozytischen Tumoren gut planbar. Da vor einer konservativen Myomoperation immer eine Bildgebung zumindest in Form einer

Sonographie (s. o) erforderlich ist, dürften uterine LS bei organerhaltenden Eingriffen nur ausnahmsweise Zufallsbefunde darstellen. Auf lipogene Tumoren suspekte sonographische Befunde können konsekutiv mittels MRT auch hinsichtlich des Tumorrandes gut abgeklärt und weitgehend spezifiziert werden (s. Bildgebung).

Insgesamt ist es sinnvoll die Entscheidungen betreffs organerhaltender Operationen an der prognoserelevanten Sarkomkomponente auszurichten (17). Hilfreich ist auch ein diesem Fall die Anwendung eines diagnostischen Fließschemas (s. a. Fließschema Abb. 1.2-13 Kap. LMS Bd. 1).

Bei einer R2-Resektion muss mindestens eine Nachresektion erfolgen. Generell soll in Analogie zu den anderen uterinen Sarkomen nach Abschluss der Reproduktion die HE nachgeholt werden.

Eine totale Hysterektomie ohne Uterusverletzung ist die Therapie der Wahl bei uterinen Liposarkomen. Weitergehende operative Maßnahmen und eine Lymphonodektomie sind nicht indiziert. Eine uteruserhaltende Operation kann in extremen Ausnahmefällen ohne jegliche Tumorverletzung in Betracht gezogen werden. Am ehesten ist dies noch bei einem dedifferenzierten Liposarkom denkbar. Es gelten hierbei die gleichen Kriterien wie für das Leiomyosarkom.

Adjuvante und additive Radio-, Chemo- und Hormontherapie

Es gibt keine Daten hinsichtlich einer adjuvanten RT, die sich speziell auf die uterinen LS beziehen. In einer größeren Studie an extrauterinen myxoid-rundzelligen LS ließ sich nach einer adjuvanten RT kein Effekt auf das Überleben erkennen. Nur nach R1/2-Resektionen konnte mittels einer postoperativen RT die lokale Rezidivrate ohne Einfluss auf das OS signifikant gesenkt werden. Nach einer R0-Resektion war jedoch keinerlei Nutzen messbar (51). Auch in einer retrospektiven Studie an Pat. unter 22 Jahren mit LS unterschiedlicher Lokalisationen blieb eine RT ohne Effekt (76). Generell trifft dies auch für andere retroperitoneale WTS zu (24). Studien, die überwiegend LS enthielten, ließen ein verlängertes PFI durch eine postoperative RT erkennen. Zahlreiche Bias und unklare Verhältnisse bei den Resektionsgrenzen sowie unterschiedliche operative Methoden lassen aber keine endgültigen Schlussfolgerungen zu (65). In zwei umfangreichen SEER-Analysen war unabhängig vom Resektionsrand keinen Effekt einer postoperativen RT bei mehrheitlich LS enthaltenden retroperitonealen Sarkomen auf das OS nachzuweisen (9, 79). In den aktuellen NCCN-Guidelines Uterine Sarcomas ist eine adjuvante RT bei R0-Resektionen nicht vorgesehen, wobei sich diese Empfehlung vorrangig auf das LMS bzw. HG-ESS oder UUS bezieht (53). Nach den NCCN-Empfehlungen für retroperitoneale und abdominale WTS kann im Sinne einer sehr schwachen 2B-Recommendation eine RT in Betracht gezogen werden, wenn high-grade oder extrem große Sarkome vorliegen ober bei Tumoren mit kritischer Grenzfläche Rezidive eine erhebliche Morbidität hervorrufen würden (54). Unabhängig von der sehr schwachen Empfehlung treffen die genannten Faktoren kaum für uterine LS nach einer HE zu. Zusammenfassend gibt es für mittels einer THE komplett resezierte LS keine Indikation für eine adjuvante RT. Generell kann man sich an die Vorgaben für das LMS halten.

Bei R1/2-resezierten myxoid-rundzelligen LS soll eine postoperative RT die Rate lokaler Rezidive reduzieren ohne das Überleben zu beeinflussen (51). Sie kann daher in den extrem seltenen Fällen bei uteruserhaltend R1 resezierten Tumoren nach den NCCN-Guidelines für retroperitoneale und abdominale WTS im Sinne einer schwachen 2B-Empfehlung in Betracht gezogen werden. Bei R2-Resektion wird eine Nachresektion empfohlen (53, 54).

In Analogie zu den retroperitonealen/abdominalen WTS und den WTS der Extremitäten ist für die uterinen Sarkome keine adjuvante CHT etabliert bzw. ein Nutzen betreffs des PFI und OS ist bislang nicht nachgewiesen (1,11, 24). Das gilt auch für LS unterschiedlicher Lokalisationen bei Pat. unter 22 Jahren. In dieser Gruppe war eine adjuvante RT und/oder CHT sogar mit einem verkürzten Überleben verbunden, wobei die Selektionsbias nicht unerheblich waren (76). In einer größeren retrospektiven Studie mit extrauterinen myxoid-rundzelligen LS hatte eine adjuvante CHT keinen Einfluss auf das PFI und OS (51). Eine adjuvante CHT wird dementsprechend in den aktuellen NCCN-Guidelines uterine sarcomas und soft tissue sarcomas und Übersichten nicht empfohlen (54). Gut differenzierte LS gelten ohnehin als nicht chemosensibel (54) und dedifferenzierte sowie pleomorphe LS sprechen kaum auf eine CHT an (78). Schon aus dieser Sicht kommt eine adjuvante Therapie bei diesen Entitäten ohnehin nicht infrage.

Eine Behandlung mit Hormonen ist bei LS generell nicht etabliert.

Für mittels Hysterektomie sicher R0-resezierte uterine Liposarkome gibt es keine Indikation für eine postoperative Strahlentherapie. Nach einer konservativen Operation mit einer R1-Resektion kann eine postoperative Strahlentherapie in Betracht gezogen werden. Sie ist ohne Einfluss auf das Überleben. Für eine adjuvante Chemo- oder Hormontherapie gibt es keine Indikation.

Primäre Radio-, Chemo- und Hormontherapie, Vorgehen bei allgemeiner Inoperabilität

Hinsichtlich der uterinen LS gibt es zu dieser Fragestellung keine Daten, so dass man sich am Vorgehen an den extrauterinen Entitäten kritisch orientieren muss. Die folgenden Angaben beziehen sich daher vorrangig auf extrauterine LS aller Lokalisationen. Danach kann bei inoperablen Befunden zunächst eine präoperative RT durchgeführt werden. Ein Rückgang des Tumordurchmessers aber auch eine Progression unter der Therapie wurde bei extrauterinen myxoid-rundzelligen LS aller Lokalisationen beschrieben (51). In den aktuellen NCCN-Guidelines Soft Tissue Sarcomas wird für retroperitoneale bzw. intraabdominale Sarkome die neoadjuvante RT nur im Sinne einer sehr schwachen 2B-Recommendation empfohlen (54). In Ausnahmefällen kann daher zur Tumorverkleinerung oder bei inoperablen Pat. eine primäre RT in Betracht gezogen werden.

Gut differenzierte LS sind nicht chemosensibel (54, 70) und kommen somit auch nicht für eine primäre CHT infrage. Dedifferenzierte, myxoid-rundzellige und pleomorphe LS sprechen je nach Entität unterschiedlich auf Doxorubicin und Ifosfamid an (36, 70), wobei die Ansprechraten bei dedifferenzierten und pleomorphen LS eher schlecht sind (78). Einzelheiten werden bei der palliativen CHT besprochen. Die aktuellen NCCN-Recommendations – soft tissue sarcomas, retroperitoneal and abdomimal sarcomas unterstützen eine neoadjuvante CHT im Sinne einer 2A-Recommendation (54), beziehen sich aber auf alle WTS. Mit einer neoadjuvanten Therapie mit Doxorubicin und Ifosfamid konnte bei myxoid-rundzelligen LS eine PR in 41,6 % erreicht werden. Die Tumoren verkleinerten sich um im Mittel 26,5 %. Mehr als 2/3 der Pat. hatten allerdings zusätzlich eine RT erhalten. Nach der Operation betrug das mediane PFS 50 Mo und das 5-Jahres-PFS 0,68 % (40). Ein Therapieversuch kann demnach mit Doxorubicin und/oder Ifosfamid in Betracht gezogen werden. Ein Nutzen einer primären oder neoadjuvanten CHT war in einer weiteren Studie zumindest bei den myxoid-rundzelligen LS bislang nicht erkennbar (51). Vorrangig kam in diesen Fällen Doxorubicin zur Anwendung.

In einer weiteren Studie konnte unter einer neoadjuvanten Therapie mit Trabectedin bei fortgeschrittenen myxoid-rundzelligen LS in 46 % eine PR erzielt werden, darunter auch ein Fall, der zwar bildgebend noch nachweisbar aber unter der Operation nicht mehr auffindbar war (26). Trabectedin ist aus dieser Sicht auch aufgrund seiner niedrigen Nebenwirkungsrate gut für eine primäre oder neoadjuvante CHT geeignet. Einzelheiten zur Anwendung von Trabectedin werden unter der palliativen Therapie besprochen. Wenn sich die guten Ergebnisse einer Kombination aus Trabectedin und Doxorubicin beim LMS (63) auch auf die LS übertragen lassen (Einzelheiten s. LMS, Bd. 1) müsste man dieses Schema als Therapie der Wahl für eine neoadjuvante Indikationsstellung ansehen. Der Einsatz von Trabectedin erfolgt in Deutschland und in den USA präoperativ noch off label use.

Nach einer randomisierten Studie an WTS unter Einschluss von LS (33) kann die Wirksamkeit der CHT durch Hinzunahme einer lokalen Hyperthermie verstärkt werden. Getestet wurde eine neoadjuvante CHT bestehend aus einer relativ toxischen Kombination mit Etoposid (125 mg/m² d1 u. d4), Ifosfamid (1500 mg/m² d1–4) und Doxorubicin (50 mg/m² d1) versus dieser CHT plus einer lokalen Hyperthermie. Die regionale Hyperthermie (42 °C am Tumor über 60 Minuten) wurde im Abstand von 3 Wo am d1 und 4 jedes CHT-Zyklus appliziert. Mit der CHT-Hyperthermie-Kombination konnten gegenüber der alleinigen CHT zwar höhere Ansprechraten (28,8 vs. 12,7 %) erzielt werden, die nachfolgende Rate an eine R0-Resektion betrug in beiden Gruppen jedoch etwa 37 %. Nach der Tumorresektion hatten alle Pat. noch einmal bis zu 4 Zyklen der CHT mit bzw. ohne Hyperthermie und etwa 60 % der Pat. beider

Gruppen eine zusätzliche RT erhalten. Insgesamt konnte das mediane PFS bei den retroperitonealen Sarkomen durch die zusätzliche Anwendung der Hyperthermie statistisch signifikant verlängert werden. Der größte Gewinn lag in einer verlängerten rezidivfreien Zeit innerhalb der ersten 2 Jahre. Kritisch muss angemerkt werden, dass die Hyperthermiegruppe deutlich mehr CHT-Zyklen erhalten hatte, Etoposid bei uterinen LMS kaum noch angewendet wird und ein verlängertes OS nicht erzielt werden konnte. Die Arbeitsgruppe verwendet gegenwärtig jedoch nur noch Doxorubicin plus Ifosfamid. Aufgrund zahlreicher Unwägbarkeiten kann eine Kombination aus CHT plus Hyperthermie als neoadjuvante oder primären Therapie jedoch noch nicht als Standard definiert, sollte jedoch in Einzelfällen in Erwägung gezogen werden.

In absoluten Ausnahmefällen kann bei sehr großen uterinen Liposarkomen eine neoadjuvante Radiotherapie oder eine neoadjuvante Therapie mit Doxorubicin in Betracht gezogen werden. Am ehesten ist ein Effekt mit Trabectedin oder Trabectedin plus Doxorubicin zu erwarten. Trabectedin ist jedoch zur primären Therapie gegenwärtig noch nicht zugelassen.
In Einzelfällen kann zur primären bzw. neoadjuvanten Therapie eine Kombination aus einer Hyperthermie plus Chemotherapie angewendet werden.

Nachsorge, Rezidive, Metastasen

Die Nachsorge beim LS soll klinisch und symptomorientiert mittels gynäkologischer und allgemeiner Untersuchung erfolgen. Die Kontrollen sollen für 2 Jahre alle 3 Monate, für die nächsten 3 Jahre alle 6 und danach alle 12 Monate durchgeführt werden. Ein Überlebensgewinn durch aufwändige laborchemische und apparative bzw. bildgebende Untersuchungen mittels CT, MRT und PET-CT konnte bislang nicht belegt werden.

Der nicht nachgewiesene Nutzen beruht vor allem auf der Tatsache, dass bei nur bildgebend erkannten Metastasen und Rezidiven selbst bei einer frühzeitigen Intervention bislang kein Einfluss auf das Überleben erkennbar ist. Da Patienten mit solitären isolierten Metastasen in der Lunge oder Leber möglicherweise hinsichtlich des Überlebens von einer Operation profitieren können, könnte eine jährliche bildgebende Kontrolle der beiden Organe sinnvoll sein. Nach den aktuellen NCCN-Guidelines wird daher im Sinne einer Category-2A-Recommendation zusätzlich zu den klinischen Kontrollen eine Röntgenaufnahme oder ein CT des Thorax alle 6 bis 12 Monate über 5 Jahre empfohlen (53). Valide Daten, die ein entsprechendes Vorgehen nachhaltig unterstützen, sind jedoch nicht bekannt. Andere bildgebende Verfahren sollen nach den NCCN-Guidelines nur symptomabhängig aus einer klinischen Indikation heraus erfolgen (53). Der atypische lipomatöse Tumor bzw. das gut differenzierte LS metastasieren nicht. Eine pulmonale CT ist zur Nachsorge daher nicht indiziert.

Generell sollen intensivere diagnostische Schritte aus den eingangs genannten Gründen erst bei einem klinisch erhobenen Befund oder bei Symptomatik eingeleitet werden. Wenn sich klinisch der Verdacht eines Rezidivs bzw. einer Metastasierung im Becken, der Bauchhöhle oder der Bauchwand ergibt, muss zur Bestimmung der Ausbreitung und der sich daraus ableitenden Therapie eine abdominelle CT oder MRT angefertigt werden. Eine PET-CT ist wegen falsch negativer Befunde nicht für eine Metastasensuche geeignet (71). Tumormarker, die der Verlaufskontrolle dienen könnten, sind nicht bekannt.

Gut differenzierte LS metastasieren praktisch nicht. Dagegen sind Rezidive häufig. Die Rezidive können auch als dedifferenzierte LS auftreten. Weitere Einzelheiten sind bei der Prognose beschrieben. Hirnmetastasen sind bei LS, unabhängig davon, ob eine Resektion mit und ohne RT bzw. CHT vorangegangen ist, außerordentlich selten und werden meist erst 10 Jahre nach der Primärtherapie beobachtet. In der Regel sind ihnen Lungenmetastasen vorangegangen (74). Sie sind so selten, dass nicht gezielt nach Ihnen gesucht werden muss. Am häufigsten treten sie offensichtlich bei pleomorphen und am seltensten bei myxoiden LS auf.

Es wird die symptomorientierte klinische Nachsorge empfohlen. Die Kontrollen sollen für 2 Jahre alle 3 Monate, für die nächsten 3 Jahre alle 6 und danach alle 12 Monate durchgeführt werden. Ein Überlebensgewinn durch aufwändige laborchemische und bildgebende Untersuchungen konnte bislang nicht belegt werden. Eine halbjährliche bis jährliche bildgebende Kontrolle der Lunge könnte außer bei gut differenzierten Liposarkomen von Nutzen sein, wenn bei nachgewiesenen Metastasen eine operative Entfernung geplant ist.
Das wesentliche Problem bei den Liposarkomen sind die Lokalrezidive. Insbesondere bei den vorrangig rundzelligen und den pleomorphen Liposarkomen muss auch mit Fernmetastasen gerechnet werden.

Operation und postoperative additive Therapie von Rezidiven und Metastasen

Gut differenzierte LS sprechen praktisch nicht und dedifferenzierte und pleomorphe LS nur schlecht auf eine CHT an (78). Schon aus diesem Grund steht die Resektion von Rezidiven und Metastasen an erster Stelle (78). Wegen praktisch fehlender Daten bei den uterinen LS muss man sich betreffs des operativen Vorgehens an den retroperitonealen und intraabdominalen LS oder anderen WTS orientieren. Generell sind die Ergebnisse bzw. das OS nach einer Rezidiv- und Metastasentherapie von LS günstiger als bei den LMS (29). Die Resektabilität von Rezidiven und Metastasen gilt als wichtiger Prognosefaktor. Resezierte retroperitoneale und intraabdominale Sarkome unter Einschluss der LS haben ein medianes OS von 60 Mo gegenüber 20 Mo bei nicht resezierten Tumoren. Insgesamt lassen sich 55 % der Rezidive noch resezieren. Ursache fehlender Resektabilität sind meist eine diffuse intraperitoneale Sarkomatose oder eine intensive Gefäßbeteiligung. Prognostische Faktoren nach einer Resektion sind der Tumorgrad, eine Multifokalität und die Tumorwachstumsrate (29). Häufigste und bei den gut differenzierten LS die ausschließliche tumorbezogene Todesursache ist die extensive Tumorausbreitung im Abdomen, weniger eine Fernmetastasierung. Resektionen wiederholter Rezidive sind vor allem dann von Nutzen, wenn die ersten Rezidive komplett entfernt werden konnten (29). Liegt die Tumorwachstumsrate bei LS nach primärer Rezidivresektion < 1,0 cm/Mo beträgt das krankheitsspezifische OS 100 Mo, ist sie höher sind es nur 21 Mo (1 cm/Mo-Regel) (62).

Über den Zeitpunkt der Rezidivoperation gibt es keine gesicherten Daten. Die Resektion gilt als indiziert, wenn Symptome bestehen und/oder durch das zunehmende Tumorwachstum die Resektabilität bedroht ist. Für die übrigen Fälle wird ein abwartendes Verhalten als geeignete Maßnahme angesehen. Das trifft auch für wiederholte Rezidive zu (29). Bei symptomatischen Tumoren, die aufgrund anatomischer Verhältnisse nicht komplett reseziert werden können, kann auch eine palliative Zytoreduktion erfolgen. In diesen Fällen kann noch einmal ein medianes OS von 9 Mo gegenüber 3 Mo bei alleiniger Biopsie erreicht werden (46). Bei einer Wachstumsrate ab 1 cm/Mo kann das OS bei wiederholter Rezidivoperation nicht mehr beeinflusst werden. Diese Fälle gelten als nicht geeignet für eine erneute Zytoreduktion und sollten einer systemischen Therapie zugeführt werden (29, 62). Symptomatische Eingriffe z. B. zur Beseitigung eines Ileus oder bei Blutungen sind davon ausgenommen, wenn letztere anderweitig nicht behandelt werden können. Bei einem Wachstum < 1 cm/Mo ist eine sofortige Operation indiziert, wenn starke Symptome bestehen oder kritische Organe bedroht sind. In allen anderen Fällen, besonders aber bei gut differenzierten LS kann zunächst unter bildgebender Kontrolle abgewartet werden (62).

Zusammenfassend wird bei Lokalrezidiven bei mittels CT ausgeschlossenen Fernmetastasen folgendes Vorgehen empfohlen (29): Bildgebend unresektable Rezidive können bei fehlender Symptomatik beobachtet oder einer systemischen CHT zugeführt werden. Bei symptomatischen Befunden soll eine CHT und/oder eine gezielte RT (unifokale Herde) erfolgen. Bei akuter Symptomatik kann eine Zytoreduktion ohne Anspruch auf eine komplette Resektion erfolgen. Asymptomatische, bildgebend resektabel erscheinende Herde können reseziert oder auch beobachtet werden. Eine Beobachtung ist am ehesten bei einem kurzen vorangegangenen PFI, nach bereits multiplen Resektionen bzw. multifokalen Rezidiven und wenn kein Risiko besteht, dass der Tumor in Kürze unresektabel wird, indiziert. Symptomatische resektable Herde sollen dagegen reseziert werden. Eine systemische Therapie kann in den Fällen in Betracht gezogen werden, bei denen das PFI kurz war, der Tumor in Kürze nicht unresektabel wird oder als hochmaligne eingestuft wird, bzw. wenn bereits multiple Resektionen vorangegangen sind oder multifokale Rezidive vorliegen.

Für R0-resezierte Rezidive ist keine Nachbehandlung etabliert. Eine gezielte palliative RT auf das Gebiet mit verbliebenem Tumorrest kann in Betracht gezogen werden. Verlässliche Daten sind nicht vorhanden.

Die Therapie der Wahl bei Rezidiven und Metastasen ist die Resektion, auch mehrfach. Die Resektion gilt als indiziert, wenn Symptome bestehen und/oder durch das zunehmende Tumorwachstum die zukünftige Resektabilität bedroht ist. Für die übrigen Fälle wird ein abwartendes Verhalten als geeignete Maßnahme angesehen. Bei akuter Bedrohung kann auch eine palliative Zytoreduktion in Betracht gezogen werden. Wiederholte Resektionen sind bei einer Wachstumsrate von > 1 cm/ Monat nicht mehr indiziert. Für R0-resezierte Rezidive ist keine Nachbehandlung etabliert. Bei R1/2-Resektionen kann eine gezielte Nachbestrahlung in Betracht gezogen werden.

Palliative Radio-, Chemo- und Hormontherapie, Therapie mit kleinen Molekülen, supportive Therapie

Gegenwärtig gibt es keine prospektiven Studien zur Wirksamkeit einer palliativen CHT mit konventionellen Substanzen beim uterinen LS. Die vorliegenden Daten beziehen sich daher vorrangig auf retroperitoneale und intraperitoneale LS oder auf WTS aller Lokalisationen.

Valide Daten zum Nutzen einer RT sind nicht bekannt.

Gut differenzierte LS sind nicht chemosensibel (54, 70) und kommen somit für eine palliative CHT nur ausnahmsweise infrage. Bei den dedifferenzierten und den myxoid-rundzelligen LS scheinen Anthrazykline (Doxorubicin, liposomales Doxorubicin) am wirksamsten zu sein. Dennoch sind die RR in einer Studie mit gut und dedifferenzierten LS mit 12 % bei einem 3- und 6-Mo PFI von 59 bzw. 44 % sowie einem medianen PFI bzw. OS von 4,6 bzw.15,2 Mo (CBR 45 %) unbefriedigend. Die besten Remissionsraten erzielte Doxorubicin mit einem Kombinationspartner (meist Ifosfamid) (34). Die höheren Remissionsraten hatten jedoch keinen Einfluss auf das PFI und OS. Möglicherweise wurden die Ergebnisse durch die Einbeziehung von chemoresistenten gut differenzierten LS ungünstig beeinflusst. Bei pleomorphen LS wurde vorrangig mit Doxorubicin oder Doxorubicin plus Ifosfamid eine RR von 37 % bei einem medianen OS von 14 Monaten beobachtet. Interessanterweise wurde nach einer Progression nach Anthrazyklinen mit einer Kombination aus Gemcitabine und Docetaxel in allen Fällen noch einmal eine Remission erreicht (35).

Aufgrund der vorliegenden Daten sollte bei milder Symptomatik bzw. nicht bedrohlicher Lage der Rezidive und/oder Metastasen zunächst ein Mono-CHT am ehesten mit Doxorubicin gegeben werden.

Starke Symptomatik bzw. bedrohliche Rezidive/Metastasen stellen eine Indikation für eine Kombinationstherapie dar. Dabei muss auf die höhere Toxizität Rücksicht genommen werden, zumal das PFI und das OS unbeeinflusst bleiben.

Offensichtlich lässt sich bei den sonst chemoresistenten hochdifferenzierten LS unterschiedlicher Lokalisation mit einer Hochdosis-CHT mit Ifosfamid (14 g/m^2 kontinuierlich über 14 Tage i. v.) noch ein Effekt erzielen. Bei einer CBR von 60 % konnte sich noch ein medianes PFI von 7 Monaten erreicht werden (68).

Die besten Ergebnisse werden aktuell mit Trabectedin erzielt. Im Gegensatz zu den konventionellen Chemotherapeutika wurde die Substanz in mehreren gut angelegten Studien untersucht. Die vielversprechenden Ergebnisse bei myxoid-rundzelligen LS sind u. a auf einen zielgerichtete Wirkung bzw. eine Interaktion mit den Fusionsgenen FUS-CHOP und FUS-DDIT3 bzw. deren Onkoproteinen zurückzuführen (14, 21, 26). Unter neoadjuvanter Zielstellung wurde bei myxoid-rundzelligen LS eine CR von 13 bei einer RR von 24 % beobachtet. Die restlichen Tumoren verblieben in einer SD; eine PD wurde während der Trabectedin-Applikation nicht beobachtet (26). Bei allen Tumoren war vor der Therapie eine FUS-CHOP-Translokation nachgewiesen worden. Die Translokation war bei einer CR in den Operationspräparaten nicht mehr nachzuweisen. In einer weiteren Studie mit fortgeschrittenen chemotherapeutisch vorbehandelten WTS, die 476 nicht näher klassifizierte LS enthielt, wurde eine CBR von 54 % (1 % CR, 6 % PR, 47 % SD) bei einem medianen OS von 16,2 Mo beschrieben. Die Ergebnisse waren bei den LS insgesamt besser als bei allen anderen WTS (66). In einer weiteren WTS-Studie, die 27 fortgeschrittene oder metastasierte myxoid-rundzellige LS enthielt, fand sich in 15 % eine PR und 52 eine SD, das mediane PFI betrug 19 und das mediane OS 18,3 Mo bei einem 2-Jahres-OS von 41 % (45). Weiterhin wurden bei 32 fortgeschrittenen und metastasierten chemotherapeutisch vorbehandelten myxoid- rundzelligen LS eine RR von 50 % (darunter 2 CR) und eine CBR von 90 % bei einem PFI von 17 Monaten erzielt. Das PFI für 3 und 6 Mo betrug 96 bzw. 90 %. Bei Pat. die die Behandlung abgebrochen und anschließend eine Progression erfahren hatten, war mit einer erneuten Trabectedingabe noch ein Effekt zu erreichen. Bei einer Tumorresektion nach vorangegangener Trabectedintherapie fand sich bei den Fällen mit einer Remission eine Zunahme reifer Lipoblasten. Remissionen waren bildgebend durch eine Dichteabnahme in der CT oder ein abnehmendes Enhancement in der T1WC erkennbar (28). Möglicherweise lassen sich die außerordentlich guten Ergebnisse einer Kombination aus Trabectedin plus Doxorubicin bei den LMS (63) auch auf die LS übertragen. Einzelheiten sind beim LMS beschrieben.

In einer randomisierten Studie wurde eine first-line Therapie mit Trabectedin gegen eine Monotherapie mit Doxorubicin bzw. eine Kombination aus Doxorubicin plus Ifosfamid bei nicht resektablen oder metastasierten Translokations-assoziierten Sarkomen unter Einschluss von myxoid-rundzelligen LS geprüft (6). Das mediane PFS war unter Trabectedin mit 16,1 Mo zwar länger als in der Doxorubicin-Gruppe mit 8,8 Mo, war aber statistisch nicht signifikant. Die CBR betrug jeweils 82,4 bzw. 86,4 % und war somit identisch. Allerdings mussten in der Doxorubicin-Gruppe mehr Pat. die Therapie wegen erreichter kumulativer Höchstdosis bzw. wegen einer abnorm reduzierten LVEF abbrechen. Dagegen konnte in der Trabectedingruppe aufgrund des günstigen Nebenwirkungsprofils die Therapie länger fortgesetzt werden. Aus diesem Grund deutete sich in der Studie bereits ein besseres OS unter Trabectedin an.

Eine palliative HT ist bei den LS nicht indiziert.

Es gibt einige Daten, die darauf hinweisen, dass Erubilin-Mesylat (1–4 mg/m² i. v. d 1 u. 8, q 3 Wo) bei LS wirksam ist. Im Ergebnis einer Phase-II-Studie wurde bei vorrangig dedifferenzierten, myxoiden und pleomorphen LS eine 3-Mo-PFI von 21,1 % gesehen (69).

In fortgeschrittenen Fällen bzw. bei diffuser Metastasierung kann insbesondere bei schlechtem Allgemeinzustand auch eine gute supportive Therapie in Betracht gezogen werden (34, 53, 54).

Eine palliative Strahlentherapie ist bei Liposarkomen nicht etabliert. Gut differenzierte Liposarkome sprechen nicht auf eine Chemotherapie an. Bei allen anderen Liposarkomen zählt das Doxorubicin zu den wirksamsten Subtanzen. Eine Kombination mit Ifosfamid erhöht zwar die Remissionsrate ist aber deutlich toxischer und verlängert nicht das progressionsfreie Intervall. Die besten Ergebnisse werden gegenwärtig mit der Substanz Trabectedin als Mono- oder als Kombinationstherapie mit Doxorubicin erzielt.

1.2.2 Extrauterine Liposarkome

Liposarkome der Vulva und der Scheide

Allgemeines, Pathogenese, pathologisch-anatomische Befunde

Von den wenigen Fällen extrauteriner LS im Bereich der weiblichen Genitalorgane ist praktisch nur die Vulva und ausnahmsweise die Scheide betroffen. Sarkome der Vulva machen 1,2 % aller malignen Vulvatumoren aus, nur etwa 11 % davon sind LS (37). LS der Vulva sind keine eigenständigen genitalen Tumoren und müssen den oberflächlichen WTS des Rumpfes und die der Scheide den retroperitonealen WTS zugeordnet werden. In der aktuellen WHO-Klassifikation werden die LS der Vulva unter den Weichteiltumoren als andere Sarkome (Liposarkom) geführt (58). LS der Scheide werden in der WHO-Klassifikation nicht erwähnt.

Das mittlere Alter der Frauen mit einem vulvären LS liegt bei 52 Jahren (56). Das gut differenzierte LS wird in dieser Lokalisation als atypischer lipomatöser Tumor bezeichnet. Die Vulva bildet eine gewisse Ausnahme, da die meisten gut differenzierten LS im tiefen Weichgewebe vorkommen. An der Vulva kommen myxoid-rundzellige und pleomorphe LS offensichtlich noch seltener als im Uterus vor. Weniger als 1 % aller dedifferenzierten LS sollen subkutan gelegen sein (81). Pleomorphe LS entwickeln sich zu einem Viertel in der Haut und in der Subkutis (32). Das Alter der Betroffenen liegt zwischen 5 und 39 Jahren (22). Prinzipiell kann daher auch die Vulva von dieser Entität betroffen sein (37).

Über die Ätiologie und Pathogenese ist kaum etwas bekannt. Es besteht heute Einigkeit darüber, dass LS nicht aus Lipomen durch maligne Transformation entstehen (25). LS der Scheide sind außerordentlich selten. Ein Lipoleiomyosarkom im Bereich der Scheidenwand wurde kürzlich beschrieben (7).

Die Stadieneinteilung erfolgt nach den Regeln der WTS (s. a. LMS der Vulva und Scheide, Bd. 1).

Adipozytische Tumoren kommen als WTS des Körperstammes selten auch im Bereich der Vulva vor. Das gut differenzierte LS wird an dieser Lokalisation als atypischer lipomatöser Tumor bezeichnet. Beschrieben sind auch dedifferenzierte, myxoid-rundzellige und pleomorphe Liposarkom.Die Stadieneinteilung an beiden Lokalisationen folgt der der Weichteilsarkome. Die Tumoren der Scheide müssen den retroperitonalen Liposarkomen zugeordnet werden.

Die Vulvatumoren sind makroskopisch meist gut abgegrenzt und in der Regel > 3 cm groß. Sie können nur in der Dermis, in der Dermis und Subkutis oder nur in der Subkutis lokalisiert sein (22). Kutane und subkutane pleomorphe LS können 0,8 bis 15 cm groß werden (34).

Feingeweblich sind die atypischen lipomatösen Tumoren durch unterschiedlich große Adipozyten mit adipozytischen nukleären Atypien und dem Vorkommen von Lipoblasten charakterisiert (56). Die histologischen Befunde der dedifferenzierten, der myxoid-rundzelligen sowie der pleomorphen LS werden bei der uterinen Entität ausführlich besprochen. Alle subkutanen pleomorphen LS enthalten pleomorphe Lipoblasten, können aber auch vorrangig pleomorphe spindelzellige und epitheloide Wachstumsmuster aufweisen. Intrakutane pleomorphe LS sind fast ausschließlich gut abgegrenzt, während die subkutanen Tumoren meist infiltrative Ränder zeigen. Nekrosen kommen gelegentlich vor und der MI schwankt bei median 5 Mitosen zwischen 1–48 M/10 HPF (23).

Adipozytische Tumoren der Vulva erscheinen meist gut abgegrenzt und sind von weicher Konsistenz. Sie können eine erhebliche Größe erreichen. Feingeweblich unterscheiden sie sich nicht von den uterinen und retroperitonealen Liposarkomen.

Klinik, Diagnostik, Bildgebung, Differentialdiagnose

Klinisch erscheint der Tumor meist relativ weich und gut abgegrenzt und wird in der Regel für eine gutartige Vulvageschwulst oder eine Bartholinsche Zyste gehalten. Wegen des potenziellen Risikos, dass es sich bei einem subkutanen Tumor der Vulva auch um einen malignen oder semimalignen mesenchymalen Tumor handeln kann, muss die Geschwulst auch zu diagnostischen Zwecken makroskopisch deutlich im Gesunden entfernt werden. Jeder vulväre Tumor sollte zumindest sonographisch untersucht werden um Fehldiagnosen mit fatalen Folgen durch inadäquate Operationen zu vermeiden.

Differenzialdiagnostisch muss beim atypischen lipomatösen Tumor auch an ein gewöhnliches Lipom gedacht werden. Häufiger ist es aber wohl so, dass der atypische lipomatöse Tumor als Lipom verkannt wird (24). Dies ist darin begründet, dass für die Diagnose eines atypischen lipomatösen Tumors unterschiedlich große Adipozyten, die Anwesenheit von Lipoblasten und von fibrösen Septen, die auch Zellen mit atypischen Kernen enthalten, nachgewiesen werden müssen. Da diese Eigenschaften im

Tumor mitunter nur fokal auftreten, können sie leicht übersehen werden. Hilfreich kann wiederum der MDM2-Amplifikationsnachweis in der FISH sein. Die Anwesenheit von Lipoblasten ermöglicht auch die Unterscheidung zum Angiomyofibroblastom (57). Das myxoide LS kann im Bereich der Vulva histologisch einem myxoiden Dermatofibrosarcoma protuberans ähneln. Weiter kommen das Angiomyxom, ein myxoides Chondrosarkom und das myxoide maligne fibröse Histiozytom differenzialdiagnostisch infrage (24). Die DD der vulvären LS entspricht sonst im Wesentlichen der der LMS im Bereich der Vulva und kann dort nachgelesen werden. In der Kindheit werden in der inguinalen Region mitunter sogenannte Lipoblastome beobachtet. Sie werden auch als fetale bzw. embryonale Lipoblastome bezeichnet. Sie bestehen aus hypozellulären Läppchen mit Adipozyten in unterschiedlichen Differenzierungsstufen. Die Läppchen werden durch häufig zellreiche bindegewebige Septen separiert. Die Kinder sind meist unter 3 Jahre alt, Rezidive sind beschrieben (48).

Die bildgebenden Befunde unterscheiden sich nicht wesentlich von denen, wie sie bei den uterinen bzw. retroperitonealen LS beschrieben sind. Differentialdiagnostisch sind die lipogenen Tumoren von allen anderen nicht lipogenen vulvären Entitäten gut durch die Bildgebung gut zu unterscheiden. Eine sichere Abgrenzung eines Lipoms von einem atypischen lipomatösen Tumor ist insbesondere im Bereich der Vulva jedoch nicht möglich (59). Vulväre und vaginale Tumoren sollten immer sonographisch untersucht werden. Eine Hyperechogenität ist hochsuspekt auf einen adipozytischen Tumor und sollte weiter durch eine MRT abgeklärt werden. Ein hypoechogener Tumor schließt allerdings ein LS nicht aus (80). Die Befunde der CT und MRT unterscheiden sich nicht von denen der uterinen und retroperitonealen Entitäten. Eine präoperative MRT oder CT sind zur Festlegung der potenziellen Resektionsgrenzen generell indiziert (54).

> Vulväre LS werden häufig für eine Bartholin'sche Zyste gehalten. Der Tumor ist in der Regel solide und weich. Eine Bartholinsche Zyste lässt sich mittels die Anamnese, Klinik und Sonographie meist ausschließen. Auch zur Diagnostik sollen sie immer im Ganzen mit breitem gesunden Geweberand exzidiert werden. Die wichtigsten Differentialdiagnosen sind Leiomyosarkome und andere Weichteilsarkome.
> Die bildgebenden Befunde der adipozytischen Tumoren von Vulva und Scheide unterscheiden sich nicht von denen der uterinen Entitäten. Bei extrauterinen lipogenen Tumoren ist eine Bildgebung zur Festlegung der Resektionsgrenzen indiziert.

Verlauf, Prognose, operative, systemische und radiogene Therapie

Wie an anderen Lokalisationen rezidivieren die atypischen lipomatösen Tumoren nur lokoregional, Fernmetastasen sind praktisch nicht bekannt. Wenn Metastasen auftreten ist wahrscheinlich eine Dedifferenzierung übersehen worden. Rezidive sind bei komplett exzidierten atypischen lipomatösen Tumoren bislang nicht beobachtet worden. Allerdings ist die Zahl der beschriebenen Fälle sehr klein. Die pleomorphen LS in oberflächlicher Lage haben eine bessere Prognose als an den anderen Lokalisationen. Fernmetastasen sind nicht bekannt, das mediane PFI beträgt 26 Mo (22). Man kann daher davon ausgehen, dass die Prognose aller LS im Bereich der Vulva günstiger als bei den retroperitonealen Formen ist. Weitere Prognosefaktoren sind Alter der Pat. und die Größe des Tumors. Bei lipogenen Tumoren ist eine Prognosevorhersage mittels eines Nomogramms möglich (4, 12).

Die Prognose aller adipozytischen Tumoren der Vulva ist offensichtlich besser als die der retroperitonealen Entitäten. Fernmetastasen sind bislang nicht beschrieben.

Wie bei allen WTS des Körperstammes besteht die Therapie der vulvären LS in der Exstirpation deutlich im Gesunden, d. h. außerhalb der sogenannten Pseudokapsel (27). Bei vaginalen LS kann zur Erreichung dieses Ziels auch eine Teilresektion der benachbarten Organe bzw. eine vordere und/oder hintere Exenteration notwendig sein (7). Die Pseudokapsel, die aus komprimiertem Tumor- und Nachbargewebe besteht, enthält immer Tumormikrosatelliten. Erfolgt die Resektion innerhalb der Kapsel oder direkt an Ihrer Grenze ist eine erhöhte Lokalrezidivrate die Folge (27). Positive Tumorränder sind generell mit einem verkürzten PFS und OS verbunden (60). Beim atypischen lipomatösen Tumor bzw. gut differenziertem LS können die Resektionsgrenzen knapp gehalten werden, wenn kritische Strukturen in der Nachbarschaft liegen (z. B. Rektum und/oder Blase) (54). Eine LNE ist gegenwärtig nicht indiziert und über einen potenziellen Nutzen gibt es in Analogie zu den uterinen und retroperitonealen sowie abdominalen LS keine Daten. In gleicher Weise existieren keine Studien zum Effekt einer adjuvanten CHT bzw. postoperativen RT bei allen R0-resezierten dedifferenzierten, myxoid-rundzelligen und pleomorphen LS. Bei verbleibenden Tumorresten wird beim atypischen lipomatösen Tumor eine postoperative RT für sinnvoll gehalten (38) und ist offensichtlich mit einem verlängerten PFI verbunden (8). Bei R0-resezierten atypischen lipomatösen Tumoren ist eine postoperative RT ohne Effekt (8).

Nach den aktuellen NCCN-Guidelines Soft-Tissue Tumors richtet sich die postoperative RT nach dem Grading, der Tumorgröße, dem Resektionsrand und der Lage (oberflächlich/tief) (s. a. Stadieneinteilung der WTS im Kapitel LMS, Bd. 1) (54). Für Vulvatumoren (Tumoren des Rumpfes) gilt, dass alle ausreichend (> 1 cm) R0-resezierten low-grade Tumoren (G1/2 < und > 5 cm ohne Durchbrechen der (pelvinen) Faszien keiner postoperativen RT bedürfen. Bei Erreichen des Resektionsrandes (außer beim atypischen lipomatösem Tumor) oder Durchbrechen der Faszie soll nachreseziert werden (Verzicht bei 1a-Tumoren ist möglich). Bei Infiltration oder Durchbrechen der Faszie (Stadium 1b/2b) soll eine RT im Sinne einer starken Kategorie 1-Empfehlung erfolgen (54). Bei den high-grade-Tumoren (G3) kann nur bei kleinen oberflächlichen Tumoren des Stadiums 1a, die weit im Gesunden reseziert wurden, auf eine weitere Therapie verzichtet werden, wobei sich die NCCN-Guidelines betreffs der Größe nicht festlegen. Alle anderen high-grade Tumoren sollen im Sinne einer Kategorie 1-Empfehlung eine postoperative RT erhalten. Im Prinzip gelten die Regeln, wie sie beim LMS und ANS beschrieben sind.

Bei ausgedehnten LS und bei unmittelbarer Nachbarschaft zu kritischen Strukturen kann zur Erzielung besserer operativer Bedingungen eine neoadjuvante RT durchgeführt werden. In einer Studie mit myxoid-rundzelligen LS, die auch Tumoren der Leiste und des Gesäßes enthielt, konnte eine signifikante Senkung des Tumordurchmessers um 59 % erreicht werden (64). Ein entsprechendes Vorgehen oder eine neoadjuvante RT-CHT wird auch durch die aktuellen NCCN-Recommendations gestützt (54).

Bei vaginalen LS kann man sich an den Empfehlungen für die retroperitonealen WTS orientieren. Das entsprechende Vorgehen ist ausführlich bei den vaginalen ANS und LMS beschrieben.

Eine adjuvante CHT oder RT-CHT operierter LS von Vulva und Scheide erhält nur die schwache 2B-Empfehlung. Tatsächlich ist der Nutzen durch Studien nicht belegt. Einzelheiten sind bei den LMS der Scheide und Vulva nachzulesen.

Nachsorge, Rezidive, Metastasen und deren Therapie

Die Nachsorge ist mit der der uterinen Entitäten identisch. Betreffs der Therapie von Rezidiven und Metastasen steht die Metastasektomie an erster Stelle. Nach einer R0-Resektion ist der Nutzen weiterer Maßnahmen ist nicht belegt und wird routinemäßig nicht empfohlen (54). Das weitere Vorgehen ist ausführlich bei den uterinen adipozytischen Tumoren beschrieben.

Auftretende Rezidive von atypischen lipomatösen Tumoren sollen möglichst im Sinne einer R0-Resektion auch mehrmals operiert werden. Die Frauen können anschließend über Jahre tumorfrei bleiben (56). Zum Nutzen einer RT nach einer Rezidivresektion gibt es keine verlässlichen Daten. Retrospektive Daten sprechen dafür, dass nach der Resektion von atypischen lipomatösen Tumoren eine postoperative RT möglicherweise von Nutzen ist (38). Sehr große Tumoren können zur Tumorverkleinerung zunächst auch bestrahlt werden. Für eine postoperative CHT nach einer Rezidivresektion gibt es keine Indikation.

Die Therapie der Wahl aller adipozytischen Tumoren der Vulva und Scheide ist die Exstirpation sicher im Gesunden. Bei verbliebenen Tumorresten soll nachreseziert werden, anderenfalls wird eine postoperative Bestrahlung empfohlen. Sicher R0-resezierte oberflächliche low-grade Tumoren bedürfen keine postoperativen Bestrahlung. Liposarkome, die die Faszie durchbrechen und/oder als high-grade Tumoren gelten, sollen eine Nachbestrahlung erhalten. Bei Liposarkomen der Scheide wird wie bei den vaginalen Leiomyosarkomen verfahren. Sonst sind adjuvante Maßnahmen nicht etabliert. Bei großen Tumoren kann zunächst zur Erzielung einer besseren Operabilität eine neoadjuvante Bestrahlung bzw. Radio-Chemotherapie erfolgen. Für Rezidive und Metastasen ist eine Resektion die Therapie der Wahl. Die palliative Therapie unterscheidet sich nicht von der der Liposarkome anderer Lokalisationen.

Peritoneale Liposarkome

Gelegentlich kommen LS auch in der Bauchhöhle vor. Meist handelt es sich um gut differenzierte LS (Abb. 1.2-4) Sie können eine erhebliche Größe erreichen.

Eine Dedifferenzierung findet nur ausnahmsweise statt (52). Die histologischen und bildgebenden Charakteristika sind umfassend bei den uterinen Entitäten beschrieben. Das klinische Bild, die sonographischen Befunde und die DD entsprechen am ehesten denen der retroperitonealen LS.

Die retroperitonealen LS sind eine Domäne der Chirurgen. Die Therapie der Wahl ist die sichere R0-Resektion. Betreffs der Rezidive können Einzelheiten bei den uterinen LS nachgelesen werden.

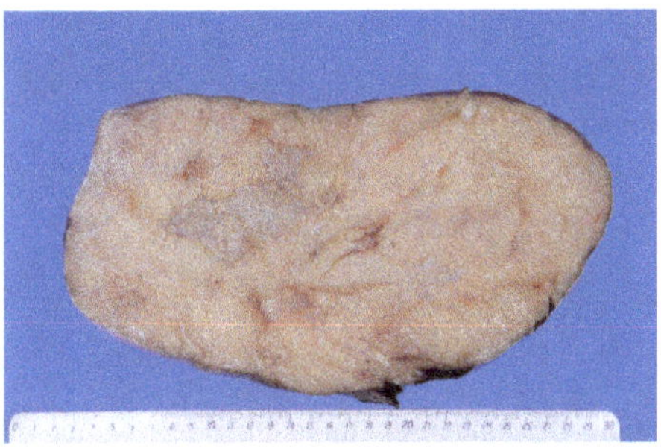

Abb. 1.2-4: Gut differenziertes Liposarkom ausgehend vom Mesenterium.

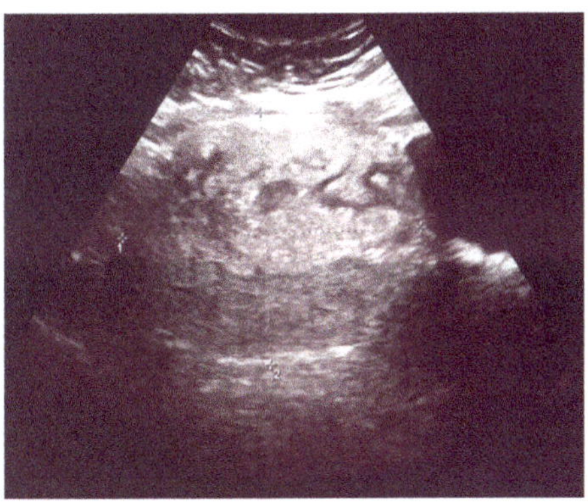

Abb. 1.2-5: Sonographisches Bild eines mesenterialen regressiv veränderten Lipoms, die hypoechogenen Räume innerhalb der hyperechogenen Tumors entsprechen am ehesten histologisch nachgewiesenen Nekrosen.

Literaturverzeichnis

1. Al-Zaid T, Somaiah N, Lazar AJ. Targeted therapies for sarcomas: new roles for the pathologist. Histopathology 2014; 64: 119–133
2. Amann G. Weichteiltumoren aus pathologischer Sicht – allgemein. In: Breitenseher M, Dominkus M, Amann G (eds). Bildgebende Diagnostik und Therapie der Weichteiltumoren mit pathologischer Klassifikation, Nuklearmedizin, interventioneller Therapie. Georg Thieme, Stuttgart New York 2008; 17–29

3. Aman G. Weichteiltumoren aus pathologischer Sicht – Systematik nach WHO-Klassifikation 2002. In: Breitenseher M, Dominkus M, Amann G. (Hrsg.): Bildgebende Diagnostik und Therapie der Weichteiltumoren mit pathologischer Klassifikation, Nuklearmedizin, interventioneller Therapie. Georg Thieme Stuttgart New York 2008; 30–71
4. Ardoino I, Miceli R, Berselli M, Mariani L, Biganzoli E, Fiore M, Collini P, Stacchiotti S, Casali PG, Gronchi A. Histology-specific nomogram for primary retroperitoneal soft tissue sarcoma. Cancer 2010; 116: 2429–2436
5. Beger C, Sclgelberger G. In: Schlag p, Hartmann JT, Budach V. Weichgewebetumoren. In: Schlag P, Hartmann JT, Budach V. Weichgewebetumoren. Springer Berlin Heidelberg 2011; 37–42
6. Blay JY, Leahy MG, Nguyen BB, Patel SR, Hohenberger P, Santoro A, Staddon AP, Penel N, Piperno-Neumann S, Hendifar A, Lardelli P, Nieto A, Alfaro V, Chawla SP. Randomised phase III trial of trabectedin versus doxorubicin-based chemotherapy as first-line therapy in translocation-related sarcomas. Eur J Cancer 2014; 50: 1137–1147
7. Byrd L, Sikand K, Slade R. Lipoleiomyosarcoma of the vagina. J Obstet Gynaecol 2007; 27: 334–335
8. Cassier PA, Kantor G, Bonvalot S, Lavergne E, Stoeckle E, Le Pechoux C, Meeus P, Sunyach MP, Vaz G, Coindre JM, Linassier C, Labib A, Delcambre C, Bay JO, Leyvraz S, Duberge T, Lagrange JL, Duret A, Blay JY. Adjuvant Radiotherapy for extremity and trunk wall Atypical Lipomatous Tumor/Well-Differentiated LPS (ALT/WD-LPS): A French Sarcoma Group (GSF-GETO) study. Ann Oncol 2014; pii: mdu202 (Epub ahead of print)
9. Choi AH, Barnholtz-Sloan JS, Kim JA. Effect of radiation therapy on survival in surgically resected retroperitoneal sarcoma: a propensity score-adjusted SEER analysis. Ann Oncol 2012; 23: 2449–2457
10. Chu CY, Tang YK, Chan TS, Wan YH, Fung KH. Diagnostic challenge of lipomatous uterine tumors in three patients. World J Radiol 2012; 4: 58–62
11. Cormier JN, Huang X, Xing Y, Thall PF, Wang X, Benjamin RS, Pollock RE, Antonescu CR, Maki RG, Brennan MF, Pisters PW. Cohort analysis of patients with localized, high-risk, extremity soft tissue sarcoma treated at two cancer centers: Chemotherapy-associated outcomes. J Clin Oncol 2004; 22: 4567–4574
12. Dalal KM, Kattan MW, Antonescu CR, Brennan MF, Singer S. Subtype specific prognostic nomogram for patients with primary liposarcoma of the retroperitoneum, extremity, or trunk. Ann Surg 2006; 244: 381–391
13. Dei Tos AP. Liposarcomas: diagnostic pitfalls and new insights. Histopathology 2014; 64: 38–52
14. D'Incalci M, Galmarini CM. A review of trabectedin (ET-743): an unique mechanism of action. Mo I Cancer Ther 2010; 9: 2157–2163
15. Dixit D, Akin O. Etraperitonela sarcoma. In: Hricak H, Akin O, Sala E, Ascher SM, Levine D, Reinhold C. Diagnostik imaging gynecology. 1st ed. AMIRSYS 2007; 1-32-1-35
16. Fadare O. Heterologous and rare homologous sarcomas of the uterine corpus: a clinicopathologic review. Adv Anat Pathol 2011; 18: 60–74
17. Fadare O, Khabele D. Pleomorphic liposarcoma of the uterine corpus with focal smooth muscle differentiation. Int J Gynecol Pathol 2011; 30: 282–287
18. Fletcher CDM, Rydholm A, Singer S, Sunderam M, Coindre JM. Soft tissue tumours: epidemiology, clinical features, histopathological typing and grading. In: Fletcher CDM, Unni K, Mertens F (eds). World Health Organization Classification of Tumours of Soft Tissue and Bone. Lyon: IARC Press: 2002; 12–18
19. Fletcher CD. The evolving classification of soft tissue tumours – an update based on the new 2013 WHO classification. Histopathology 2014; 64: 2–11
20. Folpe AL, Weiss SW. Lipoleiomyosarcoma (well-differentiated liposarcoma with leiomyosarcomatous differentiation): a clinicopathologic study of nine cases including one with dedifferentiation. Am J Surg Pathol 2002; 26: 742–749

21. Forni C, Minuzzo M, Virdis E, Tamborini E, Simone M, Tavecchio M, Erba E, Grosso F, Gronchi A, Aman P, Casali P, D'Incalci M, Pilotti S, Mantovani R. Trabectedin (ET-743) promotes differentiation in myxoid liposarcoma tumors. Mol Cancer Ther 2009; 8: 449–457
22. Gardner JM, Dandekar M, Thomas D, Goldblum JR, Weiss SW, Billings SD, Lucas DR, McHugh JB, Patel RM. Cutaneous and subcutaneous pleomorphic liposarcoma: a clinicopathologic study of 29 cases with evaluation of MDM2 gene amplification in 26. Am J Surg Pathol 2012; 36: 1047–1051
23. Gebhard S, Coindre JM, Michels JJ, Terrier P, Bertrand G, Trassard M, Taylor S, Château MC, Marquès B, Picot V, Guillou L. Pleomorphic liposarcoma: clinicopathologic, immunohistochemical, and follow-up analysis of 63 cases: a study from the French Federation of Cancer Centers Sarcoma Group. Am J Surg Pathol 2002; 26: 601–616
24. Gholami S, Jacobs CD, Kapp DS, Parast LM, Norton JA. The value of surgery for retroperitoneal sarcoma. Sarcoma 2009; doi: 10.1155/2009/605840
25. Goldblum JR, Folpe Al, Weiss SW. Liposarcoma. In: Enzinger and Weiss's Soft tissue tumors. 6th ed., Mosby Elsevier Internet Ausg. 2014; Pos. 17520–18448
26. Gronchi A, Bui BN, Bonvalot S, Pilotti S, Ferrari S, Hohenberger P, Hohl RJ, Demetri GD, Le Cesne A, Lardelli P, Pérez I, Nieto A, Tercero JC, Alfaro V, Tamborini E, Blay JY. Phase II clinical trial of neoadjuvant trabectedin in patients with advanced localized myxoid liposarcoma. Ann Oncol 2012; 23: 771–776
27. Gronchi A, Colombo C, Raut CP. Surgical management of localized soft tissue tumors. Cancer 2014 doi: 10.1002/cncr.28715
28. Grosso F, Sanfilippo R, Virdis E, Piovesan C, Collini P, Dileo P, Morosi C, Tercero JC, Jimeno J, D'Incalci M, Gronchi A, Pilotti S, Casali PG. Trabectedin in myxoid liposarcomas (MLS): a long-term analysis of a single-institution series. Ann Oncol 2009; 20: 1439–1444
29. Gyorki DE, Brennan MF. Management of recurrent retroperitoneal sarcoma. J Surg Oncol 2014; 109: 53–59
30. Henricks WH, Chu YC, Goldblum JR, Weiss SW. Dedifferentiated liposarcoma: a clinicopathological analysis of 155 cases with a proposal for an expanded definition of dedifferentiation. Am J Surg Pathol 1997; 21: 271–281
31. Hong R, Lim SC, Jung H. A myxoid liposarcoma arising in a leiomyoma of the uterus: a case report. Arch Gynecol Obstet 2008; 277: 445–448
32. Hornick JL, Bosenberg MW, Mentzel T, McMenamin ME, Oliveira AM, Fletcher CD. Pleomorphic liposarcoma: clinicopathologic analysis of 57 cases. Am J Surg Pathol 2004; 28: 1257–1267
33. Issels RD, Lindner LH, Verweij J, Wust P, Reichardt P, Schem BC, Abdel-Rahman S, Daugaard S, Salat C, Wendtner CM, Vujaskovic Z, Wessalowski R, Jauch KW, Dürr HR, Ploner F, Baur-Melnyk A, Mansmann U, Hiddemann W, Blay JY, Hohenberger P. Neo-adjuvant chemotherapy alone or with regional hyperthermia for localised high-risk soft-tissue sarcoma: a randomised phase 3 multicentre study. Lancet Oncol 2010; 11: 561–570
34. Italiano A, Toulmonde M, Cioffi A, Penel N, Isambert N, Bompas E, Duffaud F, Patrikidou A, Lortal B, Le Cesne A, Blay JY, Maki RG, Schwartz GK, Antonescu CR, Singer S, Coindre JM, Bui B. Advanced well-differentiated/dedifferentiated liposarcomas: role of chemotherapy and survival. Ann Oncol 2012; 23: 1601–1607
35. Italiano A, Garbay D, Cioffi A, Maki RG, Bui B. Advanced pleomorphic liposarcomas: Clinical outcome and impact of chemotherapy. Ann Oncol 2012; 23: 2205–2206
36. Jones RL, Fisher C, Al-Muderis O, Judson IR. Differential sensitivity of liposarcoma subtypes to chemotherapy. Eur J Cancer 2005; 41: 2853–2860
37. Jones ISC, Crandou A, Sandav K. Vulvar sarcomas: A 25 plus-year experience from Queensland Open Journal of Obstetrics and Gynecology 2013; 3: 37–40
38. Kang J, Botros M, Goldberg S, Giraud C, Nielsen GP, Chen YL, Raskin K, Schwab J, Yoon SS, Hornicek FJ, Delaney TF. The use of radiation therapy in the management of selected patients with atypical lipomas. Sarcoma 2013; doi: 10.1155/2013/485483

39. Katenkamp D, Katenkamp K. Pathologie maligner Weichgewebetumoren. In: Schlag P, Hartmann JT, Budach V. Weichgewebetumoren. Springer Berlin Heidelberg 2011; 7–22
40. Katz DP. Boonsirikamchai RS, Benjamin S, Patel JA, Ludwig JC, Trent L, Xiao V, Ravi H, Choi and D. M. Araujo Efficacy of neoadjuvant doxorubicin and ifosfamide (AI) in myxoid/round cell liposarcoma (MRCL): The M. D. Anderson Cancer Center experience (MDACC). J Clin Oncol 2010; 28: Suppl Abstr. 10080
41. Kilpatrick SE, Doyon J, Choong PF, Sim FH, Nascimento AG. The clinicopathologic spectrum of myxoid and round cell liposarcoma. A study of 95 cases. Cancer 1996; 77: 1450–1458
42. Köhler G, Belau, A, Dennis K, Evert K, Evert M, Hesse J, Hegenscheid K, Krichbaum J, Kühnast M, Lehnhoff H, Lehr A, Müller S, Schalitz S, Simon J, Spring P, Ständer C, Trojnarska S, Witte, N, Zygmunt M.: Deutsches klinisches Kompetenzzentrum für genitale Sarkome und Mischtumoren an der Universitätsmedizin Greifswald (DKSM) und Kooperationspartner VAAO Deutschland und FK Frankfurt/Sachsenhausen. Datenbank und Promotions- und Forschungsgruppe genitale Sarkome, Greifswald 2015, http://www.medizin.uni-greifswald.de/gyn/dksm/
43. Kumarasamy NA, Gayer G. Retroperitoneal sarcomas. Semin Ultrasound CT MR 2011; 32: 422–432
44. Le Cesne A, Cresta S, Maki RG, Blay JY, Verweij J, Poveda A, Casali PG, Balaña C, Schöffski P, Grosso F, Lardelli P, Nieto A, Alfaro V, Demetri GD. A retrospective analysis of antitumour activity with trabectedin in translocation-related sarcomas. Eur J Cancer 2012; 48: 3036–3044
45. Lee HP, Tseng HH, Hsieh PP, Shih TF. Uterine lipoleiomyosarcoma: report of 2 cases and review of the literature. Int J Gynecol Pathol 2012; 31: 358–363
46. Lehnert T, Cardona S, Hinz U, Willeke F, Mechtersheimer G, Treiber M, Herfarth C, Buechler MW, Schwarzbach MH. Primary and locally recurrent retroperitoneal soft-tissue sarcoma: local control and survival. Eur J Surg Oncol 2009; 35: 986–993
47. Levine PH, Wei XJ, Gagner JP, Flax H, Mittal K, Blank SV. Pleomorphic liposarcoma of the uterus: case report and literature review. Int J Gynecol Pathol 2003; 22: 407–411
48. Liu Q, Xu Z, Mao S, Zeng R, Chen W, Lu Q, Guo Y, Liu J. Perineal lipoblastoma: a case report and review of literature. Int J Clin Exp Pathol 2014; 7: 3370–3374
49. McDonald AG, Dal Cin P, Ganguly A, Campbell S, Imai Y, Rosenberg AE, Oliva E. Liposarcoma arising in uterine lipoleiomyoma: a report of 3 cases and review of the literature. Am J Surg Pathol 2011; 35: 221–227
50. Miettinen M. Immunohistochemistry of soft tissue tumours – review with emphasis on 10 markers. Histopathology 2014; 64: 101–118
51. Moreau LC, Turcotte R, Ferguson P, Wunder J, Clarkson P, Masri B, Isler M, Dion N, Werier J, Ghert M, Deheshi B. Canadian Orthopaedic Oncology Society (CANOOS). Myxoid\round cell liposarcoma (MRCLS) revisited: an analysis of 418 primarily managed cases. Ann Surg Oncol 2012; 19: 1081–1088
52. Nascimento AF, Nucci MR. Disorders of the peritoneum. In: Crum CP, Nucci MR, Lee KL (Eds.). Diagnostic gynecologic and obstetric pathology. Elsevier Saunders 2011; 717–757
53. National Comprehensive Cancer Network: NCCN Clinical Practice Guidelines in Oncology -Uterine neoplasms. Version 2. 2015; www.nccn.org
54. National Comprehensive Cancer Network: NCCN Clinical Practice Guidelines in Oncology -Soft tissue sarcomas. Version 1. 2015; www.nccn.org
55. Noël P, Reinhold C. Lipomatous uterine tumors. In: Hricak h, Akin O, Sala E, Ascher SM, Levine D, Reinhold C. Diagnostik imaging gynecology. 1st ed. AMIRSYS 2007, 2: 124–127
56. Nucci MR, Fletcher CD. Liposarcoma (atypical lipomatous tumors) of the vulva: a clinicopathologic study of six cases. Int J Gynecol Pathol 1998; 17: 17–23
57. Nucci MR. Soft tissue lesions of the vulva and vagina. In: Crum CP, Nucci MR, Lee KL (Eds.). Diagnostic gynecologic and obstetric pathology. Elsevier Saunders 2011; 165–184

58. Nucci MR, Ganesan R, McCluggage WG, Nielsen GP. Soft tissue tumors. In: Kurman RJ, Carcangiu ML, Herrington, CS, Young RH (eds) WHO Classification of tumors of female reproductive organs. International Agancy for Research on Cancer, Lyon 2014; 243–249
59. O'Donnell PW, Griffin AM, Eward WC, Sternheim A, White LM, Wunder JS, Ferguson PC. Can Experienced Observers Differentiate between Lipoma and Well-Differentiated Liposarcoma Using Only MRI? Sarcoma 2013; doi: 10.1155/2013/982784
60. O'Donnell PW, Griffin AM, Eward WC, Sternheim A, Catton CN, Chung PW, O'Sullivan B, Ferguson PC, Wunder JS. The effect of the setting of a positive surgical margin in soft tissue sarcoma. Cancer 2014; doi: 10.1002/cncr.28793
61. Oliva E, Carcangiu ML, Carinelli SG, Ip P, Loening T, Longacre TA, Nucci MR, Prat J, Zaloudek CJ. Mesenchymal tumors. In: Kurman RJ, Carcangiu ML, Herrington, CS, Young RH (eds) WHO Classification of tumors of female reproductive organs. International Agancy for Research on Cancer, Lyon 2014, 135–147
62. Park JO, Qin LX, Prete FP, Antonescu C, Brennan MF, Singer S. Predicting outcome by growth rate of locally recurrent retroperitoneal liposarcoma: the one centimeter per month rule. Ann Surg 2009; 250: 977–982
63. Pautier P, Floquet A, Chevreau C, Penel N, Guillemet C, Delcambre C, Cupissol D, Selle F, Isambert N, Piperno-Neumann S, Thyss A, Bertucci F, Bompas E, Alexandre J, Collard O, Lavau-Denes S, Soulié P, Toulmonde M, Le Cesne A, Lacas B, Duffaud F; French Sarcoma Group. Trabectedin in combination with doxorubicin for first-line treatment of advanced uterine or soft-tissue leiomyosarcoma (LMS-02): a non-randomised, multicentre, phase 2 trial. Lancet Oncol 2015; doi: 10.1016/S1470-2045(15)70070-7.
64. Pitson G, Robinson P, Wilke D, Kandel RA, White L, Griffin AM, Bell RS, Catton CN, Wunder JS, O'Sullivan B. Radiation response: an additional unique signature of myxoid liposarcoma. Int J Radiat Oncol Biol Phys 2004; 60: 522–526
65. Sampath S, Hitchcock YJ, Shrieve DC, Randall RL, Schultheiss TE, Wong JY. Radiotherapy and extent of surgical resection in retroperitoneal soft-tissue sarcoma: multi-institutional analysis of 261 patients. S Surg Oncol 2010; 101: 345–350
66. Samuels BL, Chawla S, Patel S, von Mehren M, Hamm J, Kaiser PE, Schuetze S, Li J, Aymes A, Demetri GD. Clinical outcomes and safety with trabectedin therapy in patients with advanced soft tissue sarcomas following failure of prior chemotherapy: results of a worldwide expanded access program study. Ann Oncol 2013; 24: 1703–1709
67. Sandberg AA. Updates on the cytogenetics and molecular genetics of bone and soft tissue tumors: liposarcoma. Cancer Genet Cytogenet 2004; 155: 1–24
68. Sanfilippo R, Constantinidou A, Bertulli R, Coco P, Fumagalli E, Scurr M, Morosi C, Pilotti S, Judson IR, Casali PG. Sensitivity of well-differentiated/dedifferentiated liposarcoma (WD/DD) and myxoid round cell/liposarcoma (MRCL) to high-dose ifosfamide: Combined analysis from two European referral institutions. J Clin Oncol 2011; 29: Suppl Abstr. 10023
69. Schöffski P, Ray-Coquard IL, Cioffi A, Bui NB, Bauer S, Hartmann JT, Krarup-Hansen A, Grünwald V, Sciot R, Dumez H, Blay JY, Le Cesne A, Wanders J, Hayward C, Marreaud S, Ouali M, Hohenberger P. European Organisation for Research and Treatment of Cancer (EORTC) Soft Tissue and Bone Sarcoma Group (STBSG). Activity of eribulin mesylate in patients with soft-tissue sarcoma: a phase 2 study in four independent histological subtypes. Lancet Oncol 2011; 12: 1045–1052
70. Scurr M. Histology-driven chemotherapy in soft tissue sarcomas. Curr Treat Options Oncol 2011; 12: 32–45
71. Sheah K, Ouellette HA, Torriani M, Nielsen GP, Kattapuram S, Bredella MA. Metastatic myxoid liposarcomas: imaging and histopathologic findings. Skeletal Radiol 2008; 37: 251–258

72. Shin YR, Rha SE. Miscellaneous Tumors of the uterus. In: Kim SH. (ed). Radiology illustrated gynecologic imaging. Sec. ed. Springer 2012, 249–297
73. Shiraev T, Pasricha SS, Choong P, Schlicht S, van Rijswijk CS, Dimmick S, Stuckey S, Anderson SE. Retroperitoneal sarcomas: a review of disease spectrum, radiological features, characterisation and management. J Med Imaging Radiat Oncol 2013; 57: 687–700
74. Shweikeh F, Bukavina L, Saeed K, Sarkis R, Suneja A, Sweiss F, Drazin D. Brain metastasis in bone and soft tissue cancers: a review of incidence, interventions, and outcomes. Sarcoma 2014; doi: 10.1155/2014/475175
75. Song T, Shen J, Liang BL, Mai WW, Li Y, Guo HC. Retroperitoneal liposarcoma: MR characteristics and pathological correlative analysis. Abdom Imaging 2007; 32: 668–674
76. Stanelle EJ, Christison-Lagay ER, Sidebotham EL, Singer S, Antonescu CR, Meyers PA, La Quaglia MP. Prognostic factors and survival in pediatric and adolescent liposarcoma. Sarcoma 2012; Article ID 87091076. Szklaruk J, Tamm EP, Choi H, Varavithya V. MR imaging of common and uncommon large pelvic masses. Radiographics 2003; 23: 403–424
77. Toro JR, Travis LB, Wu HJ, Zhu K, Fletcher CD, Devesa SS. Incidence patterns of soft tissue sarcomas, regardless of primary site, in the surveillance, epidemiology and end results program, 1978–2001: An analysis of 26,758 cases. Int J Cancer 2006; 119: 2922–2930
78. Tseng WH, Martinez SR, Do L, Tamurian RM, Borys D, Canter RJ. Lack of survival benefit following adjuvant radiation in patients with retroperitoneal sarcoma: a SEER analysis. J Surg Res 2011; 168: e173–e180
79. Tseng WW, Somaiah N, Lazar AJ, Lev DC, Pollock RE. Novel systemic therapies in advanced liposarcoma: a review of recent clinical trial results. Cancers (Basel) 2013; 5: 529–549
80. Yang DM, Kim HC, Lim JW, Jin W, Ryu CW, Kim GY, Cho H. Sonographic findings of groin masses. J Ultrasound Med 2007; 26 : 605–614
81. Yoshikawa H, Ueda T, Mori S, Araki N, Myoui A, Uchida A, Fukuda H. Dedifferentiated liposarcoma of the subcutis. Am J Surg Pathol 1996; 20: 1525–1530

Bildquellenverzeichnis

Dieckmann, Frauenärztliche Praxis, Torgelow. 1.2-5
Evert M, Evert K. Universitätsmedizin Greifswald, Institut für Pathologie, Greifswald. 1.2-1 B, C; 1.2-3, 1.2-4
Evert M, Evert K. Pathologisches Institut Universtät Regensburg, Regensburg. 1.2-1 D, 1.2.-2 AB
Forner M. Evangelisches Krankenhaus Köln Kalk, Gynäkologie und Geburtshilfe, Köln. 1.2-3 A
Roth HJ. MVZ RNR Remscheid am Sana-Klinikum, Radiologie und Nuklearmedizin, Remscheid. 1.2-3 B–F
Schmidt A. Evangelisches Krankenhaus Mülheim a. d. Ruhr, Frauenklinik, Mühlheim. 1.2-1 A

Günter Köhler, Katja Evert, Marek Zygmunt, Matthias Evert

1.3 Rhabdomyosarkome

Die Inzidenz aller Subtypen des RMS aller Körperregionen beträgt bei weißen und schwarzen Frauen 0,17 bzw. 0,2 auf 100 000 Personen. Die Seltenheit kann man daran ermessen, dass die Inzidenz nur der uterinen LMS bei 0,55/100000 Frauen liegt (119). Etwa ein Viertel aller RMS geht vom Urogenitalsystem aus und kann bei der erwachsenen Frau Vulva, Scheide, Zervix, Uterus, Tube und Ovar befallen (30). Generell unterscheidet man embryonale RMS (ERMS), alveoläre RMS (ARMS), pleomorphe RMS (PRMS) und neuerdings auch ein spindelzelliges RMS. Eine Sonderform des ERMS ist die botryoide Variante (Sarcoma botryoides) (131). Während 20 % aller kindlichen RMS im Genitalbereich vorkommen, sind RMS bei erwachsenen Frauen in diesem Gebiet eine Rarität. Dagegen kommen RMS als sarkomatöse Komponente in uterinen KS und AS relativ häufig vor.

Die nachfolgende Darstellung bezieht sich auf die genitalen RMS erwachsener Frauen. Die meisten Erkenntnisse, klinischen Erfahrungen und Therapieempfehlungen auch zu den adulten RMS beruhen jedoch vorrangig auf Daten, die in der pädiatrischen Onkologie gewonnen wurden bzw. aus den CWS-Studien (Cooperative Weichteilsarkom-Studie), den Studien der Intergroup Rhabdomyosarcoma Study Group (IRSG) und der European Paediatric Soft Tissue Sarcoma Study Group gewonnen wurden. Hinsichtlich der Therapie sind die Grenzen zwischen den RMS bei Kindern, Adoleszentinnen und adulten Frauen verschwommen. RMS bei Kindern und Adoleszenten gehören in die Hände von Kinderonkologen bzw. Kinderchirurgen. Praktisch alle RMS des weiblichen Genitale müssen interdisziplinär behandelt werden. Das Behandlungskonzept sollte aufgrund der notwendigen multimodalen Therapie in der Hand der Hämato-Onkologen in enger Zusammenarbeit mit den Kinderonkologen, Radiologen und Gynäkologen liegen. Die potentiell gefährliche CHT von ist eine Domäne der Hämato- bzw. Kinderonkologen und sollte von diesen festgelegt, durchgeführt und überwacht werden. Auf die komplizierten CHT-Schemata wird deshalb an dieser Stelle nur am Rande eingegangen. Generell sollten RMS ausschließlich in Studien behandelt werden. Das uterine PRMS der erwachsenen Frau stellt eine mehr oder weniger eigenständige Entität dar und gehört vorrangig in die Hand des Gynäkologen. Die perinealen und perianalen RMS sowie die der Blase werden an dieser Stelle nicht besprochen. Es ist dennoch unumgänglich, dass sich die nachfolgende Darstellung teilweise auf die RMS aller Lokalisationen und aller Altersgruppen bezieht.

Genitale Rhabdomyosarkome der erwachsenen Frau sind außerordentlich selten. Die Diagnostik und Therapie basiert vor allem auf den Erfahrungen mit kindlichen Rhabdomyosarkomen. Sie bedürfen zwingend einer interdisziplinären Behandlung.

1.3.1 Uterine Rhabdomyosarkome

Allgemeines, Epidemiologie, Ätiologie, Pathogenese, Stadieneinteilung

Bezogen auf alle Lokalisationen treten bei Kindern und Adoleszentinnen (Alter ≤ 19 Jahre) die ERMS, ARMS, PRMS und RMS-NOS in 57,3; 25,7; 1,1 und 13,2 % der Fälle auf. Bei den Erwachsenen verschiebt sich mit 20,4; 14,5; 19,1 und 43,3 % die Verteilung deutlich in Richtung PRMS und RMS-NOS. Das Urogenitalsystem (ohne Blase und Prostata) ist bei Erwachsenen insgesamt etwas häufiger betroffen (116).

Uterine RMS in einem Alter von ≤ 20 Jahre treten in 65,3 % noch vor dem 10. Lebensjahr auf (2). Generell handelt es sich bei den uterinen RMS um heterologe maligne mesenchymale Tumoren mit den Eigenschaften einer skelettmuskulären Differenzierung (97). Sie stammen wahrscheinlich nicht von Zellen der quergestreiften Muskulatur ab (49).

Insbesondere bei den kindlichen RMS sind eine Reihe von genetischen Syndromen bekannt, zu denen auch das Li-Fraumeni-Syndrom gehört (49, 101). Es gibt auch Berichte über zervikale ERMS bei Geschwistern (2 und 22, sowie 14 und 17 Jahre), ohne dass eine genetische Ursache gefunden wurde (89, 120). Bei zervikalen ERMS wird nicht selten eine Assoziation mit Sertoli-Leydig-Zell-Tumoren beobachtet (27, 29, 69).

Bei ERMS finden sich häufig ein Verlust der Heterozygosität am 11p15 und Zuwächse am Chromosom 8 (80, 113). Mit zunehmendem Alter werden auch somatische Mutationen häufiger (113).

Für das ARMS sind Translokationen von t(2;13)(q35;q14) und von t(1;13)(p36;q14) bekannt. Sie führen zu unterschiedlichen Fusionsgenen wie das PAX3-FKHR bzw. PAX7-FKHR (114). Wie bei anderen uterinen Sarkomen wurde auch bei PRMS eine Tamoxifenexposition beschrieben (96).

RMS des adulten weiblichen Genitale sind zu 53 % bzw. 20 % in der Zervix bzw. im Korpus des Uterus, zu 13 % in der Vulva und zu jeweils 7 % in der Tube bzw. im Ovar lokalisiert (41). Nur 6 % aller in der Scheide der erwachsenen Frau vorkommenden Sarkome sind RMS. Die Scheide der adulten Frau ist zugleich die seltenste Lokalisation eines RMS im Genitalbereich (124). Dagegen stellen in der Pubertät die vaginalen RMS 50 % der genitalen RMS (48). Nach den aktuellen SEER-Daten kommen 38,8 % der RMS des weiblichen Genitale (Alter ≤ 19 Jahre) in der Zervix oder im Uterus vor (64). Davon treten 65,5 % ab dem 10. Lebensjahr auf.

Von den RMS des gesamten adulten weiblichen Genitale sind 73,3 % ERMS, jeweils 13,3 % ARMS und PRMS (41).

Bis 2013 wurden 130 RMS der Zervix und des Korpus in einem Alter zwischen 5 Mo und 90 Jahren beschrieben (72). In der Zervix stellen die RMS insgesamt die häufigste (36, 37), nach neueren Daten (6) nach den LMS und AS die dritthäufigste Sarkomentität bei der erwachsenen Frau dar. Das Alter der Frauen mit einem zervikalen RMS liegt zwischen 7 und 87 (median 27) Jahren und betrifft zu 90 % weiße Frauen (6). Nach anderen Angaben liegt das mediane Alter bei 18,4 Jahren (2,9–51,9 Jahre) (69).

Mit 73 % ist das ERMS vom botryoiden Typ das häufigste RMS der Zervix, PRMS werden nur gelegentlich in dieser Lokalisation beobachtet (69). Insgesamt sind nur vier Fälle zervikaler ARMS beschrieben (11, 13, 33, 93).

Das Verhältnis zervikaler und korporaler ERMS vom botryoiden Typ beträgt etwa 4:1 (72). Bei den RMS des Corpus uteri handelt es sich nach einer Sammelstatistik (85) zu jeweils etwa 50 % um ERMS bzw. PRMS. ARMS kommen vorrangig im Bereich der Vulva und nur ausnahmsweise im Bereich der Zervix oder des Corpus uteri vor (41, 131). Das Alter der Frauen liegt zwischen 16 und 80 Jahren (85). Im Beratungsmaterial des DKMS fanden sich unter 8 uterinen RMS 7 ERMS und ein ARMS (65). Das Alter lag unter Einschluss eines zervikalen RMS zwischen 13 und 57 (mittel 41,7, median 44,5) Jahre (65). ERMS des Korpus kommen auch in einem Alter von 76 Jahren vor (117). Uterine RMS vor dem 20igsten Lebensjahr sind zu 80,7 % ERMS bzw. botryoide Tumoren, den Rest stellen alveoläre oder undifferenzierte Tumoren (2).

Die PRMS betreffen Frauen im Alter zwischen 35–87 (im Mittel 66,3) Jahren. Die Frauen befinden sich mehrheitlich in der Postmenopause (38). Die Inzidenz der uterinen PRMS liegt bei 0,05 Fällen/100 000 Frauen (85) und ist damit zehnmal niedriger als die der LMS. Bei Kindern stellen der PRMS weniger 1 % aller RMS dar. Die PRMS unterscheiden sich klinisch und therapeutisch deutlich von den ERMS und ARMS und sind in dieser Hinsicht eher den WTS zuzuordnen. Die Klassifizierung und das Staging von RMS sind relativ komplex und beziehen sich vor allem auf die kindlichen RMS. Sie werden aber auch bei den adulten Formen verwendet, zumal die Übergänge von den kindlichen Formen zu den adulten Tumoren fließend sind.

Die RMS des weiblichen Genitale gelten zusammen mit denen der ableitenden Harnwege (unter Ausschluss der Blasenhöhle) als günstige Lokalisation (favorable site) (91). Dazu gehören die RMS der Vulva, der Vagina und des Uterus. Für die seltenen RMS der Tube und des Ovars gibt es keine eindeutige Zuordnung. Nicht in die Gruppe der genitalen Tumoren gehören die perinealen und perianalen RMS. Die Unterscheidung zwischen vulvären, perinealen und perianalen RMS kann schwierig sein, ist aber prognostisch und therapeutisch von Bedeutung. Zu den vulvären RMS zählen nur die Tumoren der großen und kleinen Labien und des Scheidenvorhofes nicht aber die RMS zwischen dem Introitus und dem Anus.

Die Kriterien für das Staging von RMS werden nach der lokalen Ausbreitung (auf das Ursprungsorgan begrenzt bzw. Invasion in das umgebende Gewebe), dem Tumordurchmesser, dem regionalen LN-Status und der Anwesenheit von Fernmetastasen definiert (Tab. 1.3-1). Dabei ist zu beachten, dass sich der LN-Status primär auf den klinischen bzw. bildgebenden und nicht auf histologischen Befund bezieht. Die Klassifizierung als N1 bedeutet dementsprechend klinisch bzw. bildgebend positive LN. Auf der Basis der in der Tab. 1.3-1 aufgeführten Kriterien wird für die RMS zunächst das „Pretreatment Staging System“ (Tab. 1.3-2) des Soft Tissue Sarcoma Committee of the Children’s Oncology Group verwendet. Dieses System berücksichtigt wiederum den primären Tumorsitz, die An- oder Abwesenheit einer Invasion in das umgebende

Gewebe, den Tumordurchmesser, den klinisch bzw. bildgebenden regionalen LN-Status sowie die An- oder Abwesenheit von Fernmetastasen.

Tab. 1.3-1: Kriterien für das prätherapeutische Staging von Rhabdomyosarkomen

g. L.*	Orbita, Kopf- und Hals, Gallenwege, Urogenitale ohne Blase, Prostata u. Niere
u. L.*	alle anderen
T1	Tumor ist auf das Ursprungsorgan begrenzt (Keine Invasion in umgebendes Gewebe)
T2	Tumor dehnt sich auf umgebendes Gewebe aus oder ist dort invasiv fixiert
a	Tumor ≤5 cm im größten Durchmesser
b	Tumor >5 cm im größten Durchmesser
N0	regionale Lymphknoten klinisch nicht befallen
N1	regionale Lymphknoten klinisch befallen
NX	regionale Lymphknoten nicht untersucht oder keine Information
M0	keine Fernmetastasen
M1	Fernmetastasen vorhanden

* g./u. L. günstige/ungünstige Lokalisation

Tab. 1.3-2: Prätherapeutisches Staging-System des Soft Tissue Sarcoma Committee of the Children's Oncology Group. RMS des Genitale gehören zu den Tumoren mit einer günstigen Tumorlokalisation (91)

Stadium	Tumorlokalisation	T-Stadium	Tumorgröße	Regionale Lymphknoten	Fernmetastasen
1	günstig	T1 or T2	jede Größe	N0 oder N1 oder NX	M0
2	ungünstig	T1 or T2	a ≤ 5 cm	N0 oder NX	M0
3	ungünstig	T1 or T2	a ≤ 5 cm b > 5 cm	N1 N0 or N1 or NX	M0
4	jede Lokalisation	T1 or T2	jede Größe	N0 or N1 or NX	M1

Für RMS des Genitale kommen die Stadien 2 und 3 praktisch nicht infrage. Das gilt nicht für retroperitoneale Sarkome

Für die postoperative Risikoeinschätzung und Therapiefestlegung wird das „Intergroup Rhabdomyosarcoma Study Group (IRSG) clinical group classification system" (78) bzw. das Surgical-pathologic Group System der Soft Tissue Sarcoma Committee of the Children's Oncology Group angewendet. Es stellt ein chirurgisch-pathologisches Klassifikationssystem bzw. Gruppierungsystem dar, welches sich auf die Ausdehnung des Tumors, die Art der Resektion, die mikroskopische Beurteilung der Tumorränder sowie der LN und auf die An- oder Abwesenheit von Fernmetastasen bezieht (s. Tab. 1.3-3).

Tab. 1.3-3: Intergroup Rhabdomyosarcoma Study Group (IRSG) Classification zur Gruppierung von Rhabdomyosarkomen (20)

Gruppe	Definition
I	A: komplett resezierter auf den Ursprungsort begrenzter Tumor ohne Lymphknotenbefall
	B: komplett resezierter über den Ursprungsort hinaus infiltrierender Tumor ohne Lymphknotenbefall
II	A: lokalisierter makroskopisch komplett resezierter Tumor mit mikroskopischen Tumorresten am Tumorrand, kein Hinweis auf befallene Lymphknoten
	B: regionale Erkrankung mit klinisch befallenen entfernten Lymphknoten ohne verbliebene mikroskopische Reste, am weitesten distale Lymphknoten tumorfrei
	C: regionale Erkrankung makroskopisch entfernt mit klinisch befallenen entfernten Lymphknoten mit verbliebenen mikroskopischen Resten oder histologischer Befall der am weitesten distal liegenden Lymphknoten
III	A: inkomplett resezierter Tumor Zustand nach Biopsie
	B: makróskopische Tumorresektion von > 50 %
IV	A: jede Tumorgröße mit bildgebend gesicherten Fernmetastasen unabhängig von der chirurgischen Therapie des Primärtumors, positive distale Lymphknoten
	B: jede Tumorgröße, positive Tumorzellen im Liquor, in der pleuralen oder peritonealen Flüssigkeit oder Implantate in der Pleura und/oder im Peritoneum

Dabei entspricht die Gruppe I einer lokalisierten mikroskopisch komplett resezierten Erkrankung und die Gruppe II einer regionalen Ausdehnung mit makroskopisch kompletter Resektion aber mikroskopischen Tumorresten mit negativen LN oder komplett entfernten positiven LN. Die Gruppe III repräsentiert Tumoren mit einer inkompletten mikroskopischen Resektion bei positiven, aber nicht entfernten LN oder mit makroskopischen Tumoresten unabhängig von der Lokalisation des Tumors einschließlich maligner Ergüsse und die Gruppe. In die Gruppe III gehört auch ein Zustand nach alleiniger Biopsie. In der Gruppe IV liegen eine Fernmetastasierung und/oder befallene LN außerhalb der regionären LN vor. Die Festlegung der regionären LN unterscheidet sich von der der Karzinome gleicher Lokalisation. Für die Zervix, das Korpus und die Scheide gelten die LN an den Vasa iliaca externa, interna und communes als regionäre LN. Paraaortale LN werden schon als Fernmetastasen bezeichnet. Für die Vulva zählen nur die inguinalen LN zu den regionären LN (35).

Neben dem chirurgisch-pathologischen Gruppierungsystem kann postoperativ auch das TNM-System verwendet werden (s. Tab. 1.3-4). Beide Einteilungen lassen sich gut korrelieren (Tab. 1.3-5). Das chirurgisch-pathologische Gruppierungsystem bildet wiederum die Grundlage für die Risiko-Klassifikation der RMS (Tab. 1.3-6). Beim RMS-NOS soll die Risikogruppe nach der Lokalisation (günstig/ungünstig), dem Alter der Pat., der Tumorgröße, und dem LN-Befall festgelegt werden. Sie gehören aber nicht in die Gruppe mit einem günstigen Risiko.

Tab. 1.3-4: Postoperatives Stadium (TNM-Klassifikation)

pT0	histologisch kein Hinweis auf Tumor in entsprechender Probe
pT1	Tumor begrenzt auf das Ursprungssorgan bzw. den Ursprungsort, komplett reseziert mit histologisch tumorfreien Rändern
pT2	Tumor mit Invasion außerhalb des Ursprungsorgans bzw. Ursprungsorts, komplett reseziert mit histologisch tumorfreien Rändern
pT3	Tumor mit oder ohne Invasion außerhalb des Ursprungsorgans bzw. Ursprungsorts, inkomplett reseziert
pT3a	mikroskopische Tumorreste
pT3b	makroskopische Tumorreste
pT3c	zusätzlicher maliger Erguss
pTX	Tumorstatus kann nicht eingeschätzt werden
pN0:	kein Anhalt für positive regionale Lymphknoten nach histologischer Untersuchung
pNl	positive regionale Lymphknoten
pNla	befallene positive Lymphknoten für komplett reseziert gehalten
pNlb	befallene positive Lymphknoten nicht komplett reseziert gehalten
pNX	Einschätzung wegen fehlender pathologischer Untersuchung oder inadäquater Information nicht möglich
pM0	Kein histologischer Nachweis von Metastasen außerhalb der regionalen Lymphknoten
pMl	histologischer Nachweis von Metastasen
pMX	Metastasenstatus kann aufgrund fehlender pathologischer Untersuchung nicht festgelegt werden

Tab. 1.3-5: Korrelation von IRS-Gruppe und postoperatives TNM-Stadium

IRS Group	Definition	pTNM
I	Tumor makroskopisch und mikroskopisch komplett entfernt	
IA	Tumor begrenzt auf das Ursprungsorgan bzw. den Ursprungsort	pTl
IB	Tumor mit Invasion außerhalb des Ursprungsorgans bzw. Ursprungsorts	pT2
II	Mikroskopische Reste bei makroskopisch komplett entferntem Tumor,	
IIA	Lymphknoten nicht befallen	
IIB	Lymphknoten befallen aber entfernt	pT3a
III	Mikroskopische Reste bei makroskopisch komplett entferntem Tumor, Lymphknoten befallen aber nicht entfernt	pT3a
	Makroskopische Reste nach Resektion oder nur Biopsie	pT3b
	Maligner Erguss (z. B. Aszites, Pleuraerguss)	pT3c
IV	Fernmetastasen oder nicht regionale Lymphknoten befallen	pT4

Tab. 1.3-6: Soft Tissue Sarcoma Committee of the Children's Oncology Group: Rhabdomyosarcoma Risk Group Classification

Risikogruppe	Histologie	prätherapeutisches Stadium	IRS Gruppe
niedriges Risiko	embryonal	1	I, II, III
	embryonal	2, 3	I, II
intermediäres Risiko	embryonal	2, 3	III
	alveolär	1, 2, 3	I, II, III
hohes Risiko	embryonal oder alveolär	4	IV

Ein ARMS muss > 50 % alveoläre Anteile enthalten, wenn die alveoläre Komponente ≤ 50 % beträgt gilt der Tumor als ERMS. Für die RMS des weiblichen Genitale treffen die prätherapeutischen Stadien 2 und 3 nicht zu. Ein intermediäres Risiko gibt es somit nur für ARMS. Die RMS-NOS sollen einem intermediären Risiko zugeordnet werden. Die PRMS sind nicht in der Risikoklassifikation enthalten. Für sie gelten das Risiko und die Behandlungsstrategien wie für undifferenzierte WTS.

Die genannten Klassifizierungen sind auf die kindlichen ERMS, ARMS und RMS-NOS zugeschnitten. Sie können für die entsprechenden adulten RMS übernommen werden, zumal diese in der Regel auch wie die kindlichen Tumoren behandelt werden.

Die adulten nicht pädiatrischen PRMS werden nach der TNM-Klassifikation für maligne Tumoren bzw. WTS eingeteilt. Dementsprechend sollten die uterinen adulten PRMS nach diesem System klassifiziert werden, zumal sie ohnehin anderen Therapiestrategien unterliegen als die kindlichen Formen (34, 91). Der Pathologe sollte zum Verständnis für den Kliniker auf die verwendete Einteilung hinweisen.

Bei den uterinen Rhabdomyosarkomen handelt es sich um heterologe maligne mesenchymale Tumoren mit den Eigenschaften einer skelettmuskulären Differenzierung. Rhabdomyosarkome des adulten weiblichen Genitale sind zu 73 % embryonale, zu jeweils 13 % alveoläre und pleomorphe Rhabdomyosarkome sowie zu 20 % Rhabdomyosarkome NOS. Sie sind zu 53 bzw. 20 % in der Zervix bzw. im Korpus des Uterus, zu 13 % in der Vulva und zu jeweils 7 % in der Tube bzw. im Ovar lokalisiert. Das Verhältnis von zervikalen zu den korporalen Tumoren beträgt 4:1. Uterine Rhabdomyosarkome sind meist embryonale oder pleomorphe Tumoren. Für die Rhabdomyosarkome gibt es unterschiedliche Systeme zur prätherapeutischen, posttherapeutischen und Risikoklassifizierung, die sich von den kindlichen Tumoren ableiten. Die größte Bedeutung hat das „Intergroup Rhabdomyosarcoma Study Group (IRSG) clinical group classification system".

Makroskopische und mikroskopische Befunde

Der mittlere Durchmesser aller genitalen RMS der erwachsenen Frau liegt bei 3,4 cm (0,8–6) (41). Bei 9 Fällen des DKMS mit einem ERMS bzw. ARMS lag er bei 5,2 cm (2,5–9) (65).

ERMS erscheinen meist als polypöse Tumoren, die von der Zervix oder von der Gebärmutterhöhle ausgehen. Sie können aber auch wie die PRMS polypoid erscheinende submuköse und komplett intrakavitäre bzw. intramurale Tumoren bilden Der im Bereich der Zervix am häufigsten vorkommende botryoide Subtyp ist submukös lokalisiert, vollständig vom ortsständigen Epithel überzogen und weist makroskopisch eine polypöse typisch traubenförmige Struktur auf (Abb. 1.3-1 A). In vielen Fällen sieht der Tumor glatt und glänzend oder glasig aus, Einblutungen können schon makroskopisch erkennbar sein (27, 57, 110).

Im DKSM-Material wurden die uterinen ERMS bzw. ARMS zu je 50 % als weich oder als zerfallend, zu 25 % nekrotisch und in 37 % mit Einblutungen beschrieben (65).

PRMS können auch gut umschriebene Tumoren mit einer Pseudokapsel bilden. Ihre Schnittfläche erscheint fleischig weich, Einblutungen und makroskopische Nekrosen sind häufig. Die Farbe ist meist weiß bis grau (38, 98, 99). Der mittlere Durchmesser der uterinen PRMS beträgt 8,8 cm (39).

Die Tumorzellen des ERMS sind vorrangig kleine undifferenzierte Rundzellen mit wenig Zytoplasma und hyperchromatischen Kernen. Sehr häufig finden sich tennisschlägerartige Zellen (strap cells) mit einem eosinophilen Zytoplasma und Querstreifungen (Abb. 1.3-1 B).

Der botryoide Typ als besondere Wachstumsform ist direkt unter der Schleimhaut bzw. dem Epithel lokalisiert. Typisch sind wechselnde hyper- und hypozelluläre Abschnitte. Die charakteristischen hyperzellulären Abschnitte entstehen durch eine Kondensation von primitiven kleinen blauen Zellen unter dem Oberflächenepithel (Kambium-Schicht) oder um eingefangene endometriale Drüsen herum. Sie können aber auch Inseln innerhalb von hypozellulären Bereichen bilden (72). Die hypozellulären Abschnitte entstehen dagegen auf der Basis einer ödematösen oder myxoiden Matrix. Bei fast allen zervikalen und korporalen ERMS vom botryoiden Typ lassen sich eine Kambium-Schicht bzw. hyperzelluläre Herde aber auch Ödeme nachweisen (72). Ansammlungen unreifer chondromatöser Zellen kommen häufig vor und befinden sich meist in der Nähe der hyperzellulären Abschnitte (72, 86, 98, 131). Das gewöhnliche nicht polypöse ERMS mit wechselndem Zellreichtum in Kombination mit einer ödematösen und myxoiden Matrix kann rein histologisch nur schwer von der botryoiden Variante unterschieden werden.

Nur ausnahmsweise kommt im Uterus auch die spindelzellige Form des ERMS vor. Bei ihr besteht neben fokalen Komponenten eines botryoiden RMS und einer myxoiden Matrix eine Dominanz unreifer gebündelter Spindelzellen, von denen einige ein helles eosinophiles Zytoplasma und eine Querstreifung zeigen (79).

Beim ARMS dominieren primitive, meist runde aber auch polygonale ein- oder vielkernige Zellen. Sie sind vorrangig in Form von Pseudoalveolen oder Nestern arrangiert, die durch zarte Bindegewebsstränge voneinander getrennt sind. Die locker verbunde-

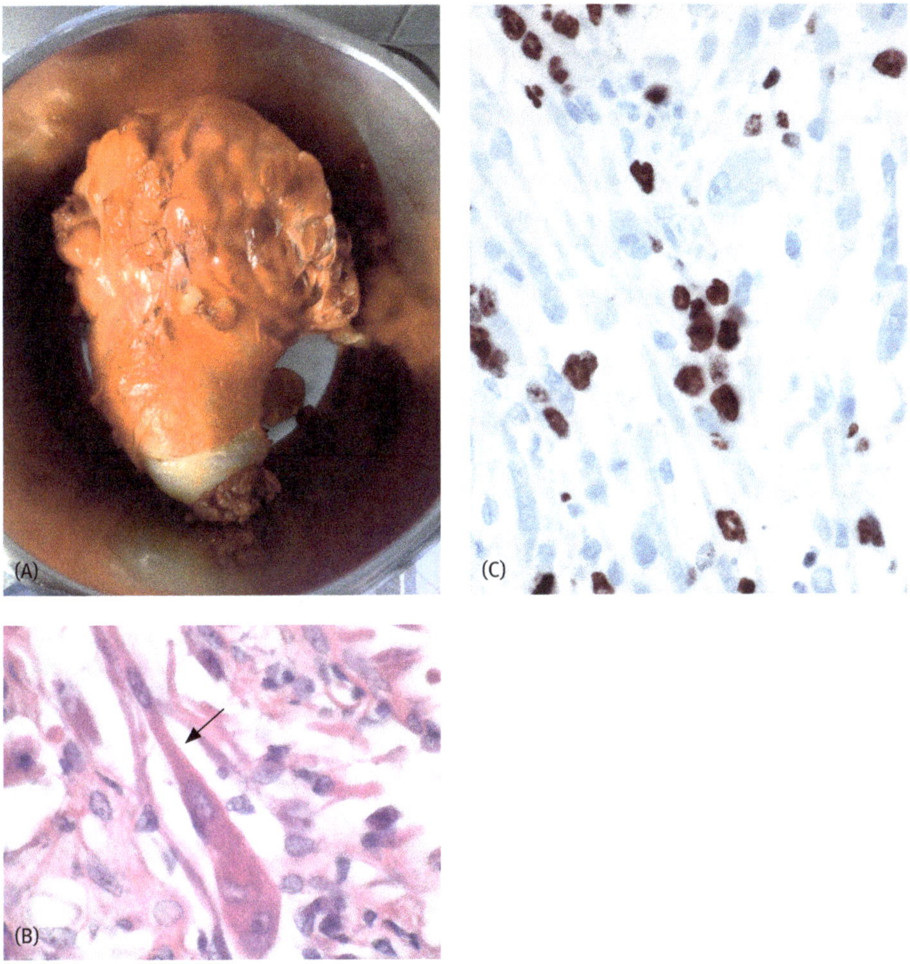

Abb. 1.3-1: A: uterines botryoides embryonales Rhabdomyosarkom bei einer 42-jährigen Frau mit Prolaps des polypösen gut erkennbar traubenartigen Tumors aus der Zervix heraus; das ausgedehnt intramurale Wachstum ist schon äußerlich gut erkennbar; BC: identischer Fall; B: histologisch sind in der HE-Färbung neben Riesenzellen gut die Querstreifung (Pfeil) in den rhabdomyogenen Zellen zu erkennen; C: die starke Proliferation ist durch die Ki67-Darstellung gut nachvollziehbar.

nen Zellen mit unterschiedlichen Mengen von eosinophilen Zytoplasma weisen hyperchromatische Kerne auf. Die dicht liegenden kleinen Tumorzellen führen zum typischen Bild der „klein-blau-rundzelligen Tumoren“. Solide Abschnitte ohne alveoläre Strukturen sind möglich. Eine starke mitotische Aktivität ist meist vorhanden (45). Im Unterschied zum ERMS sind die Zellen in der Regel größer und weisen runde Kerne auf. Zudem sind vielkernige Tumorzellen häufig und Querstreifungen sind meist sichtbar. Ein helles eosinophiles Zytoplasma in den Rundzellen gilt als wichtiger diagnostischer Wegweiser (131). Beim ARMS können gelegentlich epitheliale

Marker positiv sein (97). Grundsätzlich ist die Unterscheidung zwischen den prognostisch günstigeren ERMS und den aggressiveren ARMS aber nicht einfach. Für eine sichere Diagnose gilt heute der molekularpathologische Nachweis der zugrundeliegenden genetischen PAX-Gen/FKHR-Fusionen als Goldstandard.

Die RMS-NOS sind klinisch und prognostisch schwierig einzustufen. Sie reflektieren letztlich eine Tumorgruppe bei der die Erfahrungen der Pathologen betreffs der Zuordnung begrenzt sind. Das RMS-NOS stellt keine eigene Entität dar. Die Diagnose RMS kann zwar gestellt werden, aber eine weitere Subtypisierung ist nicht möglich. Die Festlegung als RMS-NOS ist meist Folge von zu wenig Biopsiegewebe oft gekoppelt mit Quetschphänomenen. Wenn möglich, sollte in solchen Fällen eine erneute Biopsie durchgeführt werden. Kann eine definitive Diagnose nicht gestellt werden, müssen die Prognose, die Risikogruppe und die Therapie anhand des klinischen Gesamtbildes (Lokalisation, Alter der Pat Tumorgröße, LN-Befall, Resektionsstatus) festgelegt werden. Es gilt als nicht ausgeschlossen, dass sich zumindest in älteren Statistiken hinter diesem Tumor LMS oder maligne fibröse Histiozytome (heute pleomorphe Sarkome, NOS) verborgen haben (116).

Das PRMS zeigt ein Gemisch aus hochgradig atypischen spindelförmigen, runden und polygonalen Rhabdomyoblasten. Einige Zellen weisen ein helles eosinophiles Zytoplasma mit exzentrisch liegenden Kernen auf. Sie formen schlecht definierte, locker verbundene Zellcluster. Riesenzellen sind häufig und tennisschlägerähnliche Zellen kommen vor. Insgesamt sind die Tumorzellen größer als bei der embryonalen Entität (38, 99). Neben den typischen histologischen Charakteristika wurden beim PRMS auch osteoklastenartige Riesenzellen, mitunter ein myxoides Stroma aber nur gelegentlich zytoplasmatische Querstreifungen gefunden (38). Eine sichere Diagnose gelingt meist erst durch immunhistochemische Analysen. Hämorrhagien sind bei allen Entitäten die Regel.

Der Ki67-Index ist vor allem in den hyperzellulären Abschnitten der ERMS deutlich erhöht (Abb. 1.3-1 C). Praktisch alle Formen der RMS exprimieren die skelettmuskulären Marker Myogenin, Myosin, Myoglobin und MyoD1 (38, 45, 79). Der MyoD1-Antikörper ist als sehr früher Marker der rhabdomyogenen Differenzierung praktisch bei allen Formen nachweisbar. Die im Zellkern exprimierten Proteine Myogenin und MyoD1 lassen sich üblicherweise weder in normalen quergestreiften Muskelzellen noch in anderen WTS nachweisen (15, 23). Myogenin, der wichtigste Marker in der pathologisch-anatomischen Diagnostik, ist ein Transkriptionsmarker für rhabdomyogene Differenzierung und kann daher in regenerierender Skelettmuskulatur gelegentlich auch einmal exprimiert werden. Ähnlich wie MyoD1 ist Myogenin vor allem in der Embryonalphase für die Gewebsdifferenzierung relevant und daher v. a. in den besonders unreifen und wenig differenzierten RMS, wie z. B. den ARMS heraufreguliert. Die Marker Myosin und Myoglobin treten dagegen erst in den späteren Abschnitten der myogenen Differenzierung auf. Die RMS sind in bis zu 96 % der Fälle auch für Desmin und muskelspezifisches Aktin positiv (15, 23, 72). Beide sind im Gegensatz zu den vorgenannten Markern jedoch nicht spezifisch für RMS.

Die Immunhistochemie erleichtert auch die Unterscheidung zwischen ERMS und ARMS. Während ARMS diffus und stark mit Myogenin und MyoD1 anfärben, so ist die Reaktion bei ERMS und beim RMS-NOS signifikant schwächer und meist nur fokal (88, 107). Dennoch gilt der Translokationsnachweis beim ARMS als wichtig, insbesondere im Falle einer genfusionsabhängigen prognostischen Subgruppentypisierung. Über eine weitergehende Differenzierung und über die unterschiedliche Expression von Fusionsgenen muss in der speziellen pathologisch anatomischen Literatur (131) nachgelesen werden.

PRMS exprimieren mehrheitlich auch Calponin und CD 56. Undifferenzierte Tumoren anderer Histogenese (z. B. sarkomatoide Karzinome) lassen sich meist zuverlässig immunhistochemisch abgrenzen, da das PRMS in der Regel keine Expression von Zytokeratinen u. ä. zeigt (38). Außerordentlich wichtig ist die Unterscheidung zum LMS-high grade, die schwierig sein kann. Sehr bewährt hat sich hier neben dem häufigen Fehlen von SMA (72) im PRMS vor allem der Nachweis von Myogenin oder MyoD1 und das Fehlen von Caldesmon des besten leiomyogenen Markers von Tumorzellen. Bei weitgehender Entdifferenzierung der RMS kann es zu einem Verlust der Expression von Myogenin und MyoD1 kommen. Undifferenzierte Sarkome exprimieren diese Marker definitionsgemäß nicht (88).

ER und PGR werden bei ERMS nur fokal und auch nur in 25 % bzw. 12,5 % exprimiert (72).

Histologisch muss zwischen den embryonalen, alveolären und pleomorphen sowie den Rhabdomyosarkomen NOS unterschieden werden. Zum embryonalen Typ gehören die botryoiden und spindelzelligen Tumoren. Allen gemeinsam ist eine rhabdomyogene Differenzierung und die Expression der skelettmuskulären Marker Myogenin, Myosin, Myoglobin und MyoD1. Myogenin und MyoD1 lassen sich weder in normalen quergestreiften Muskelzellen noch in anderen Weichteilsarkomen nachweisen.

Klinik, Diagnostik, Screening

Die wichtigsten Symptome sind Zusatzblutungen oder Menometrorrhagien in der Prämenopause oder postmenopausale Blutung. Ein vaginaler Fluor, mitunter übel riechend, kommt vor. Die ERMS der Zervix und des Korpus fallen klinisch in den meisten Fällen als zervikaler, gelegentlich als endometrialer Polyp auf (46, 72). Die polypösen Tumoren können bis zum Scheideneingang vorwachsen, die Größe schwankt zwischen 2 und 9,5 cm, einige Tumoren weisen einen längeren Stiel auf (27, 57). Gelegentlich können sie aufgrund ihrer Größe auch zur Uterusinversion führen (13). Die meist glatte Oberfläche dieser Tumoren ist auffällig (84). Die Polypen des botryoiden ERMS haben meist ein traubenartiges Aussehen, können aber auch einfachen Schleimhautpolypen ähneln.

Wenn technisch möglich, wird zur Diagnostik generell die primäre Exstirpation im Gesunden empfohlen (s. a. RMS der Vulva und Scheide). Die histologische Diagnose erfolgt im Bereich der Zervix mittels Tumorexstirpation im Gesunden und, wenn dies nicht machbar ist, durch eine alleinige Biopsie. RMS des Korpus sind meist Zufallsbefunde nach einer Abrasio wegen Blutungsstörungen. Insbesondere PRMS liegen nicht selten intramural und können sich der Diagnose mittels Abrasio entziehen. Im DKSM-Material wurde bei 7 von 8 uterinen RMS eine Abrasio wegen Blutungsstörungen durchgeführt, wobei in 5 Fällen die Diagnose RMS gestellt wurde, zu 38 % war das RMS ein postoperativer Zufallsbefund (65). Bei klinisch und sonographisch auffälligen intramuralen Befunden muss in Analogie zum LMS vorgegangen werden. Ein diagnostisches Fließschema wird im Kapitel LMS (Bd. 1) ausführlich besprochen. Die Methode der Wahl wäre bei klinisch und bildgebend hochsuspekten Befunden nach abgeschlossener Reproduktion bzw. in der Postmenopause die THE ohne Uterusverletzung. In unklaren Fällen, bei Kinderwunsch oder bei Ablehnung einer HE aus anderen Gründen ist bei unauffälligem Abrasionsbefund eine ultraschallgesteuerte transzervikale Stanzbiopsie mit einer 18 oder 16 (1,2–1,6 mm) Gauge Stanze indiziert. Die genannten Maßnahmen werden durch die PDQ-Guidelines und Studienprotokolle gestützt (35, 91).

Das Ca 125 kann bei ARMS und PRMS erhöht sein (56, 98). In Analogie zum LMS wurden bei einem adulten uterinen PRMS (128) und bei kindlichen ARMS (87) auch erhöhte LDH-Werte beschrieben. Die Werte korrelierten jeweils mit der Tumorausbreitung.

Bei Verdacht bzw. nach Diagnose eines RMS ist als nächster Schritt eine bildgebende Diagnostik für das prätherapeutische Staging und insbesondere bei den ERMS und ARMS für die Einschätzung des LN-Status notwendig (91). Die Bildgebung sollte mindestens aus einer thorakalen CT und einer abdominalen bzw. pelvinen CT oder MRT bestehen. Bei Schwierigkeiten in der bildgebenden LN-Diagnostik wird eine PET-CT empfohlen (40, 118, 121). Mittels PET-CT soll auch die Prognose besser vorausgesagt werden können. Prognostisch relevant sind der Nachweis von positiven LN, von Fernmetastasen und eine hohe SUV (max. SUV/SUV der Leber > 4,5) in der PET-CT (7). Wenn möglich, sollen klinisch oder bildgebend abnorm erscheinende LN bioptiert werden (s. primäre Operation) (32).

Ein Screening ist für die seltenen RMS nicht etabliert. Da sich die ERMS der Zervix unterhalb der Schleimhaut entwickeln, ist bei einem zytologischen Abstrich nur ausnahmsweise ein positiver Befund zu erwarten.

> Die wichtigsten Symptome der uterinen Rhabdomyosarkome sind Zusatzblutungen oder eine postmenopausale Blutung. Die embryonalen RMS der Zervix und des Korpus fallen klinisch in den meisten Fällen als „Polypen" auf. Die Diagnose erfolgt durch Biopsie, Abrasio oder im Bereich der Zervix durch Resektion im Gesunden, wenn dies technisch möglich erscheint. Eine bildgebende Diagnostik mittels CT oder MRT ist bei bekannter Diagnose für das prätherapeutische Staging und die Beurteilung des Lymphknotenstatus erforderlich.

Bildgebung

Die Literatur zu bildgebenden Befunden genitaler RMS ist außerordentlich dürftig. Sonographisch, in der CT und der MRT sind die Befunde unspezifisch und kaum von anderen reinen genitalen Sarkomen zu unterscheiden.

Sonographisch findet sich eine heterogene Echogenität mit hyper- und hypoechogenen Zonen sowie echoarmen bzw. echoleeren Abschnitten, die am ehesten Nekrosen entsprechen (52). Die Grenzen zwischen den unterschiedlichen Echogenitäten sind verwaschen oder scharf mit insgesamt bizarren Strukturen (Abb. 1.3-2 AB). Die genannten Eigenschaften sind zwar unspezifisch für ein RMS aber suspekt auf einen malignen mesenchymalen Tumor und werden bei einem gewöhnlichen LM nicht gesehen.

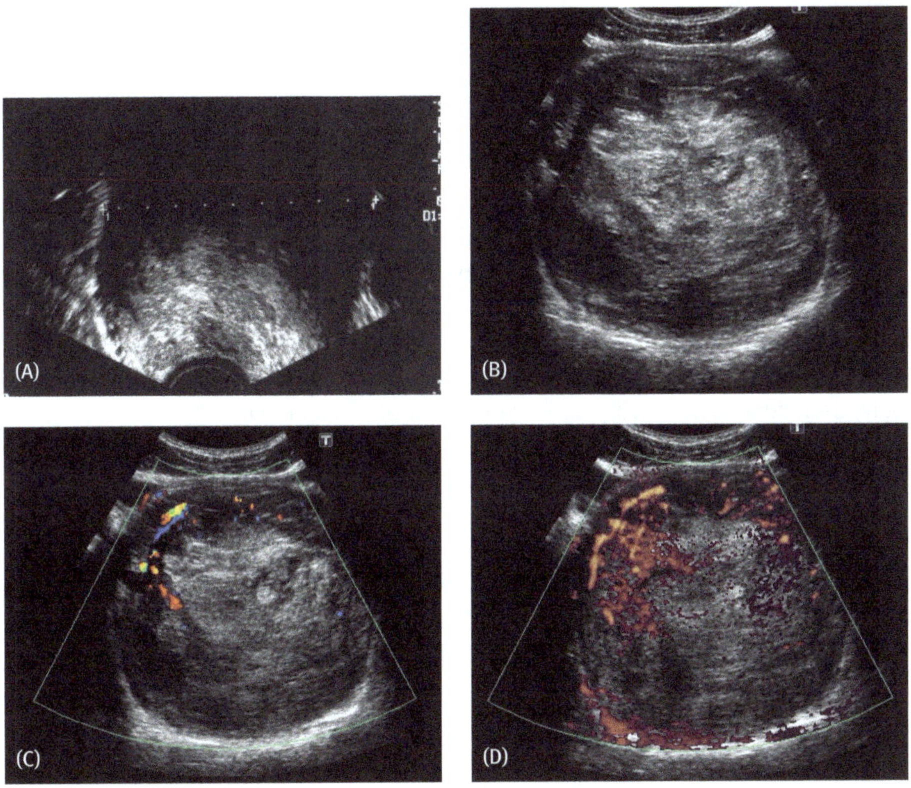

Abb. 1.3-2: A: vaginale Sonographie des Rhabdomyosarkoms aus Abb. 1.3-1, der Tumor ist heterogen echogen mit teils unscharfen, teils unregelmäßigen bizarren Grenzen zwischen den unterschiedlichen Echogenitäten; B: embryonales uterines Rhabdomyosarkom mit einem Durchmesser von 13×10 cm und positiven Lymphknoten bei einer 19-jährigen Frau. Die heterogene und inhomogene Echogenität mit unscharfen Grenzen zwischen den unterschiedlichen Echogenitäten ist auffällig; CD: die Farbdopplersonographie lässt erkennen, dass die echofreien Lücken aus C zum Teil Gefäßen entsprechen und beweisen die massive zentrale Durchblutung des Tumors

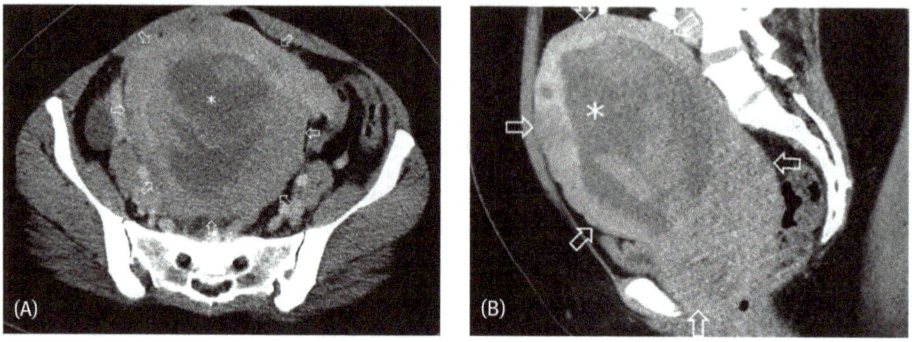

Abb. 1.3-3: Botryoides embryonales Rhabdomyosarkom aus Abb. 1.3-1. AB: die abdominelle CECT in der portalvenösen Phase in axialer (A) und sagittaler (B) Schichtung zeigt einen 13 × 14 × 20 cm deutlich vergrößerten Uterus (dicke Pfeile) mit polypoiden sowie teils soliden und teils nekrotischen Tumoranteilen. Der hyperdense Randbereich entspricht vitalen Tumoranteilen. Der zentral hypodense Bereich entspricht durch rasantes Wachstum entstandenen nekrotischen Anteilen (Sterne).
Die buckelige Uteruswand durch Vordringen des Tumors bis unter die Serosa (Abb. 1.3-1A) ist in der CT gut zu erkennen.

In der CT sieht man einen heterogenen weichteilisodensen Tumor, der in der CECT ein starkes heterogenes Enhancement zeigt (52, 57). Der Befund ist zwar für einen malignen Weichteiltumor typisch, aber eine spezifische RMS-Diagnose lässt sich nicht stellen (Abb. 1.3-3 AB).

Wohl häufiger zu sehende Luftblasen (Abb. 1.3-4 A) stellen offensichtlich kleine Lufteinschlüsse dar, die sich vorrangig tumorrandlich zwischen dem makroskopisch polypösen oder traubenartigen (botryoiden) Strukturen bilden.

In der T2W MRT findet sich eine hohe oder intermediäre SI. Bei einer intermediären SI sieht man zahlreiche hyperintense Taschen. Beim ERMS können innerhalb des Tumors multiple schmale hypointense Septen sichtbar sein, die dem Tumor ein marmoriertes Aussehen verleihen und gelegentlich die botryoide Struktur erkennen lassen. Die zahlreichen Einblutungen stellen sich auch in der MRT dar. In der T1W ist die SI beim RMS niedrig. In der T1WC ist ein heterogen kräftiges Enhancement erkennbar, wobei die häufig vorhandenen Nekrosen nicht verstärken (52, 109). Im Zusammenhang mit einem klinisch polypoid wachsenden Tumor lässt sich zumindest die Diagnose eines RMS vermuten. Fortgeschrittene zervikale Karzinome lassen sich von fortgeschrittenen zervikalen RMS vor allem in der MRT gut voneinander unterscheiden, indem das Zervixkarzinom in der Regel infiltrierend auf die Scheidenwand übergreift, während letztere durch ein RMS nur distendiert wird (Abb. 1.3-4 AB).

Auf der Basis der frühen Ausbreitung dieses Tumors ist ein primäres Staging, zur Beurteilung des LN-Status und zur Festlegung der optimalen Therapie eine MRT bzw. CT des Beckens/Abdomens und eine CT der Lunge indiziert (30). Bei adulten RMS kann zur sicheren Abklärung des LN-Status und zur Detektion ungewöhnlich lokali-

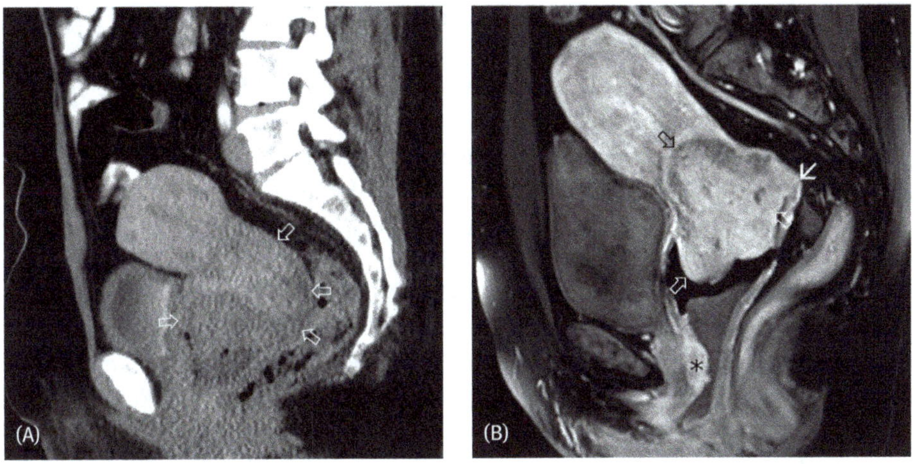

Abb. 1.3-4: Gegenüberstellung eines zervikalen, botryoiden Rhabdomyosarkoms (A) bei einer 54-jährigen und eines Zervixkarzinoms (B) bei einer 50-jährigen Patientin; A: die abdominelle sagittale CET zeigt die erhebliche tumorbedingte Distension der Vagina durch das Rhabdomyosarkom (dicke Pfeile); B: Dahingegen ist in der sagittalen T1-gewichteten MRT nach i. v. Kontrastmittelgabe mit Fettunterdrückung die Vagina nicht durch den Tumor (offene Pfeile) distendiert. Die bessere Ortsauflösung und der bessere Weichteilkontrast ermöglichen ein genaueres Lokalstaging in der MRT gegenüber der CT mit hier erkennbarer Infiltration des hinteren Fornix (dünner Pfeil) und einer Abtropfmetastase an der Scheidenvorderwand im unteren Vaginaldrittel (Stern).

sierter Metastasen eine PET-CT in Betracht gezogen werden. Die Sinnhaftigkeit einer PET-CT ist zumindest bei uterinen RMS fragwürdig, bei denen eine HE ohnehin mit einer selektiven LNE intraoperativ auffälliger (!) LN verbunden werden soll (s. a. primäre Operation). Beim PRMS ist der Nutzen einer LNE sowohl aus diagnostischer als auch aus therapeutischer Sicht ohnehin nicht belegt, so dass sich bei der dieser Entität eine entsprechende spezifische Diagnostik erübrigt. Dennoch gibt es Überlegungen, ob sich die die diagnostische selektive LNE durch eine PET-CT ersetzen lässt (43). Bei Verdacht auf einen Befall von Knochen und Knochenmark sollte die PET-CT jedoch durchgeführt werden (32, 40).

Die bildgebenden Befunde bei den Rhabdomyosarkomen sind unspezifisch und entsprechen denen anderer Weichteilsarkome. Sonographisch findet sich eine heterogene Echogenität mit hyper- und hypoechogenen Zonen sowie echoarmen bzw. echoleeren Abschnitten. In der CT sieht man einen heterogenen weichteilisodensen Tumor mit meist gut erkennbaren Nekrosen. In der T2W MRT findet sich eine hohe oder intermediäre Signalintensität. In der T1W ist die Signalintensität niedrig. Bei bildgebend unklarem Lymphknotenbefund wird eine PET-CT empfohlen.

Differentialdiagnose

Polypöse RMS der Scheide und der Zervix können gelegentlich makroskopisch nicht von einfachen Schleimhautpolypen zu unterscheiden sein. Selbst mikroskopische

Fehldiagnosen kommen vor (84). Im Kindes- und Jugendalter muss jedoch immer an ein RMS gedacht werden.

Die wichtigsten histologischen DD der uterinen RMS sind zunächst die deutlich häufigeren KS und AS. Bei letztgenannten kann bei einem stromal overgrowth die epitheliale Komponente nur fokal vorhanden sein und sich insbesondere am Biopsie- bzw. Abradatgewebe der Diagnose entziehen. Auf der anderen Seite kann ein ERMS mit eingefangenen Drüsen u. U. schlecht von einem AS mit einer RMS-Komponente unterschieden werden. ERMS zeigen häufig auch ähnliche Wachstumsmuster (botryoid bzw. phylloid) wie AS und weisen gleichfalls eine typische Zellkondensation (Kambiumschicht beim ERMS und „cuffing“ beim AS) an der Grenze zu den epithelialen Strukturen auf. Die DD wird noch dadurch erschwert, dass die für die RMS spezifischen Marker Myogenin und MyoD1 auch in den rhabdomyogenen Komponenten von KS und AS oder gelegentlich LG-ESS exprimiert werden. Die Expression von Myogenin und MyoD1 in diesen Entitäten ist ein typischer Fallstrick. Eine starke Expression von ER und PGR sprechen eher für ein AS und gegen ein RMS (72). Bei jedem uterinen RMS, vor allem bei den PRMS, muss daher sehr gründlich durch umfangreiche Gewebeeinbettungen und mit immunhistochemischer Hilfe (Zytokeratinmarker) nach epithelialen Anteilen gefahndet werden, da bis zum Beweis des Gegenteils vor allem bei postmenopausalen Frauen immer ein KS mit heterologer PRMS-Komponente wahrscheinlicher ist, als ein PRMS. Dennoch gibt es einige Fälle, bei denen eine sichere Unterscheidung zwischen einem AS mit einem SO durch ein RMS und einem ERMS nicht möglich ist (72). Spindelzellige RMS können leicht mit einem LMS verwechselt werden. Allerdings wurden bislang nur zwei uterine spindelzellige RMS bei der erwachsenen Frau (28 und 76 Jahre) beschrieben (63). Auch myxoide LMS oder myxoide Anteile in LG-ESS können zur Fehldiagnose eines ERMS führen (41).

PRMS können einem pleomorphen LMS sehr ähnlich sehen. LMS sind im Gegensatz zu den RMS aber fast ausschließlich primär innerhalb der Uteruswand lokalisiert. Beide Entitäten exprimieren Desmin. Myogenin wird dagegen nur im PRMS und Caldesmon fast ausschließlich im LMS exprimiert. Die Zellen der LMS weisen auch keine Querstreifung auf. Das UUS kann gleichfalls einem RMS stark ähneln, lässt sich aber durch den fehlenden Nachweis von myogenen Markern gut ausschließen. Lichtoptisch können auch undifferenzierte Karzinome wie ein PRMS aussehen. Im Gegensatz zu letzterem exprimieren sie Zytokeratine aber keine myogenen Marker.

Die wichtigsten klinischen Differentialdiagnosen des uterinen Rhabdomyosarkoms sind zervikale oder korporale Polypen. Histologisch kann die Unterscheidung zu einem Karzinosarkom und einem Adenosarkom mit sarcomatous overgrowth außerordentlich schwierig sein. Pleomorphe Rhabdomyosarkome besitzen lichtoptisch eine große Ähnlichkeit mit pleomorphen Leiomyosarkomen oder undifferenzierten uterinen Sarkomen. Die Unterscheidung erfolgt mittels der spezifischen skelett- und glattmuskulären Marker.

Verlauf, Prognose

Die Daten zur Prognose von RMS stammen zu großen Teilen aus Studien zu kindlichen RMS, die häufig auch junge und gelegentlich adulte Frauen eingeschlossen haben. Die meisten Untersuchungen beziehen sich auf ERMS und ARMS. Zu den kindlichen und adulten PRMS und RMS NOS liegen relativ wenige Untersuchungen vor.

Nach einer aktuellen SEER-Analyse (127) von RMS (ERMS, ARMS, PRMS, RMS NOS) bei Personen bis 19 Jahre betrug das 5- und 10-Jahres-OS der gesamten Kohorte 64,5 % bzw. 61, 8 %. Mit steigendem Tumordurchmesser wurde das 5-Jahres-OS zunehmend schlechter. Es betrug bei Tumoren von 0–4 cm 79,5 %, bei 5–9 cm 61,6 % und bei ≥ 10 cm 45,9 %. Mit zunehmendem Alter verschlechterte sich die Prognose mit einem 5-Jahres-OS von 71,3 % im Alter von 0–4 Jahren auf 47,9 % bei Adoleszenten zwischen 15–19 Jahren. ERMS sind mit einem längeren 5-Jahres-OS als ARMS verbunden (73,5 vs. 46,3 %). Bei lokalisierten Tumoren, regional ausgebreiteten RMS und bei Fernmetastasen betrugen die entsprechenden Werte 84,0 %; 72,4 %; bzw. 35,7 %. RMS mit günstiger Lokalisation hatten eine signifikant bessere Prognose als solche mit ungünstiger Lokalisation. Das trifft auch für den Vergleich zwischen erfolgter und ausgebliebener Resektion zu. Eine RT war mit einem 5-Jahres-OS von 65,6 % vs. 62,7 % gegenüber einer nicht erfolgten RT schwach signifikant mit einem verbesserten Überleben verbunden. Auf der Basis dieser Daten und der Ergebnisse der der IRSG (102) wurde ein gut brauchbares Nomogramm zur Einschätzung des 5- und 10-Jahres-OS publiziert (127). Es muss darauf hingewiesen werden, dass sich das Nomogramm nur auf RMS bei Frauen ≤ 19 Jahre bezieht. Die RMS in der älteren Population haben eine deutlich schlechtere Prognose. So wurde bei RMS von Personen > 50 Jahre (alle Entitäten, 33 % urogenitale Lokalisation) ein signifikant schlechteres PFI und OS als bei jüngeren Erkrankten gefunden (31). Dennoch bieten die erhobenen SEER Daten und das entsprechende Nomogramm auch für die adulte Frau gute Anhaltspunkte für die prognostische Einschätzung. In einer weiteren SEER Analyse (116) wurden adulte RMS (> 19 Jahre, n = 1071) mit kindlichen (≤ 19 Jahre, n = 1529) RMS beider Geschlechter verglichen. Das 5-Jahres-OS aller adulten RMS war mit 27 % statistisch signifikant niedriger als mit 61 % bei den kindlichen Formen. Außerdem war die Prognose der kindlichen Tumoren aller Stadien und aller RMS-Entitäten besser. Regional fortgeschrittene Tumoren und Fernmetastasen waren gleichfalls bei den Erwachsenen deutlich häufiger. Ein Vergleich war beim PRMS nicht möglich, weil diese bei den Kindern zu selten auftraten.

Nach einer aktuellen Studie an adulten RMS aller Entitäten und Lokalisationen blieben in der multivariaten Analyse nur die Risikogruppe (low vs. high) und die primäre Lokalisation (günstig vs. ungünstig) als signifikante Faktoren hinsichtlich des OS übrig (47). Eine günstige Lokalisation hat selbst in der IRS-Gruppe IV noch eine deutlich bessere Prognose (20). Nach weiteren Quellen (24, 58, 81) gelten bezogen auf alle RMS als günstige Prognosefaktoren: Fehlen von Fernmetastasen, urogenitale Lokalisation (ohne Blase und Prostata), komplette chirurgische Entfernung eines lokalisierten Tumors bei der Primärdiagnose, ERMS bzw. botryoider histologischer Befund, Tumorgröße <5 cm und ein Alter > 1 aber < 10 Jahre.

Alle genitalen RMS der erwachsenen Frau präsentieren sich bei der Erstdiagnose zu 86 % innerhalb der IRSG Gruppe I–III (41). Etwa 82 % der zervikalen RMS kommen in der Gruppe I vor (69). In 10 % der Fälle sind bei der adulten Frau die uterinen und vaginalen RMS primär fernmetastasiert (28). Analysiert nach den IRSG-Gruppen, haben alle kindlichen urogenitalen RMS der Gruppe I/II ein besseres 3-Jahres-PFI als solche der Gruppe III mit 83 %, 86 %bzw. 73 %. Das entsprechende 3-Jahre-PFI betrug beim ERMS 83 %, beim ARMS 66 %, beim undifferenzierten RMS 55 und beim RMS NOS 66 % (22). Unter Anwendung einer postoperativen CHT bei kindlichen RMS aller Entitäten wird ein 3-Jahre-PFI von 77 % und eine entsprechendes OS von 86 % erreicht (22).

Die nicht fernmetastasierten genitalen ERMS befinden sich alle innerhalb der low-risk Gruppe, die entsprechenden ARMS dagegen in der Gruppe intermediate-risk (Tab. 1.3-6). Alle primär fernmetastasierte ERMS und ARMS gehören in die high-risk Gruppe. In die Tabelle sind die PRMS nicht aufgenommen.

Das krankheitsfreie OS der kindlichen ERMS und ARMS hängt von der entsprechenden Risikogruppe ab. Das 3-Jahres-PFS wird bei low-risk Fällen mit 88 % eingeschätzt. Bei einem intermediären Risiko liegt es zwischen 55–76 % und bei einem hohen Risiko bei <30 %. Bei Erwachsenen muss generell von schlechteren Ergebnissen ausgegangen werden (32).

Der LN-Befall bei den als günstig bezeichneten Lokalisationen aller histologischen RMS-Entitäten beträgt 22 %. Bezogen auf ARMS und ERMS aller Lokalisationen sind die LN zu 45 % bzw. 43 % positiv. In der gleichen Studie waren beim PRMS die LN nur in 10 % betroffen (108). Das unterstreicht die klinischen Daten, dass letztgenannte Gruppe den WTS deutlich näher steht, als den ERMS und den ARMS. ARMS mit positiven LN haben eine signifikant schlechtere Prognose als solche mit einem N0-Status (5-Jahres krankheitsfreies OS 43 % vs. 73 %) und entspricht derjenigen wie bei einer isoliert nachgewiesenen Fernmetastase.

Beim ERMS ist die Prognose bei positiven und negativen LN identisch und steht somit im deutlichen Gegensatz zu den ARMS. Eine solitäre Fernmetastase verschlechtert die Prognose allerdings signifikant (108).

Bei zervikalen RMS aller Entitäten finden sich in 18 % positive LN. Der Unterschied zu den zervikalen LMS und AS mit 0 % bzw. 2,9 % befallenen Lymphknoten ist signifikant (6). In zwei weiteren Studien wurden bei zervikalen ERMS und PRMS klinisch, bildgebend oder intraoperativ jedoch keine positiven LN gefunden (2, 69).

Interessanterweise waren die LN in einer Studie bei RMS aller Entitäten der Scheide und des Uterus sowohl pathologisch-anatomisch als auch klinisch tumorfrei (108). Nach einer anderen Untersuchung waren bei uterinen RMS bei Kindern und Adoleszentinnen (≤ 20 Jahre) die LN jedoch in 27 % positiv. Im DKSM-Material waren die LN in 2 von 6 (33,3 %) uterinen ERMS positiv, das einzige ARMS war LN-negativ (65). Aufgrund der insgesamt niedrigen und widersprüchlichen Zahlen können bei den uterinen RMS betreffs des LN-Status hinsichtlich der Prognose und Therapie wegen fehlender Daten daher keine definitiven Schlussfolgerungen gezogen werden (69).

Zumindest für die Gruppe der unter 21-jährigen gilt, dass RMS im Genitalbereich eine bessere Prognose besitzen als diejenigen an anderer Lokalisation (22, 78). Bezogen auf alle RMS-Entitäten in allen genitalen Lokalisationen beträgt bei erwachsenen Frauen das mediane PFI 9 Mo (1–24 Mo), das 2-Jahres-PFS 15 % und das 5-Jahres krankheitsspezifische OS nur 29 % (41). Die außerordentlich schlechte Prognose der adulten RMS steht im krassen Gegensatz zu dem 5-Jahres-OS bei kindlichen gynäkologischen RMS (2, 75). Die Prognose von RMS ist schon bei über 20-jährigen schlechter ist als bei jüngeren Frauen (53). Betreffs der prognostischen Unterschiede wird vermutet, dass es sich bei den kindlichen und adulten RMS um biologisch unterschiedliche Tumoren handelt, was sich auch durch die unterschiedlichen histologischen Typen (PRMS bei der adulten Frau häufig!) widerspiegelt. So sprechen die adulten RMS wie die anderen adulten WTS generell schlecht auf eine CHT an (53). Dies steht offensichtlich im Zusammenhang mit einer erhöhten Chemoresistenz adulter Tumoren (66). Tatsächlich werden bei adulten ERMS und PRMS die „Multidrug-resistance-proteins" mit steigendem Alter stärker exprimiert. Bei ARMS waren trotz schlechter Wirksamkeit der CHT diese Proteine nicht vermehrt exprimiert (66). Es wird aber auch vermutet, dass RMS bei Adulten bislang nicht so konsequent mit modernen CHT-Schemata behandelt wurden wie bei Kindern (42). In einer kleineren Studie nur mit zervikalen RMS konnte kein Einfluss des Alters auf die Prognose nachgewiesen werden (69).

Das 5-Jahres-OS aller zervikalen Sarkome liegt in allen Stadien I zwischen 80 und 67 %, in den Stadien II und III bei 42 bzw. 20 % sowie in den Stadien IVA/B bei 33 bzw. 11 % (6). Im Vergleich zu allen anderen zervikalen (!) Sarkomentitäten haben die zervikalen RMS kein signifikant unterschiedliches PFI und OS, höhere Stadien sind aber generell mit schlechteren prognostischen Daten verbunden (6).

Bezogen auf alle Lokalisationen beträgt das 5-Jahres-OS der ERMS im kindlichen (Alter ≤ 19 Jahre) 69 % (116). Das 5-Jahres-PFI und OS bei ERMS des weiblichen Genitale (bis 21 Jahre) beträgt 52 % bzw. 92 % (105). Bei zervikalen RMS, bei denen es sich fast ausschließlich um ERMS handelt, wird die Prognose als relativ günstig eingeschätzt (72). Das PFI ist signifikant und das OS im Trend länger als an anderen genitalen (!) Lokalisationen (41). Bei verstorbenen Pat. trat der Tod nach 1–96 Mo (median 8 Mo) auf (72). Tatsächlich wurden nach einer medianen Nachbeobachtung von 23 Mo bei zervikalen ERMS nur in 27 % lokale Rezidive ohne Fernmetastasen beobachtet (69). Die Prognose der zervikalen RMS soll nach einer anderen Quelle signifikant schlechter als die der Scheide sein (55). Letztere kommen allerdings bei der adulten Frau nicht vor, so dass ein Vergleich außerhalb des Kindesalters praktisch nicht möglich ist. Generell wird das ERMS als günstiger histologischer Befund gewertet.

Bezogen auf alle Lokalisationen beträgt das 5-Jahres-OS der ARMS im kindlichen (Alter ≤ 19 Jahre) 47 % (116). ARMS der Zervix werden nur ausnahmsweise beobachtet (93) und die Prognose gilt als schlechter als die der ERMS (2). ARMS mit dem PAX3-FKHR Fusionsgen sollen eine deutlich ungünstigere Prognose als solche mit einem PAX7-FKHR Fusionsgen aufweisen (114). In weiteren Studien wurde beobachtet, dass nichtmetastatische PAX3/FOXO1 positive ARMS einen signifikant schlechteren Verlauf im Vergleich zu PAX7/FOXO1-positiven Pat. aufwiesen. Wie bereits erwähnt, wird daher empfohlen, den Fusions-Gen-Status in die Risikoeinschätzung von ARMS mit aufzunehmen. Letztere sollen sich prognostisch wie ERMS verhalten (83, 125). In einer anderen Untersuchung konnte dieser Unterschied nicht bestätigt werden (115). Generell wird das ARMS als ungünstiger histologischer Befund gewertet (20).

Unabhängig von der Einstufung als günstiger bzw. ungünstiger histologischer Befund gelten ERMS und ARMS als gut CHT-empfindlich.

Die PRMS haben die schlechteste Prognose. Bezogen auf alle Lokalisationen beträgt das 5-Jahres-OS der PRMS im Alter ≤ 19 Jahre 47 % und bei Erwachsenen 53,4 % (42). Bei Erwachsenen ist die Prognose noch schlechter als die der ARMS (116). Bei 86 % aller adulten PRMS überschreitet die Tumorgröße bereits primär 5 cm (Abb. 1.3-5) (42).

Von 27 Frauen wiesen 59 % bereits bei der Aufnahme eine extrauterine Ausbreitung auf. Nur bei 19,2 % der Frauen war in der Nachsorge kein Rezidiv aufgetreten, 73 % waren verstorben. Der Tod trat bei 53 % innerhalb von 6,5 Mo ein. Das Stadium bzw. eine auf den Uterus begrenzte oder eine ausgebreitete Erkrankung hatte in der beobachteten Gruppe keinen Einfluss auf das Gesamtüberleben (39). Generell ist die

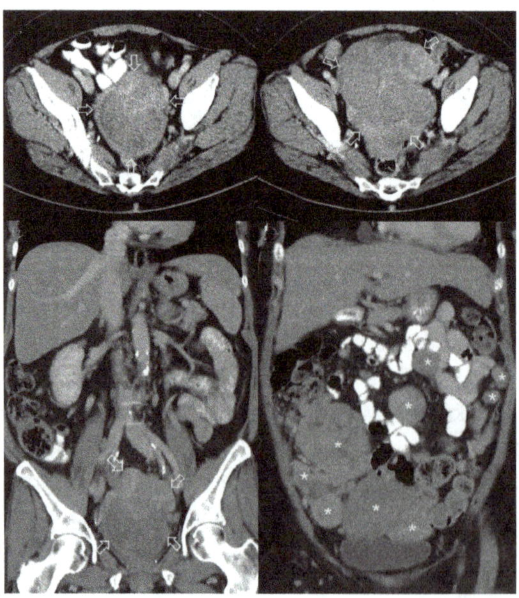

Abb. 1.3-5: 64-jährige Patientin mit einem pleomorphen Rhabdomyosarkom des Uterus. Die abdominelle CT in der portalvenösen Phase in axialer und coronarer Schichtung (li. oben und unten) zeigt einen vom Uterus ausgehenden, knotigen und inhomogen Kontrastmittel aufnehmenden Tumor (Pfeile), der sich weit in die Vagina erstreckt (8 × 9 × 11 cm); zwei Monate später (re. oben u. unten) zeigen sich ein erheblicher Progress mit Größenprogredienz des Primärtumors (14 × 11 × 13 cm) und peritonealen Metastasen (Sterne).

Prognose der ARMS und PRMS schlechter als die der ERMS und seiner Varianten (2). Insgesamt stehen die PRMS biologisch und klinisch offensichtlich den high-grade WTS näher als den kindlichen RMS (42).

Alle genitalen Rhabdomyosarkome gehören zu den Rhabdomyosarkomen in günstiger Lokalisation. Lokalisierte embryonale Rhabdomyosarkome des weiblichen Genitale haben unabhängig vom Lymphknoten- und Resektionsstatus generell eine günstige Prognose. Alle alveolären Rhabdomyosarkome gehören in die Gruppe mit einem intermediären Risiko. Pleomorphe Rhabdomyosarkome gelten prinzipiell als high-risk-Tumoren. Fernmetastasen sind immer ein ungünstiger Prognosefaktor. Weitere ungünstige Prognosefaktoren sind positive Lymphknoten und/oder ein positiver Resektionsrand bei allen nicht embryonalen Rhabdomyosarkomen, ein Alter > 20 Jahre, ein Tumordurchmesser ≥ 5 cm sowie eine nicht erfolgte Chemotherapie. Eine Strahlentherapie hat nur einen nichtsignifikanten Einfluss auf das Gesamtüberleben. Die prognostischen Faktoren der pleomorphen genitalen Sarkome entsprechen im Wesentlichen denen der anderen hochmalignen genitalen Sarkome.

Primäre Operation

Betreffs der Präferenz einer primären Resektion gegenüber einer primären CHT mit/ohne eine RT differieren die Empfehlungen zwischen den USA und Europa. Ein wesentlicher Grund liegt in den unterschiedlich bewerteten operativen Risiken betreffs einer R0-Resektion. Bei uterinen RMS von Kindern muss individuell in enger Zusammenarbeit mit Kinderonkologen über das primäre Vorgehen entschieden werden, ein Einbringen in Studien ist nachdrücklich zu empfehlen. Bei Kindern und Adoleszentinnen wird bei RMS der Scheide (s. u.) und des Uterus mehrheitlich zunächst mit einer CHT begonnen um verstümmelnde Eingriffe zu vermeiden (2). Diese Fälle gehören ausschließlich in die Hand der Kinderonkologen. Auf die Einzelheiten des Vorgehens wird daher an dieser Stelle nicht eingegangen.

Generell gilt für ERMS, ARMS und RMS NOS, dass eine chirurgische Resektion vor der CHT nur dann erfolgen soll, wenn sie nicht zu einer Organverstümmelung oder einer starken Funktionseinschränkung führt und eine komplette Resektion mit ausreichendem umgebendem Gewebe möglich ist. Ein Sampling befallener LN sollte, wenn möglich, erfolgen (91). Da die uterinen adulten RMS prinzipiell einer Operation gut zugänglich sind, steht die chirurgische Therapie an erster Stelle. Wie bei den anderen uterinen Sarkomen besteht auch bei den uterinen RMS das oberste Ziel in einer kompletten Resektion. Der Status des Tumorrandes gilt neben der Tumorgröße, der regionalen und der Fernmetastasierung sowie dem Alter als einer der wichtigsten Prädiktoren für den weiteren Verlauf adulter RMS (54). Generell wird ein Minimum von einem 0,5 cm gesunden Gewebesaum gefordert. Diese Empfehlung muss bei uteruserhaltenden Operationen, z. B. bei einem RMS der Zervix oder bei einer SAH berücksichtigt werden. Bei einer Resektion nicht sicher im Gesunden ist eine Nachresektion indiziert (91). Erfolgt Nachresektion sicher im Gesunden oder ist kein Tumor mehr nachweisbar, kann das RMS der Gruppe I zugeordnet werden. Voraussetzung ist allerdings, dass bei der Erstoperation keine Kontamination oder Verteilung von Tumorzellen (z. B. Morcellement) erfolgt ist. Bei den RMS des uterinen Korpus spielt bei einer totalen HE der Gewebesaum eine untergeordnete Rolle, da in diesem Fall ohnehin das gesamte Kompartiment entfernt wird. Ein Morcellement ist in jedem Fall kontraindiziert. Bei bestehendem Kinderwunsch sollten ERMS und ARMS des Corpus einer primären CHT zugeführt werden. Über eine Tumorenukleation- bzw. Exstirpation gibt es keine Daten. Der erforderliche tumorfreie Gewebesaum von 0,5 cm wird in diesen Fällen auch kaum einzuhalten sein. Eine sonst evtl. nicht erforderliche postoperative Strahlentherapie könnte dann notwendig werden.

Im Material des DKMS wurden von 8 adulten uterinen ERMS/ARMS 4 mittels TAH, 2 mittels RAH und je eine mittels LAVH bzw. TVH operiert (65). In einer weiteren Studie (72) wurden 20 zervikale und 5 korporale ERMS bei adulten Frauen mittels THE, Tumorresektionen, Konisationen oder „Polypektomien" operativ entfernt. Es ist nicht erkennbar, dass sich das konservative Vorgehen ungünstig auf die Prognose ausgewirkt hat. In einer ergänzenden Zusammenstellung mit 52 Fällen zervikaler und uteriner adulter ERMS war bei den 10 verstorbenen Frauen kein Zusammenhang mit der Operationsmethode (Tumorresektion TAH, RAH, LNE) erkennbar. Bei 12 Fällen mit lokaler Resektion gab es nur 2 Todesfälle. Von diesen hatte eine Pat. keine postoperative CHT erhalten.

Insgesamt kann man aus den verfügbaren Daten schlussfolgern, dass beim zervikalen ERMS der erwachsenen Frau eine totale HE oder eine organerhaltende R0-Resektion als adäquate operative Methode angesehen werden kann. Dementsprechend sind bei dringendem Kinderwunsch bzw. bei Mädchen oder jungen Frauen unter der Voraussetzung einer sicheren R0-Resektion (0,5 cm tumorfreier Gewebesaum) organerhaltende zervikale Operationen möglich. Können im Bereich der Zervix die Bedingungen nicht eingehalten werden, ist neben einer primären CHT auch eine radikale Trachelektomie eine weitere Option. In Analogie dazu ist bei ERMS des Korpus auch eine SAH mit R0-Resektion möglich. Ein konservatives operatives Vorgehen beim uterinen ERMS wird auch durch zahlreiche Kasuistiken gestützt (9, 29, 50, 59, 61, 68). Tatsächlich fand sich nach 7 „Polypektomien" oder Abrasiones in 6 Fällen kein Resttumor mehr (72). Für eine RAH bzw. RVH gibt es bei auf die Zervix beschränkten ERMS keine Indikation. Einzelne Kasuistiken lassen keinen Nutzen erkennen (110).

Über zervikale ARMS gibt es nur 4 Berichte. In zwei Fällen war es trotz radikaler HE und nachfolgender ERT bzw. CHT in kürzester Frist zum Tod gekommen (11, 33). Die beiden anderen Pat. (21 und. 39 Jahre) erhielten nach einer TAH mit BSO entweder eine alleinige CHT nach dem VAC-Schema (13) bzw. zusätzlich eine ERT (93). Sie blieben 20 Mo bzw. 3 Jahre (Dauer der Nachbeobachtung) rezidivfrei.

Zum Nutzen einer simultanen BSO gibt es bei allen genitalen nichtovariellen RMS keinerlei Hinweise. Eine BSO ist bei den regelhaft negativen HR auch nicht zu begründen. Dennoch werden in Deutschland bei 75 % der uterinen RMS beide Adnexe entfernt (65). Falls bei Frauen mit Kinderwunsch nach einer organerhaltenden zervikalen

Operation eine RT geplant ist (s. adjuvante Therapien), sollten die Ovarien operativ aus dem Bestrahlungsfeld herausgelagert werden (91).

Der Nutzen einer systematischen pelvinen und paraaortalen LNE betreffs des PFI und OS bei genitalen RMS konnte bislang nicht belegt werden. Bei 6 Fällen zervikaler und uteriner ERMS (alle IRSG Gruppe I) wurde über eine pelvine und paraaortale LNE berichtet. Davon verstarben 3 Frauen innerhalb eines Jahres, während die anderen bis maximal 125 Mo rezidivfrei blieben (41). Eine weitere Statistik analysierte 11 Fälle zervikaler RMS (10 ERMS, 1 PRMS), davon 5 bei adulten Frauen (86). In 7 Fällen erfolgten eine Konisation, einmal eine Polypektomie und viermal eine TAH mit bzw. ohne BSO. Eine LNE war in keinem Fall durchgeführt worden. Nur eine Pat. ist während der Nachbeobachtung an ihrer Krankheit verstorben. Der Umfang der Operation ließ keinen Einfluss auf das Überleben erkennen. Nach einer weiteren Sammelstatistik (72) gab es bei 26 Frauen mit uterinen und zervikalen ERMS, die eine LNE erhalten haben, 6 Todesfälle. Dagegen waren nur 2 von 12 Frauen verstorben, bei denen lediglich eine Tumorresektion erfolgt war. Bei Frauen > 40 Jahre mit einem RMS der Zervix (alle Gruppe I) fanden sich nach einer LNE genauso viele Todesfälle wie ohne diese Operationserweiterung (4).

Generell haben genitale RMS selbst mit positiven LN eine relativ günstige Prognose (67). Da eine LNE per se nach den zugänglichen Daten offensichtlich keinen Effekt auf das PFI und OS hat, ist bei den ERMS und ARMS eine therapeutische systematische (!) pelvine und paraaortale LNE nicht indiziert. Die paraaortalen LN zählen ohnehin nicht zu den regionären LN. Nach den deutschen Leitlinien für WTS gilt eine systematische LNE unter der Indikation einer Therapie von LN-Metastasen als obsolet (112).

Der Umfang und die Art der adjuvanten Therapie ist bei ERMS und ARMS jedoch vom LN-Status abhängig (s. Tab. 1.3-6). Die primäre Festlegung N0 bzw. N1 erfolgt bei den ERMS und ARMS zunächst anhand der bildgebenden und/oder klinischen Befunde (s. Tab. 1.3-1). Vor der definitiven Therapie eines ERMS bzw. ARMS ist daher immer eine bildgebende Diagnostik mittels einer pelvinen CT, MRT oder ggf. PET-CT erforderlich (s. o). In den aktuellen PDQ-Empfehlungen und Studienprotokollen (35, 91) wird zur Absicherung des LN-Status eine LN-Biopsie oder ein Sampling von klinisch oder bildgebend suspekten LN ausdrücklich empfohlen. Eine SLN-Biopsie sollte durchgeführt werden, wenn immer es möglich erscheint (35). Für eine systematische LNE wird keine Indikation gesehen. Sie kann allerdings in Betracht gezogen werden, wenn eine nachfolgende RT kontraindiziert ist (35). Positive LN oberhalb der Communis-Gefäße gelten schon als Fernmetastasen.

Bei einem postoperativen Zufallsbefund eines ERMS oder ARMS, muss zur Einschätzung des LN-Status zumindest eine klärende nachträgliche bildgebende Diagnostik erfolgen. Bei unklaren Befunden sollte eine PET-CT in die Diagnostik einbezogen werden. Anderenfalls ist es sinnvoll eine selektive LNE nachzuholen. Es muss darauf hingewiesen werden, dass eine postoperative RT auch dann erfolgen soll, wenn bei klinisch bzw. bildgebend positiven LN die entfernten LN histologisch tumorfrei sind (91).

Es gibt keine Daten bezüglich eines endoskopischen Vorgehens im Sinne einer TLH bzw. einer LAVH ohne Uterusverletzung. Der Nachteil dieser Verfahren besteht jedoch darin, dass die Palpation von klinisch suspekten LN nicht möglich ist. Bei einer fehlenden Bildgebung oder bei unklarem bildgebendem Befund müssen entsprechende Verfahren daher als kritisch angesehen werden.

Das Vorgehen bei Kindern, jungen Frauen und bei Kinderwunsch mit einem uterinen ERMS oder ARMS ist bei der primären CHT beschrieben.

Das Datenmaterial betreffs des operativen Vorgehens bei PRMS ist äußerst dürftig. In einer Sammelstatistik (39) mit 27 PRMS wurde in 10 Fällen eine LNE vorgenommen. Von diesen Frauen blieben 3 ohne Rezidiv, 2 lebten mit einem Rezidiv und 5 sind während der Nachbeobachtung verstorben. Eine RAH hat nach Einzelberichten beim PRMS offensichtlich keinen Einfluss auf das Überleben (96). In dieser Analyse war auch kein Nutzen durch eine BSO zu erkennen (39). Es gibt einen Bericht über eine erfolgreiche „Polypektomie" eines PRMS mit nachfolgender CHT bei einem Kind (12). Dieser Fall kann nicht auf die PRMS bei adulten Frauen übertragen werden.

PRMS sollen auch nach den aktuellen NCCN-Guidelines Soft Tissue Tumors wie die anderen uterinen Sarkome bzw. WTS behandelt werden (92, 112). Somit verbietet sich bei den PRMS ein organerhaltendes Vorgehen. Die Therapie der Wahl ist daher die THE ohne Uterusverletzung. In Analogie zu den anderen reinen uterinen Sarkomen bzw. WTS ist auch eine systematische LNE nicht begründet. Das gilt gleichermaßen für eine selektive LNE, zumal aus dem Ergebnis keine allgemein akzeptierten Schlussfolgerungen für eine adjuvante Therapie gezogen werden können. Einzelheiten sind in den Kapiteln über die anderen uterinen Sarkome beschrieben.

Bei fortgeschrittenen ERMS und ARMS soll ein primäres Tumordebulking mit verbleibenden Tumorresten (Gruppe III) nicht durchgeführt werden (91). Die Empfehlung begründet sich darauf, dass es keine klaren Beweise dafür gibt, dass ein entsprechender Eingriff gegenüber einer Biopsie mit nachfolgender CHT mit einer Verlängerung des OS verbunden ist (14). Bei lokal ausgebreiteten zervikalen ERMS und ARMS bei Kindern und jungen Frauen ist es daher sinnvoll, zunächst mit einer CHT zu beginnen (62). Das entspricht dem generell bevorzugten Vorgehen am kindlichen Genitale.

Eine primäre Resektion fortgeschrittener RMS wird nur unter der Bedingung empfohlen, dass der Tumor R0-resektabel erscheint und Verletzungen wichtiger Nachbarorgane ausgeschlossen werden können (14, 71). Die Empfehlung bezieht sich auf das operative Vorgehen bei Kindern und kann nicht generell auf Erwachsene übertragen werden. Es wird jedoch darauf hingewiesen, dass bei retroperitonealen bzw. anderweitig lokalisierten Tumoren, die selbst zu Funktionsstörungen führen können bzw. bereits geführt haben (z. B. Darmverschluss, Ureterkompression) ein primäres Debulking auch mit postoperativen Tumorresten (R1/2 -Situation bzw. Gruppe III) indiziert ist (14, 91). Dies kann bei in der Bauchhöhle oder pelvin-retroperitoneal ausgebreiteten RMS bei erwachsenen Frauen zutreffend sein. Somit ist die Indikation zu ausgedehnten Operationen (z. B. Darmresektionen) in diesen Fällen anders als bei Kindern zu stellen. Die PDQ-Empfehlungen schließen bei genitalen RMS selbst eine Exenteration nicht aus, wenn diese machbar erscheint. Wenn jedoch bereits eine Fernmetastasierung besteht, wird ein Tumordebulking (außer bei akut bedrohlicher Situation) nicht für sinnvoll gehalten (91).

Bei uterinen embryonalen und alveolären Rhabdomyosarkomen der erwachsenen Frau ist die totale Hysterektomie die Therapie der Wahl. Bei jungen Frauen bzw. bei noch bestehendem Kinderwunsch sind organerhaltende Operationen mit einem gesunden Gewebesaum von 0,5 cm möglich. Im Bereich der Zervix können dies lokale Resektionen, Konisationen oder auch eine Trachelektomie sein. Tumoren im Korpus können mittels suprazervikaler Hysterektomie entfernt werden. Ein Morcellement ist in jedem Fall kontraindiziert. Ist der Tumor nicht sicher im Gesunden reseziert worden, ist eine Nachresektion indiziert. Eine Ovarektomie ist nicht erforderlich. Eine selektive Lymphonodektomie bildgebend oder klinisch befallener Lymphknoten wird generell empfohlen und ist für die Entscheidungsfindung betreffs einer adjuvanten Therapie von Bedeutung. Für eine (therapeutische) systematische pelvine und paraaortale Lymphonodektomie gibt es keine Indikation. Sie kann indiziert sein, wenn bei positiven Lymphknoten eine postoperative Strahlentherapie kontraindiziert ist.
Bei fortgeschrittenen Tumoren kann eine primäre Zytoreduktion erfolgen, wenn mit bildgebenden Methoden oder intraoperativ eine R0-Resektion möglich erscheint. Zytoreduktive Operationen sollen nur durchgeführt werden, wenn Organfunktionen bedroht sind.
Die operative Versorgung der uterinen pleomorphen Rhabdomyosarkome soll in Analogie zu anderen uterinen Sarkomen erfolgen. Die Therapie der Wahl ist die Hysterektomie ohne Uterusverletzung.

Adjuvante und additive Radio-, Chemo- und Hormontherapie

Die notwendigen adjuvanten Therapien richten sich v. a. nach den Risikogruppen für RMS (s. Tab. 1.3-6 u. 1.3-7). Im Gegensatz zu den anderen genitalen Sarkomen gilt die RT als eine wichtige Komponente der multimodalen Therapie von pädiatrischen ERMS und ARMS sowie RMS-NOS. Die Empfehlungen beziehen sich fast ausschließlich auf die Situation bei Kindern. Für adulte ERMS und ARMS gibt es keinerlei Standards und es fehlen adäquate Studien. Wegen des Mangels an Daten betreffend adulter ERMS und ARMS kann man im Wesentlichen auf Studien von kindlichen Sarkomen zurückgreifen, zumal Frauen bis zum 40igsten Lebensjahr mit ERMS und ARMS nach den für die Kinder und Adoleszentinnen geltenden Kriterien behandelt werden sollen (112).

Eine postoperative RT ist bei komplett entfernten ERMS der Gruppe I ist nicht erforderlich (78). Sie gilt dagegen als indiziert bei allen ARMS und RMS-NOS auch der Gruppe I sowie bei ERMS mit R1/R2-Resektionen und/oder positiven LN (alle Gruppe IIA, IIB, IIC, III) (s. Tab. 1.3-7) (104, 106, 126).

Das Bestrahlungsfeld richtet sich prinzipiell nach der Ausdehnung des Tumors vor der Operation bzw. vor einer CHT einschließlich des Gebiets befallener LN. Ein

Sicherheitsrand von 2 cm wird allgemein empfohlen (91, 126). Eine erforderliche CHT sollte der RT vorangestellt werden. Die übliche Strahlendosis beträgt 1,8 Gy/d 5 d pro Wo über 5–6 Wo (91). Die kumulative Dosis soll zwischen 36 und 50 Gy liegen. Die kumulative Gesamtdosis ist abhängig vom vorhandenen Tumorrest und vom LN-Status (105). Während einer ERT wird die Gabe von Actinomycin D bei einem applizierten VAC-Schema unterbrochen (123). In den IRSG-Studien wurde in der Gruppe II nach 6 und in der Gruppe III nach 12 Wo mit der RT begonnen (2).

Bei zervikalen und uterinen Tumoren kann die RT auch in Form einer VBT erfolgen. Bei einem Tumor am Applikator mit einer Größe < 4 cm gilt eine alleinige VBT als ausreichend. Größere Tumoren sollen eine Kombination aus einer VBT und ERT erhalten. Auf diese Weise kann die Nebenwirkungsrate niedrig gehalten werden. Ist eine VBT nicht möglich, erfolgt eine alleinige ERT (73).

Adäquate Studien, die sich auf eine adjuvante CHT speziell bei uterinen RMS erwachsener Frauen beziehen, sind nicht bekannt. In einer Sammelstatistik mit 52 operierten adulten zervikalen ERMS fanden sich unter 5 Fällen, die überhaupt keine postoperative Therapie erhalten haben, 3 Todesfälle (60 %). Von 4 postoperativ ausschließlich bestrahlten Frauen waren 2 (50 %) und von 8 Frauen, die eine postoperative RT-CHT erhalten hatten, waren gleichfalls zwei (25 %) verstorben. Aus den Daten kann man vorsichtig ableiten, dass beim zervikalen ERMS eine klinische Beobachtung bzw. alleinige postoperative Bestrahlung nicht als adäquat angesehen werden kann. Von 25 auswertbaren Fällen, die eine adjuvante CHT erhalten hatten, trat nur in 2 Fällen (8 %) während der Nachbeobachtung ein Todesfall auf.

In einer Studie mit 10 zervikalen RMS war der Nutzen einer adjuvanten CHT nicht zweifelsfrei erkennbar (69). Nach einer anderen Untersuchung blieben 12 von 14 Kindern und Erwachsenen mit einem zervikalen ERMS nach lokaler Resektion und einer VAC-CHT rezidivfrei (29). Es sind nur wenige Fälle eines zervikalen ARMS ausreichend beschrieben. Eine Pat. blieb nach einer TAH plus adjuvanter RT und CHT 3 Jahre (Ende der Nachbeobachtung) tumorfrei während im zweiten Fall nach einer RAH mit adjuvanter pelviner ERT plus einer VAI-CHT innerhalb von 3 Mo ein Rezidiv mit Todesfolge auftrat. Primär fanden sich jedoch schon Absiedlungen in den Parametrien und in der uterinen Serosa. Primär fortgeschrittene genitale RMS haben trotz Operation und adjuvanter CHT offensichtlich eine schlechte Prognose (48).

Nach einer postoperativen CHT kindlicher RMS (Alter ≤ 19 Jahr) aller Entitäten wird ein 3-Jahres-PFI von 77 % und ein entsprechendes OS von 86 % erreicht (22). Die Verbesserung der Prognose durch eine CHT betrifft v. a. die Gruppen I und II.

Bei allen adulten RMS aller (!) Lokalisationen, die mit pädiatrischen CHT-Regimes behandelt wurden, wurde über ein verbessertes 5-Jahres-OS auf 60 % gegenüber 40 % bei Unterlassen bzw. bei einer nicht adäquaten CHT berichtet (42). Bei 16 Mädchen mit genitalen ERMS betrug nach der CHT das 5-Jahres-PFI 52 % und das 5-Jahres-OS 92 %. Bezogen auf alle RMS-Entitäten aller genitalen (!) Lokalisationen ist eine CHT im Trend mit einem verbesserten PFS und OS verbunden, eine statistische

Signifikanz wurde nicht erreicht (41). Nach einer anderen Quelle wurde mit einer CHT bei adulten Frauen keine signifikante Verbesserung des OS erreicht (53). Die unbefriedigenden Ergebnisse waren wahrscheinlich trotz adäquater operativer Behandlung auch auf eine insgesamt zu selten eingesetzte adjuvante CHT, inadäquate CHT-Regimes bzw. einen relativ hohen Anteil an PRMS bedingt. Stratifiziert man die adulten RMS allerdings nach den Prognosefaktoren für kindliche RMS, werden praktisch identische Ansprechraten bzw. Überlebensdaten erreicht (42).

Es wird daher nachdrücklich empfohlen bei den adulten ERMS und ARMS auch die kindlichen CHT-Protokolle anzuwenden (42). Danach sollen alle ERMS, ARMS u RMS NOS eine adjuvante CHT erhalten. Das in Tab. 1.3-7 vorgeschlagene Vorgehen entspricht auch den Empfehlungen für RMS des weiblichen Genitale (2). Zwischen einer Operation und der CHT soll eine Zeit von 8 Wochen nicht überschritten werden.

Tab. 1.3-7: Adjuvante/Additive Chemo- oder Radiochemotherapie bei genitalen embryonalen und alveolären Rhabdomyosarkomen sowie RMS-NOS (2, 22, 82, 91, 105, 106, 126)

Chemotherapie VA	Chemotherapie VAC	plus Radiotherapie
ERMS	alle ARMS/RMS-NOS*	alle ARMS/RMS-NOS*
Gruppe I, IIA	alle N1	alle N1, Alle Gruppe IIA – III#

VA Vincristin plus Actinomycin (verkürztes Protokoll mit geringerer Cyclophosphamiddosis möglich), VAC Vincristin plus Actinomycin plus Ifosfamid, *wegen der unklaren Typisierung sollen RMS-NOS zur Vermeidung einer Untertherapie den ARMS zugeordnet werden (35), # gilt nicht für ERMS N0, die primär oder nach Chemotherapie R0-reseziert wurden, auch bei uterinen N0 ARMS, die R0 reseziert wurden, kann eine Radiotherapie unterbleiben.

Für low-risk-Fälle (ERMS Gruppe I, IIA) gilt das 2-Drug-VA-Schema als ausreichend (Tab. 1.3-7) (105). Dieses Schema ist relativ unkompliziert und wird die meisten uterinen RMS betreffen (s. Therapieverschlag). Der Gesamtzeitraum beträgt 22 Wo. Eine Kooperation mit den Hämato-Onkologen und/oder pädiatrischen Onkologen sollte unbedingt angestrebt werden.

Die Standard-CHT für RMS (außer PRMS) ist in allen anderen Fällen das VAC-Schema als 3-Drug-Regime nach dem „Intergroup Rhabdomyosarcoma Study Protocol IV“ (3, 22, 91). Statt Cyclophosphamid kann auch Ifosfamid (VAI-Schema) eingesetzt werden. Eine Kombination aus Vincristin, Ifosfamid plus Etoposid wird als equieffektiv angesehen (22). Eine alternierende CHT mit VAC vs. Vincristin, Topotecan und Cyclophosphamid hat sich als nicht effektiver erweisen (3). Die relativ hohe Toxizität insbesondere des „3-Drug-Regimes“ muss bei der Entscheidungsfindung berücksichtigt und die zulässigen Höchstdosen müssen streng eingehalten werden. Nach den einzelnen Protokollen erfolgte die CHT über einen Zeitraum von bis zu 42 bis 45 Wo, in der Regel aber 25 Wo. Nach neueren Daten können ERMS Stadium I Gruppe IIB/C auch mit einem verkürztem Therapieprotokoll unter Reduzierung der kumulativen Cyclophosphamiddosis auf von 26,4 auf 4,8 g/m² behandelt werden. In die Studie waren Pat. bis 50 Jahre aller Lokalisationen eingeschlossen (123)

Die besprochene CHT bzw. CHT-RT ist hochtoxisch und birgt letale Risiken. Sie soll deshalb nur durch erfahrene internistische Onkologen erfolgen. Im Gegensatz zu den anderen uterinen Sarkomen ist eine additive CHT bzw. CHT-RT auch bei postoperativ verbliebenem Tumorrest (Gruppe III) indiziert (22).

Aus den wenigen Fallberichten mit einem PRMS ist eine Wirksamkeit einer adjuvanten CHT und RT auf das PFI und OS nicht ablesbar (96). In einer Gruppe von 27 Frauen mit einem PRMS war kein Einfluss auf das Überleben erkennbar (38, 39). Von 12 Frauen, die eine adjuvante CHT erhalten haben, verstarben 10 in der Nachbeobachtung, eine entwickelte ein Rezidiv und nur eine Pat. blieb 12 Mo lang rezidivfrei. Bei einem uterinen PRMS (IRSG Gruppe III) trat nach einer TAH mit BSO und einer postoperativen RT nach 3 Mo ein weiteres Wachstum auf, der Tod trat nach insgesamt 5 Mo. ein. In einer kleineren Studie entwickelten 2 von 12 Pat. (16 %) mit und 7 von 23 Pat. (30 %) ohne eine adjuvante CHT Fernmetastasen (42). Der Anteil von genitalen PRMS war in der Studie nicht erkennbar. Insgesamt ist der Nutzen einer adjuvanten CHT betreffs des PFI und OS bei PRMS bislang nicht durch valide Studien belegt. Es ist zudem bekannt, dass die Chemosensibilität bei Pat > 20 Jahre mit ARMS und PRMS signifikant schlechter als bei jüngeren Pat. ist und etwa derjenigen von adulten WTS entspricht (53). Die Studie kommt insgesamt zu dem Schluss, dass es gegenwärtig keinen nachgewiesenen Nutzen einer CHT bei adulten ARMS und PRMS gibt. Einschränkend muss bemerkt werden, dass in dieser Studie keine urogenitalen RMS vertreten waren.

In Anbetracht des Vorkommens von PRMS fast ausschließlich bei erwachsenen Frauen, der schlechten Prognose und der bislang nicht erfolgten Einbeziehung in die RMS-Studien sowie fehlender Standards soll nach den NCCN-Guidelines Soft Tissue Tumors (92) die Therapie nach den Kriterien der WTS in Betracht gezogen werden. Unter diesem Aspekt kann für uterine PRMS auch in Analogie zu den uterinen Sarkomen und im Gegensatz zu der ERMS und ARMS eine adjuvante CHT nicht als Standard bezeichnet werden, zumal ein Nutzen betreffs des PFI und OS bislang nicht durch adäquate Studien nachgewiesen ist. Generell kann man sich daher an die Vorgaben für das uterine LMS oder UUS halten.

Therapievorschlag
VA-Schema für low-risk embryonale Rhabdomyosarkome

Vincristin 1,5 mg/m² i. v. (max. Einzeldosis 2 mg) d 1, 8, 15, 22, 3 Wo Pause, ges. 4 Zyklen +
Actinomycin-D 1,5 mg/m² (max. Einzeldosis 2 mg) d 1 und 22, 3 Wo Pause, ges. 4 Zyklen

Die hochtoxischen bis lebensbedrohlichen 3-Drug-Schemata sind insbesondere in Kombination mit einer RT Domäne der Hämato-Onkologen. Sie sind in der allerdings vertraulichen „CWS-Guidance for risk adapted treatment of soft tissue sarcoma and soft tissue tumours in children, adolescents, and young adults. Cooperative Weichteilsarkom Studiengruppe (CWS) of the Gesellschaft für Pädiatrische Onkologie und Hämatologie (GPOH); Version 1.6. from 12.12.2012; Stuttgart, Germany 2012“ fixiert und sollten im Studienzentrum: Olgahospital, Klinikum Stuttgart, Bismarckstraße 8, 70176 Stuttgart oder beim zuständigen Hämato-Onkologen oder pädiatrischen Onkologen nachgefragt und anhand des speziellen Falls besprochen werden.

Für eine adjuvante oder additive HT gibt es keine Indikation.

Mit Ausnahme von sicher R0-resezierten embryonalen Rhabdomyosarkomen ohne Lymphknotenbefall ist eine postoperative Radiotherapie bei allen uterinen embryonalen und alveolären Rhabdomyosarkomen indiziert. Außer dem pleomorphen Rhabdomyosarkom sollen alle Rhabdomyosarkome eine adjuvante Chemotherapie erhalten. Bei R0-resezierten embryonalen Rhabdomyosarkom mit negativen Lymphknoten gilt eine Kombination aus Vincristin und Actinomycin als ausreichend. Für alle anderen Fälle ist eine Kombination aus Vincristin, Actinomycin D und Cyclophosphamid indiziert. Eine notwendige Strahlentherapie soll in die Chemotherapie eingebunden werden. Eine adjuvante Chemo- mit/ohne Radiotherapie ist auch nach einer zytoreduktiven Operation indiziert. Für pleomorphe Rhabdomyosarkome ist keine postoperative Strahlentherapie und/oder adjuvante Chemotherapie etabliert. Generell soll in Analogie zu den Weichteilsarkomen bzw. den anderen uterinen Sarkomen vorgegangen werden.

Primäre Radio-, Chemo- und Hormontherapie, Vorgehen bei allgemeiner Inoperabilität

Bei Kindern und Adoleszenten gilt eine HE als mutilierender Eingriff. Uterine RMS beim Kind werden somit primär chemotherapeutisch behandelt. In diesen Fällen schließt sich an die histologische Sicherung eine neoadjuvante bzw. primäre CHT oder RT-CHT an. CR oder PR mit nur geringen Tumorresten nach bzw. unter einer CHT sind bekannt (18, 92, 106). Bei 11 Fällen mit uterinen RMS konnte durch eine CHT 8mal der Uterus erhalten werden, wobei in einigen Fällen eine zusätzliche ERT oder BT erfolgt ist (75). Mit einer hohen Toxizität durch die CHT und RT bis hin zu Todesfällen muss gerechnet werden (18). Wenn es unter der CHT bzw. CHT-RT zu keiner CR kommt, muss die HE erfolgen. Entsprechende Fälle gehören in die Hand von Kinderonkologen und werden hier nicht weiterbesprochen. Im Gesunden resezierbare zervikale ERMS und ARMS können auch primär operiert werden.

In einer Studie (14) konnte nachgewiesen werden, dass bei ausgedehnten ERMS und ARMS eine Biopsie mit nachfolgender neoadjuvanter CHT zu keinem signifikant schlechteren PFI bzw. OS führt als eine Biopsie mit eine konsekutiven Zytoreduktion mit makroskopischen Tumorresten (Gruppe III). Dennoch waren das PFI und OS bei der primären Debulking-Gruppe geringgradig günstiger. Dies hängt wahrscheinlich mit höheren Ansprechraten der CHT nach einer Zytoreduktion vs. einer primären CHT zusammen (14). Eine primäre Zytoreduktion mit verbleibenden Tumorresten wird bis auf Ausnahmefälle trotzdem nicht empfohlen (91). Liegt bei fortgeschrittenen Befunden keine akute Bedrohung von Organfunktionen vor und erscheint eine R0-Resektion nicht möglich, ist nach bioptischer Sicherung generell eine neoadjuvante CHT in der Regel in Kombination mit einer RT indiziert (71). Der Nutzen einer Intervalloperation nach einer primären CHT bzw. CHT-RT auf das OS ist noch nicht nachgewiesen. Nur, wenn sich nach einer CHT kein vitales Tumorgewebe findet, wird das PFI offensichtlich verlängert (103). Nach einer R0-Resektion von verbliebenem Tumorgewebe kann eine RT zwar das PFI, nicht aber das OS verlängern (103).

Bei jungen Frauen und/oder dringendem Kindewunsch ist bei uterinen ERMS und ARMS in Analogie zu den Empfehlungen bei den kindlichen Tumoren gleichfalls eine primäre CHT möglich. In solchen Fällen ist neben einer MRT auch eine präoperative PET-CT dringend zu empfehlen, um positive LN und Fernmetastasen sicher auszuschließen. Wenn der Tumor sich nach der CHT bildgebend nicht mehr nachweisen lässt, ist in Analogie zu den kindlichen Therapieprotokollen eine Resektion nicht mehr erforderlich. Komplette Remissionen bei Kindern und Adoleszentinnen sind beschrieben (18). Tatsächlich konnte mit einer primären CHT in der Gruppe I/II die Notwendigkeit einer HE um 48 % und in der Gruppe III/IV um 22 % gesenkt werden (2). Bei Frauen mit Kinderwunsch muss beachtet werden, dass in vielen Fällen gleichzeitig eine RT erfolgt war, und sich die Daten auf Personen bis 17 Jahre beziehen.

Bei allgemeiner Inoperabilität ist eine primäre CHT ggf. in Kombination mit einer RT indiziert. Bei Kontraindikationen zur CHT kann bei genitalen RMS auch eine alleinige RT eingesetzt werden. Gezielte Studien mit dieser Fragestellung sind jedoch nicht bekannt.

Für eine primäre oder neoadjuvante CHT ist grundsätzlich das VAC-Schema das Mittel der Wahl (91). Eine primäre Resistenz von ERMS gegenüber VAC und einer nachfolgenden Therapie mit Cisplatin und Etoposid ist beschrieben (57). Bei einem uterinen ARMS konnte dagegen mit dem VAC-Schema eine deutliche präoperative Remission erzielt werden, die eine anschließende Resektion erlaubte. Nach zusätzlicher postoperativer VAC-Applikation blieb die Frau 20 Mo (Ende der Beobachtungszeit) tumorfrei (13). In den meisten Fällen wird die notwendige Operation ab der 12. Woche der CHT durchgeführt. Bei einer neoadjuvanten Zielstellung erfolgt in der Regel vor der geplanten Resektion keine RT (2). Gelingt die R0-Resektion, gilt eine RT als nicht mehr indiziert, wenn die LN negativ sind (2). Bei residualem Tumor oder N1 soll die RT 12 Wochen nach der Operation appliziert werden (2).

Insgesamt ist der Nutzen einer Intervalloperation (verzögerte primäre Operation, second-look Eingriff) umstritten. Der Vorteil liegt darin, dass auf diese Weise noch vitales Tumorgewebe entdeckt werden kann. Bei noch vorhandenem vitalem Tumor soll das PFI aber nicht das OS verkürzt sein (103). Eine Intervalloperation wird daher nur als sinnvoll angesehen, wenn eine R0-Resektion möglich erscheint. In diesem Fall kann möglicherweise auf eine RT verzichtet oder deren Dosis gesenkt werden (91). Dies ist bei den genitalen Tumoren von Bedeutung, bei denen auf die Funktionsfähigkeit der Ovarien Wert gelegt wird. Die primäre CHT ist wegen der bekannten letalen Risiken von internistischen Onkologen durchzuführen.

Bei primär metastasierten Fällen gibt es kein empfohlenes Vorgehen. Ist der uterine bzw. zervikale Befund operabel, kann zunächst die Operation erfolgen. Können nach bildgebenden Kriterien auch die Metastasen R0 reseziert werden, kann auch in diesem Fall in einer meist zweiten Sitzung auch eine Metastasenresektion in Betracht gezogen werden. Bei primär bereits bestehenden Lungenmetastasen soll der Primärtumor multimodal behandelt werden. Mit der applizierten CHT kommt es meist auch zur Remission der Metastasen. Eine zusätzliche Resektion der Lungenmetastasen soll nicht mit einer verbesserten Prognose verbunden sein (25). In den meisten Fällen ist es daher wohl sinnvoll zunächst nach der uterinen Operation eine CHT zu verabfolgen und dann noch einmal über die Operabilität der Metastasen zu entscheiden. Denkbar ist auch eine CHT als primäre Maßnahme. Solche Fälle sollten in einer Tumorkonferenz bestehend aus Gynäkologen, den für die Metastasenchirurgie zuständigen Fachvertretern, den Radiologen und Hämato-Onkologen ausführlich beraten werden.

Bei adulten PRMS ist eine RR von > 50 % bei 7 Pat. mit Vincristin, Doxorubicin, und Ifosfamid in der additiven und neoadjuvanten Situation beschrieben (95). Dieses Schema scheint somit auch für eine primäre oder neoadjuvante CHT von PRMS geeignet zu sein. Weitere chemotherapeutische Optionen werden bei der palliativen CHT besprochen. Bei Unwirksamkeit sollten in Übereinstimmung mit den NCCN-Guidelines Soft Tissue Tumors (92) CHT-Schemata zum Einsatz kommen, die auch sonst bei WTS wirksam sind. Am ehesten kommt für diese Indikation dann eine Kombination aus Doxorubicin und Ifosfamid infrage.

Bei Kontraindikationen zu einer Operation oder bei Frauen mit Kinderwunsch kann beim uterinen embryonalen und alveolären Rhabdomyosarkom auch eine primäre Chemotherapie mit einer Kombination aus Vincristin, Actinomycin D und Cyclophosphamid durchgeführt werden. Bei einer kompletten Remission ist eine Resektion nicht mehr erforderlich. Bei fortgeschrittenen Befunden ohne akute Bedrohung von Organfunktionen und nicht möglich erscheinender R0-Resektion ist nach bioptischer Sicherung generell eine neoadjuvante CHT indiziert. Bei verbleibendem Tumorrest soll eine R0-Resektion im Intervall vorgenommen werden. Ist eine R0-Resektion nicht möglich oder verbleiben Tumorreste, ist eine Strahlentherapie indiziert. Das pleomorphe Rhabdomyosarkom kann primär und neoadjuvant auch nach dem o. g. Chemotherapieschema behandelt werden. Generell gelten jedoch die bei den anderen uterinen Sarkomen beschriebenen Regeln.

Nachsorge, Rezidive, Metastasen

Evidenz-basierte Daten zur Nachsorge existieren nicht. Die Nachsorge erfolgt daher am besten in Analogie zu den anderen uterinen Sarkomen. Dazu gehören im Jahr 1 bis 3 alle 3 Mo eine klinische Untersuchung, ein Thorax-Röntgen sowie eine Sonographie der Genitalregion und alle 6 Monate eine MRT des Tumorbetts. Die konventionelle Röntgendiagnostik der Lunge soll bei Rezidivverdacht durch eine CT ergänzt werden. In Einzelfällen soll besonders bei ARMS eine Skelettszintigraphie auch als F-18-Fluorid-PET(/CT) durchgeführt werden. Eine PET(/CT) kann individuell auch zur Kontrolle des Therapieansprechens oder bei konkretem Rezidivverdacht eingesetzt werden. In den Jahren 4 bis 5 werden die genannten Maßnahmen auf 6 Mo gesteckt. Eine MRT kann fakultativ alle 12 Monate durchgeführt werden. Ab dem 6. Jahr gelten 12monatige Intervalle als ausreichend, die ab dem 11. Jahr auf 24 Mo verlängert werden können. Bei Symptomen ist eine intensive Diagnostik auch zwischen den genannten Zeiträumen indiziert (71, 92, 112).

Bei den kindlichen RMS (ohne PRMS) kommen nach einer Primärtherapie Rezidive bzw. Metastasen zu 76 % als lokale oder lokoregionäre Rezidive unter Einschluss von LN-Rezidiven, zu 15 % als Fernmetastasen und zu 9 % als lokoregionäre Rezidive plus Fernmetastasen vor (17). Die Daten beziehen sich allerdings auf alle primären Lokalisationen und können nur eingeschränkt auf die genitalen RMS übertragen werden.

Nach einer umfangreichen Analyse ist eine schlechte Prognose bei metastasierten ERMS, RMS-NOS und ARMS stark mit nachfolgenden Faktoren assoziiert: vorangegangene RT, initiale Tumorgröße > 5 cm, < 18 Mo von der Primärdiagnose bis zum Rezidiv vergangen, ungünstige primäre Lokalisation, LN-Befall bei der Primärdiagnose, ARMS und vorangegangene 3- oder 6-fach CHT (17). Auf der Basis dieser Faktoren kann mittels eines Nomogramms, die Heilungswahrscheinlichkeit errechnet werden (17). Die Berechnung bezieht sich allerdings auf RMS von Kindern und Adoleszentinnen und schließt das PRMS aus.

Die Nachsorge bei den uterinen Rhabdomyosarkomen entspricht im Wesentlichen denen der anderen uterinen Sarkome. Rezidive bzw. Metastasen treten zu 76 % als lokale oder lokoregionäre Rezidive unter Einschluss von Lymphknotenrezidiven, zu 15 % als Fernmetastasen und zu 9 % als lokoregionäre Rezidive plus Fernmetastasen auf.

Operation und postoperative additive Therapie von Rezidiven und Metastasen

Die nachfolgenden Daten beziehen sich fast ausschließlich auf kindliche ERMS und ARMS aller Lokalisationen. Wie bei der Primärtherapie ist eine Übertragung auf adulte RMS jedoch möglich. ERMS, die sich primär im Stadium 1, Gruppe I mit kleinen Tumoren befunden haben, haben bei lokalen Rezidiven bzw. regionalen LN-Metastasen die günstigste Prognose (24, 77). Fernmetastasen, eine vorausgegangene RT, primärer Tumordurchmesser > 5 cm und ein PFI < 18 Mo gelten als ungünstiger Prognosefaktor für das OS nach einem Rezidiv (17, 26).

Für das Vorgehen bei rezidivierter Erkrankung bzw. Metastasen existieren keine Standards. Bei adulten RMS aller Lokalisationen ist auch in der metastasierten Situation die multimodale Therapie bestehend aus Resektion, CHT und RT signifikant mit einem längeren PFI und OS verbunden (31). Die Therapie soll daher wie bei der Primärbehandlung einem entsprechenden Konzept folgen. Prinzipiell stehen mehrere Optionen zur Verfügung. Dazu gehören eine CHT mit/ohne eine lokale Therapie (Resektion mit/ohne eine RT), eine primäre Resektion mit nachfolgender CHT oder eine RT gefolgt von einer Operation. Die individuelle Entscheidung muss in Abhängigkeit von der Operabilität der Befunde gemeinsam mit den Kinderonkologen bzw. internistischen Onkologen erfolgen. Pat., bei denen nach dem Prognosenomogramm für Rezidive (17) die errechnete Heilungsrate < 10 % beträgt, sollte eine experimentelle Therapie angeboten werden (17).

Beinhaltet die Rezidiv- bzw. Metastasentherapie eine Resektion ist die nachfolgende Prognose deutlich günstiger als ohne diese (28, 54). Bei einer Operation (alle Lokalisationen, ≤ 18 Jahre) und einer CHT ist die Zeit bis zum Tod signifikant länger als ohne den operativen Eingriff (54). Nach einer Operation waren nach median 4,9 Jahren noch 37 % der Pat. tumorfrei und 42 % waren verstorben. Ohne Resektion waren 92 % verstorben (54).

Lokalrezidive sollen generell reseziert werden. Wenn keine Fernmetastasen (insbesondere ausgedehnte Knochenmetastasen) vorhanden sind, sind auch ausgedehntere Operationen bis hin zu Exenterationen indiziert (28, 54). Auch die Resektion einzelner Lungenmetastasen scheint sinnvoll zu sein (54). Eine R0-Resektion sollte erreicht werden können. Bei Extremoperation muss allerdings genau abgewogen werden, ob mögliche Operationskomplikationen in Relation zur Gesamtprognose vertretbar sind. Ob man sich primär für die Resektion oder zunächst für eine CHT entscheidet, hängt auch von der Lokalisation des Befundes und seiner Operabilität ab (34). In jedem Fall ist eine CHT Bestandteil der Rezidivtherapie. Wenn in der operierten Region noch keine RT erfolgt ist, sollte sie zusätzlich angewendet werden. In den seltenen Fällen, bei denen im vorbestrahlten Gebiet eine chirurgische Resektion nicht möglich ist, kann noch einmal eine RT in Betracht gezogen werden (91).

Als adäquate lokale Therapie wird beim ARMS eine Kombination aus einer CHT plus einer R0-Resektion ohne RT oder aus einer R1/2-Resektion mit einer RT bezeichnet. Wenn bei einem ARMS umschriebene Rezidive lokal adäquat unter Einschluss einer CHT behandelt werden, sollen 50 % der Pat überleben (26). Disseminierte Rezidive und/oder Metastasen, die keine adäquate lokale Therapie erhalten können, haben generell eine schlechtere Prognose.

Für die CHT sollten bislang nicht verwendete wirksame Substanzen als Mono- oder Kombinationstherapie verwendet werden. Geeignete CHT-Schemata werden im Folgekapitel besprochen.

Rezidive und Metastasen von PRMS sollten nach den Prinzipien der anderen Weichteil- bzw. uterinen Sarkome (z. B. LMS und UUS) behandelt werden (92).

Die Therapie von Rezidiven und Metastasen von embryonalen und alveolären Rhabdomyosarkomen soll einem multimodalen Konzept folgen. Entsprechende Optionen sind eine Chemotherapie mit/ohne eine sekundäre Resektion und/oder eine Strahlentherapie, eine primäre Resektion mit nachfolgender Chemotherapie oder eine Strahlentherapie gefolgt von einer Operation. Die individuelle Entscheidung muss in Abhängigkeit von der Operabilität der Befunde erfolgen. Lokalrezidive sollen möglichst operiert werden. Im Einzelfall sind auch ausgedehnte Operationen möglich. Rezidive und Metastasen von pleomorphen Rhabdomyosarkomen sollten nach den Prinzipien der anderen Weichteil- bzw. uterinen Sarkome behandelt werden.

Palliative Radio-, Chemo- und Hormontherapie, Therapie mit kleinen Molekülen, supportive Therapie

Bei allgemeiner Inoperabilität oder bei inoperablen solitären Rezidiven und Metastasen ist eine RT indiziert. In bereits bestrahlten Gebieten kann in Absprache mit den Radiologen eine erneute RT in Betracht gezogen werden (91). Im Regelfall soll dies zusammen mit einer CHT erfolgen. Inoperable oder diffus ausgebreitete Rezidive und Metastasen müssen einer systemischen Therapie zugeführt werden. In den meisten Fällen sind die Pat. mit ERMS und ARMS bereits adjuvant oder in der Rezidivsituation mit dem VAC- oder VAI-Schema vorbehandelt worden. Ist dies nicht der Fall, sind die genannten Schemata die Therapie der Wahl. Sonst kann auch Cyclophosphamid plus Topotecan angewendet werden. Die RR bei rezidivierten und anderweitig CHT-refraktären ERMS und ARMS beträgt 66 %, die SD 20 % (111). Möglich ist auch eine Kombination aus Irinotecan und Vincristin. Das 1-Jahres-PFI und das OS betrug mit diesem Regime 38 und 60 % bei einer PR und SD von 36 bzw. 30 % (76). In einer Phase II-Studie konnte bei metastasierten RMS mit einer Topotecan-Monotherapie eine RR von 46 % (4 % CR, 42 % PR) erreicht werden. Die Wirksamkeit beim ARMS war besser als beim ERMS. Zu den Überlebensdaten war keine Aussage möglich, da die Topotecangabe nur einen Teil eines CHT-Pakets darstellte (100). In einem Einzelfall konnte bei einem rezidivierten uterinen ERMS mit einer Kombination aus Ifosfamid und Mitomycin D eine CR erreicht werden (5).

Bei extragenitalen PRMS wurde mit einer Kombination aus Vincristin, Doxorubicin und Ifosfamid eine RR von 86 % erreicht, dennoch betrug das 2-Jahres-OS nur 55 % (95).

Pat. mit einer CR nach einer CHT von Metastasen/Rezidiven (alle histologischen Entitäten, alle Lokalisationen) haben ein 5-Jahres-OS von 57 %, verglichen mit einer Rate von nur 7 % bei fehlendem oder schlechtem Ansprechen (34). Bei den ERMS und ARMS soll die Therapie in Kooperation mit den Hämato-Onkologen oder pädiatrischen Onkologen erfolgen.

Bei den PRMS sollen sonst die CHT-Schemata angewendet werden, die auch bei den anderen WTS wirksam sind (92). Im Vordergrund steht die Kombination aus Doxorubicin und Ifosfamid. Weitere Optionen sind beim LMS beschrieben.

In einem Einzelfall wird über eine PR mit dem TKI Pazopanib nach Versagen des VAC-Schemas bei einem ARMS berichtet (51).

Therapievorschlag (embryonale und alveoläre Rhabdomyosarkome) nach Ausschöpfung der Standardtherapien

Irinotecan 50 mg/m² i. v. d 1–5, Wo 1; 4; 13; 25; 34; 49 + Vincristin 1,5 mg/m² d1, Wo 1; 2; 4; 5; 13; 14; 25; 26; 34; 35; 46; 47; 49; 50
Cyclophosphamid 250 mg/m² i. v. + Topotecan 0,75 mg/m² i. v. d 1–5, q 3 Wo

Therapievorschlag (pleomorphes Rhabdomyosarkom)

Doxorubicin 25 mg/m² i. v. d 1–3 + Ifosfamid 2,5 g/m² i. v. d 1–4 q 3 Wo

Für eine palliative Therapie mit Hormonen gibt es keine Indikation.

> Bei allgemeiner Inoperabilität oder bei inoperablen lokalisierten Rezidiven und Metastasen ist eine Radiotherapie indiziert. Im Regelfall soll dies zusammen mit einer Chemotherapie erfolgen. Inoperable oder diffus ausgebreitete Rezidive und Metastasen müssen einer systemischen Therapie mit bei Rhabdomyosarkomen wirksamen Schemata zugeführt werden. Pleomorphe Rhabdomyosarkome werden meist wie die anderen Weichteilsarkome behandelt.

1.3.2 Extrauterine Rhabdomyosarkome

Rhabdomyosarkome des Ovars und der Tuba uterina

Allgemeines, Pathogenese, pathologisch-anatomische Befunde

Primäre RMS des Ovars sind die absolute Ausnahme. RMS der Ovarien und der Vulva (Alter bis 19 Jahre) betreffen zusammengenommen 19,4 % der RMS des weiblichen Genitale (64). Ovarielle RMS kommen sowohl bei Kindern als auch Erwachsenen vor. Bis 1998 lassen sich in einer Übersicht 23 Fälle nachweisen. Das Alter der Betroffenen lag zwischen 2 und 86 (im Mittel 35) Jahren (94). Bis 2008 wurde über insgesamt 10 weitere kindliche Fälle berichtet (19). RMS der Tube sind eine außerordentliche Rarität (10, 44).

> Es gibt nur Einzelfälle von Rhabdomyosarkomen des Ovars und der Tube bei der erwachsenen Frau.

Die beobachtete Größe der ovariellen RMS liegt zwischen 5–30 (im Mittel 16) cm. Die Tumoren werden als solide oder gelatinös beschrieben, Einblutungen sind die Regel. Die Schnittfläche kann weiß bis grau, gelblich oder rosa sein (90, 94). Mehrheitlich handelt es sich um ERMS und seltener um ARMS (19, 95). Die ERMS können in bis zu einem Drittel der Fälle fokale pleomorphe Anteile enthalten (95). Ausschließlich ovarielle PRMS kommen nur ausnahmsweise vor (90). Bei einem tubaren RMS blieb der exakte Subtyp unklar, in einem anderen Fall lag ein PRMS vor (41).

Bei einem RMS des Ovars sollte man in Analogie zur uterinen Entität zunächst davon ausgehen, dass es sich um ein KS mit einer rhabdomyosarkomatösen Komponente handelt, zumal KS im Ovar relativ häufig vorkommen. Die epitheliale Komponente kann nur angedeutet sein. Es muss daher das gesamte Präparat sehr genau unter Zuhilfenahme von Zytokeratinmarkern untersucht werden. Das gilt gleichermaßen für ovarielle AS mit einem SO durch ein RMS. Ein großer Teil von RMS stellt lediglich eine Tumorkomponente von seltenen malignen Teratomen (62), anderen malignen Keimzelltumoren (8) und Sertoli-Leydig-Zelltumoren dar.

Makroskopisch sind die ovariellen Rhabdomyosarkome kaum von einem Karzinom zu unterscheiden. Auch am Ovar gibt es embryonale, alveoläre und pleomorphe Rhabdomyosarkome. Die wichtigsten histologischen Differentialdiagnosen sind das Karzinosarkom und Keimzelltumoren.

Klinik, Diagnostik, Bildgebung, Differentialdiagnose

Ein abdominal tast- und häufig bereits äußerlich sichtbarer Tumor, mitunter auch akute Schmerzen, sind die wesentlichen Befunde und Symptome von ovariellen RMS (94). Je nach Größe kann es zu erheblichen Verdrängungen der Nachbarorgane bis hin zur Einengung der großen Venen kommen (19). Rupturen von ovariellen RMS mit konsekutiven Blutungen sind beschrieben (19, 94). Generell muss auch an eine ovarielle Metastase eines RMS an anderer Lokalisation gedacht werden (129, 130). In einer Reihe von kindlichen RMS ist der Primärtumor erst nach Diagnose des ovariellen RMS erkannt worden (130). Das RMS soll das häufigste kindliche Sarkom sein, das in die Ovarien metastasiert. Die Metastasen können ein- und beidseitig auftreten (130). Beobachtet werden fast ausschließlich kindliche ERMS und ARMS. In einigen Fällen wurde die ovariellen Metastasen erst bei der Sektion entdeckt (130). Differentialdiagnostisch kommt auch eine sarkomatöse Metastase eines uterinen KS mit alleiniger RMS-Komponente infrage.

Die Diagnose eines primären ovariellen RMS sollte erst gestellt werden, wenn alle DD einschließlich metastatischer Tumoren mit hoher Sicherheit ausgeschlossen sind.

Sonographisch sieht man septierte zystische oder vorrangig solide Tumoren, die sich nicht vom OK unterscheiden lassen (90). In gleicher Weise zeigt sich in der CT ein unspezifischer heterogener Tumor, dessen Ausgang vom Ovar gelegentlich erkennbar ist (19). Auch in der MRT sind die Befunde eher unspezifisch (s. a. uterine RMS).

Klinisch und bildgebend sind die ovariellen Rhabdomyosarkome praktisch nicht von den Karzinomen zu unterscheiden. Sie sind häufig Metastasen von Rhabdomyosarkomen anderer Lokalisation. An eine Metastase eines Karzinosarkoms mit rhabdomyogener sarkomatöser Komponente muss gedacht werden. Eine entsprechende Diagnostik ist immer erforderlich.

Verlauf, Prognose, operative, systemische und radiogene Therapie

Mehrheitlich sind die RMS auf ein Ovar beschränkt (94). In etwa 50 % der Fälle liegt bereits ein Stadium II oder IV vor (94). Isolierte Metastasen im großen Netz kommen vor (90). Nicht selten sind die RMS jedoch schon weit ausgebreitet und zunächst inoperabel. Spontan rupturierte ovarielle RMS sind beschrieben (19, 94). Es ist unklar, ob die ovariellen RMS den Tumoren mit günstiger Lokalisation zugerechnet werden können. Solange in dieser Hinsicht keine Klarheit herrscht, scheint es betreffs einer Folgetherapie sicherer zu sein, sie den RMS mit ungünstiger Lokalisation zuzurechnen. Aus dieser Sicht müssen alle ovariellen RMS als Tumoren mit einem intermediären Risiko angesehen werden. Dies scheint berechtigt, zumal die Prognose der ovariellen RMS generell schlecht ist. Die wenigen bekannten Fälle erlauben keine sinnvolle Berechnung des medianen und mittleren PFI und des OS bzw. der 5-Jahres-Überlebensraten. Bei den verstorbenen Pat. trat der Tod zwischen 10 Tagen und 26 Mo ein (94). In einem Fall mit einem tubaren RMS waren schon primär die LN befallen.

Es gibt keine Daten betreffs einer adäquaten Operation. Erschwerend ist, dass die Diagnose in der Regel frühestens intraoperativ gestellt werden kann. Ausgehend von den generellen Vorgaben für die Therapie von RMS, muss bei einem auf das Ovar beschränkten ovariellen RMS die primäre Ovarektomie als Therapie der Wahl angesehen werden. In Analogie zu den anderen genitalen ERMS und ARMS ist eine selektive LNE oder ein Sampling klinisch auffälliger LN zur Festlegung der adjuvanten Therapie indiziert. Es gibt keinerlei Hinweise, dass eine Ovarektomie des nicht betroffenen Ovars oder eine systematische LNE von irgendeinem Nutzen ist. Die Zweckmäßigkeit einer selektiven bzw. systematischen LNE beim PRMS ist in keiner Weise belegt.

In einem Fall mit einem PRMS der Tube (IRS-Gruppe I) war nach einer TAH mit BSO in dem nachbeobachteten Zeitraum von 7 Mo kein Rezidiv aufgetreten (41).

Die Prognose der ovariellen Rhabdomyosarkome ist generell schlecht. Es ist unbekannt, ob sie den Tumoren mit günstiger Lokalisation zugerechnet werden können. Die Therapie besteht in der Ovarektomie des betroffenen Ovars. Eine selektive Lymphonodektomie zur Festlegung einer potentiellen Radiotherapie ist indiziert. Beim pleomorphen Rhabdomyosarkom gibt es keinen Hinweis auf den Nutzen einer Lymphonodektomie.

Der Nutzen einer adjuvanten CHT war in den Fallsammlungen nicht erkennbar. Kritisch muss dazu angemerkt werden, dass die einzelnen Fälle teilweise mehrere Jahrzehnte zurückliegen, unterschiedliche Chemotherapeutika eingesetzt wurden und moderne systemische Therapiekonzepte nicht oder nur selten angewendet wurden (94). Meist wurde eine adjuvante CHT nach dem Mayo-Protokoll durchgeführt (Vincristin, Cyclophosphamid, Doxorubicin, Etoposid und Ifosfamid). Bei einem tubaren RMS mit positiven LN blieb das VAC-Schema zur adjuvanten Therapie wirkungslos (44).

Umfangreichere Analysen belegen, dass adulte ERMS, ARMS und RMS-NOS in gleicher Weise wie bei Kindern behandelt werden sollen. Das trifft auch für die verwendeten CHT-Schemata zu (42). Aus dieser Sicht ist bei allen ovariellen ERMS, ARMS und RMS-NOS bei einer Einstufung als Tumoren mit intermediärem Risiko eine adjuvante CHT mit dem VAC-Schema indiziert. Bei positiven pelvinen LN und verbleibenden Tumorresten sollte auch eine RT erfolgen (s. Tab. 3.3-7).

Bei den PRMS sollte man in Analogie zu den WTS bzw. den anderen ovariellen Sarkomen (z. B. LMS) vorgehen.

Für eine adjuvante HT gibt es keine Indikation.

In Analogie zu den embryonalen und alveolären Rhabdomyosarkomen anderer Lokalisation ist eine adjuvante Chemotherapie mit den entsprechenden Schemata indiziert. Bei positiven Lymphknoten sollte auch eine Strahlentherapie erfolgen. Pleomorphe Rhabdomyosarkome sollen wie die anderen ovariellen Sarkome behandelt werden.

Bei primär fortgeschrittenen Tumoren kann in Analogie zu den uterinen RMS vorgegangen werden. Primär inoperable Fälle sind auch einer CHT mit Vincristin, Doxorubicin und Cyclophosphamid zugänglich. Mit dieser Kombination ließ sich eine Operabilität erreichen (19). Bei einer bereits in die Bauchhöhle ausgebreiteten Erkrankung ist der Nutzen einer additiven RT hochgradig fragwürdig. Sie müsste in diesem Fall als Ganzabdomenbestrahlung erfolgen. Wegen der sehr hohen Toxizität insbesondere im Zusammenhang mit der erforderlichen CHT bei insgesamt infauster Prognose sollte sie nur im Ausnahmefall in Betracht gezogen werden.

Gelegentlich kommen auch RMS im Lig. teres vor. Bekannt geworden sind Einzelfälle mit einem ERMS, ARMS und PRMS (16). Sie werden entsprechend der histologischen Entität, der IRSG-Gruppe und der Risikogruppe in Analogie zu den uterinen oder ovariellen RMS des weiblichen Genitale behandelt.

Eine primäre Radio- und/oder Chemotherapie von ovariellen Rhabdomyosarkom entspricht dem Vorgehen bei den uterinen Rhabdomyosarkomen.

Nachsorge, Rezidive, Metastasen und deren Therapie

Betreffs der Nachsorge kann man sich an den uterinen RMS orientieren. Das gilt gleichermaßen für die Therapie von Rezidiven und Metastasen. Zu dieser Fragestellung gibt es praktisch keine Literatur.

Die Nachsorge sowie die Behandlung von Rezidiven und Metastasen erfolgt in Analogie zu den uterinen Rhabdomyosarkomen.

Rhabdomyosarkome der Vulva und der Scheide

Allgemeines, Pathogenese, pathologisch-anatomische Befunde

Bezogen auf alle Sarkome der Vulva und Scheide sind weiße Frauen mit einem RMS deutlich häufiger betroffen als schwarze (124). Im Alter bis zu 19 Jahren kommen 41,7 % der RMS des weiblichen Genitale in der Scheide und zusammen 19,4 % an der Vulva bzw. in den Ovarien vor (64). Nach einer weiteren Untersuchung sind bei den genitalen Sarkomen (Alter ≤ 20 Jahre) in 54 % die Vagina, in 17 % der Uterus, in 15 % die Zervix und in 13 % die Vulva betroffen (2). RMS der Vulva und der Scheide machen 6 bzw. 26,3 % aller Vulva- bzw. Scheidensarkome bei Frauen im Alter von > 18 Jahren aus (124). Generell sind Scheiden-RMS bei erwachsenen Frauen außerordentlich selten (41).

RMS der Vulva betreffen die großen und kleinen Labien, die Klitoris und das Vestibulum. Die Übergänge zu RMS des Perineums und des perianalen Bereichs sind fließend und eine exakte Zuordnung ist nicht immer möglich. Die perinealen/perianalen RMS gehören nicht mehr zu den urogenitalen Tumoren und damit auch nicht zu den RMS mit günstiger Lokalisation. Sie werden als nicht dem Genitale zugehörig hier nicht besprochen.

Die bei den uterinen Entitäten besprochenen Stadieneinteilungen bzw. Klassifikationen und Risikogruppen (Tab. 1.3-1 bis 1.3-6) gelten auch für die RMS der Vulva und Scheide. Bei den RMS der Vulva gelten die inguinalen LN als regionäre LN, bei den RMS der Scheide sind es die LN im Bereich der Vasa ilica interna, externa und communes.

> Rhabdomyosarkome der Vulva und der Scheide machen 6 % bzw. 26,3 % aller Vulva- bzw. Scheidensarkome bei Frauen im Alter von > 18 Jahren aus. Als Rhabdomyosarkome der Vulva gelten nur Tumoren der großen und kleinen Labien und des Vestibulums. Rhabdomyosarkome der Scheide sind bei erwachsenen Frauen außerordentlich selten.

Das makroskopische Bild entspricht in der Regel dem der zervikalen RMS. Im Bereich der Vulva der adulten Frau kommen praktisch nur ARMS vor (2, 41). RMS der Scheide treten zu 90 % bei Kindern < 5 Jahre und bei Pubertierenden auf, es handelt sich vorrangig um ERMS (48, 72).

Einzelheiten zum histologischen Bild sind bei den uterinen RMS dargestellt.

Klinik, Diagnostik, Bildgebung, Differentialdiagnose

ERMS der Scheide können bei der erwachsenen Frau solide aussehende Tumoren bilden, die vorwiegend exophytisch in die Scheide wachsen (Abb. 1.3-6 A–C).

Insbesondere die vaginalen RMS greifen schnell auf die Nachbarstrukturen wie Vulva und Uterus über (75). Ungünstige Prognosefaktoren bei vulvovaginalen RMS sind nach einer multivariaten Analyse ein höheres Alter und ein höheres Stadium (regional ausgebreitet vs. fernmetastasiert) sowie die Anwendung einer RT. Mit einer

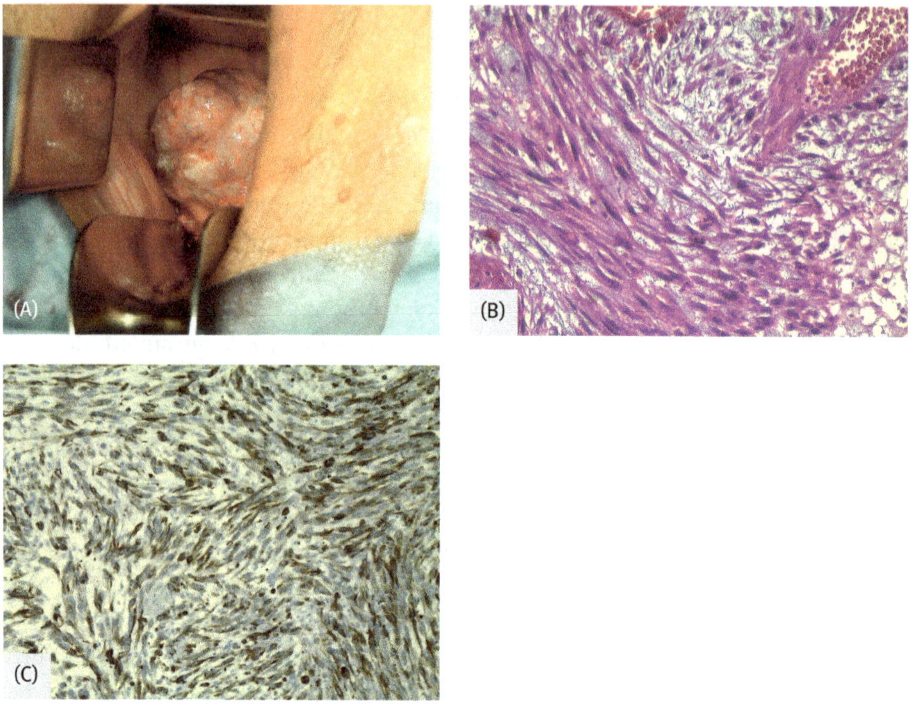

Abb. 1.3-6: Spindelzelliges Rhabdomyosarkom der Scheide bei einer 48-jährigen Frau, N0, R0; A: makroskopischer Befund; BC: das spindelzellige Rhabdomyosarkom hat histologisch Ähnlichkeit mit einem konventionellen Leiomyosarkom und teilt mit diesem auch die Gemeinsamkeit der Desmin-Expression (C), wodurch sich zumindest nicht-myogene Spindelzellsarkome ausschliessen lassen. Der Nachweis rhabdomyogener Transkriptionsfaktoren in den Tumorzellen des Rhabdomyosarkom wie Myogenin, in dieser Abbildung nicht dargestellt (siehe aber „Inset" Abb.3.3.-5A), hilft in der Abgrenzung zum Leiomyosarkom weiter.

günstigeren Prognose sind univariat eine Tumorgröße < 5 cm, die Nichtanwendung einer RT und eine chirurgische Resektion vs. einer radikalen oder gar keinen Resektion verbunden. Das mittlere krankheitsfreie Überleben beträgt 338 Mo (124).

Bei RMS des Perineums werden in bis zu 50 % positive LN gefunden (108), ob in die Untersuchungsgruppe auch RMS der Vulva einbezogen waren, geht aus der Publikation nicht hervor. Bei RMS der Scheide waren in einer Studie in allen untersuchten Fällen die LN tumorfrei (108). Die Prognose vaginaler RMS ist im Alter < 19 Jahren tendenziell schlechter (nicht signifikant) als die der uterinen Entitäten. Es wird vermutet, dass dies mit der besseren operativen Zugänglichkeit der zervikalen bzw. korporalen RMS im Zusammenhang steht (64). Bei Tumoren, die nach primärer Resektion mit mikroskopischen Tumorresten noch vor der CHT R0 nachreseziert werden, verbessert sich die Prognose (55).

Die Diagnose erfolgt im Bereich der Vulva in der Regel durch eine komplette Resektion im Gesunden. Wegen der meist nicht möglichen Resektion mit einem ausreichenden tumorfreien Rand von 0,5 cm ist beim vaginalen RMS die offene Biopsie oder die Stanzbiopsie das diagnostische Mittel der Wahl.

Eine bildgebende Diagnostik mit einer Beurteilung der LN ist in Analogie zu den uterinen RMS dringend erforderlich. Zur Beurteilung der LN wird eine Sonographie als ausreichend angesehen. Beim RMS der Vulva muss zusätzlich eine selektive LNE von klinisch oder bildgebend befallenen LN erfolgen.

Im Bereich der Vulva der adulten Frau kommt praktisch nur das alveoläre und in der Scheide nur das embryonale Rhabdomyosarkom vor. Die Diagnose erfolgt mittels einer kompletten Resektion, wenn dies ohne Schäden für die Nachbarorgane möglich ist. Sonst ist die Biopsie auch als Stanzbiopsie das Mittel der Wahl. Eine bildgebende Diagnostik zur Beurteilung der LN ist dringend indiziert. Beim RMS der Vulva muss zusätzlich eine selektive LNE klinisch oder bildgebend befallener LN erfolgen.

Verlauf, Prognose, operative, systemische und radiogene Therapie

Alle nachfolgenden Angaben beziehen sich auf die vulvären und vaginalen ERMS, ARMS und RMS-NOS. Die Grundzüge der Therapie erfolgen in Analogie zum multimodalen Vorgehen bei den uterinen Entitäten. Möglich sind im Bereich der Vulva eine primäre Resektion mit nachfolgender CHT mit/ohne RT, eine neoadjuvante CHT nach einer Biopsie mit Intervalloperation mit/ohne nachfolgende RT oder eine primäre CHT mit/ohne eine RT. Die Entscheidung muss in Analogie zu den uterinen RMS individuell auf der Basis des Alters, der lokalen und allgemeinen Operabilität sowie der IRSG-Gruppe getroffen werden. Die Übergänge von der Therapie bei Kindern und Adoleszentinnen zu den adulten Frauen sind fließend. Die anzuwendende CHT unterscheidet sich nicht von der der uterinen Entitäten und greift in der Regel auch auf die bei Kindern eingesetzten Schemata zurück. Generell sollen ERMS und ARMS bis zum 40. Lebensjahr wie die kindlichen Tumoren behandelt werden. Vulväre und vaginale RMS bei Kindern und Adoleszentinnen gehören in die Hand von Kinderchirurgen bzw. -onkologen. Die Therapie sollte auch bei der adulten Frau generell fachübergreifend erfolgen und die hochtoxische CHT in der Hand der internistischen Onkologen liegen.

Eine primäre Operation kommt für vulväre und vaginale RMS nur infrage, wenn diese als R0-Resektion ohne Verletzungen von Nachbarorganen (Blase, Rektum) oder starke Funktionseinschränkung möglich erscheint (70). Können die genannten Bedingungen nicht erfüllt werden, ist nach der bioptischen Sicherung eine primäre CHT die Therapie der Wahl. Bei RMS der Scheide muss bei einer Resektion mit einem notwendigen 0,5 cm tumorfreien Rand mit Verletzungen der Nachbarorgane und starken Funktionseinschränkungen gerechnet werden. Auf dieser Basis sind größere Eingriffe wie z. B. eine Kolpektomie mit HE insbesondere bei Kindern, Adoleszentinnen und jungen Frauen nicht indiziert. Nach bioptischer Sicherung erfolgt in diesen Fällen eine primäre CHT (91). Nach der European Paediatric Soft Tissue Sarcoma Study Group ist bei ERMS der Scheide bei einer CR nach bzw. unter einer CHT eine lokale Therapie im Sinne einer sekundären Operation und/oder RT nicht mehr erforderlich. Bei fehlendem oder partiellem Ansprechen der CHT soll der Tumor reseziert werden.

Finden sich bei der Sekundäroperation wegen einer inkompletten Remission im Präparat Rhabdomyoblasten, wird dies als Zeichen einer positiven Reaktion auf die CHT gewertet. Die CHT sollte in diesen Fällen zunächst fortgeführt werden (1).

Wenn residuales Gewebe verbleibt oder ein chirurgischer Eingriff nicht möglich bzw. stark verstümmelnd ist, ist eine konsekutive RT indiziert (1, 91). Diese kann auch als VBT mit Hilfe einer vaginalen Abgussform erfolgen (35, 74, 91). Sie hat den Vorteil einer hohen Dosis unmittelbar am Tumor bei weitgehender Schonung der Umgebung. Bei nur geringen Tumorresten kann die VBT in Abhängigkeit von der Lage auch die Resektion ersetzen. Der Tumorrest darf dann aber nicht > 4 cm sein (73). Größere Tumoren erfordern die Resektion oder eine zusätzliche ERT (73).

Es gibt auch die Empfehlung, dass eine konservative Therapie von RMS der Scheide bei Kindern generell eine RT einschließen soll, da ein Verzicht bei RMS der Gruppe II und III mit einer erhöhten Rezidivrate verbunden ist (82, 122). Man sollte jedoch berücksichtigen, dass eine Bestrahlung der Scheide in der Kindheit zu einer lebenslangen Funktionsuntüchtigkeit von Vagina und Urethra führen kann. Entsprechende Folgen treten bis zu 20 % auch nach einer VBT auf (75). Bei erwachsenen Frauen sollte man jedoch in der Gruppe II und III nicht auf die RT verzichten. Sie kann in Abhängigkeit von der Lokalisation gleichfalls als VBT erfolgen.

In der Pubertät wird von einigen Autoren auch die sichere primäre Resektion von RMS der Scheide mit einer anschließenden VAC-CHT als Therapieoption angesehen. In drei beobachteten Fällen wurden keine Rezidive gesehen (48). Eine optimale Resektion plus eine CHT gelten als die beste Voraussetzung, auf die nebenwirkungsreiche RT zu verzichten oder zumindest die Dosis herabzusetzen (74). Bei Kindern, jungen Frauen oder noch bestehendem Kinderwunsch sollten die Ovarien vor einer RT operativ aus dem Bestrahlungsfeld verlagert werden.

Wenn RMS der Vulva R0-reseziert werden können, ist dies bei der erwachsenen Frau in Analogie zu den RMS an anderen Lokalisationen als Therapie der Wahl anzusehen. Ist die R0-Resektion nicht möglich oder muss mit Verstümmelungen gerechnet werden, soll nach der Biopsie in Analogie zum vaginalen RMS vorgegangen werden. Auch im Bereich der Vulva kann im Interesse einer geringeren Dosis und damit Nebenwirkungsrate eine BT in Form einer interstitiellen Therapie eingesetzt werden (73).

Prinzipiell kann die CHT auch einem neoadjuvanten Ansatz folgen, um ausgedehnte Tumoren zu verkleinern und einer operativen Therapie zugänglich zu machen (2).

Wenn die LN klinisch oder bildgebend befallen sind, soll eine Biopsie bzw. eine selektive LNE v. a. zur Festlegung der Art und des Umfangs der notwendigen CHT bzw. der RT erfolgen (1). Laut Studienprotokollen kann auch von einer Sentinel-LN-Biopsie Gebrauch gemacht werden (35, 60). Für eine systematische LNE gibt es keine Indikation. Es gibt Überlegungen, ob sich die diagnostische LNE nicht durch eine PET-CT ersetzen lässt (43). Das wäre insbesondere für die vaginalen RMS hilfreich.

Bei N1 Fällen von ARMS wird neben der RT des Tumorbetts eine zusätzliche RT der betroffenen regionären LN empfohlen. Der Verzicht auf die RT wird in diesen Fällen als Untertherapie bezeichnet (108). Die Autoren dieser Studie empfehlen die RT gleichfalls bei LN-positiven ERMS, auch wenn bislang kein prognostischer Unterschied bei positiven vs. negativen LN gesehen wurde. Unabhängig von den beschriebenen Behandlungsoptionen erfolgten der Einsatz der RT und die Wahl der CHT nach den in der Tab. 1.3-7 beschriebenen Kriterien.

Ist eine Strahlentherapie kontraindiziert, soll bei positiven LN eine systematische LNE erfolgen.

PRMS der Vulva und Scheide sollen bei der erwachsenen Frau wie andere WTS bzw. wie die anderen genitalen Sarkome behandelt werden.

Die Therapie der vulvären und vaginalen embryonalen, alveolären und Rhabdomyosarkom NOS erfolgt in Analogie zum multimodalen Vorgehen bei den uterinen Entitäten. Möglich sind im Bereich der Vulva eine primäre Resektion mit nachfolgender Chemotherapie mit/ohne Strahlentherapie, eine neoadjuvante Chemotherapie nach einer Biopsie mit konsekutiver Intervalloperation mit/ohne eine nachfolgende Radiotherapie oder eine primäre Chemotherapie mit/ohne eine Strahlentherapie. Eine primäre Operation kommt nur infrage, wenn diese als R0-Resektion ohne Verletzungen von Nachbarorganen (Blase, Rektum) oder ohne starke Funktionseinschränkung möglich erscheint. Können die genannten Bedingungen nicht erfüllt werden, ist nach der bioptischen Sicherung eine primäre Chemotherapie indiziert. Wenn die Lymphknoten klinisch oder bildgebend befallen sind, soll eine selektive LNE zur Festlegung der Art und des Umfangs der notwendigen Chemotherapie bzw. der Radiotherapie erfolgen. Für eine systematische LNE gibt es keine Indikation.

Nachsorge, Rezidive, Metastasen und deren Therapie

Die Nachsorge, Diagnostik und Therapie von Rezidiven und Metastasen unterscheidet sich nicht von den uterinen Entitäten und wird dort ausführlich dargestellt.

Die Nachsorge wie auch die Therapie von Rezidiven und Metastasen von Rhabdomyosarkomen der Vulva und Scheide erfolgt in Analogie zur uterinen Entität.

Literaturverzeichnis

1. Andrassy RJ, Wiener ES, Raney RB, Hays DM, Arndt CA, Lobe TE, Lawrence W, Anderson JR, Qualman SJ, Crist WM. Progress in the surgical management of vaginal rhabdomyosarcoma: a 25-year review from the Intergroup Rhabdomyosarcoma Study Group. J Pediatr Surg 1999; 34: 731–734
2. Arndt CA, Donaldson SS, Anderson JR, Andrassy RJ, Laurie F, Link MP, Raney RB, Maurer HM, Crist WM. What constitutes optimal therapy for patients with rhabdomyosarcoma of the female genital tract? Cancer 2001; 91: 2454–2468
3. Arndt CA, Stoner JA, Hawkins DS, Rodeberg DA, Hayes-Jordan AA, Paidas CN, Parham DM, Teot LA, Wharam MD, Breneman JC, Donaldson SS, Anderson JR, Meyer WH. Vincristine, actinomycin, and cyclophosphamide compared with vincristine, actinomycin, and

cyclophosphamide alternating with vincristine, topotecan, and cyclophosphamide for intermediate-risk rhabdomyosarcoma: children's oncology group study D9803. J Clin Oncol 2009; 27: 5182–5188

4. Baiocchi G, Faloppa CC, Osório CA, Kumagai LY, Fukazawa EM, Cunha IW. Embryonal rhabdomyosarcoma of the uterine cervix in a 47-year-old woman. J Obstet Gynaecol Res 2011; 37: 940–946
5. Ballard KS, Tedjarati SS, Robinson WR, Homesley HD, Thurston EL. Embryonal rhabdomyosarcoma: adjuvant and ex vivo assay-directed chemotherapy. Int J Gynecol Cancer 2010; 20: 561–563
6. Bansal S, Lewin SN, Burke WM, Deutsch I, Sun X, Herzog TJ, Wright JD. Sarcoma of the cervix: natural history and outcomes. Gynecol Oncol 2010; 118: 134–138
7. Baum SH, Frühwald M, Rahbar K, Wessling J, Schober O, Weckesser M. Contribution of PET/CT to prediction of outcome in children and young adults with rhabdomyosarcoma. J Nucl Med 2011; 52: 1535–1540
8. Bel Haj Salah M, Brahim EB, Zidi YS, Tangour M, Kilani H, Chatti-Dey S. [Mixed germ cell tumor of the ovary with rhabdomyosarcomatous component. A case report]. Ann Pathol. 2010; 30: 394–397
9. Bernal KL, Fahmy L, Remmenga S, Bridge J, Baker J. Embryonal rhabdomyosarcoma (sarcoma botryoides) of the cervix presenting as a cervical polyp treated with fertility-sparing surgery and adjuvant chemotherapy. Gynecol Oncol 2004; 95: 243–246
10. Buchwalter CL, Jenison EL, Fromm M, Mehta VT, Hart WR. Pure embryonal rhabdomyosarcoma of the fallopian tube. Gynecol Oncol 1997; 67: 95–101
11. Cakar B, Muslu U, Karaca B, Junushova B, Uslu R, Goker E. Alveolar rhabdomyosarcoma originating from the uterine cervix. Eur J Gynaecol Oncol 2011; 32: 196–198
12. Caruso RA, Napoli P, Villari D, Starrantino M. Anaplastic (pleomorphic) subtype embryonal rhabdomyosarcoma of the cervix. Arch Gynecol Obstet 2004; 270: 278–280
13. Case AS, Kirby TO, Conner MG, Huh WK. A case report of rhabdomyosarcoma of the uterus associated with uterine inversion. Gynecol Oncol 2005; 96: 850–853
14. Cecchetto G, Bisogno G, De Corti F, Dall'Igna P, Inserra A, Ferrari A, Garaventa A, Scagnellato A, Carli M; Italian Cooperative Group. Biopsy or debulking surgery as initial surgery for locally advanced rhabdomyosarcomas in children?: the experience of the Italian Cooperative Group studies. Cancer 2007; 110: 2561–2567
15. Cessna MH, Zhou H, Perkins SL, Tripp SR, Layfield L, Daines C, Coffin CM. Are myogenin and myoD1 expression specific for rhabdomyosarcoma? A study of 150 cases, with emphasis on spindle cell mimics. Am J Surg Pathol 2001; 25: 1150–1157
16. Chandarana MN, Raghu S, Bhagat M, Qureshi S. Embryonal rhabdomyosarcoma of the broad ligament. Indian J Med Paediatr Oncol. 2014; 35: 103–105
17. Chisholm JC, Marandet J, Rey A, Scopinaro M, de Toledo JS, Merks JH, O'Meara A, Stevens MC, Oberlin O. Prognostic factors after relapse in nonmetastatic rhabdomyosarcoma: a nomogram to better define patients who can be salvaged with further therapy. J Clin Oncol 2011; 29: 1319–1325
18. Corpron CA, Andrassy RJ, Hays DM, Raney RB, Wiener ES, Lawrence W, Lobe TE, Maurer HM. Conservative management of uterine pediatric rhabdomyosarcoma: a report from the Intergroup Rhabdomyosarcoma Study III and IV pilot. J Pediatr Surg 1995; 30: 942–944
19. Cribbs RK, Shehata BM, Ricketts RR. Primary ovarian rhabdomyosarcoma in children. Pediatr Surg Int 2008; 24: 593–595
20. Crist WM, Garnsey L, Beltangady MS, Gehan E, Ruymann F, Webber B, Hays DM, Wharam M, Maurer HM. Prognosis in children with rhabdomyosarcoma: a report of the intergroup rhabdomyosarcoma studies I and II. Intergroup Rhabdomyosarcoma Committee. J Clin Oncol 1990; 8: 443–452

21. Crist WM, Gehan EA, Ragab AH, Dickman PS, Donaldson SS, Fryer C, Hammond D, Hays DM, Herrmann J, Heyn R: The Third Intergroup Rhabdomyosarcoma Study. J Clin Oncol 1995; 13: 610–630
22. Crist WM, Anderson JR, Meza JL, Fryer C, Raney RB, Ruymann FB, Breneman J, Qualman SJ, Wiener E, Wharam M, Lobe T, Webber B, Maurer HM, Donaldson SS. Intergroup rhabdomyosarcoma study-IV: results for patients with nonmetastatic disease. J Clin Oncol 2001; 19: 3091–3102
23. Cui S, Hano H, Harada T, Takai S, Masui F, Ushigome S. Evaluation of new monoclonal anti-MyoD1 and anti-myogenin antibodies for the diagnosis of rhabdomyosarcoma. Pathol Int 1999; 49: 62–68
24. Dantonello TM, Int-Veen C, Winkler P, Leuschner I, Schuck A, Schmidt BF, Lochbuehler H, Kirsch S, Hallmen E, Veit-Friedrich I, Bielack SS, Niggli F, Kazanowska B, Ladenstein R, Wiebe T, Klingebiel T, Treuner J, Koscielniak E. Initial patient characteristics can predict pattern and risk of relapse in localized rhabdomyosarcoma. J Clin Oncol 2008; 26: 406–413
25. Dantonello TM, Winkler P, Boelling T, Friedel G, Schmid I, Mattke AC, Ljungman G, Bielack SS, Klingebiel T, Koscielniak E; CWS Study Group. Embryonal rhabdomyosarcoma with metastases confined to the lungs: report from the CWS Study Group. Pediatr Blood Cancer 2011; 56: 725–732
26. Dantonello TM, Int-Veen C, Schuck A, Seitz G, Leuschner I, Nathrath M, Schlegel PG, Kontny U, Behnisch W, Veit-Friedrich I, Kube S, Hallmen E, Kazanowska B, Ladenstein R, Paulussen M, Ljungman G, Bielack SS, Klingebiel T, Koscielniak E; Cooperative Weichteilsarkom Studiengruppe. Survival following disease recurrence of primary localized alveolar rhabdomyosarcoma. Pediatr Blood Cancer 2013; 60: 1267–1273
27. Daya DA, Scully RE. Sarcoma botryoides of the uterine cervix m young women: a clinicopathological study of 13 cases. Gynecol Oncol 1988; 29: 290–304.
28. De Corti F, Bisogno G, Dall'Igna P, Ferrari A, Buffa P, De Paoli A, Cecchetto G. Does surgery have a role in the treatment of local relapses of non-metastatic rhabdomyosarcoma? Pediatr Blood Cancer 2011; 57: 1261–1265
29. Dehner LP, Jarzembowski JA, Hill DA. Embryonal rhabdomyosarcoma of the uterine cervix: a report of 14 cases and a discussion of its unusual clinicopathological associations. Mod Pathol 2012; 25: 602–614
30. Dome, JS, Rodriguez -Galindo C, Spunt SL, Santana VM. Pediatric solid tumors. In: Abeloff, M. D., Armitage, J. O., Niederhuber, J. E., Kastan, M. B., McKenna, W. G. (Eds.): Abeloff's clinical oncology.4th ed., Churchill-Livingstone Elsevier, Philadelphia 2008, 2075–2129
31. Dumont SN, Araujo DM, Munsell MF, Salganick JA, Dumont AG, Raymond KA, Linassier C, Patel S, Benjamin RS, Trent JC. Management and outcome of 239 adolescent and adult rhabdomyosarcoma patients. Cancer Med 2013; 2: 553–563
32. Egas-Bejar D, Huh WW. Rhabdomyosarcoma in adolescent and young adult patients: current perspectives. Adolesc Health Med Ther 2014; 5: 115–125
33. Emerich J, Senkus E, Konefka T. Alveolar rhabdomyosarcoma of the uterine cervix. Gynecol Oncol 1996; 63: 398–403
34. Esnaola NF, Rubin BP, Baldini EH, Vasudevan N, Demetri GD, Fletcher CD, Singer S. Response to chemotherapy and predictors of survival in adult rhabdomyosarcoma. Ann Surg 2001; 234: 215–223
35. European paediatric Soft tissue sarcoma Study Group, RMS 2005 Protocol, study of the treatment on non-metastatic rhabdomyosarcoma in childhood and adolescence. Protocol EpSSg RMS 2005, Version 1.2 international -July 2008
36. Fadare O. Ghofrani M. Stainalakos MD. Mesenchymal lesions of the uterine cervix. Pathol Case Rev. 2006; 11: 140–152

37. Fadare O. Uncommon sarcomas of the uterine cervix: a review of selected entities. Diagn Pathol 2006; 1: 30
38. Fadare O, Bonvicino A, Martel M, Renshaw IL, Azodi M, Parkash V. Pleomorphic rhabdomyosarcoma of the uterine corpus: a clinicopathologic study of 4 cases and a review of the literature. Int J Gynecol Pathol 2010; 29: 122–134
39. Fadare O. Heterologous and rare homologous sarcomas of the uterine corpus: a clinicopathologic review. Adv Anat Pathol 2011; 18: 60–74
40. Federico SM, Spunt SL, Krasin MJ, Billup CA, Wu J, Shulkin B, Mandell G, McCarville MB. Comparison of PET-CT and conventional imaging in staging pediatric rhabdomyosarcoma. PediatrBlood Cancer 2013; 60: 1128–1134
41. Ferguson SE, Gerald W, Barakat RR, Chi DS, Soslow RA. Clinicopathologic features of rhabdomyosarcoma of gynecologic origin in adults. Am J Surg Pathol 2007; 31: 382–389
42. Ferrari A, Dileo P, Casanova M, Bertulli R, Meazza C, Gandola L, Navarria P, Collini P, Gronchi A, Olmi P, Fossati-Bellani F, Casali PG. Rhabdomyosarcoma in adults. A retrospective analysis of 171 patients treated at a single institution. Cancer 2003; 98: 571–580
43. Fuchs J, Dantonello TM, Blumenstock G, Kosztyla D, Klingebiel T, Leuschner I, Schuck A, Niggli FK, Koscielniak E, Seitz G. Treatment and outcome of patients suffering from perineal/perianal rhabdomyosarcoma: results from the CWS trials-retrospective clinical study. Ann Surg 2014; 59: 1166–1172
44. Fujiwaki R, Miura H, Endo A, Yoshino N, Iwanari O, Sawada K. Primary rhabdomyosarcoma with an epithelioid appearance of the fallopian tube: an adult case. Eur J Obstet Gynecol Reprod Biol 2008; 140: 289–890
45. Fukunaga M. Pure alveolar rhabdomyosarcoma of the uterine corpus. Pathol Int 2011; 61: 377–381
46. Garrett LA, Harmon DC, Schorge JO. Embryonal rhabdomyosarcoma of the uterine corpus. J Clin Oncol. 2013; 31: e48–e50
47. Gerber NK, Wexler LH, Singer S, Alektiar KM, Keohan ML, Shi W, Zhang Z, Wolden S. Adult rhabdomyosarcoma survival improved with treatment on multimodality protocols. Int J Radiat Oncol Biol Phys 2013; 86: 58–63
48. Ghaemmaghami F, Karimi Zarchi M, Ghasemi M. Lower genital tract rhabdomyosarcoma: case series and literature review. Arch Gynecol Obstet 2008; 278: 65–69
49. Goldblum JR, Folpe AL, Weiss SW. Enzinger and Weiss's Soft tissue tumors. 6th ed. Elsevier Saunders 2014
50. Gruessner SE, Omwandho CO, Dreyer T, Blütters-Sawatzki R, Reiter A, Tinneberg HR, Bohle RM. Management of stage I cervical sarcoma botryoides in childhood and adolescence. Eur J Pediatr 2004; 163: 452–456
51. Hashimoto A, Takada K, Takimoto R, Horiguchi H, Sato T, Iyama S, Murase K, Ono K, Tatekoshi A, Hayashi T, Miyanishi K, Sato Y, Kobune M, Hirayama Y, Kitamura H, Nakanishi K, Masumori N, Hasegawa T, Kato J. [Effective treatment of metastatic rhabdomyosarcoma with pazopanib]. Gan To Kagaku Ryoho 2014; 41: 1041–1044
52. Hatsiopoulou O, Sala E. In: Hricak H, Akin O, Sala E, Ascher SM, Levine D, Reinhold C. Diagnostik imaging gynecology. 1st ed. AMIRSYS 2007; 4: 50–51
53. Hawkins WG, Hoos A, Antonescu CR, Marshall JU, Leung DHY, Gold JS, Woodruff JM, Lewis JJ, Brennanet MF. Clinicopathologic analysis of patients with adult rhabdomyosarcoma. Cancer 2001; 91: 794–803
54. Hayes-Jordan A, Doherty DK, West SD, Raney RB, Blakely ML, Cox CS Jr, Andrassy RJ, Lally KP. Outcome after surgical resection of recurrent rhabdomyosarcoma. Pediatr Surg 2006; 41: 633–638

55. Hays DM, Shimada H, Raney RB Jr, Tefft M, Newton W, Crist WM, Lawrence W Jr, Ragab A, Maurer HM. Sarcomas of the vagina and uterus: the Intergroup rhabdomyosarcoma Study. J Pediatr Surg 1985; 20: 718–724
56. Holcomb K, Francis M, Ruiz J, Abulafia O, Matthews RP, Lee YC. Pleomorphic rhabdomyosarcoma of the uterus in a postmenopausal woman with elevated serum CA125. Gynecol Oncol 1999; 74: 499–501
57. Jayi S, Bouguern H, Fdili FZ, Chaara H, Chbani L, Hafidi I, Kamaoui I, Arifi S, Mellas N, Bouhafa T, Hassouni K, Tizniti S, Laamarti A, Melhouf MA. Embryonal rhabdomyosarcoma of the cervix presenting as a cervical polyp in a 16-year-old adolescent: a case report. J Med Case Rep 2014; 8: 241
58. Joshi D, Anderson JR, Paidas C, Brcncman J, Parham DM, Crist W. Soft Tissue Sarcoma Committee of the Children's Oncology Group. Age is an independent prognostic factor in rhabdomyosarcoma: a report from the Soft Tissue Sarcoma Committee of the Children's Oncology Group. Pediatr Blood Cancer 2004; 42:64–73
59. Karaman E, Akbayir O, Kocatürk Y, Cekic S, Filiz FB, Gulkilik A. Successful treatment of a very rare case: locally treated cervical rhabdomyosarcoma. Arch Gynecol Obstet 2011; 284: 1019–1022
60. Kayton ML1, Delgado R, Busam K, Cody HS 3rd, Athanasian EA, Coit D, La Quaglia MP. Experience with 31 sentinel lymph node biopsies for sarcomas and carcinomas in pediatric patients. Cancer 2008; 112: 2052–2059
61. Kayton ML, Wexler LH, Lewin SN, Park KJ, La Quaglia MP, Abu-Rustum NR. Pediatric radical abdominal trachelectomy for anaplastic embryonal rhabdomyosarcoma of the uterine cervix: an alternative to radical hysterectomy. J Pediatr Surg 2009; 44: 862–867
62. Kefeli M, Kandemir B, Akpolat I, Yildirim A, Kokcu A. Rhabdomyosarcoma arising in a mature cystic teratoma with contralateral serous carcinoma: case report and review of the literature. Int J Gynecol Pathol 2009; 28: 372-365
63. Kim DW, Shin JH, Lee HJ, Hong YO, Joo JE, Kim EK. Spindle cell rhabdomyosacoma of uterus: a case study. Korean J Pathol 2013; 47: 388–391
64. Kirsch CH, Goodman M, Esiashvili N. Outcome of female pediatric patients diagnosed with genital tract rhabdomyosarcoma based on analysis of cases registered in SEER database between 1973 and 2006. Am J Clin Oncol 2014; 37: 47–50
65. Köhler G, Belau, A, Dennis K, Evert K, Evert M, Hesse J, Hegenscheid K, Krichbaum J, Kühnast M, Lehnhoff H, Lehr A, Müller S, Schalitz S, Simon J, Spring P, Ständer C, Trojnarska S, Witte, N, Zygmunt M.: Deutsches klinisches Kompetenzzentrum für genitale Sarkome und Mischtumoren an der Universitätsmedizin Greifswald (DKSM) und Kooperationspartner VAAO Deutschland und FK Frankfurt/Sachsenhausen. Datenbank und Promotions- und Forschungsgruppe genitale Sarkome, Greifswald 2015, http://www.medizin.uni-greifswald.de/gyn/dksm/
66. Komdeur R, Klunder J, van der Graaf WT, van den Berg E, de Bont ES, Hoekstra HJ, Moleaar WM. Multidrug resistance proteins in rhabdomyosarcomas: comparison between children and adults. Cancer 2003; 97: 1999–2005
67. Koscielniak E, Rodary C, Flamant F, Carli M, Treuner J, Pinkerton CR, Grotto P. Metastatic rhabdomyosarcoma and histologically similar tumors in childhood: a retrospective European multi-center analysis. Med Pediatr Oncol 1992; 20: 209–214
68. Koukourakis GV, Kouloulias V, Zacharias G, Maravelis G, Papadimitriou C, Platoni K, Gouliamos A. Embryonal rhabdomyosarcoma of the uterine cervix. Clin Transl Oncol 2009; 11: 399–402
69. Kriseman ML, Wang WL, Sullinger J, Schmeler KM, Ramirez PT, Herzog CE, Frumovitz M. Rhabdomyosarcoma of the cervix in adult women and younger patients. Gynecol Oncol 2012; 126: 351–356

70. Leaphart C, Rodeberg D. Pediatric surgical oncology: management of rhabdomyosarcoma. Surg Oncol 2007; 16: 173–185
71. Leitlinie der Gesellschaft für Pädiatrische Onkologie und Hämatologie Weichteilsarkome. http://www.awmf.org/uploads/tx_szleitlinien/025-007l_S1_Weichteilsarkome_01.pdf.2011
72. Li RF, Gupta M, McCluggage WG, Ronnett BM. Embryonal rhabdomyosarcoma (botryoid type) of the uterine corpus and cervix in adult women: report of a case series and review of the literature. Am J Surg Pathol 2013; 37: 344–355
73. Magné N, Haie-Meder C. Brachytherapy for genital-tract rhabdomyosarcomas in girls: technical aspects, reports, and perspectives. Lancet Oncol 2007; 8: 725–729.
74. Magné N, Oberlin O, Martelli H, Gerbaulet A, Chassagne D, Haie-Meder C. Vulval and vaginal rhabdomyosarcoma in children: update and reappraisal of Institut Gustave Roussy brachytherapy experience. Int J Radiat Oncol Biol Phys 2008; 72: 878–883
75. Martelli H, Oberlin O, Rey A, Godzinski J, Spicer RD, Bouvet N, Haie-Meder C, Terrier-Lacombe MJ, Sanchez de Toledo J, Spooner D, Sommelet D, Flamant F, Stevens MC. Conservative treatment for girls with nonmetastatic rhabdomyosarcoma of the genital tract: a report from the Study Committee of the International Society of Pediatric Oncology. J Clin Oncol 1999; 17: 2117–2122
76. Mascarenhas L, Lyden ER, Breitfeld PP, Walterhouse DO, Donaldson SS, Paidas CN, Parham DM, Anderson JR, Meyer WH, Hawkins DS. Randomized phase II window trial of two schedules of irinotecan with vincristine in patients with first relapse or progression of rhabdomyosarcoma: a report from the Children's Oncology Group. J Clin Oncol 2010; 28: 4658–4663
77. Maurer HM, Beltangady M, Gehan EA, Crist W, Hammond D, Hays DM, Heyn R, Lawrence W, Newton W, Ortega J, Ragab AH, Raney RB, Ruyman FB, Soule E, Teft M, Webber B, Wharam M, Vietti TJ. The Intergroup Rhabdomyosarcoma Study-I. A final report. Cancer 1988; 61: 209–220
78. Mazzoleni S, Bisogno G, Garaventa A, Cecchetto G, Ferrari A, Sotti G, Donfrancesco A, Madon E, Casula L, Carli M: Outcomes and prognostic factors after recurrence in children and adolescents with nonmetastatic rhabdomyosarcoma. Cancer 2005; 104: 183–190
79. McCluggage WG, Lioe TF, McClelland HR, Lamki H. Rhabdomyosarcoma of the uterus: report of two cases, including one of the spindle cell variant. Int J Gynecol Cancer 2002; 12: 128–132
80. Merlino G, Helman LJ. Rhabdomyosarcoma-working out the pathways. Oncogene 1999; 18: 5340–5348
81. Meza JL, Anderson J, Pappo AS, Meyer WH. Children's Oncology Group. Analysis of prognostic factors in patients with nonmetastatic rhabdomyosarcoma treated on intergroup rhabdomyosarcoma studies III and IV: the Children's Oncology Group. J Clin Oncol 2006; 24: 3844–3851
82. Million L, Anderson J, Breneman J, Hawkins DS, Laurie F, Michalski J, Rodeberg D, Wharam M, Wolden S, Donaldson SS. Influence of noncompliance with radiation therapy protocol guidelines and operative bed recurrences for children with rhabdomyosarcoma and microscopic residual disease: a report from the Children's Oncology Group. Int J Radiat Oncol Biol Phys 2011; 80: 333–338.
83. Missiaglia E, Williamson D, Chisholm J, Wirapati P, Pierron G, Petel F, Concordet JP, Thway K, Oberlin O, Pritchard-Jones K, Delattre O, Delorenzi M, Shipley J. PAX3/FOXO1 fusion gene status is the key prognostic molecular marker in rhabdomyosarcoma and significantly improves current risk stratification. J Clin Oncol 2012; 30: 1670–1677
84. Miyamoto T, Shiozawa T, Nakamura T, Konishi I. Sarcoma botryoides of the uterine cervix in a 46-year-old woman: case report and literature review. Int J Gynecol Pathol 2004; 23: 78–82
85. Moinfar F, Azodi M, Tavassoli FA. Uterine sarcomas. Pathology 2007; 39: 55–71
86. Montag TW, D'ablaing G, Schlaerth JB, Gaddis O Jr, Morrow CP. Embryonal rhabdomyosarcoma of the uterine corpus and cervix. Gynecol Oncol 1986; 25: 171–194

87. Moritake H, Kamimura S, Akiyoshi K, Nagatoshi Y, Chuman H, Okamura J. Prognostic significance of elevated lactate dehydrogenase and creatine kinase in patients with rhabdomyosarcoma. Med Pediatr Oncol 2003; 40: 187–188
88. Morotti RA, Nicol KK, Parham DM, Teot LA, Moore J, Hayes J, Meyer W, Qualman SJ; Children's Oncology Group. An immunohistochemical algorithm to facilitate diagnosis and subtyping of rhabdomyosarcoma: the Children's Oncology Group experience. Am J Surg Pathol 2006; 30: 962–968
89. Mousavi A, Akhavan S. Sarcoma botryoides (embryonal rhabdomyosarcoma) of the uterine cervix in sisters. J Gynecol Oncol 2010; 21: 273–275
90. Mukherjee S, Sen S, Biswas P, Choudhuri M. Primary pleomorphic sarcoma of the ovary with rhabdomyosarcomatous differentiation. Indian J Pathol Microbiol 2009; 52: 217–218
91. National Cancer Institute: PDQ® Childhood Rhabdomyosarcoma Treatment. Bethesda, MD: National Cancer Institute. Date last modified 10/29/2014. Available at: http://cancer.gov/cancertopics/pdq/treatment/childrhabdomyosarcoma/HealthProfessional
92. National Comprehensive Cancer Network: NCCN Clinical Practice Guidelines in Oncology -Soft tissue sarcomas. Version 1. 2015; www.nccn.org
93. Ng TY, Loo KT, Leung TW, Lo SH, Yuen KK. Alveolar rhabdomyosarcoma of the cervix. Gynecol Oncol 2003; 91: 623–626
94. Nielsen GP, Oliva E, Young RH, Rosenberg AE, Prat J, Scully RE. Primary ovarian rhabdomyosarcoma: a report of 13 cases. Int J Gynecol Pathol 1998; 17: 113–119
95. Ogilvie CM, Crawford EA, Slotcavage RL, King JJ, Lackman RD, Hartner L, Staddon AP. Treatment of adult rhabdomyosarcoma. Am J Clin Oncol 2010; 33: 128–131
96. Okada DH, Rowland JB, Petrovic LM. Uterine pleomorphic rhabdomyosarcoma in a patient receiving tamoxifen therapy. Gynecol Oncol 1999; 75: 509–513
97. Oliva E, Caracangiu ML, Carinelli SG, Ip P, Loening T, Longacre TA, Nucci MR, Prat J, Zaloudek CJ. Tumours of the uterine corpus. Mesenchymal tumors. In: Kurman Rj, Carcangiu ML, Herrington CS, Young RH (eds): WHO classification of tumors of female reproductive organs. 4th ed. IARC: Lyon 2014; 135–152
98. Oliva E. Rhabdomyosarcoma, cervix. In: Nucci MR, Oliva E.(eds). Diagnostic pathology gynaecological. Amirsys 2014; 3: 96–97
99. Ordi J, Stamatakos MD, Tavassoli FA. Pure pleomorphic rhabdomyosarcomas of the uterus. Int J Gynecol Pathol 1997; 16: 369–377
100. Pappo AS, Lyden E, Breneman J, Wiener E, Teot L, Meza J, Crist W, Vietti T. Up-front window trial of topotecan in previously untreated children and adolescents with metastatic rhabdomyosarcoma: an intergroup rhabdomyosarcoma study. J Clin Oncol 2001; 19: 213–219
101. Paulino AC, Okcu MF. Rhabdomyosarcoma. Curr Probl Cancer 2008: 32: 7–34
102. Raney RB, Anderson JR, Barr FG, Donaldson SS, Pappo AS, Qualman SJ, Wiener ES, Maurer HM, Crist WM. Rhabdomyosarcoma and undifferentiated sarcoma in the first two decades of life: a selective review of intergroup rhabdomyosarcoma study group experience and rationale for Intergroup Rhabdomyosarcoma Study V. J Pediatr Hematol Oncol 2001, 23: 215–220
103. Raney B, Stoner J, Anderson J, Andrassy R, Arndt C, Brown K, Crist W, Maurer H, Qualman S, Wharam M, Wiener E, Meyer W, Hayes-Jordan A. Impact of tumor viability at second-look procedures performed before completing treatment on the Intergroup Rhabdomyosarcoma Study Group protocol IRS-IV, 1991–1997: a report from the children's oncology group. J Pediatr Surg 2010; 45: 2160–2168
104. Raney RB, Anderson JR, Brown KL, Huh WW, Maurer HM, Meyer WH, Parham DM, Rodeberg DA, Wolden SL, Donaldson SS. Treatment results for patients with localized, completely resected (Group I) alveolar rhabdomyosarcoma on Intergroup Rhabdomyosarcoma Study Group (IRSG)

protocols III and IV, 1984–1997: a report from the Children's Oncology Group. Pediatr Blood Cancer 2010; 55: 612–616

105. Raney RB, Walterhouse DO, Meza JL, Andrassy RJ, Breneman JC, Crist WM, Maurer HM, Meyer WH, Parham DM, Anderson JR. Results of the Intergroup Rhabdomyosarcoma Study Group D9602 protocol, using vincristine and dactinomycin with or without cyclophosphamide and radiation therapy, for newly diagnosed patients with low-risk embryonal rhabdomyosarcoma: a report from the Soft Tissue Sarcoma Committee of the Children's Oncology Group. J Clin Oncol 2011; 29: 1312–1318
106. Regine WF, Fontanesi J, Kumar P, Ayers D, Bowman LC, Pappo AS, Coffey DH, Avery L, Rao BN, Kun LE. Local tumor control in rhabdomyosarcoma following low-dose irradiation: comparison of group II and select group III patients. Int J Radial Oncol Biol Phys 1995; 31: 485–491
107. Riedlinger WF, Kozakewich HP, Vargas SO. Myogenic markers in the evaluation of embryonal botryoid rhabdomyosarcoma of the female genital tract. Pediatr Dev Pathol 2005; 8: 427–434
108. Rodeberg DA, Garcia-Henriquez N, Lyden ER, Davicioni E, Parham DM, Skapek SX, Hayes-Jordan AA, Donaldson SS, Brown KL, Triche, TJ, Meyer WH, Hawkins DS. Prognostic significance and tumor biology of regional lymph node disease in patients with rhabdomyosarcoma: a report from the Children's Oncology Group. J Clin Oncol 2011; 29: 1304–1311
109. Sahdev A, Sohaib SA, Jacobs I, Shepherd JH, Oram DH, Reznek RH. MR imaging of uterine sarcomas. Am J Roentgenol 2001; 177: 1307–1311
110. Sanders MA, Gordinier M, Talwalkar SS, Moore GD. Embryonal rhabdomyosarcoma of the uterine cervix in a 41-year-old woman treated with radical hysterectomy and adjuvant chemotherapy. Gynecol Oncol 2008; 111: 561–563
111. Saylors RL, Stine KC, Sullivan J, Kepner JL, Wall DA, Bernstein ML, Harris MB, Hayashi R, Vietti TJ. Pediatric Oncology Group. Cyclophosphamide plus topotecan in children with recurrent or refractory solid tumors: a Pediatric Oncology Group phase II study. J Clin Oncol 2001; 19: 3463–3469
112. Schütte J, Hartmann JT, Reichardt P, Issels RD, Tunn PU, Budach V. Leitlinien Weichteilsarkome. https://www.dgho-onkopedia.de/de/onkopedia/leitlinien/weichteilsarkome/weichteilsarkome.pdf.2011
113. Shern JF, Chen L, Chmielecki J, Wei JS, Patidar R, Rosenberg M, Ambrogio L, Auclair D, Wang J, Song YK, Tolman C, Hurd L, Liao H, Zhang S, Bogen D, Brohl AS, Sindiri S, Catchpoole D, Badgett T, Getz G, Mora J, Anderson JR, Skapek SX, Barr FG, Meyerson M, Hawkins DS, Khan J. Comprehensive genomic analysis of rhabdomyosarcoma reveals a landscape of alterations affecting a common genetic axis in fusion-positive and fusion-negative tumors. Cancer Discov 2014; 4: 216–231
114. Sorensen PH, Lynch JC, Qualman SJ, Tirabosco R, Lim JF, Maurer HM, Bridge JA, Crist WM, Triche TJ, Barr FG. PAX3-FKHR and PAX7-FKHR gene fusions are prognostic indicators in alveolar rhabdomyosarcoma: a report from the children's oncology group. J Clin Oncol 2002; 20: 2672–2679
115. Stegmaier S, Poremba C, Schaefer KL, Leuschner I, Kazanowska B, Békássy AN, Bielack SS, Klingebiel T, Koscielniak E. Prognostic value of PAX-FKHR fusion status in alveolar rhabdomyosarcoma: a report from the cooperative soft tissue sarcoma study group (CWS). Pediatr Blood Cancer 2011; 57: 406–414
116. Sultan I, Qaddoumi I, Yaser S, Rodriguez-Galindo C, Ferrari A. Comparing adult and pediatric rhabdomyosarcoma in the surveillance, epidemiology and end results program, 1973 to 2005: an analysis of 2,600 patients. J Clin Oncol 2009; 27: 3391–3397
117. Takano M, Kikuchi Y, Aida S, Sato K, Nagata I. Embryonal rhabdomyosarcoma of the uterine corpus in a 76-year-old patient. Gynecol Oncol 1999; 75: 490–494

118. Tateishi U, Hosono A, Makimoto A, Nakamoto Y, Kaneta T, Fukuda H, Murakami K, Terauchi T, Suga T, Inoue T, Kim EE. Comparative study of FDG PET/CT and conventional imaging in the staging of rhabdomyosarcoma. Ann Nucl Med 2009; 23: 155–161
119. Toro JR, Travis LB, Wu HJ, Zhu K, Fletcher CD, Devesa SS. Incidence patterns of soft tissue sarcomas, regardless of primary site, in the surveillance, epidemiology and end results program, 1978–2001: An analysis of 26,758 cases. Int J Cancer 2006; 119: 2922–2930
120. Villella JA, Bogner PN, Jani-Sait SN, Block AM, Lele S. Rhabdomyosarcoma of the cervix in sisters with review of the literature. Gynecol Oncol 2005; 99: 742–748
121. Völker T, Denecke T, Steffen I, Misch D, Schönberger S, Plotkin M, Ruf J, Furth C, Stöver B, Hautzel H, Henze G, Amthauer H. Positron emission tomography for staging of pediatric sarcoma patients: results of a prospective multicenter trial. J Clin Oncol 2007; 25: 5435–5441
122. Walterhouse DO, Meza JL, Breneman JC, Donaldson SS, Hayes-Jordan A, Pappo AS, Arndt C, Raney RB, Meyer WH, Hawkins DS. Local control and outcome in children with localized vaginal rhabdomyosarcoma: a report from the Soft Tissue Sarcoma committee of the Children's Oncology Group. Pediatr Blood Cancer 2011; 57: 76–83
123. Walterhouse DO, Pappo AS, Meza JL, Breneman JC, Hayes-Jordan AA, Parham DM, Cripe TP, Anderson JR, Meyer WH, Hawkins DS. Shorter-duration therapy using vincristine, dactinomycin, and lower-dose cyclophosphamide with or without radiotherapy for patients with newly diagnosed low-risk rhabdomyosarcoma: a report from the Soft Tissue Sarcoma Committee of the Children's Oncology Group. J Clin Oncol. 2014; 32: 3547–3552
124. Westhoff G, Dorigo O, Berek J, Karam A. Vaginal and vulvar sarcomas: a population based review of incidence, treatment and outcomes (2014 VAGO Abstr). Gynecol Oncol 2014; 135: 394–395
125. Williamson D, Missiaglia E, de Reyniès A, Pierron G, Thuille B, Palenzuela G, Thway K, Orbach D, Laé M, Fréneaux P, Pritchard-Jones K, Oberlin O, Shipley J, Delattre O. Fusion gene-negative alveolar rhabdomyosarcoma is clinically and molecularly indistinguishable from embryonal rhabdomyosarcoma. J Clin Oncol 2010; 28: 2151–2158
126. Wolden SL, Anderson JR, Crist WM, Breneman JC, Wharam MD Jr, Wiener ES, Qualman SJ, Donaldson SS. Indications for radiotherapy and chemotherapy after complete resection in rhabdomyosarcoma: a report from the Intergroup Rhabdomyosarcoma Studies I to III. J Clin Oncol 1999; 17: 3468–3475
127. Yang L, Takimoto T, Fujimoto J. Prognostic model for predicting overall survival in children and adolescents with rhabdomyosarcoma. BMC Cancer 2014; 14: 654
128. Yeasmin S, Nakayama K, Oride A, Ishibashi M, Ishikawa N, Katagiri A, Iida K, Nakayama N, Miyazaki K. A case of extremely chemoresistant pure pleomorphic rhabdomyosarcoma of the uterus associated with a high serum LDH level. Eur J Gynaecol Oncol 2008; 29: 518–522
129. Young RH, Scully RE. Alveolar rhabdomyosarcoma metastatic to the ovary. A report of two cases and a discussion of the differential diagnosis of small cell malignant tumors of the ovary. Cancer 1989; 64: 899–904
130. Young RH, Kozakewich HP, Scully RE. Metastatic ovarian tumors in children: a report of 14 cases and review of the literature. Int J Gynecol Pathol 1993; 12: 8–19
131. Zaloudek C, Hendrickson MR. Soslow RA. Mesenchymal tumors of the uterus. In: Kurman RJ, Ellenson RH, Ronnett M (eds.). Blaustein's pathology of the female tract. Sixth ed. Springer 2011; 453–527

Bildquellenverzeichnis

Budihardjo-Welim H. Praxis für Pathologie Hemer, Hemer. 1.3-6 BC

Frericks B, Löhr G. DRK Kliniken Berlin | Westend, Radiologie, Berlin. 1.3-3 BC

Hartmann W. DRK-Kliniken Berlin Westend, Klinik für Gynäkologie und Geburtshilfe, Berlin. 1.3-1 A, 1.3-2 A

Hegenscheid K. Universitätsmedizin Greifswald, Institut für Diagnostische Radiologie und Neuroradiologie, Greifswald. 1.3-4 B

Hoestermann C. Katharinen-Hospital, Gynäkologische Abteilung, Unna. 1.3-6 A

Klöppel R. Klinikum Chemnitz, Institut für bildgebende Diagnostik, Chemnitz. 1.3-5 A–D

Lampe B, Gröning T. Florence-Nightingale Krankenhaus Kaiserswerther Diakonie, Zentrum für gynäkologische Chirurgie, Kaiserswerth. 1.3-2 B–D

Letzel M, Jäpelt Th. Gemeinschaftspraxis bildgebende Diagnostik, Nordhausen. 1.3-4 A

Radtke C. DRK Kliniken Berlin | Westend, Institut für Pathologie, Berlin. 1.3-1 BC

Günter Köhler, Katja Evert, Marek Zygmunt, Matthias Evert

2 Perivaskulärer Epitheloidzelltumor (PECom)

2.1 PECom des Uterus

Allgemeines, Epidemiologie, Ätiologie, Pathogenese, Stadieneinteilung

Der perivaskuläre Epitheloidzelltumor (perivascular epitheloid cell tumor) ist ein mesenchymaler Tumor, der vor allem unter seinem Akronym PECom (PEComa) bekannt ist. In der aktuellen WHO-Klassifikation wird dieser Tumor unter „miscellaneous mesenchymal tumours“ eingeordnet (32). Die Epidemiologie, Ätiologie und Pathogenese sind noch weitgehend unbekannt. PECome kommen vorrangig bei Frauen (Verhältnis Männer-Frauen 1:7) in unterschiedlichen Organen wie Lunge, Leber, Nieren, Dick- und Dünndarm und auch im Knochen vor (15). Im Vergleich zu anderen Lokalisationen werden PECome im Uterus bzw. im kleinen Becken relativ häufig beobachtet. So sollen etwa 40 % der PECome der Frau gynäkologische Lokalisationen betreffen. Die uterine Form kann in der Zervix und im Korpus auftreten. Das Alter der Pat. liegt zwischen 7 und 75, im Mittel bei 45 Jahren. Es scheint, dass bei zervikalem Befall die Frauen im Durchschnitt 10 Jahre jünger sind (8, 56). Unter Einbeziehung der extrauterinen Fälle beträgt das mediane und mittlere Alter 49 bzw. 50 Jahre (40). Mehrheitlich befinden sich die Frauen somit in der Prämenopause. In etwa 15 % der Fälle besteht gleichzeitig eine tuberöse Sklerose. Die tuberöse Sklerose ist eine autosomal-dominante vererbbare Erkrankung, die mit Fehlbildungen und Tumoren des Gehirns einhergeht. Dieses Krankheitsbild ist mit Mutationen der Tumorsuppressorgene TSC1 oder TSC2 (Tuberous sclerosis 1- bzw. 2-Protein) assoziiert, die sich aber nicht in jedem Fall nachweisen lassen. Das TSC1-Gen kodiert ein wachstumshemmendes Protein und inhibiert zusammen mit dem TSC2-Protein mTOR (mammalian Target of Rapamycin) – ein Protein, das als eine Proteinkinase über verschiedene Signalwege u. a. eine Zellproliferation bewirkt. Eine Fehlfunktion dieser Gene kann somit zu einer vermehrten Aktivität von mTOR führen. Überaktiviertes mTOR führt am Ende seines Signalweges zu einer Plethora an onkogenen Effekten wie z. B. Proliferation, Zellwachstum und Angiogenese. Die Aktivierung des mTOR-Signalwegs ist u. a. auch für die PECome nachgewiesen (24, 35). Charakteristisch für die tuberöse Sklerose ist auch das Auftreten von Tumoren in Form von Angiofibromen der Haut, insbesondere in zentralen Bereichen des Gesichts, von renalen und extrarenalen Angiomyolipomen sowie von Lymphangioleiomyomen bzw. einer Lymphangioleiomyomatosis in der Lunge aber auch im kleinen Becken und im Uterus. Ein alternativer molekularer Entstehungsweg, möglicherweise für maligne PECome des Uterus bedeutsam, ist eine TFE3-Translokation. In diesem Fällen fehlen TSC-Genmutationen und es könnte eine putative Ineffektivität gegenüber mTOR-Inhibitoren bestehen (10). Andere Beispiele für PECome sind die Klarzelltumoren („Zuckertumoren“) der Lunge und der klarzellige myomelanozytische Tumor des Lig. falciforme. Diese schont seit vielen Jahren bekannten morphologisch sehr unterschiedlichen

Tumorentitäten sind unter Beibehaltung ihres Namens konzeptuell unter das Dach des PEComs aufgenommen (11).

Eine Entstehung in einem polypoiden Adenomyom ist gleichfalls beschrieben (23). Bei einem großen Teil dieser Tumoren ist gleichfalls mTOR überaktiviert (24, 28, 35). Relativ neu erkannt und als eigenständige Subgruppe zeitgleich mit dem PECom-Konzept etabliert ist die Gruppe der abdominopelvinen Sarkome mit perivaskulären epitheloiden Zellen. In diesen PECom-Subtyp wird sowohl das uterine als auch extrauterine pelvine PECome eingeordnet (11). Auch andere Strukturen als die bereits genannten Organe, wie z. B. das Herz, der Gastrointestinaltrakt, das Mesenterium und die Oberschenkel können von dieser Tumorgruppe befallen sein. Das Bindeglied aller genannten Tumoren ist die gemeinsame Immunreaktivität auf den Antikörperklon HMB-45 (Human Melanoma Black 45), in Kombination mit der Expression myogener Marker oder sogar morphologisch ausgebildeter glatter Muskelzellen. Neben dem HMB 45, werden in deutlich geringerer Frequenz andere melanozytäre Marker positiv (z. B. AK gegen Melan-A oder das S-100 Protein). Der Tumor besitzt somit offensichtliche wenigstens immunhistochemische Eigenschaften sowohl von glatten Muskelzellen, als auch von Melanozyten. Möglicherweise ist in einigen Fällen das epitheloide LMS eine Vorstufe der malignen PECome. Dafür spricht, dass gelegentlich in Metastasen eines primären S100- und HMB-45-negativen epitheloiden LMS zusätzlich zu den myogenen Filamenten auch melanozytäre Antigene positiv werden (44). In ähnlicher Weise ist zumindest auch ein Zusammenhang zwischen einem benignen bzw. semimalignen PECom und einem epitheloiden LM denkbar (s. a. Rezidive und Metastasen). In Analogie zu den uterinen Sarkomen wurde auch ein Fall nach Tamoxifeneinnahme beschrieben (23).

In der Endkonsequenz werden die PECome als Tumoren mit perivaskulären epitheloiden Zellen, die eine Koexpression von glattmuskulären und melanozytischen Markern aufweisen , charakterisiert (13). Nach der WHO-Definition handelt es sich um einen mesenchymalen Tumor, der mit unterschiedlicher biologischer Aggressivität, der, allerdings unter ausgesprochen großer histomorphologischer Variationsbreite, typischerweise epitheloide Zellen mit einem klaren bis eosinophilen granulären Zytoplasma enthält, die melanozytische und glattmuskuläre Differenzierungen aufweisen. Die Hypothese, dass der Tumor von sogenannten perivaskulären epitheloiden Zellen abstamme (33), ist bis heute unbewiesen und wahrscheinlich nicht zutreffend. Die histogenetische Abstammung ist völlig unklar.

Für die malignen uterinen PECome (nicht alle Tumoren verlaufen klinisch maligne!) gibt es keine gesonderte Stadieneinteilung. Theoretisch könnte man sich wegen gewisser Ähnlichkeiten noch am ehesten auf die uterinen LMS beziehen. Auch eine Stadieneinteilung entsprechend der der WTS ist denkbar. Der Pathologe sollte vermerken, welche Einteilung er verwendet. Aus der Erfahrung des DKSM erfolgt häufig nur eine Beschreibung der Tumoreigenschaften ohne sich auf ein spezielles Staging einzulassen.

Der perivaskuläre Epitheloidzelltumor (PECom) kommt an zahlreichen Organen vor und betrifft bei den mehrheitlich prämenopausalen Frauen vorrangig den Uterus. Das PECom ist wie die Tumoren bei der tuberösen Sklerose häufig mit einer vermehrten Aktivität der Proteinkinase mTOR verbunden. Das PECom besitzt als definierende Kriterien Eigenschaften sowohl von glatten Muskelzellen als auch von Melanozyten. Eine Verwandtschaft sowohl zu glatten Muskelzellen als auch zu den Melanozyten ist offensichtlich. PECome können im klinischen Verlauf benigne oder maligne sein. Für die malignen uterinen malignen PECome gibt es keine eigene Stadieneinteilung.

Makroskopische und mikroskopische Befunde

Die uterinen PECome sind etwa zu 10 % in der Zervix lokalisiert. Die meisten Tumoren treten solitär auf, gelegentlich findet man auch mehrere Knoten im Myometrium (56). Wie beim LMS können neben dem PECom auch regelhafte LM vorkommen, was zwangsläufig die Diagnostik erschwert. Bei den im Mittel 6 cm großen Tumoren sind auch Durchmesser von bis zu 30 cm beschrieben. Bei der äußeren Inspektion des Uterus imponieren sie in der Regel als LM (Abb. 2-1 A). Meist liegen die PECome intramural oder subserös und können je nach Dignität scharf aber auch weniger

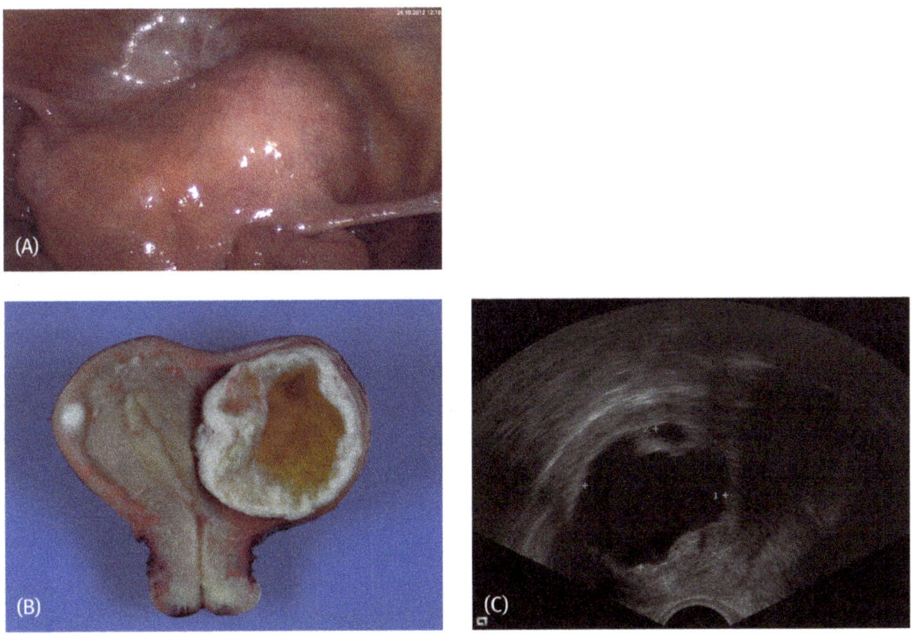

Abb. 2-1: PECom – makroskopischer Befund und Sonographie. A: endoskopisch imponiert das in der Uterusvorderwand lokalisierte PECom als Leiomyom; bei der klinischen Untersuchung war schon dessen „Weichheit“ aufgefallen; B: am aufgeschnitten Präparat erkennt man innerhalb des Tumors einen großen und einen kleinen zystischen Abschnitt. Dieses benigne PECom war scharf zum Myometrium, das eine Art Pseudokapsel bildet, abgegrenzt; C: in der vaginalen Sonographie dominiert gleichfalls ein großer zystischer Abschnitt, auch die kleinere Zyste stellt sich gut dar.

scharf von der Umgebung abgegrenzt sein. Die Oberfläche ist meist glatt und erscheint wie beim LM kapsuliert (Abb. 2-1 B). Eine echte Kapsel ist jedoch nicht vorhanden. Auch am unaufgeschnittenen Präparat können die PECome vom Aspekt und von der Konsistenz her einem regelrechten LM stark ähneln (56), erscheinen häufiger aber weich und fleischig. Bedingt durch straffe Kollagenzüge kann der Tumor auf der Schnittfläche mehrknotig erscheinen. Nicht ungewöhnlich sind auch zystische Abschnitte, die auch bildgebend auffallen (Abb. 2-1 BC).

Stark vereinfacht dargestellt kann der Tumor auf der einen Seite faszikulär und spindelzellig mit eosinophil-fibrillärem Zytoplasma und somit kaum klarzellig wachsen bzw. aufgebaut sein.Er ist in diesem Fall dann von konventionellen LM kaum zu unterscheiden! Auf der anderen Seite steht ein epitheloider, klarzellig-eosinophil geprägter Tumor, dann meist mit deutlichen Atypien, der an ein hellzelliges epitheloides LMS erinnert (s. a. unten). Die PECome haben in der Regel relativ uniforme bläschenförmige Kerne mit grobem Chromatin und auffälligen Nucleoli (Abb. 2-2 AB). In den epitheloiden Zellen sind sie vorrangig rund oder oval, in den spindeligen Zellen erscheinen sie elongiert, ähnlich wie beim LM. Die Tumorzellen präsentieren sich in Nestern oder kurzen Faszikeln, die durch Kollagenbänder kompartimentiert werden (Abb. 2-2 B). Sind diese so augenscheinlich wie in Abb. 2-2 BD liegt der Subtyp eines sklerosierenden PEComs vor. Typisch, aber nicht immer auffällig ist die namensgebende fokale perivaskuläre Lokalisation um dünnwandige, mitunter erweiterte Gefäße und ein ausgeprägtes kapilläres Netzwerk. Die Zellen sind häufig radiär um das Gefäßlumen arrangiert, wobei die epitheloiden Zellen meist gefäßnäher und die spindelförmigen Zellen meist weiter entfernt vom Gefäß liegen. Weiter entfernt von den Blutgefäßen findet sich auch häufig eine größere Akkumulation von Zellen, die Adipozyten oder Lipoblasten imitieren (15). Mittels immunchemischer Färbereaktion lässt sich die perivaskuläre Anhäufung gerade der melanozytär teildifferenzierten Tumorzellen besonders gut dokumentieren (Abb. 2-2 H).

Die Zellen zeigen meist ein niedriges nukleäres Grading und weisen wenige oder gar keine mitotischen Figuren auf (Abb. 2-2 C). Nukleärer Polymorphismus und höheres Grading sind jedoch möglich. Charakteristisch für ein PECome sind auch vielkernige Riesenzellen. Unabhängig von den genannten Eigenschaften sind die Tumoren regelhaft zellreich und bei höherem nukleären Grading ist auch eine mitotische Aktivität von

Abb. 2-2 ▸: PECom – histologischer Befund eines intraligamentär gelegenen PEComs. A: die Zellen sind durchgängig epitheloid, teilweise klarzellig und teilweise durch Kollagenfaserbänder kompartimentiert; B: in der Azanfärbung stellen sich die roten Tumorzellen und das blaue dichte kompartimentierende Kollagen gut dar (sklerosierendes PECom); C: man sieht in den nun deutlich erkennbaren epitheloiden Zellen die blauen vergrößerten Kerne mit erkennbaren Nukleolen, Nekrosen sind nicht vorhanden, die Mitosedichte ist gering; DEF: die Tumorzellen exprimieren in beiden Anteilen verschiedene myogene Marker hier glattmuskuläres Aktin (D), Desmin (E) und Caldesmon (F), damit wäre der Tumor früher als epitheloides Leiomyom klassifiziert worden; GH: die Expression des melanozytären Markers HMB45, die in den perivaskulär lokalisierten Zellen (H) am stärksten ist, erzwingt die Einordnung als PECom.

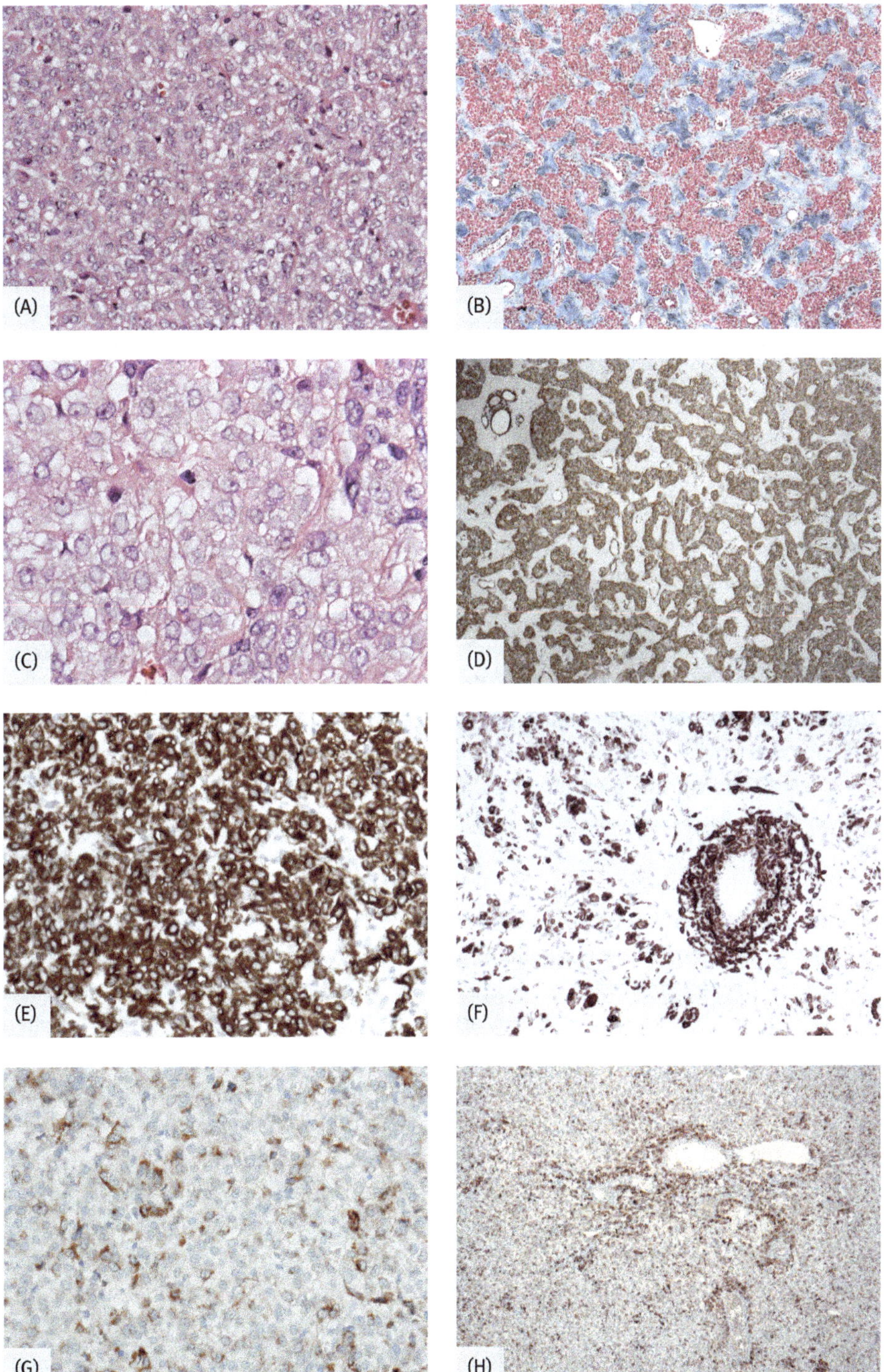
(A)
(B)
(C)
(D)
(E)
(F)
(G)
(H)

> 5 M/50 HPF einschließlich atypischer Mitosen möglich (40, 53). Beschrieben ist auch ein extrem hoher MI von 84 M/10 HPF bis 395 M/50 HPF (24). Die Spannbreite in der Proliferation und Zytologie dokumentiert sich auch in der Vielfalt des biologischen Verhaltens. TCN kommen in bis zu 50 % der Fälle vor und betreffen mitunter 50 % des Tumors. Daneben sind Hyalinisierungen häufig (sklerosierendes PECom) (40).

Die offensichtliche Verwandtschaft zu glatten Muskelzellen, insbesondere zum epitheloiden LM, aber auch zum epitheloiden LMS wird durch die Expression von glattmuskulären Markern nachdrücklich dokumentiert. Tatsächlich exprimieren PECome glattmuskuläre Marker zu 49–100 % in Form von Desmin (Abb. 2-2 E) bzw. in 73–93 % von SMA. Weiter zeigt sich in 56 % der Fälle eine Expression von Vimentin sowie in 92–100 % von Caldesmon (12, 16, 40). (Abb. 2-2 F) Berichtet wird aber auch über 3 Fälle von uterinen PEComen, die komplett negativ für h-Caldesmon, α-SMA, CD34, EMA und ER aber positiv für den PGR und Desmin waren (57). Beschrieben ist gleichfalls die Expression von CD10 in 25 % der Fälle (12).

Wegweisend für die Diagnose ist die Immunreaktivität mit dem Antikörperklon HMB-45 in 96–100 % der Fälle. Der Antikörperklon HMB-45 färbt typischerweise ein zytoplasmatisches Antigen in Melanozyten an und weist damit auf eine Verwandtschaft auch mit diesen Zellen hin. Die Anfärbung ist häufig lückenhaft und von mittlerer Intensität (28). In 72–88 % der PECome lässt sich auch das Melanozytenantigen Melan-A nachweisen (13, 28, 40). Etwa 2–30 % der Tumoren sind auch S-100-Protein-positiv (13, 40). Das S-100 Protein ist gleichfalls in Melanozyten bzw. melanozytären Tumoren nachzuweisen. In jedem Fall wird von einem PECom mindestens einer der Melanozytenmarker exprimiert. Epitheloide Tumoren, die die glattmuskulären Marker Aktin und Desmin exprimieren, müssen deshalb zusätzlich immer mit HMB-45 angefärbt werden. Dessen positive (Abb. 2-2 GH) Reaktion erzwingt dann die Diagnose PECom, wenn ein LMS ausgeschlossen werden kann (s. a. DD). Zytokeratine, CD 34 und CD117 sind in der Regel negativ. CD 117 positive Fälle sind aber dokumentiert und können die DD zu einem pelvinen Gastrointestinalen Stromatumor erschweren (10).

Fälle mit einer drüsigen epithelialen Komponente bzw. mit eingeschlossenen endometrioiden Drüsen sind beschrieben (20, 28, 51). Die meisten PECome wachsen verdrängend in das Myometrium bzw. weisen finger- bzw. zungenförmigen Infiltrationen in das Myometrium auf, die an ein LG-ESS erinnern (28). Wie bereits angedeutet, gibt es möglicherweise zwei unterschiedliche Typen von PEComen (50). Der eine Typ besteht aus epitheloiden Zellen mit reichlich eosinophilem Zytoplasma und diffuser Expression von HMB-45 aber wenigen positiven glattmuskulären Markern und imitiert mit fingerförmigen Infiltrationen das Wachstumsmuster eines LG-ESS. Der andere Subtyp setzt sich aus oft eher spindeligen als epitheloiden Zellen mit weniger reichlich klarem Zytoplasma und einer geringeren HMB-45 Expression zusammen, zeigt aber stark positive glattmuskuläre Marker. Möglicherweise steht er den (epitheloiden) glattmuskulären Tumoren näher (43,50). PECome und ihre Metastasen können ER- und PGR negativ sein (5) aber auch beide HR exprimieren (1, 27, 50, 56), wobei die ER zum Teil eine stärkere Intensität aufweisen oder bei positivem PGR auch negativ sein können (23).

Betreffs der Dignität der PECome wird gegenwärtig eine auf der Basis von klinischen Verlaufsbeobachtungen beruhende Klassifikation (4, 13, 15) akzeptiert. Sie wird aktuell (4) nach Modifikation der ursprünglichen Klassifikation (13) nach folgenden Kriterien festgelegt: Tumorgröße > 5 cm, high-grade-nukleäre Atypien und Zellreichtum, TCN, > 1M/50 (!) HPF, infiltrative Wachstumsmuster, lymphovaskuläre Invasion. Das PECom gilt als benigne, wenn < 2 Faktoren vorliegen und (!) es < 5 cm groß ist. Ein maligner Tumor liegt schon bei ≥2 Faktoren vor. Die Kriterien für einen Tumor mit unsicherem malignem Potential sind: ≥ 5 cm ohne weitere Faktoren oder (!) nur nukleäre Polymorphismen bzw. vielkernige Riesenzellen.

Sind vier oder mehr Kriterien vorhanden liegt bei einer Spezifität und Sensitivität von 100 % ein malignes PECom vor (40).

Die PECome treten vor allem im Myometrium auf und weisen vom makroskopischen Aspekt her eine große Ähnlichkeit mit Leiomyomen auf, erscheinen meist aber fleischiger. Nekrosen und Hämorrhagien kommen vor.
Die PECome bestehen aus epitheloiden und/oder spindelförmigen Zellen. Auffällig ist die namensgebende fokale perivaskuläre Lokalisation der Tumorzellen um Blutgefäße. Die Expression von glattmuskulären Markern weist auf eine Verwandtschaft mit glattmuskulären Tumoren hin. Wegweisend für die Diagnose ist die Immunreaktivität auf melanozytäre Antigene, erfasst durch den Antikörper HMB-45 oder Melan-A und S-100. Auf der Basis der Kriterien: Tumorgröße > 5 cm, high-grade-nukleäre Atypien, Zellreichtum, Tumorzellnekrosen, > 1M/50 (!) HPF, infiltrative Ränder, und lymphovaskuläre Invasion lassen sich die PECome als benigne, malige oder Tumoren mit unsicherem malignem Potential eingruppieren.

Klinik, Diagnostik, Screening

Die Symptome und klinischen Befunde entsprechen denen der regelhaften LM. Die Diagnose wird daher mehrheitlich erst postoperativ gestellt. In der Geschlechtsreife sind Hypermenorrhoen, verlängerte Regelblutungen und Dysmenorrhoen typische Symptome. Blutungsstörungen und/oder pelvine Schmerzen finden sich bei praktisch allen Tumoren (40). Unterbauchschmerzen weisen auf ein schnelles Wachstum hin. Der Tastbefund unterscheidet sich gleichfalls kaum vom gemeinen LM. In der Regel liegt ein solitärer Tumor vor. Bei mehreren tastbaren Knoten kann es sich auch um multilokuläre PECome oder simultane LM handeln. Das PECom ist jedoch meist weicher als letztere und lässt mehrere klinische DDD zu. Ein nachdrücklicher Hinweis auf ein PECom ist eine simultane tuberöse Sklerose bzw. eine Geschwulst aus der Tumorfamilie der PECome wie Angiofibrome, Angiomyolipome bzw. Lymphangioleiomyome.

Da die Diagnose uterines PECom nur ausnahmsweise präoperativ gestellt werden kann, entspricht die klinische Diagnostik der der regelhaften LM. Prinzipiell sollte ein wie auch immer gearteter Verdacht, dass möglicherweise kein regelhaftes LM vorliegt, zu erhöhter diagnostischer Aufmerksamkeit und zur Anwendung des beim LMS beschriebenen diagnostischen Fließschemas (Abb. 1.2-13, Kap. LMS Bd. 1) führen.

Für diesen extrem seltenen Tumor ist kein Screening etabliert.

Die Symptome und klinischen Befunde der PECome entsprechen im Wesentlichen denen eines Leiomyoms. PECome erscheinen aber meist weicher. Hochsuspekt ist das gemeinsame Vorkommen mit Tumoren des tuberösen Sklerose-Komplexes wie Angiofibrome, Angiomyolipome bzw. Lymphangioleiomyome. In den meisten Fällen ist das PECom eine postoperative Diagnose. Ein Screening ist nicht etabliert.

Bildgebung

Über bildgebende Charakteristika uteriner PECome gibt es aufgrund der wenigen Fälle kaum Literatur. Zumindest sollte bei von der Regel abweichenden Befunden bei einem vermuteten LM, bei einer bekannten tuberösen Sklerose, Angiofibromen im Gesicht bzw. Angiomyolipomen anderer Lokalisation an ein PECom gedacht werden. Bei gesicherter Diagnose eines malignen PEComs ist eine bildgebende Diagnostik der Lunge (CT) sinnvoll. Damit können nicht nur eine primäre Metastasierung sondern auch Tumoren aus der PECom-Familie, wie z. B. eine Lymphangioleiomyomatosis ausgeschlossen werden.

Uterine und extrauterine PECome bieten sonographisch ein weitgehend identisches Bild. Die PECome ähneln in vielen Fällen einem LM sind aber nicht selten entrundet und/oder unscharf begrenzt und heterogen echogen (48). Relativ häufig werden unregelmäßig begrenzte echoleere bis echoarme Bezirke als Korrelat zu den makroskopischen zystischen Strukturen oder Nekrosen beschrieben (11, 42, 48) (Abb. 2-1 C, 2-3 AB). Wie in der CT ist die Zystenwand meist verdickt. Diese Befunde schließen differenzialdiagnostisch STUMP, LMS bzw. LM-Degeneration mit ein. Die häufigsten sonogra-

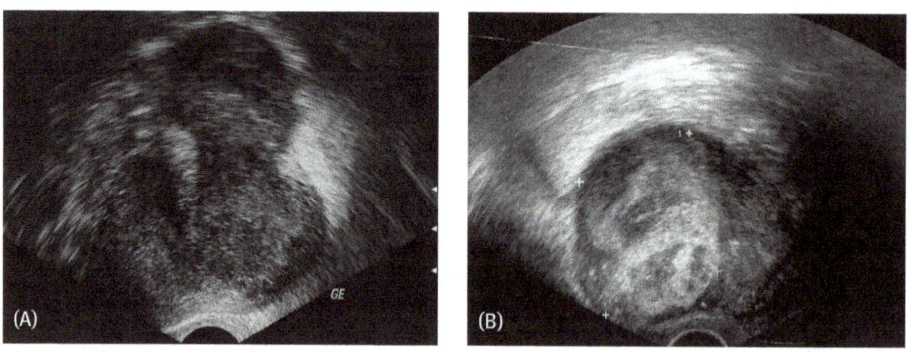

Abb. 2-3: Sonographische Befunde beim PECom. A: heterogen echogener jedoch vorwiegend hypoechogener Tumor mit hyperechogenen und fast echofreien unterschiedlich großen Räumen mit zum Teil bizarren Grenzen. Interessanterweise wurde dieser Tumor primär vom Pathologen als zellreiches Leiomyom, beim ersten Rezidiv als Leiomyosarkom und bei späteren Rezidiven als PECom diagnostiziert. Die ungewöhnlichen konturierten Grenzen sprachen schon sonographisch eher gegen ein Leiomyom; B: heterogen prädominant hyperechogener Tumor, die Grenzen zwischen den unterschiedlich echogenen Abschnitten verlaufen zum Teil irregulär und sind ein deutlicher Hinweis auf einen ungewöhnlichen mesenchymalen Tumor.

phischen Fehldiagnosen sind daher auch LM oder LMS (48). Gelegentlich präsentiert sich der Tumor auch komplett als hämorrhagische Zyste und kann sonographisch zur Verwechslung mit einer „Schokoladenzyste" bzw. einem Endometriom führen (54). Bei den malignen Formen lässt sich unter Umständen eine Infiltration in das Myometrium darstellen (48). Eine Artdiagnose ist nicht möglich. Der auffällige sonographische Befund soll jedoch Anlass zu weiterer bildgebender Diagnostik sein.

Prinzipiell kann eine Artdiagnose in der CT nicht gestellt werden. Sie ist jedoch zur Ausbreitungsdiagnostik und zur palliativen Therapiekontrolle gut geeignet (42). In der CT und MRT unterscheiden sich die uterinen PECome in ihren Charakteristika nicht von den extrauterin bzw. retroperitoneal lokalisierten Formen bzw. deren Metastasen. Das Bild ist eher unspektakulär und in der CT durch eine gut umschriebene verdrängende solitäre Masse mit heterogener Densität charakterisiert (25, 36). Von anderer Seite wurde der Tumor im Vergleich mit der Skelettmuskulatur als hypo- und isodens beschrieben (48). Hypodense Abschnitte entsprechen meist Nekrosen oder zystischen Strukturen, die in der CECT nicht verstärken (42, 48) und sich in der Sonographie als echofreie Strukturen darstellen. Das Enhancement wird sonst als signifikant charakterisiert und kann homogen und heterogen sein (48). Nach einigen Quellen soll es im Außenbereich des Tumors stärker als zentral und in der venösen höher als in der arteriellen Phase sein (1, 21). In Analogie zum klinischen Befund und zur Sonographie ist das PECom auch in der CT von einem LM kaum zu unterscheiden, es kann sogar Kalzifikationen aufweisen (36).

In Analogie zu den uterinen Sarkomen sind insbesondere bei den malignen Formen in der MRT gleichfalls Hämorrhagien, Zysten, Nekrosen und Infiltrationen erkennbar (42). In der T1 W sieht man einen hypointensen Tumor, mit hyperintensen Abschnitten im Bereich von Einblutungen. In der T2 W stellt sich ein heterogen intenser Tumor mit unregelmäßig und unscharf begrenzten hyper- und hypointensen Bereichen dar (23, 48). Infolge des heterogenen Enhancements in der T1WC (48) ist eine Unterscheidung zum LMS kaum möglich. Spezifische Bilder wurden bislang nicht identifiziert, wenn sich in der MRT gewöhnliche LM auch weitgehend ausschließen lassen. PECome können gelegentlich auch als hämorrhagische Zyste mit irregulärer meist verdickter Wand imponieren (54).

Für eine PET-CT gelten die gleichen Kriterien wie beim LMS.

Sonographisch ist ein PECom durch eine über den Tumor verteilte heterogene Echogenität häufig zusammen mit echoleeren gelegentlich größeren zystischen Abschnitten oder Nekrosen charakterisiert. Der Befund ist auffällig erlaubt aber keine Abgrenzung gegenüber einem Leiomyosarkom. Eine Artdiagnose ist in der CT nicht möglich. Auch in der MRT ist eine spezifische Diagnose nicht möglich. Am ehesten ähneln die Befunde in der MRT denen eines Leiomyosarkoms, die in der T2-Wichtung durch einen heterogen intensen Tumor mit unregelmäßig und unscharf begrenzten hyper- und hypointensen Bereichen charakterisiert ist.

Differentialdiagnose

Bei eher weichen Tumoren kommen differentialdiagnostisch eine LM-Degeneration, ein LMS, ein ZLM oder STUMP aber auch ein LG-ESS infrage. Selbst am eröffneten Präparat ist die makroskopische Unterscheidung zwischen den genannten Entitäten oftmals nicht möglich (54).

Feingeweblich sind die wichtigsten DD das epitheloide LM und LMS. Hinzu kommt, dass LM und LMS neben einem ähnlichen morphologischen Bild gelegentlich auch HMB-45 (LMS fokal in 36 %) und extrem selten Melan-A exprimieren können (45, 49, 53). Offensichtlich liegt hier auch eine überlappende Grauzone ohne sichere Abgrenzbarkeit vor, die aber nur wenige Tumoren betrifft. Bei deutlicher Anfärbbarkeit mit Melanozytenmarkern in Kombination mit einem klaren oder schwach eosinophilen Zytoplasma, runden bis ovalen Kernen und einem prominenten kapillären Netzwerk sowie vielkernigen Riesenzellen ist mit hoher Sicherheit jedoch von einem PECom auszugehen (53, 50). Wegen der schwierigen Differenzierung wird vorgeschlagen Tumoren mit den morphologischen und immunhistochemischen Eigenschaften eines LMS unabhängig von der Anfärbung mit HMB-45 als LMS zu klassifizieren, wenn keine weiteren Charakteristika eines PEComs vorliegen. Tumoren, die nicht die Charakteristika von LMS erfüllen, die aber morphologische Eigenschaften eines PEComs einschließlich eines positiven HMB-45 aufweisen, sollen auch als PECome klassifiziert und auf der Basis weiterer morphologischer Eigenschaften als benigne, mit unsicherem malignen Potenzial oder als maligne eingeordnet werden (58). Dennoch wird auch die Meinung vertreten, dass es sich bei den PEComen nur um eine besondere Form epitheloider glattmuskulärer Tumoren handelt, die melanozytische Marker exprimieren. (43, 44, 49). Diese These stellt aber das gesamte PECom-Konzept infrage, da manche PECome wie das Angiomyolipom der Niere ganz sicher nicht Varianten eines glattmuskulären Tumors sind. Interessanterweise wurde ein primär als LG-ESS des Uterus verkanntes PECom erst anhand seiner Metastasen entdeckt (9).

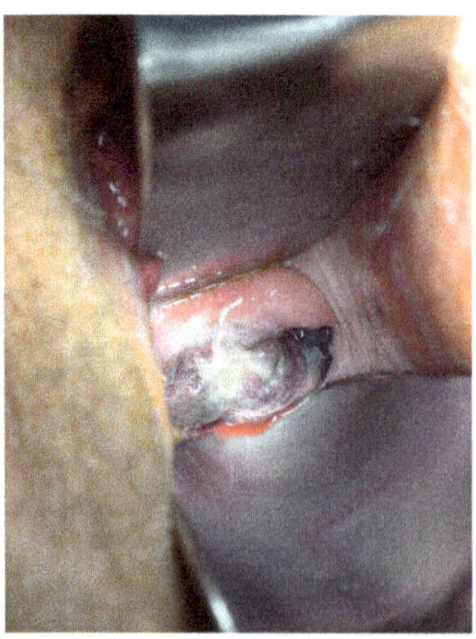

Abb. 2-4: Differentialdiagnose PECom. Weitgehend amelanotisches Zervixmelanom.

Wegen der Expression von HMB-45, Melan-A und des S-100-Protein muss auch ein Melanom bzw. dessen Metastasen in Erwägung gezogen werden. Melanome der Zervix sind eine Rarität, treten meist postmenopausal auf und machen zusammen mit den etwa fünfmal häufigeren Tumoren der Scheide und Vulva nur etwa 2% aller Melanome aus (37). Da Melanome jedoch für glattmuskuläre Marker negativ sind, können sie bei positivem Befund mit hoher Sicherheit ausgeschlossen werden. Bei den PEComen ist im Gegensatz zum Melanom S-100 eher selten und meist nur schwach exprimiert (40). Anders als die meisten Melanome bilden PEComzellen praktisch nie signifikant Melaninpigment und sind daher makroskopisch nicht auffällig dunkel gefärbt. Das Zervixmelanom wächst polypoid exophytisch oder ulzerös und breitet sich wie ein Zervixkarzinom aus (38). Ein amelanotisches zervikales Melanom kann dementsprechend klinisch mit einem Zervixkarzinom und histologisch mit einem PECom verwechselt werden (Abb. 2-4). Entsprechende Fehldiagnosen bei einem PECom sind beschrieben (29). Erschwerend kommt hinzu, dass zervikale Melanome in über 50 % der Fälle epitheloide oder spindelförmige Zellen aufweisen.

Das zungen- bzw. fingerförmige Wachstumsmuster bei einem infiltrierenden PECom erinnert feingeweblich stark an ein LG-ESS. Das LG-ESS wie auch der ESK können zudem reichlich epitheloide Zellen mit eosinophilem Zytoplasma enthalten (32). Beide Entitäten können klinisch und makroskopisch, analog zum PECom gleichfalls als LM imponieren. Die Gefäße bei den PEComen sind meist dickwandiger als die der LG-ESS. Die LG-ESS und ESK lassen jedoch eindeutig eine stromale Differenzierung erkennen, besitzen die typischen Spiralarteriolen und haben meist ein CD10-positives und HMB45-negatives Immunprofil (53). Allerdings kann CD10 durchaus auch von PEComen exprimiert werden (12).

Gelegentlich finden sich auch im Uterus die zur Tumorfamilie der PECome gehörenden Angiomyolipome oder eine Lymphangioleimyomatosis. Die Lymphangioleimyomatosis ist im Regelfall eine rein histomorphologische Diagnose, die sich durch die Anwesenheit von glatten Muskelzellen mit einem flockigen eosinophilen Zytoplasma in erweiterten Lymphgefäßen auszeichnet. Das klassische triphasische Angiomyolipom ist dagegen ein klinisch erkennbarer gutartiger Tumor mit atypischen Gefäßen, epitheloiden glatten Muskelzellen und Fett. Beide Tumoren exprimieren definitionsgemäß melanozytäre Marker, v. a. sind sie HMB-45-positiv (29). Prinzipiell kann man davon ausgehen, dass eine bestehende tuberöse Sklerose bzw. synchrone Angiofibrome, epitheloide Angiomyolipome oder eine Lymphangioleiomyomatosis an anderer Lokalisation die Diagnose eines PEComs nachhaltig unterstützen.

Am HE-Präparat kann in der feingeweblichen Übersicht auch ein klarzelliges Karzinom der Zervix ein PECom imitieren (37). Die starke Expression von Zytokeratinmarkern und der fehlende Nachweis von Melanozytenmarkern beim Karzinom klären jedoch die Diagnose.

Eine wesentliche Schlussfolgerung aus den möglichen DD besteht zusammengefasst darin, zumindest bei allen mesenchymalen Tumoren mit epitheloide Zellen eine HMB-45 Expression zu prüfen.

Makroskopisch sind die wichtigsten Differentialdiagnosen des PEComs das regelhafte und degenerierte Leiomyom, ein Leiomyosarkom, ein STUMP oder ein low-grade endometriales Stromasarkom. Feingeweblich sind die epitheloiden glattmuskulären Tumoren, sowie auf der Basis der Expression vom melanozytären Markern (v. a. HMB45), Melanome differentialdiagnostisch von größter Bedeutung. Syn- oder metachrone Angiomyolipome oder eine Lymphangioleimyomatose unterstützen nachhaltig die Diagnose eines PECom.

Verlauf, Prognose

Aufgrund des noch unzureichenden Wissens sollte man selbst die als benigne eingestuften PECome dennoch als Tumoren mit einem „sehr niedrigen Risiko für ein aggressives Verhalten“ einschätzen und sich therapeutisch entsprechend verhalten. Insgesamt sollen bis zu 71 % aller PECome die Kriterien für eine Malignität erfüllen (13). Praktisch lassen sich bei den metastasierten PEComen die unter den mikroskopischen Befunden beschriebenen Malignitätskriterien immer nachweisen (40). Nach einer multivariaten Analyse sind eine Tumorgröße > 5 cm und TCN am stärksten mit Rezidiven assoziiert (4). Maligne PECome können sich über den Uterus hinaus ausdehnen. Bei 7 untersuchten Fällen fanden sich zweimal positive pelvine LN (40). Von den 7 lymphonodektomierten Pat. entwickelten 6 dennoch Metastasen. Die als maligne klassifizierten Tumoren rezidivieren bzw. metastasieren nach median 21,6 Monaten (3–72 Mo) (40). Nach einer Sammelstatistik (4) fanden sich bei 29,6 % der als maligne eingestuften PECome eine primär fortgeschrittene Erkrankung bzw. später Metastasen oder Rezidive.

Die wichtigsten Lokalisationen der Metastasen befinden sich vor allem in der Lunge, der Leber, der Niere und auch im Knochen, (13, 56). Es sind Fälle von simultanen PEComen im Uterus und im kleinen Becken, den Adnexen und in der Bauchhöhle beschrieben (11, 56). Die Tumoren wiesen Kriterien auf, wie sie für die maligne Form definiert wurden. Es muss offenbleiben, ob es sich in dieser Situation um synchrone oder lokoregional metastasierte PECome handelt. Im Rahmen einer tuberösen Sklerose muss man wohl eher von einem synchronen Geschehen ausgehen (11).

Generell sollte man selbst die als benigne eingestuften PECome dennoch als Tumoren mit einem „sehr niedrigem Risiko für ein aggressives Verhalten“ einstufen. Eine Tumorgröße > 5 cm und TCN sind am stärksten mit Rezidiven assoziiert. Die Metastasen sind am häufigsten in der Lunge, der Leber, der Niere und im Knochen lokalisiert.

Primäre Operation

Die Therapie der Wahl beim PECom ist auch auf der Basis der unsicheren Dignität die totale HE ohne Uterus- und Tumorverletzung. In Analogie zu den LG-ESS, den STUMP und LMS besteht das wichtigste Problem darin, dass PECome anhand der Symptome und der klinischen Diagnostik meist nicht erkannt und unter der Indikation LM operiert werden. Entsprechende Fälle sind auch aus der Beratungspraxis des DKMS bekannt. Betreffs des operativen Vorgehens gibt es keine Standards (4, 40). In den aktuellen NCCN-Guidelines Uterine Tumors bzw. Soft Tissue Tumors gibt es keine auf ein PECom bezogene Empfehlungen (30, 31). Solange keine validen Daten vorliegen, sollte man operativ bei den malignen PEComen wie beim LMS und den PEComen mit unsicherem malignem Potential wie bei den STUMP vorgehen (s. a. LMS u. Varianten des LM, Bd. 1). Das gilt auch für konservative bzw. uteruserhaltende Operationen. Nach Exstirpation eines uterinen PEComs bei einer 24-jährigen Pat. entwickelte sich zweimal ein zervikales Rezidiv, das jeweils wieder reseziert wurde. Danach blieb die Frau 12 Mo rezidivfrei (Ende Nachbeobachtung) (54). Ein Morcellement muss auch bei dieser Entität als kontraindiziert angesehen werden. Einzelheiten zu dieser Problematik können in den Kapiteln LMS, STUMP uns LG-ESS (Bd. 1) nachgelesen werden. Es gibt keine Hinweise, dass eine RAH, eine BSO, eine LNE oder Netzresektion bei auf den Uterus begrenzten Tumoren einen Einfluss auf das PFI oder OS haben. Von 7 lymphonodektomierten Pat. mit einem malignen PECom, darunter 2 Fälle mit positiven LN, entwickelten 6 Frauen dennoch Metastasen bzw. lokale Rezidive (4, 24).

Auch bei fortgeschrittenen, über den Uterus hinausgehenden PEComas muss man sich gegenwärtig an den Vorgaben für das LMS orientieren.

Als Therapie der Wahl muss beim uterinen PECom die totale Hysterektomie ohne Uterus- und Tumorverletzung angesehen werden. Insgesamt kann man sich je nach Dignität des Tumors an die Vorgaben zu den STUMP und Leiomyosarkomen halten. Das betrifft auch konservative Eingriffe und operationserweiternde Maßnahmen.

Adjuvante und additive Radio-, Chemo- und Hormontherapie

Es gibt gegenwärtig keinerlei Daten, die eine postoperative RT bei malignen PEComen auch nur annähernd begründen können. In Analogie zu den reinen uterinen Sarkomen muss davon ausgegangen werden, dass ein Überlebenseffekt durch eine postoperative ERT nicht zu erwarten ist. Auch betreffs des PFI hinsichtlich von Lokalrezidiven existieren keine Daten. Ob eine Kontakt-Therapie zu einer Senkung der Lokalrezidivrate bei malignen uterinen PEComen führt, ist gegenwärtig unbekannt.

Für die malignen und semimalignen PECome gibt es keinerlei Hinweise oder Daten, dass eine adjuvante CHT von R0-resezierten Tumoren von irgendeinem Nutzen ist (4, 40). Die PECome werden in dieser Hinsicht nicht in den aktuellen NCCN-Guidelines Uterine Sarcomas und Soft Tissue Sarcomas berücksichtigt. Das gilt auch für einen Zustand nach einer RX-Resektion, wie sie regelhaft bei einem Morcellement oder einer Tumorenukleation vorliegt. Für R1-Resektionen bei symptomlosen Befunden gibt es gleichfalls keine Daten, die den Nutzen betreffs eines verlängerten PFI oder OS belegen. Von 4 Frauen mit einem malignem PECom, die eine CHT erhielten entwickelten alle Metastasen (40). Laut einer Sammelstatistik war die Rezidiv- und Todesrate nach einer adjuvanten Therapie sogar erhöht, Selektionsbias haben möglicherweise dazu beigetragen (4).

Potenziell könnten mTOR-Inhibitoren für eine adjuvante Therapie geeignet sein (s. Rezidive und Metastasen). Verlässliche Daten aus der Literatur existieren nicht. Es gibt Einzelberichte über die Anwendung von Everolimus, aus denen sich kein Effekt betreffs des PFI und OS ablesen lässt (28). In der gegenwärtig verfügbaren Literatur besteht Konsens, dass es für den Einsatz einer adjuvanten CHT nach einer R0-Resektion derzeit keine Indikation gibt. Bei einer R2-Resektion eines fortgeschrittenen PEComs im Douglasraum wurde jedoch durch eine additive Therapie mit Temsirolimus eine CR erreicht (6).

Wenn auch ein Teil der PECome Steroidrezeptoren exprimiert, existieren betreffs einer adjuvanten HT keinerlei Daten. In Analogie zu den HR-positiven LMS ist eine adjuvante Hormontherapie auch bei HR-positiven PEComen sowohl bei einer R0-, einer RX- sowie bei einer R1/2-Resektion gegenwärtig als nicht indiziert anzusehen.

Es gibt gegenwärtig keine erkennbare Indikation für eine postoperative Strahlentherapie. Generell kann sich bei malignen PEComen an die Vorgaben für das Leiomyosarkom gehalten werden. Für eine adjuvante Chemotherapie von R0 und RX-resezierten PEComen gibt es gegenwärtig gleichfalls keine Indikation. Möglicherweise kann bei postoperativen Tumorresten eine additive gegen mTOR gerichtete Therapie (z. B. Temsirolimus) hilfreich sein. Auch für eine adjuvante und additive Hormontherapie gibt es keine Indikation

Primäre Radio-, Chemo- und Hormontherapie, Vorgehen bei allgemeiner Inoperabilität

Für eine primäre und neoadjuvante RT – auch zum Erreichen einer Operabilität – fortgeschrittener Befunde gibt es ausreichenden Daten.

Betreffs einer neoadjuvanten CHT wurde in einem Fall über eine nur geringe präoperative Verkleinerung eines PEComs mit einer Kombination aus Epirubicin, Cisplatin und Ifosfamid berichtet (29). Ausgehend von der Pathogenese des Tumors ist eine Behandlung mit einem mTOR-Inhibitor denkbar. In einem eigenen Fall (26) kam es unter Everolimus bei zunächst inoperablen Metastasen und einem ausgedehnten Lokalrezidiv zu einer dramatischen Tumorreduktion, die eine R0-Resektion ermöglicht hat (Abb. 2-6 A–E). In diesem Fall war die Überexpression von mTOR vor der CHT bestimmt worden. (s. a. Rezidive und Metastasen) Aus dem Ergebnis könnte abgeleitet werden, dass eine neoadjuvante oder auch primäre systemische Therapie mit einem mTOR-Inhibitor bei primär ausgedehnten bzw. inoperablen PEComas möglich ist. In einem weiteren Fall wurde unter Temsirolimus gleichfalls eine dramatische Tumorreduktion beobachtet, das PFI betrug allerdings nur 5 Monate. Es wurde auch über eine CR bei einer R2-Resektion eines im Douglas lokalisierten Tumors mittels Temsirolimus berichtet (6). Über den tatsächlichen Nutzen einer nachfolgenden Operation bei erfolgreicher neoadjuvanter Therapie gibt es keine Daten. In jedem Fall sollte die Aktivierung von mTOR im Tumorgewebe als Companion Diagnostics bestimmt werden (z. B. immunhistochemisch, allerdings keine Routinediagnostik) zumal, der Einsatz der Inhibitoren in Deutschland gegenwärtig noch als „off label use“ erfolgt.

Betreffs einer primären oder neoadjuvanten HT von PEComen gibt es praktisch keine Daten. Eine neoadjuvante oder adjuvante Therapie mit GnRH-Analoga ist offensichtlich unwirksam (54).

Bei allgemeiner Inoperabilität ist ein Therapieversuch mit einer Strahlentherapie zwar denkbar, Daten zum Nutzen sind nicht bekannt. Eine vorübergehende Remission kann möglicherweise durch Anwendung von mTOR-Inhibitoren (off label use) erreicht werden. Bei Tumoren mit positiven HR ist in diesen Fällen in der Postmenopause eine HT mit AI vorstellbar (s. palliative HT). In gleicher Weise ist in Analogie zum Mammakarzinom die Kombination aus einer HT plus einem mTOR-Inhibitor als Therapieversuch denkbar.

Für eine primäre/neoadjuvante Strahlentherapie gibt es keine Indikation. Betreffs einer primären/neoadjuvanten Chemotherapie gibt es keine hinreichend verwertbaren Daten. Am ehesten ist ein Effekt mit mTOR-Inhibitoren (z. B. Temsirolimus) zu erwarten. Es gibt keine Indikation für eine primäre/neoadjuvante Hormontherapie. Das Vorgehen bei allgemeiner Inoperabilität ist unbekannt. Eine systemische Behandlung mit mTOR-Inhibitoren oder bei positiven Hormonrezeptoren mit Aromatasehemmern auch in Kombination mit einem mTOR-Inhibitor ist denkbar.

Nachsorge, Rezidive, Metastasen

Bei den malignen PEComen und den Tumoren mit unsicherem malignem Potential soll die Nachsorge in Analogie zu den LMS und STUMP erfolgen. Einzelheiten können bei den entsprechenden Entitäten nachgelesen werden. Auch beim PECom gehört die Kontrolle mittels TVS zwingend zum Nachsorgeprogramm. Damit lassen sich pelvine Rezidive gut erfassen. Der sonographische Befund gleicht im Wesentlichen dem des Primärtumors. Zahlreiche echofreie und echoarme Räume, die vor allem Zysten und Nekrosen repräsentieren sind typisch, wenn auch nicht spezifisch (Abb. 2-5 AB)

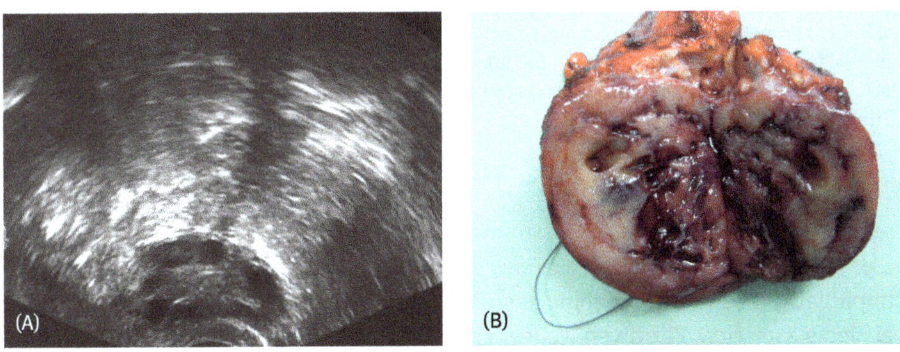

Abb. 2-5: Sonographischer und makroskopischer Befund eines pelvinen PECom-Rezidivs.
A: sonographisch erkennt man einen heterogen echogenen Tumor, der zahlreiche echofreie Räume aufweist, die Zysten oder Nekrosen entsprechen; B: das dazugehörige makroskopische Präparat bestätigt die sonographische Diagnose.

Generell muss man bei vermuteten Rezidiven und Metastasen eines uterinen PEComs auch an primäre extrauterine PECome denken, insbesondere, wenn Sie mit einem tuberösen Sklerose-Komplex assoziiert sind, zumal in diesem Rahmen auch multilokuläre Tumoren vorkommen können.

Die Nachsorge soll bei einem malignen PECom in Analogie zu den Leiomyosarkomen bzw. bei PEComen mit unsicherem malignem Potential in Analogie zu den STUMP erfolgen. Generell muss bei Verdacht auf Rezidive bzw. Metastasen eines uterinen PEComs auch an primär extrauterine PECome gedacht werden.

Operation und postoperative additive Therapie von Rezidiven und Metastasen

Generell ist auch bei PEComen eine R0-Resektion der Rezidive und Metastasen als die Therapie der Wahl anzusehen (4, 9, 34). Insgesamt ist aufgrund nur weniger Fälle die Datenlage sehr schwach. Prinzipiell kann man sich an die Vorgaben beim LMS halten. In Analogie zum LMS muss mit kurzfristigen erneuten Rezidiven gerechnet werden.

Es gibt keine Hinweise, dass nach R0-Resektionen von Rezidiven und Metastasen irgendeine postoperative Maßnahme bei symptomlosen Frauen von Nutzen betreffs des PFI und OS ist (4, 40). Über den Effekt einer gezielten RT existieren keine hinreichend verwertbaren Daten. Bei Tumorresten wurde bei einem fortgeschrittenen PECom mit Temsirolimus eine CR gesehen (6). Es wird jedoch auch über ein fortschreitendes Wachstum nach einer R2-Resektion eines PEComs des Colons berichtet (39). Generell kann in diesen Fällen eine Therapie mit mTOR-Inhibitoren in Betracht gezogen werden, ob sie bei symptomlosen Pat. einen Effekt auf das OS hat, ist unbewiesen. Sie erfolgt in Deutschland gegenwärtig noch „off label use“. Bei symptomatischen Tumorresten muss in Analogie zur palliativen Therapie vorgegangen werden.

Nach dem derzeitigen Kenntnisstand sollen Rezidive und Metastasen möglichst R0-reseziert werden. Generell kann in Analogie zum Leiomyosarkom vorgegangen werden.Der Nutzen jeglicher postoperativer additiver Maßnahmen bei R0-resezierten Rezidiven und Metastasen ist unbewiesen. Bei Tumorresten kann eine Therapie mit mTOR-Inhibitoren in Betracht gezogen werden, ein Effekt auf das Überleben ist unbewiesen.

Palliative Radio-, Chemo- und Hormontherapie, Therapie mit kleinen Molekülen, supportive Therapie

Zur palliativen RT gibt es einzelne Kasuistiken. Danach scheint eine Strahlentherapie bei Metastasen bzw. Rezidiven weitgehend wirkungslos zu sein (7, 27). In Einzelfällen ist eine kurzfristige Symptomenkontrolle durch eine gezielte Bestrahlung denkbar. Auch in dieser Hinsicht kann man sich an die Vorgaben für das LMS halten.

Zur palliativen CHT gibt es nur wenige retrospektive Untersuchungen bzw. vereinzelte Kasuistiken. Unter liposomalem Doxorubicin kam es zu einer PD (27). Kombinationen aus Carboplatin und Paclitaxel bzw. aus Gemcitabine und Docetaxel scheinen gleichfalls wirkungslos zu sein (7, 19, 39). Auch die hochtoxische Kombination aus Ifosfamid, Vincristin und Actinomycin D hat sich als unwirksam erwiesen (34). Unter Doxorubicin plus Ifosfamid wurde nur eine SD bis zu 9 Monaten beobachtet (22, 39). In einem weiteren Einzelfall ließ sich mit einer Kombination aus Epirubicin, Cisplatin und Ifosfamid eine geringgradige PR erzielen (29).

Auf der Basis des mTOR-Signalwegs (s. Ätiologie und Pathogenese) bei den PEComen gibt es in der jüngeren Literatur einige Kasuistiken über eine zielgerichtete Therapie mit den mTOR-Inhibitoren (Sirolimus, Everolimus, Temsirolimus). Bei 10 Pat. konnte mit Temsirolimus in 50 % eine PR und in 10 % eine SD erreicht werden (3). Nach einer aktuellen Sammelstatistik wurde bei 22 fortgeschrittenen Fällen mit Sirolimus bzw. Temsirolimus eine CR von 18 und eine PR von 63 % (RR81 %) erreicht (18). Neben anhaltenden Remissionen lag das PFI sonst zwischen 2–37 Mo. Weiterhin wird über insgesamt 6 Fälle mit immunhistochemisch nachgewiesener Überaktivität von mTOR (ein Fall ohne Nachweis) mit deutlicher PR bei einem PFI von 4 bis zu 22 Mo berichtet (17, 22, 52). In einem eigenen Fall konnte nach 4monatiger Therapie mit tgl. 3 mg Everolimus oral ein primär ausgedehntes inoperables pelvines und retroperitoneales Rezidiv mit immunhistochemisch nachgewiesener Überaktivität von mTOR R0-reseziert werden. Vorhandene Lungenmetastasen hatten sich komplett zurückgebildet (Abb. 2-6 A–E) (26).

In zwei weiteren Kasuistiken erwies sich ein mTOR-Inhibitor alleine oder zusammen mit Topotecan als wirkungslos, allerdings war die erhöhte Aktivität von mTOR immunhistochemisch nicht überprüft worden (39, 46). Die jüngst beschriebenen Fälle TFE3-translozierter PECome ohne TSC-Mutationen (41), die putativ keine erhöhte mTOR-Aktivität zeigen, könnten für die Wirkungslosigkeit einer gegen mTOR gerichteten Therapie verantwortlich sein. Vielleicht muss das Spektrum der prädiktiven molekularen Diagnostik (Companion Diagnostics für individualisierte Therapien) in Zukunft entsprechend erweitert werden. Insgesamt scheint es sinnvoll vor einer Behandlung mit mTOR-Inhibitoren wenigstens die vermehrte Aktivität von mTOR zu belegen. Diese kann durch Darstellung von mTOR-Zielstrukturen wie durch den immunhistochemischen Nachweis einer vermehrten Expression des phospho-ribosomalen Proteins S6 oder des phosphorylierten Bindungsproteins-1 des eukaryoten Initiationsfaktors 4E (p-4EBP1) realisiert werden. Die mTOR-Inhibitoren Sirolimus und Everolimus sind zur Therapie der PEComs in die aktuellen NCCN-Guidelines Soft Tissue Sarcomas 1.2015 als Empfehlung aufgenommen worden (30). In Deutschland erfolgt die Therapie allerdings noch „off label use“, obwohl es keine echten Alternativen gibt.

Mit dem TKI Imatinib ist offenbar keine Wirkung zu erzielen (7).

Therapievorschlag

mTOR-Inhibitor	Everolimus 3 × 1 mg tgl. oral

Obwohl PECome auch HR exprimieren sind keine Daten zu einer palliativen HT uteriner PECome bekannt. Bei einer postmenopausalen Frau mit einem strahlen- und che-

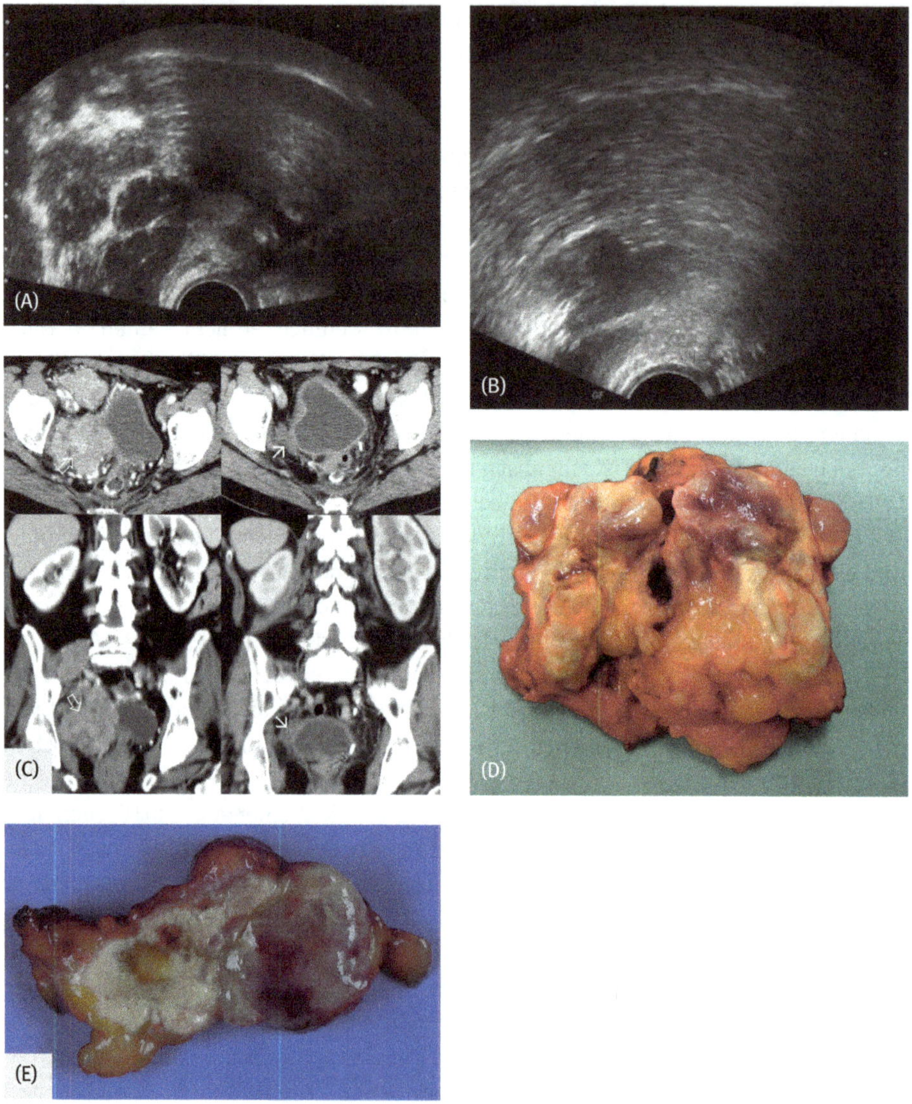

Abb. 2-6: Deutliche Partialremission eines über 3 Monate mit Everolimus behandelten ausgedehntem PECom-Rezidivs, bildgebende und makroskopische Befunde. A: prätherapeutische vaginale Sonographie des Rezidivs mit zahlreichen Nekrosen und Zysten, die den echoarmen Räumen entsprechen; B: deutlich verkleinerter posttherapeutischer sonographischer Befund nach der Therapie; C: in der axialen CECT bestätigt sich der sonographische Befund aus A (oben li. offener Pfeil); auch in der koronaren CECT ist der das kleine Becken überschreitende Tumor (unten li, offener Pfeil) mit unregelmäßig begrenzten zystischen und nekrotischen Arealen gut erkennbar. Nach der Therapie mit Everolimus hat sich der Tumor in der axialen und koronaren CECT (re. oben bzw. unten, schmale Pfeile) dramatisch zurückgebildet; DE: die beiden noch vorhandenen resezierten und aufgeschnittenen Resttumoren; D: die zystischen Strukturen und makroskopisch gelben Nekrosen entsprechen dem sonographischen Befund; E: histologisch fanden sich im gelblichen Anteil Nekrosen während der glasige Abschnitt als Ausdruck der Partialremission noch vitale Tumorzellen enthielt.

moresistenten monströsen retroperitonealen PECom mit positiven ER und PGR kam es unter AI (Letrozol 2,5 mg tgl.) nach 12 Wo zu einer (zur Zeit der Publikation noch) anhaltenden PR mit einer deutlichen Symptombesserung (27). Bei positiven HR scheint somit eine HT mit AI wirksam zu sein. In entsprechenden Fällen kann daher ein Therapieversuch mit AI in Betracht gezogen werden. Die Behandlung erfolgt in Deutschland „off label use". Über einen potentiellen Nutzen von GnRH-Analoga in der Prämenopause gibt es keine Daten. Wie bereits erwähnt, ist in Analogie zum Mammakarzinom auch eine Kombination der HT mit einem mTOR-Inhibitor als Therapieversuch denkbar.

Betreffs der supportiven Therapie gelten die gleichen Kriterien für die uterinen Sarkome.

Eine palliative Strahlentherapie ist offenbar unwirksam. Komplettremissionen unter einer palliativen Chemotherapie sind nicht bekannt. Kurzfristige partielle Remissionen unter Anthrazyklinen und Ifosfamid sind möglich. Am ehesten ist ein Effekt mit Remissionsraten von bis zu 81 % mit dem mTOR-Inhibitor bei dessen Überexpression zu erwarten. Eine Hormontherapie mit Aromatasehemmern kann in Ausnahmefällen evtl. in Kombination mit einem mTOR-Inhibitor bei positiven Hormonrezeptoren als Therapieversuch in Betracht gezogen werden.

2.2 Extrauterine und extragenitale PECome

Allgemeines, Pathogenese, pathologisch-anatomische Befunde

Die extrauterinen Formen sind den Weichgewebs-PEComen zuzuordnen. Schon 8-jährige Mädchen können betroffen sein (34). Da bei der Frau uterine PECome die häufigste Lokalisation darstellen, muss bei jedem extrauterinen Tumor immer auch an einen uterinen Primärtumor gedacht und eine entsprechende Diagnostik eingeleitet werden. In solchen Fällen findet sich anamnestisch häufiger auch ein STUMP bzw. uterines LMS, die primär nicht als PECom erkannt worden sind (26). In jedem Fall ist eine nochmalige Aufarbeitung des Erstpräparates sinnvoll.

PECome von Ovar, Scheide und Vulva sowie im Lig. teres und latum sind nur vereinzelt bekannt geworden (28, 34, 36, 53). Blasenwandtumoren von bis zu 9 cm Durchmesser sind beschrieben. Das Wachstum erfolgt vorwiegend extravesikal. PECome der Blase können ebenso Tumoren zwischen Scheidenhinterwand und Rektumvorderwand (10) klinisch nur schwierig von uterinen oder vaginalen Formen unterschieden werden. In den wenigen Fällen vesikaler PECome war kein Zusammenhang mit einer tuberösen Sklerose erkennbar (32, 46). Prinzipiell muss damit gerechnet werden, dass es sich bei einem soliden, klinisch einem LM ähnelndem Tumor im Bereich des gesamten weiblichen Beckens auch um ein PECom handeln kann. Hinweisend auf extrauterine PECome sind immer die Anwesenheit weiterer Tumoren der PECom-Familie (siehe Ätiologie und Pathogenese).

PECome kommen sowohl extrauterin genital als auch extragenital vor. Bei extrauterinen Tumoren finden sich in der Anamnese häufiger als STUMP oder Leiomyosarkom fehldiagnostizierte uterine PECome.

Makroskopisch, mikroskopisch und immunhistochemisch unterscheiden sich die uterinen und extrauterinen Entitäten nicht. Vom äußeren Aspekt erscheinen diese Tumoren alle mehr oder weniger gut gekapselt (21, 47) und erinnern von der Form und Konsistenz am ehesten an ein LM. Auch in retroperitonealen PEComen ohne uterinen Bezug konnten positive ER nachgewiesen werden (27, 55). Die Klassifikation und die Einschätzung von Dignität und Prognose erfolgt nach den bei den uterinen Tumoren beschriebenen Kriterien.

Die makroskopischen und mikroskopischen Befunde sowie die Einschätzung der Dignität extrauteriner Tumoren unterscheiden sich nicht von denen der uterinen PECome.

Klinik, Diagnostik, Bildgebung, Differentialdiagnose

Extrauterine genitale und pelvine PECome sind meist ein Zufallsbefund bei der gynäkologischen Untersuchung. Je nach Lokalisation im kleinen Becken können sie zur Kompression des Ureters und gelegentlich auch des Darmes führen und werden dann im entsprechenden Fachgebiet evident. Der Tastbefund entspricht in der Regel dem eines LM. Bei vorhandenen zystischen Strukturen und/oder Nekrosen kann der Tumor weicher imponieren. Die Außenfläche kann glatt oder wie beim LM, auch einmal knotig erscheinen. Tumormarker sind nicht bekannt, auch sonst gibt es keine hinweisenden paraklinischen Befunde. Generell gilt auch für die extrauterinen Tumoren, dass eine bestehende tuberöse Sklerose bzw. synchrone Angiofibrome, epitheloide Angiomyolipome oder eine Lymphangioleiomyomatosis an anderer Lokalisation die Diagnose eines PEComs nachhaltig unterstützen.

Die weitere Abklärung muss durch eine Bildgebung und/oder eine diagnostische LSK erfolgen. Da auch gutartige extrauterine LM eine Rarität sind, sollte prinzipiell selbst bei einem auf ein LM hinweisenden Tast- und/oder bildgebendem Befund immer auch an andere benigne, semimaligne und maligne Tumoren gedacht werden. Entsprechende Tumoren sollten deshalb für die histologische Untersuchung immer R0-reseziert werden. Biopsien bzw. Keilexzisionen über welchen Zugang auch immer müssen vermieden werden. Durch diese Maßnahmen entsteht automatisch eine RX-Situation, in deren Folge mit einem erhöhten Rezidivrisiko gerechnet werden muss.

Extrauterine PECome können klinisch Ovarialtumoren oder andere extrauterine benigne und maligne Weichteiltumoren imitieren.

Bildgebend unterscheidet sich die extrauterine PECome kaum von der uterinen Entität. Der extrauterine Ursprungsort ist in der CT meist gut erkennbar. Bei Tumoren der Blase sind bildgebend häufig zusätzlich Abflussstörungen erkennbar (21).

Die bildgebenden Charakteristika extrauteriner PECome unterscheiden sich nicht von denen der uterinen Entität.

Extrauterine und pelvine PECome werden klinisch am ehesten für einen Ovarialtumor oder ein einen glattmuskulären Tumor in der entsprechenden Lokalisation gehalten. In der Regel kann der Tumor mittels Sonographie bzw. der CT/MRT dem Ursprungssorgan bzw. dem Extraperitonealraum zugeordnet werden. In Verbindung mit einem schnellen Wachstum muss besonders bei einem extraovariellen und/oder retroperitoneal gelegenen Tumor auch an LMS und andere WTS sowie GIST gedacht werden. Wenn auch die Diagnose eines PEComs mit klinischen, biochemischen und bildgebenden Methoden nicht gestellt werden kann, sollte sie zumindest in Betracht gezogen werden.

GIST können Merkmale von PEComen wie z. B: epitheloide und Spindelzellen sowie mehrkernige Riesenzellen enthalten. Sie können somit histologisch gelegentlich schwierig von einem PECom abgegrenzt werden. Zur feingeweblichen Unterscheidung dienen v. a. die melanozytären Marker (HMB45, S-100) sowie CD 34, DOG1 und CD 117, wobei erstere bei den GIST negativ und letztere positiv sind (cave: CD117-Positivität als Ausnahme in PEComen) (10).

Eine weitere wichtige histologische DD stellt das alveoläre WTS dar (40). Das alveoläre WTS hat jedoch nur einen Anteil von weniger als 1 % an allen WTS und kommt nur ausnahmsweise im weiblichen Genitaltrakt vor (38). Ihm fehlt auch die gemeinsame Expression von Actin und den melanozytären Markern (14). Auch das Klarzellsarkom ist ein Melanin produzierendes WTS jüngerer Frauen, das S100 und HMB-45 aber muskuläre Marker nicht exprimiert. Prinzipiell kann auch das Klarzellkarzinom der Scheide im HE-gefärbten histologischen Übersichtspräparat zunächst für ein PECom gehalten werden. Die diffuse Zytokeratinexpression und die fehlenden melanozytären Marker in den Karzinomen tragen am besten zur Unterscheidung bei. Differentialdiagnostisch kommt für die extrem seltenen vulvären PECome auch ein amelanotisches Vulvamelanom infrage (Abb. 2-7).

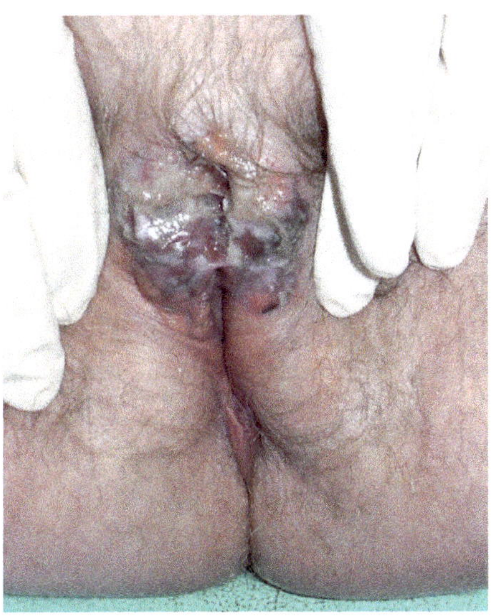

Abb. 2-7: Amelanotisches Vulvamelanom

Findet sich ein malignes PECom in einer extragenitalen Lokalisation und/oder im Knochen sollte bei der Frau immer an eine Metastase eines uterinen Tumors gedacht und danach gefahndet werden (56). PECome in der unteren Extremität sprechen eher für eine primäre Lokalisation im Knochen (56).

Feingeweblich weisen die GIST, das alveoläre Weichteilsarkom, das abdominopelvine Sarkom und das Klarzellsarkom zahlreiche Ähnlichkeiten mit dem PECom auf. Die Differenzierung bedarf intensiver immunhistochemischer Untersuchungen unter besonderer Berücksichtigung melanozytärer Marker.

Verlauf, Prognose, operative, systemische und radiogene Therapie

Der Verlauf und die Prognose extrauteriner PECome entsprechen der der uterinen Entität. Als Therapie der Wahl gilt gegenwärtig die weite Exzision im Gesunden (2, 21, 28, 34). Über den Nutzen einer LNE und anderer weitergehender Operationen gibt es keinerlei Daten. Betreffs einer adjuvanten Behandlung, der operativen Therapie von fortgeschrittenen Tumoren, Rezidiven und Metastasen sowie einer systemischen Behandlung wird auf die uterinen Formen verwiesen. In einem Fall mit einer R2-Resektion eines pelvinen PECom im Douglasraum, war nach 12 Zyklen einer additiven Therapie mit Temsirolimus (25 mg wö. iv.) kein Tumor mehr nachweisbar (6). Bei einer R1/2-Resektion sollte man daher eine additive Therapie mit einem mTOR-Inhibitor in Betracht ziehen (Einzelheiten s. a. uterine PECome). Diese Therapie erfolgt gegenwärtig in Deutschland „off label use“. In einem Fall mit einem strahlen- und chemoresistenten monströsen retroperitonealen PECom mit positiven ER und PGR kam es unter AI (Letrozol 2,5 mg tgl.) nach 12 Wo zu einer (zur Zeit der Publikation noch) anhaltenden PR mit einer deutlichen Symptombesserung (27). Bei positiven HR scheint somit eine HT mit AI wirksam zu sein. Die Kombination einer HT mit einer mTOR-Inhibitor ist als Therapieversuch denkbar.

Die Therapie der Wahl extrauteriner PECome ist die R0-Resektion. Sonst gelten die gleichen Kriterien wie für die uterine Entität

Literaturverzeichnis

1. Armah HB, Parwani AV. Malignant perivascular epithelioid cell tumor (PEComa) of the uterus with late renal and pulmonary metastases: a case report with review of the literature Diagnostic Pathology 2007; 2: 45
2. Armah HB, Parwani AV. Perivascular epithelioid cell tumor. Arch Pathol Lab Med 2009; 133: 648–654
3. Benson C, Vitfell-Rasmussen J, Maruzzo M, Fisher C, Tunariu N, Mitchell S, Al-Muderis O, Thway K, Larkin J, Judson I. A retrospective study of patients with malignant PEComa receiving treatment with sirolimus or temsirolimus: the Royal Marsden Hospital experience. Anticancer Res 2014; 34: 3663–3668

4. Bleeker JS, Quevedo JF, Folpe AL. „Malignant“ Perivascular Epithelioid Cell Neoplasm: Risk Stratification and Treatment Strategies. Sarcoma Volume 2012; doi: 10.1155/2012/541626
5. Bonetti F, Martignoni G, Colato C, Manfrin E, Gambacorta M, Faleri M, Bacchi C, Sin VC, Wong NL, Coady M, Chan JK. Abdominopelvic sarcoma of perivascular epithelioid cells. Report of four cases in young women, one with tuberous sclerosis. Mod Pathol 2002; 15: 87–90
6. Bunch K, Sunde J. Fertility sparing treatment of a malignant uterine perivascular epithelioid cell tumor: A case report. Gynecol Oncol Case Rep 2014; 8: 14–16
7. Ciarallo A, Makis W, Hickeson M, Derbekyan V. Malignant perivascular epithelioid cell tumor (PEComa) of the uterus: serial imaging with F-18 FDG PET/CT for surveillance of recurrence and evaluation of response to therapy. Clin Nucl Med 2011; 36: e16–e19
8. Clement PB, Young RH. Atlas of gynaecologic surgical pathology. Elsevier Saunders 2014
9. Dimmler A, Seitz G, Hohenberger W, KirchnerT, Faller G. Late pulmonary metastasis in uterine PEComa. J Clin Pathol 2003; 56: 627–628
10. Evert M, Wardelmann E, Nestler G, Schulz HU, Roessner A, Röcken C. Abdominopelvic perivascular epithelioid cell sarcoma (malignant PEComa) mimicking gastrointestinal stromal tumour of the rectum. Histopathology 2005; 46:115–117
11. Fadare O, Parkash V, Yilmaz Y, Mariappan MR, Ma L, Hileeto D, Qumsiyeh MB, Hui P. Perivascular epithelioid cell tumor (PEComa) of the uterine cervix associated with intraabdominal „PEComatosis“: a clinicopathological study with comparative genomic hybridization analysis“ World Journal of Surgical Oncology 2004; 2: 35
12. Fadare O. Perivascular epithelioid cell tumor (PEComa) of the uterus: an outcome-based clinicopathologic analysis of 41 reported cases. Adv Anat Pathol 2008; 15: 63–75
13. Folpe AL, Mentzel T, Lehr HA, Fisher C, Balzer BL, Weiss SW.: Perivascular epithelioid cell neoplasms of soft tissue and gynecologic origin: a clinicopathologic study of 26 cases and review of the literature. Am J Surg Pathol 2005; 29: 1558–1575
14. Folpe AL, Deyrup AT. Alveolar soft-part sarcoma: a review and update J Clin Pathol 2006; 59: 1127–1132
15. Folpe AL, Kwiatkowski DJ. Perivascular epithelioid cell neoplasms: pathology and pathogenesis. Hum Pathol 2010; 41: 1–15
16. Fukunaga M. Perivascular epithelioid cell tumor of the uterus: report of four cases. Int J Gynecol Pathol 2005; 24: 341–346
17. Gennatas C, Michalaki V, Kairi PV, Kondi-Paphiti A, Voros D. Successful treatment with the mTOR inhibitor everolimus in a patient with perivascular epithelioid cell tumor. World J Surg Oncol 2012; 10: 181
18. Ghosh I, Arun I, Sen S, Mishra L. Metastatic perivascular epithelioid cell tumor responding to mammalian target of rapamycin inhibition. Indian J Med Paediatr Oncol 2014; 35: 99–102
19. Greene LA, Mount SL, Schned AR. Recurrent perivascular epithelioid cell tumour of the uterus (PEComa): an immunohistochemical study and review of the literature. Gynecol Oncol 2003; 90: 677–681
20. Horn LC, Einenkel J. Uterine perivascular epitheloid cell tumor (PEComa) with CD117 and PNL2 positivity and entrapped endometriotic glands, mimicking sex-cordlike differentiation. Ann Diagn Pathol 2011; 15: 216–218
21. Huang Y, Lu G, Quan J, Sun H, Li H, Hu H, Guo J. Primary perivascular epithelioid cell tumor of the bladder. Ann Diagn Pathol 2011; 15: 427–430
22. Italiano A, Delcambre C, Hostein I, Cazeau AL, Marty M, Avril A, Coindre JM, Bui B. Treatment with the mTOR inhibitor temsirolimus in patients with malignant PEComa. Ann Oncol 2010; 21: 1135–1137

23. Ishibashi T, Nakayama K, Nakayama N, Katagiri H, Ishikawa N, Miyazaki K. Perivascular epithelial cell tumor arising from polypoid adenomyoma: a case report. Eur J Gynaecol Oncol 2013; 34: 104–106
24. Kenerson H, Folpe AL, Takayama TK, Yeung RS: Activation of the mTOR pathway in sporadic angiomyolipomas and other perivascular epithelioid cell neoplasms. Hum Pathol 2007; 38: 1361–1371
25. Koenig AM, Quaas A, Ries T, Yekebas EF, Gawad KA, Vashist YK, Burdelski C, Mann O, Izbicki JR, Erbersdobler A. Perivascular epitheloid cell tumour (PEComa) of the retroperitoneum – a rare tumor with uncertain malignant behaviour: a case report. J Med Case Reports 2009; 16: 629
26. Köhler G, Belau, A, Dennis K, Evert K, Evert M, Hesse J, Hegenscheid K, Krichbaum J, Kühnast M, Lehnhoff H, Lehr A, Müller S, Schalitz S, Simon J, Spring P, Ständer C, Trojnarska S, Witte, N, Zygmunt M.: Deutsches klinisches Kompetenzzentrum für genitale Sarkome und Mischtumoren an der Universitätsmedizin Greifswald (DKSM) und Kooperationspartner VAAO Deutschland und FK Frankfurt/Sachsenhausen. Datenbank und Promotions- und Forschungsgruppe genitale Sarkome, Greifswald 2015, http://www.medizin.uni-greifswald.de/gyn/dksm/
27. Le P, Garg A, Brandao G, Abu-Sanad A, Panasci L. Hormonal manipulation with letrozole in the treatment of metastatic malignant pecoma. Curr Oncol 2014; 21: e518–e520.
28. Martignoni G, Pea M, Reghellin D, Zamboni G, Bonetti F PEComas: the past, the present and the future. Virchows Arch 2008; 452: 119–132
29. Michael J, Bradshaw, Andrew L, Folpe, Gary A. Croghan Perivascular epithelioid cell neoplasm of the uterine cervix: an unusual tumor in an unusual location. Rare Tumors 2010; 2: e56
30. National Comprehensive Cancer Network: NCCN Practice Guidelines in Oncology – Soft Tissue Sarcoma – Version 1. 2015; www.nccn.org
31. National Comprehensive Cancer Network: NCCN Practice Guidelines in Oncology – Uterine Tumors – Version 2. 2015; www.nccn.org
32. Oliva E, Clement PB, Young RH. Epithelioid endometrial and endometrioid stromal tumors: a report of four cases emphasizing their distinction from epithelioid smooth muscle tumors and other oxyphilic uterine and extrauterine tumors. Int J Gynecol Pathol 2002; 21: 48–55
33. Oliva E, Caracangiu ML, Carinelli SG, Ip P, Loening T, Longacre TA, Nucci MR, Prat J, Zaloudek CJ. Mesenchymal tumors. In: Kurman Rj, Carcangiu ML, Herrington CS, Young RH (eds): WHO classification of tumors of female reproductive organs. 4th ed. IARC: Lyon 2014, 135–152
34. Ong LY, Hwang WS, Wong A, Chan MY, Chui CH. Perivascular epithelioid cell tumour of the vagina in an 8 year old girl. J Pediatr Surg 2007; 42: 564–566
35. Pan CC, Chung MY, Ng KF, Liu CY, Wang JS, Chai CY, Huang SH, Chen PC, Ho DM. Constant allelic alteration on chromosome 16p (TSC2 gene) in perivascular epithelioid cell tumour (PEComa): genetic evidence for the relationship of PEComa with angiomyolipoma. J Pathol 2008; 214: 387–393
36. Pattamapaspong N, Khunamornpong S, Phongnarisorn C, Pojchamarnwiputh S. Malignant perivascular epithelioid cell tumour of the round ligament mimics leiomyoma on computed tomography. Singapore Med J 2009; 50: e239–e242
37. Pusceddu S, Bajetta E, Carcangiu ML, Formisano B, Ducceschi, M Buzzoni R. A literature overview of primary cervical malignant melanoma: An exceedingly rare cancer. Crit Rev Oncol Hematol 2012; 81: 85–95
38. Roma AA, Yang B, Senior ME, Goldblum JR. TFE3 immunoreactivity in alveolar soft part sarcoma of the uterine cervix: case report. Int J Gynecol Pathol 2005; 24: 131–135
39. Scheppach W, Reissmann N, Sprinz T, Schippers E, Schoettker B, Mueller JG. PEComa of the colon resistant to sirolimus but responsive to doxorubicin/ifosfamide. World J Gastroenterol 2013; 19: 1657–1660

40. Schoolmeester JK, Howitt BE, Hirsch MS, Dal Cin P, Quade BJ, Nucci MR. Perivascular epithelioid cell neoplasm (PEComa) of the gynecologic tract: clinicopathologic and immunohistochemical characterization of 16 cases. Am J Surg Pathol 2014; 38: 176–188
41. Schoolmeester JK1, Dao LN, Sukov WR, Wang L, Park KJ, Murali R, Hameed MR, Soslow RA. TFE3 translocation-associated perivascular epithelioid cell neoplasm (PEComa) of the gynecologic tract: morphology, immunophenotype, differential diagnosis. Am J Surg Pathol 2015; 39: 394–404
42. Shah SH, Jagannathan JP, Krajewski K, O'Regan KN, George S, Ramaiya NH. Uterine sarcomas: then and now. AJR Am J Roentgenol 2012; 199: 213–223
43. Silva EG, Deavers MT, Bodurka DC, Malpica A. Uterine epithelioid leiomyosarcomas with clear cells: reactivity with HMB-45 and the concept of PEComa. Am J Surg Pathol 2004; 28: 244–249
44. Silva EG, Bodurka DC, Scouros MA, Ayala A. A uterine leiomyosarcoma that became positive for HMB45 in the metastasis. Ann Diagn Pathol 2005; 9: 43–45
45. Simpson KW, Albores-Saavedra J. HMB-45 reactivity in conventional uterine leiomyosarcomas. Am J Surg Pathol 2007; 31: 95–98
46. Subbiah V, Trent JC, Kurzrock R. Resistance to mammalian target of rapamycin inhibitor therapy in perivascular epithelioid cell tumors. J Clin Oncol 2010; 28: e415
47. Sukov WR, Cheville JC, Amin MB, Gupta R, Folpe AL. Perivascular epithelioid cell tumor (PEComa) of the urinary bladder: report of 3 cases and review of the literature Am J Surg Pathol 2009; 33: 304–308
48. Tirumani SH, Shinagare AB, Hargreaves J, Jagannathan JP, Hornick JL, Wagner AJ, Ramaiya NH. Imaging features of primary and metastatic malignant perivascular epithelioid cell tumors. Am J Roentgenol. 2014; 202: 252–258
49. Toledo G, Oliva E. Smooth muscle tumors of the uterus: a practical approach. Arch Pathol Lab Med 2008; 132: 595–605
50. Vang R, Kempson RL. Perivascular epithelioid cell tumor (‚PEComa') of the uterus: a subset of HMB-45-positive epithelioid mesenchymal neoplasms with an uncertain relationship to pure smooth muscle tumors. Am J Surg Pathol 2002; 26: 1–13
51. Vega RB, Camino FV, Fernändez MDCV, Segura GQ, González JMM, González-Tejero C. The PEComa Tumor: Could It Be Considered an Independent Neoplasmic Entity? J Gynecol Surg 2005, 21: 161–166
52. Wagner AJ, Malinowska-Kolodziej I, Morgan JA, Qin W, Fletcher CD, Vena N, Ligon AH, Antonescu CR, Ramaiya NH, Demetri GD, Kwiatkowski DJ, Maki RG. Clinical activity of mTOR inhibition with sirolimus in malignant perivascular epithelioid cell tumors: targeting the pathogenic activation of mTORC1 in tumors. J Clin Oncol 2010; 28: 835–840
53. Weiss SW, Goldblum JR. (Eds.) Enzinger and Weiss's Soft tissue tumors. 5th Ed. Mosby Elsevier, Philadelphia 2008
54. Yamamoto E, Ino K, Sakurai M, Takigawa S, Iwase A, Kikkawa F. Fertility-sparing operation for recurrence of uterine cervical perivascular epithelioid cell tumor. Rare Tumors 2010; 2: e26
55. Yamashita K, Fletcher CD. PEComa presenting in bone: clinicopathologic analysis of 6 cases and literature review. Am J Sur g Pathol 2010; 34: 1622–16299
56. Yang W, Li G, Wei-qiang Z. Multifocal PEComa (PEComatosis) of the female genital tract and pelvis: a case report and review of the literature. Diagn Pathol 2012; 7: 23
57. Yu Y, Shi HY, Huang HF. Uterine perivascular epitheliod cell tumor. J Obstet Gynaecol 2014; 34: 519–522
58. Zaloudek CJ, Hendrikson MR, Soslow RA. Mesenchymal tumors of the uterus. In: Kurman R J, Ellenson LH, Ronnet BM (eds). Blaustein's pathology of the female genital tract. Springer Science+Business Media 2011, 453–527

Bildquellenvezeichnis

Arndt D. Überörtliche Gemeinschaftspraxis Arndt/Nikschick, Anklam -Greifswald. 2-1 A, C

Evert M, Evert K. Universitätsmedizin Greifswald, Institut für Pathologie, Greifswald. 2-1 B, D, E; 2-2 A–H, 2-6 F–K

Hegenscheid K. Universitätsmedizin Greifswald, Institut für Diagnostische Radiologie und Neuroradiologie, Greifswald. 2-6 C

Horsch-Wutschel E. Frauenärztinnen am Wilhelm-Platz, Dortmund. 2-3 A

Köhler G, Zygmunt M. Universitätsmedizin Greifswald, Klinik Frauenheilkunde und Geburtshilfe, Greifswald. 2-4; 2-5 B; 2-7

Köhler G, Mustea A. Universitätsmedizin Greifswald, Klinik Frauenheilkunde und Geburtshilfe, Greifswald 2-5 B, 2-6 D, E

Mustea A. Universitätsmedizin Greifswald, Klinik Frauenheilkunde und Geburtshilfe, Greifswald. 2-5 A; 2-6 A; B

Niesel A, Klinik Preetz, Abt. Gynäkologie, Preetz. 2-3 B

Günter Köhler, Katja Evert, Marek Zygmunt, Matthias Evert

3 Mischtumoren des Uterus und des übrigen weiblichen Genitale

3.1 Adenofibrom

Das genitale AF gehört zu den benignen genitalen mesodermalen Mischtumoren. Eine weitere benigne Entität ist das Adenomyom.

3.1.1 Das uterine Adenofibrom

Allgemeines, Pathogenese, pathologisch-anatomische Befunde

Das AF ist ein seltener gutartiger epithelial-mesenchymaler Mischtumor (benigner Müller-Mischtumor) des Uterus, der aus einer benignen epithelialen und einer benignen mesenchymalen fibromartigen Komponente besteht. Kommt es zur alleinigen malignen Transformation der epithelialen Komponente entsteht ein Karzinofibrom. Beim Karzinofibrom bleibt die tumoröse fibröse Matrix in Form von reichlich fibromatösem Gewebe bestehen, ohne dass letztere ihre benignen Eigenschaften verliert. Das Karzinofibrom ist allgemein nicht als eigenständige Entität anerkannt und seine Klinik und Therapie entspricht der des EK. Wird nur der mesenchymale Anteil bei einer weiterhin gutartigen epithelialen Komponente maligne transformiert entsteht ein AS. Die Entwicklung eines AS aus einem AF ist seit langem bekannt (Abb. 3.1-2 AB) (8, 14, 15, 19) und die Grenzen zum AS sind fließend. Häufig sind dem AS anamnestisch zervikale oder korporale Polypen vorangegangen. Wahrscheinlich hat es sich in diesen Fällen um primär nicht erkannte AS oder AF gehandelt.

Sind dagegen die epitheliale und die mesenchymale Matrix maligne liegt ein KS vor. Das AS und das KS sind typische Vertreter der malignen Mischtumoren. Zumindest steht das AF rein histologisch zwischen den 3 genannten Entitäten.

Zur Prävalenz, Epidemiologie und Ätiologie des AF gibt es kaum Daten. Es soll weniger als 5 % aller Müller-Mischtumoren des Uterus ausmachen. Das AF entsteht vorrangig im Korpus und in etwa 10 % der Fälle in der Zervix des Uterus. Der benigne biphasische Tumor kommt vorrangig in der Postmenopause vor. Das mediane Alter beträgt 68 Jahre (37). Es sind aber auch Fälle bei jüngeren Frauen bekannt (3, 32). In Analogie zu den uterinen Sarkomen ist mehrfach ein Zusammenhang mit der Einnahme von Tamoxifen beschrieben (16, 28). Beobachtet wurde auch die Entwicklung eines AF zu einem AS unter einer Toremifeneinnahme (8).

> Das uterine Adenofibrom gehört in die Gruppe der benignen Müllerschen Mischtumoren und kommt vor allem in der Postmenopause vor. Es steht feingeweblich zwischen dem Adenosarkom, Karzinofibrom und Karzinosarkom und stellt Fällen einen potentiellen Vorläufer eines Adenosarkoms dar.

Makroskopisch sind beim AF die Ähnlichkeiten mit einem AS augenfällig. Ausgehend von einem meist breitbasigen Stiel füllt das AF häufig das gesamte Uteruskavum aus (Abb. 3.1-1) und kann durch sein Wachstum eine unregelmäßige Uterusvergrößerung hervorrufen (36). Es sind Tumoren von > 15 cm Durchmesser und einem Gewicht bis zu 800 g bekannt. Bei einem hohen bindegewebigen Anteil kann die Geschwulst als relativ fest oder elastisch mit grauer bis weißlicher Färbung imponieren. Ein entsprechender Befund ist am aufgeschnittenen Uterus auffällig und lässt zumindest ein AF vermuten. Nicht ungewöhnlich ist auch ein gelbliches bis bräunliches, schwammartiges, teilweise traubenförmiges Aussehen, das durch viele größere und kleine Zysten sowie zahlreiche Spalten bedingt ist (Abb. 3.1-1). Es ähnelt in dieser Hinsicht makroskopisch einem AS.

Feingeweblich sind beim AF papilläre Baumuster bzw. blattartige (phylloide) Konturen auffällig. Das fibröse Stroma ist überall von Epithel bedeckt (Abb. 3.1-2 AB). Das Epithel kleidet auch die Lücken zwischen den papillären bzw. phylloiden Konturen und die intrastromalen Zysten aus. Bei letzteren handelt es sich um dilatierte Drüsen.

Einzelne Drüsenkomplexe können vollkommen vom Stroma eingeschlossen sein. Das Epithel ist mitunter hyperplastisch und kann dem des Endometriums, der Zervix und der Tube ähneln. Es kann auch unregelmäßige Proliferationen aufweisen (24). Auch Plattenepithel ist, wenn auch sehr selten, möglich. Epithelien verschiedener Herkunft können innerhalb desselben Tumors vorkommen (37). Die epitheliale Komponente entspricht im Wesentlichen der der AS (11). Das fibrotische Stroma ist typischerweise zellreicher als normal und gewöhnlich vom fibroblastischen Typ. Dem typischen AF fehlen die für das AS charakteristischen periglandulären Kondensationen der Stromazellen. Der MI ist niedrig und beträgt maximal 2 M/10 HPF. Bis auf vereinzelte milde Formen lassen sich Atypien nicht nachweisen (11). Prinzipiell soll für die Diagnose AF die Zahl von 2 M/10 HPF nicht überschritten werden (36). Bei Tumoren mit einer Rate ab 2 M/10 HPF, milden Atypien, einer moderaten Hyperzellularität und fokalen periglandulären Manschetten aus zellreichem Stroma ist die Abgrenzung gegenüber einem AS außerordentlich schwierig. Solche Tumoren erfüllen feingeweblich noch nicht die Kriterien für ein AS. Sie stellen aber eine Art

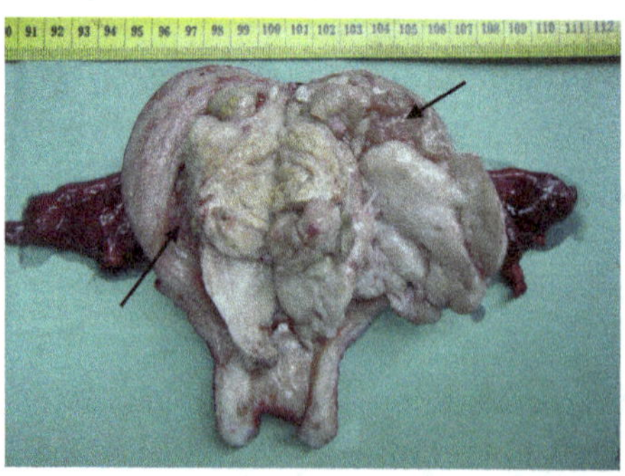

Abb. 3.1-1: Großes Adenofibrom mit prädominant fibrösen, weißen festen Anteilen und einer partiellen zentral gelegenen schwammartigen Struktur. Die schwammartige Struktur führt in der T2W-MRT zum typischen Bild des schwarzen Schwamms. Nebenbefundlich fand sich ein Endometriumkarzinom (Pfeile), das möglicherweise aus dem Adenofibrom entstanden sein kann.

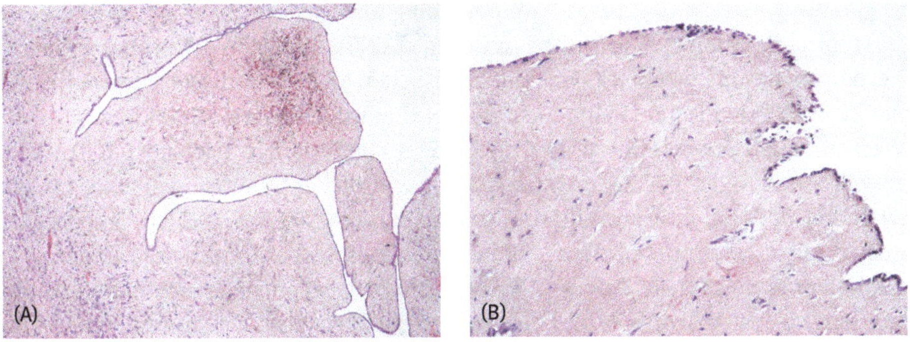

Abb. 3.1-2: A: das Adenofibrom besitzt bei schwacher Vergrößerung ein „Laubblatt-ähnliches“ phylloides Wachstumsmuster. Die Diagnosekriterien keine zellulären Atypien, insbesondere der Stromazellen und keine wesentliche mitotische Aktivität erlauben die Abgrenzung gegenüber einem Adenosarkom. Somit können nur sehr wenige Tumoren mit meist starker Verfaserung des Stromas und geringer Zellularität als Adenofibrome klassifiziert werden; B: Der hier dargestellte Tumor entsprach einem Adenofibromanteil als Vorläuferläsion des in 3.2-4 AB dargestellten Adenosarkoms (s. u. Adenosarkom).

Übergangsform dar, zumal auch immunhistochemisch, z. B. betreffs des Ki-67-Indexes und der p53-Expression, Übereinstimmungen bestehen (14, 33). Leider existieren in diesen Grenzfällen keine eindeutigen histopathologischen Kriterien, die ein AF zuverlässig von einem AS unterscheiden (14). Wahrscheinlich sind Tumoren, die gegenwärtig aufgrund der niedrigen Mitosezahl und wegen des Mangels an nukleären Atypien als AF klassifiziert werden, in Wahrheit gut differenzierte AS (14).

Das AF ist an seiner Basis i. d. R. gut vom Myometrium abgegrenzt und beschränkt sich fast ausschließlich auf das Endometrium. In Einzelfällen werden Invasionen in das Zervixstroma und in das Myometrium gesehen (11) Auch eine Invasion bis fast unter die Serosa mit in die Venen reichenden Tumorzapfen wurde beschrieben, wobei die Diagnose hier besonders kritisch in Abgrenzung zum AS gesehen werden muss (10).

Einige AF weisen benigne heterologe Elemente in Form von quergestreifter Muskulatur auf (31). Es sind auch Fälle Lipoadenofibromen mit reichlich Fettgewebe bekannt geworden (2). Klinisch und prognostisch sind die seltenen heterologen Elemente ohne Bedeutung. Sie sind ein Ausdruck dafür, dass das Müllersche-Stroma in der Lage ist, sich zu anderen mesenchymalen Zellen zu transformieren.

Das Adenofibrom wächst ausgehend vom Endometrium meist in das Uteruskavum vor. Typisch ist ein Tumor von bräunlicher Farbe mit meist gut erkennbaren Zysten und Spalten. Der Tumor besteht aus einer gutartigen epithelialen und mesenchymalen Komponente. Auffällig ist ein papilläres bzw. phylloides Wachstum mit vielen zystischen Räumen. Die Zysten und papillären Strukturen sind vom Epithel ausgekleidet, das meist dem endometrialen Epithel ähnelt. Zellreichtum, hyperzelluläre stromale Zellkondensationen um die Drüsen, Atypien und ein Mitoseindex ab 2 M/10 HPF sprechen bereits für ein Adenosarkom.

Klinik, Diagnostik, Bildgebung, Differentialdiagnose

Das typische Symptom sind Zusatzblutungen oder Blutungen in der Postmenopause. Bei der Spekulumeinstellung sieht man nicht selten einen sich aus dem Zervikalkanal herauswölbenden Tumor. Palpatorisch ist der Uterus häufig unregelmäßig vergrößert. Wachstum und Zervixdehnung sind die Ursache von Unterbauchschmerzen. Das Uteruswachstum in der Postmenopause ist ein wesentlicher Einweisungsgrund. Da alle Symptome und Befunde auch für die uterinen Sarkome typisch sind, erfolgt eine Diagnostik nicht selten unter dieser Verdachtsdiagnose. In der Anamnese finden sich häufig vorausgegangene Polypen, bei denen möglicherweise das AF nicht erkannt worden ist. Hysteroskopisch sind die vielen Zysten oftmals gut erkennbar und geben dem Tumor eine traubenförmige Oberflächenstruktur.

Die weitere Diagnostik des AF ist mit der beim AS bzw. der bei den LG-ESS identisch und wird in den entsprechenden Kapiteln näher (Bd. 1) beschrieben. Die Diagnose AF kann am Abradatgewebe nicht mit hinreichender Sicherheit gestellt werden (9, 14, 26).

Ein Screening ist für diese seltene Erkrankung nicht etabliert und nicht wirtschaftlich. Wegen der in der Regel fehlenden zytologischen Atypien, bestehen auch kaum Chancen diesen Tumor frühzeitig zu erkennen. Er kann allerdings bei der klinischen Routineuntersuchung bzw. Sonographie auffallen.

Das typische Symptom der Adenofibrome sind Blutungsstörungen. Klinisch imponieren sie meist als Polypen, häufig mit einem traubenförmigen Aussehen. Ein Screening für das Adenofibrom ist nicht verfügbar.

Sonographisch sieht man entsprechend den makro- bzw. mikroskopischen Charakteristika zentrale intrauterine echogene Tumormassen mit gut definierten Grenzen und mit den wegweisenden multiplen kleinen Zysten (17, 21, 25). Der RI ist zudem erniedrigt (25). Das sonographische Bild ähnelt stark dem eines AS.

In der CECT verstärkt der Tumor heterogen mit allerdings geringerer Attenuation als das Myometrium. Die zystischen Abschnitte lassen sich gut darstellen (21, 23, 30). Eine Artdiagnose ist nicht möglich.

In der MRT zeichnet sich das AF in der T2 W durch Tumormassen mit heterogen hoher SI aus. (16, 21, 23, 28, 30). Wenn vorhanden, können unter Umständen in der T2 W myometrane Infiltrationen erkennbar sein (15). In der T1 W ist der Tumor durch eine heterogen niedrige SI charakterisiert, kleine Abschnitte mit einer hohen SI stellen meist Hämorrhagien dar (23, 30). In der T1WC ist das Enhancement in den soliden Tumoranteilen bzw. in den Septen zwischen den vielen nicht verstärkenden Zysten gut erkennbar (23, 30). Die zahlreichen Zysten verstärken nicht (21) und geben dem Tumor somit sein charakteristisches Bild. Generell gibt es kaum Unterschiede zum AS. Typisch ist wie auch beim AS ein das Kavum mehr oder weniger ausfüllender Tumor, der breitbasig vom Endometrium ausgeht. Weitere Einzelheiten sind beim AS beschrieben.

Betreffs einer PET-CT gibt es beim AF keine Daten.

Das Adenofibrom zeichnet sich sonographisch als meist echogener Tumor innerhalb des Uteruskavums mit zahlreichen unterschiedlich großen Zysten aus. Generell kann ein Adenofibrom mittels CT oder MRT nicht vom Adenosarkom unterschieden werden.

Die wichtigste klinische DD des AF sind uterine Polypen. Das AF kann wie ein gewöhnlicher oder nekrotisierter gestielter Polyp oder auch wie ein nekrotisches Myoma in statu nascendi aussehen. Im Gegensatz zum AF sind letztere, wenn nicht gerade nekrotisch, glatt, erscheinen nicht so zerklüftet und sind meist mehr oder weniger eindeutig gestielt. Besonders in der Geschlechtsreife muss auch an ein atypisches polypoides Adenomyom gedacht werden. Dieses entsteht typischerweise im unteren Uterinsegment und kann wie das AF und die uterinen Sarkome aus dem Zervikalkanal heraus prolabieren. Das Adenomyom zeichnet sich feingeweblich durch ein zellreiches myofibromatöses Stroma aus. Die endometrialen Drüsen weisen verschiedene Grade zytologischer Atypien und eine mitotische Aktivität auf. Die glattmuskulären bzw. myofibroblatischen Anteile können gelegentlich milde bis moderate Atypien enthalten. Bei aus der Zervix breitbasig herausragenden Tumormassen kommen weiterhin differentialdiagnostisch der ESK, die reinen uterinen Sarkome (LG- und HG-ESS, UUS, LMS) und ein KS infrage. Je nach Menge des fibrösen Anteils ist das AF in seiner Konsistenz jedoch deutlich fester als die genannten Malignome. Wenn vorhanden, ist die zystische Struktur außer zu den AS ein weiteres wichtiges klinisches Unterscheidungsmerkmal zu den o. g. Entitäten. Am aufgeschnittenen Uterus ist die makroskopische Differenzierung zu einem AS somit praktisch nicht möglich.

Auch feingeweblich ist die häufigste DD der Endometriumpolyp, der meist jedoch drüsenreicher und im Stromabereich zellärmer als das AF ist. Der endometriale Polyp weist in der Regel nicht die papillären bzw. phylloiden Wachstumsmuster auf. Ihm folgen in differentialdiagnostischer Hinsicht das AS und das Karzinofibrom. Dabei ist zu bedenken, dass der Übergang vom AF zu einen AS fließend (Abb. 3.1-2 AB, 3.2-4 AB) und damit die Abgrenzung sehr schwierig sein kann (14). Ein MI ab 2 M/10 HPF, zelluläre und nukleäre Atypien sowie diffuse periglanduläre Manschetten aus zellreichem Stroma sprechen allerdings gegen ein AF. Immer wieder müssen AF bei genauerer Beurteilung nachträglich als AS eingestuft werden (14). Eine sichere Diagnose gegenüber dem AS kann am Abradatgewebe nicht gestellt werden. Von pathologisch-anatomischer Seite muss daher immer der gesamte Tumor vorliegen (26).

Die wichtigsten klinischen und pathologisch-anatomischen Differentialdiagnosen zum Adenofibrom sind uterine Polypen und das Adenosarkom. Die Diagnose Adenofibrom kann am Abrasionsgewebe nicht mit ausreichender Sicherheit gestellt werden.

Verlauf, Prognose, operative, systemische und radiogene Therapie

Prinzipiell handelt es sich beim AF um einen benignen Tumor. Seine Bedeutung liegt vorrangig in seiner Fähigkeit zur malignen Transformation in ein AS, KS und EK (Karzinofibrom). Beschrieben wurde auch die Entstehung eines serösen Karzinoms und eines endometrialen intraepithelialen Karzinoms innerhalb eines AF (34). Zusätzlich neigt das AF zu lokalen Rezidiven. In einer größeren Übersicht wurde über eine Rezidivrate von 12 % innerhalb von 3–96 Mo nach der Operation des Primärtumors berichtet (7). Die Rezidivgefahr besteht praktisch nur bei einer uteruserhaltenden Resektion. Das Risiko ist jedoch am höchsten, wenn es bei einer alleinigen Abrasio belassen wird. Tatsächlich sind der Mehrzahl der Rezidive nur eine Abrasio und keine sorgfältige hysteroskopische R0-Resektion an der Tumorbasis vorausgegangen (1). Wiederholte konservative Operation können auch wiederholte Rezidive nach sich ziehen (29). Wegen fehlender Daten aufgrund der Seltenheit dieser Tumoren ist nicht bekannt, ob sich durch ein Morcellement in Analogie zu den STUMP, die Prognose im Sinne eines gesteigerten Rezidivrisikos verschlechtert. Todesfälle nach Lokalrezidiven sind bislang nicht bekannt geworden, da letztere ausnahmslos mit einer THE behandelt worden sind. Jedoch wurden bei AF mit < 2 Mitosen/10 HPF, moderaterer Zellularität, milden nukleären Atypien und fokalen periglandulären Manschetten aus zellreichem Stroma auch maligne Verläufe mit Fernmetastasen gesehen – offensichtlich hat es sich hier um fehlgedeutete oder feingeweblich nicht diagnostizierbare AS gehandelt (14). (14). Zusammenfassend können epithelial-mesenchymale Mischtumoren mit milden nukleären Atypien und vernachlässigbarer mitotischer Aktivität, die noch als AF klassifiziert werden, mit einem aggressiven Verhalten verbunden sein. Möglicherweise stellt das AF auch eine Art low-grade AS (3) bzw. eine Art Borderline-Tumor dar (7). Dennoch wird das AF als benigner Tumor klassifiziert. Aus diesem Grund sind die sehr strikten Kriterien in der diagnostischen Abgrenzung zum AS vom Pathologen genau einzuhalten, um eine Unterdiagnose zu vermeiden.

> Das Adenofibrom ist prinzipiell ein gutartiger Tumor. Rezidive kommen praktisch nur nach uteruserhaltenden Operationen vor. Mit einer Verschlechterung der Prognose durch konservative Operationen und/oder ein Morcellement muss in Analogie zu den STUMP gerechnet werden. Das Hauptproblem ist die schwierige feingewebliche Abgrenzung zum Adenosarkom und eine potentielle Transformation in ein Adenosarkom, Karzinosarkom oder Karzinofibrom.

Wegen der potentiellen malignen Transformation in ein AS, KS und Karzinofibrom sowie des erhöhten Rezidivrisikos muss ein diagnostiziertes AF operativ behandelt werden. In der Postmenopause und bei erfülltem Kinderwunsch ist eine THE ohne Tumorverletzung die Therapie der Wahl. Über die Notwendigkeit einer BSO gibt es keine Daten. Die BSO richtet sich dementsprechend nach dem Wunsch der Pat., dem Menopausestatus oder nach einer eigenständigen Indikation für diesen Eingriff. Eine nachträgliche BSO ist nicht indiziert.

Prinzipiell ist bei bestehendem Kinderwunsch eine R0-Tumorresektion oder die hysteroskopische Entfernung im Sinne einer „Polypektomie" möglich. Wegen der lokalen Rezidivgefahr muss die Tumorbasis nachweisbar mittels R0-Resektion abgetragen werden (24). Wenn der Tumor nicht in seiner Gesamtheit entfernt wird, kann der Pathologe ein AS nicht mit Sicherheit ausschließen. Gegebenenfalls muss nachreseziert werden. Von pathologisch-anatomischer Seite wird daher die HE nachdrücklich empfohlen (26, 37). Das gilt auch für einen Zustand nach Tumorexstirpation, wenn der Kinderwunsch erfüllt ist.

Bei einer extrauterinen Ausbreitung muss das Tumorgewebe im Sinne einer maximalen Zytoreduktion entfernt werden.

Die Therapie der Wahl beim Adenofibrom ist die Hysterektomie ohne Tumorverletzung. Bei dringendem Kinderwunsch kann eine sichere R0-Resektion in Betracht gezogen werden. Die Hysterektomie sollte später nachgeholt werden. Ein Morcellement sollte wegen der erhöhten Rezidivgefahr unterlassen werden.

Eine adjuvante RT, CHT und HT ist beim AF nicht indiziert und auch nicht wirksam.

Eine primäre und neoadjuvante RT, CHT ist beim operablen AF nicht indiziert.

Obgleich für das AF keine Daten vorhanden sind, kann man bei fortgeschrittenen Fällen in Analogie zum AS zur Verkleinerung des Tumors Gestagene im Sinne eines Therapieversuchs einsetzen (s. a. AS). Bei allgemeiner Inoperabilität kann man bei noch erhaltenem Uterus oder verbliebenem Tumor den Befund auch klinisch und sonographisch im Sinne einer onkologischen klinisch-symptomorientierten Nachsorge beobachten. Alternativ ist bei positiven HR eine Therapie mit Gestagenen denkbar. Entsprechende Daten liegen jedoch nicht vor.

Jegliche Form einer adjuvanten Therapie ist nicht indiziert. Für eine primäre Radio- oder Chemotherapie gibt es beim Adenofibrom keine Indikation. Bei allgemeiner Inoperabilität kann als Therapieversuch der Einsatz von Gestagenen in Erwägung gezogen werden.

Nachsorge, Rezidive, Metastasen und deren Therapie

Für das gutartige AF ist lediglich eine klinische Kontrolle erforderlich. Sie sollte bei uteruserhaltende Operation oder einem Morcellement wegen des potentiellen lokalen Rezidivrisikos bzw. der Gefahr eines primär übersehenen Sarkoms in den ersten 2 Jahren im Abstand von 3 Monaten in Kombination mit einer TVS erfolgen. In Analogie zu den STUMP kann in diesen Fällen eine laparoskopische oder nach alleiniger Abrasio bzw. Resektion mittels HSK eine hysteroskopische Kontrolle innerhalb von 6 Monaten in Betracht in Betracht gezogen werden. Die weiteren Untersuchungsintervalle entsprechen in diesen Fällen gleichfalls denen von malignen gynäkologischen Tumoren.

Bei einem sicher diagnostizierten AF bzw. sicherem Ausschluss eines AS oder LG-ESS sprechen zurzeit keine harten Daten gegen eine HET. Ein Hormoneinfluss auf die Entstehung eines AF kann gegenwärtig allerdings auch nicht mit Sicherheit ausgeschlossen werden. Eine Hormongabe sollte daher zumindest zurückhaltend erfolgen. Wegen der wahrscheinlichen pathogenetischen Beteiligung des Tamoxifens an der Genese des AF ist eine entsprechende Therapie als kontraindiziert anzusehen. Ist eine Tamoxifenbehandlung wegen eines simultanen oder metachronen Mammakarzinoms angezeigt, können Aromatasehemmer bzw. bei jungen Frauen GnRH-Analoga in der üblichen Dosierung eingesetzt werden.

Von AF sind in Einzelfällen Fernmetastasen bekannt geworden. Möglicherweise lag ihnen aber ein nicht erkanntes AS zugrunde. Die Behandlung sollte daher in Analogie zum AS erfolgen. In 12 % der Fälle sind Rezidive am primären Entstehungsort beschrieben, sie treten fast ausschließlich nach uteruserhaltenden Operationen von AF auf (29).

Bei einem mittels Hysterektomie entfernten Adenofibrom ist keine besondere Nachsorge erforderlich. Nach uteruserhaltender Operation ist eine Nachsorge in Analogie zu den malignen Tumoren sinnvoll. In Analogie zu den STUMP sollte in diesen Fällen eine endoskopische Nachkontrolle innerhalb von 6 Monaten in Betracht gezogen werden. Es gibt keine Daten, die gegen einen Hormonersatz sprechen. Tamoxifen gilt als kontraindiziert. Rezidive treten bei Adenofibromen praktisch ausschließlich lokoregional bzw. innerhalb eines verbliebenen Uterus auf.

Zur operativen Entfernung eines Rezidivs gibt es beim AF keine Alternative. Es gelten die gleichen Prinzipien wie bei der Primärerkrankung. Falls noch nicht erfolgt, sollte bei einem intrauterinen Rezidiv die THE dringend nachgeholt werden. Betreffs einer postoperativen additiven Therapie gibt es keine Daten. Sie muss als nicht indiziert angesehen werden.

Die Therapie der Wahl von Rezidiven ist die R0-Resektion. Falls noch nicht erfolgt, soll die Hysterektomie nachgeholt werden. Additive Therapien sind nicht etabliert.

Metastasen, die einer palliativen Therapie bedürfen existieren praktisch nicht, dementsprechend gibt es auch keine Daten zu dieser Fragestellung. Bei positiven HR ist eine Gestagentherapie denkbar.

Für palliative Therapien beim Adenofibrom fehlen die Voraussetzungen. Bei positiven Hormonrezeptoren kann eine Gestagentherapie in Betracht gezogen werden

3.1.2 Extrauterine Adenofibrome

Adenofibrome der Ovars und der Tuba uterina

Bei ovariellen AF wird eine Assoziation mit einer Endometriose vermutet. In solchen Fällen fand sich häufig auch eine Assoziation des AF mit einem Sarkom bzw. Karzinom der Ovarien (4). Wenn reichliche Zysten vorhanden sind spricht man auch vom Zystadenofibrom (Abb. 3.1-3 AB).
Bei einem Epithel vom endometrialen Typ wird auch vom endometrioiden AF gesprochen. Besonders diese Fälle sind häufiger mit einer Endometriose assoziiert. Ausgehend von anderweitiger epithelialer Herkunft gibt es auch seröse, klarzellige und muzinöse AF des Ovars (20). AF der Ovarien müssen von Boderline-Tumoren abgegrenzt werden, die eine atypische Epithelproliferation (rein epitheliale Papillen, leichte zelluläre Atypien) aufweisen. Die Unterscheidung zwischen harmlosen und atypischen Zellen ist besonders bei den klarzelligen Typen schwierig und oft subjektiv.

Sonographisch findet man solide Tumoren, in denen vor allem bei den Zystadenofibromen die meist multilokuläre Zysten durch echofreie Abschnitte auffallen. In der Doppler-Sonographie ist bei 50 % der der Tumoren ein Gefäßreichtum erkennbar.

In der CT lassen sich gelegentlich Verkalkungen und in der CECT bedingt durch die soliden und zystischen Anteil ein heterogenes Enhancement nachweisen (6). In der T2 W findet sich in den soliden Anteilen eine für fibrotisches Gewebe typische sehr niedrige SI (22, 18, 27). Innerhalb der somit sehr dunkel erscheinenden soliden Abschnitte sind meist viele kleine Zysten mit hoher SI erkennbar. Aus diesen Eigenschaften ergibt sich in der T2 W das charakteristische Bild eines schwarzen Schwamms. Auch die Septen der großen signalreichen Zysten weisen eine niedrige SI auf. Die Zysten können die soliden Komponenten zu schmalen Streifen komprimieren (18). In

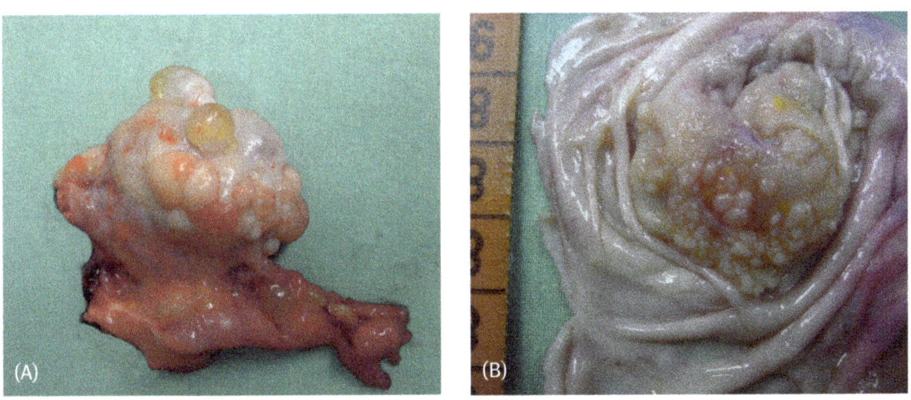

Abb. 3.1-3: Geschlossenes und eröffnetes Ovar mit einem Zystadenofibrom. A: die epithelialen Zysten sind schon makroskopisch innerhalb und neben den fibrösen Knoten auf der Ovaroberfläche gut zu erkennen; B: an der Basis der sonst glatten intraovariellen Zyste stellt sich die auch palpatorisch sehr feste fibröse Struktur des Adenofibroms gut dar.

der T1 W erscheint der Tumor homogen isointens mit der Muskulatur (22). In der T1WC ist das Enhancement relativ niedrig und liegt unter der des Myometriums, wobei die Zysten nicht verstärken (22, 18,27). Die Kombination dieser Eigenschaften führt am Ovar sehr schnell zur Diagnose eines AF bzw. Zystadenofibrom. Allerdings lassen sich in einigen Fällen keine zystischen Strukturen nachweisen.

AF kommen auch an der Tube vor. Sie sind meist Zufallsbefunde und überschreiten selten eine Größe von 1 cm. Sie entstehen fast ausschließlich im Bereich der Fimbrien und können bilateral und auch sonst mehrfach auftreten. Das Epithel entspricht dem einer endosalpingealen Differenzierung. Die Abgrenzung zu den ovariellen AF ist schwierig, möglicherweise handelt es sich sogar um identische Tumoren, die nur unterschiedlich lokalisiert sind (5). In einem Fall hatte bei einem positiven Schwangerschaftstest ein zystischer Tumor in der Tube, der embryo-ähnliche solide Strukturen aufwies, zu einer Verwechslung mit einer tubaren Gravidität geführt. Nach Salpingektomie erwies sich der solide Anteil als ein AF. Der Embryo ließ sich erst später im Uterus nachweisen. Die Schwangerschaft endete mit Geburt eines reifen Kindes (13).

Die ovariellen AF gelten als gutartig. Inzwischen gibt es aber auch Hinweise, dass klarzellige OK aus Klarzell-AF entstehen können (35). Die Therapie der Wahl ist die Ovarektomie. Bei kleineren, gut abgegrenzten, vorrangig soliden Tumoren ist eine organerhaltende Resektion im Gesunden möglich. Nach organerhaltender Resektion von AF beider Ovarien wurden noch drei nachfolgende ausgetragene Schwangerschaften beschrieben (12).

Adenofibrome des Ovars und der Tube sind in der Regel Zufallsbefunde mit einer guten Prognose. In der T2 W-MRT sind zahlreiche signalintensive Zysten und solide Komponenten mit einer niedrigen Signalintensität, in der sich wiederum kleinere Zysten nachweisen lassen, charakteristisch. Die Therapie der Wahl ist die R0-Resektion.

Literaturverzeichnis

1. Agarwal PK, Husain N, Chandrawati: Adenofibroma of uterus and endocervix. Histopathology 1991; 18: 79–80
2. Akbulut M, Zekioglu O, Terek MC, Ozdemir N. Lipoadenofibroma of the endometrium: a rare variant of benign mullerian mixed tumor. Arch Gynecol Obstet 2008; 278: 283–286
3. Bettaieb I, Mekni, A, Bellil K, Haouet S, Bellil S, Kchir N, Chelly H, Zitouna M. Endometrial adenofibroma: a rare entity. Arch Gynecol Obstet 2007; 275: 191–93
4. Boruban MC, Jaishuen A, Sirisabya N, Li Y, Zheng HG, Deavers MT, Kavanagh JJ. Ovarian endometriosis associated with carcinoma and sarcoma: case report. Eur J Gynaecol Oncol 2008; 29: 393–396
5. Bossuyt V, Medeiros F, Drapkin R, Folkins AK, Crum CP, Nucci MR. Adenofibroma of the fimbria: a common entity that is indistinguishable from ovarian adenofibroma. Int J Gynecol Pathol. 2008; 27: 390–397
6. Castro-Aragon I. Adenofibroma. In: In: Hricak HH, Akin O, Sala E, Ascher SM, Levine D, Reinhold C (eds) Diagnostic imaging gynecology. Amirsys 2007, 7: 32–33

7. Chen XD, Shi HY, Zhang XF. Clinicopathologic analysis of 102 cases of mixed epithelial and mesenchymal tumors of the uterus. Zonghua Fu Chan Ke Za Zhi 2007; 42; 219–221
8. Chung YW, Bae HS, Han SI, Song JY, Kim IS, Kang JS. Endometrial mullerian adenosarcoma after toremifene treatment in breast cancer patients: a case report. J Gynecol Oncol 2010; 21: 269–272
9. Clement P, Scully R. Mullerian adenosarcoma of the uterus: a clinico-pathologic analysis of 100 cases with areview of the literature. Hum Pathol 1990; 21: 363–381
10. Clement PB, Scully RE. Müllerian adenofibroma of the uterus with invasion of myometrium and pelvic veins. Int J Gynecol Pathol 1990; 9: 363–371
11. Clement PB, Young RH. Atlas of gynaecologic surgical pathology. Elsevier Saunders 2014
12. Ewing TL, Suh-Burgmann B. Preservation of fertility after partial resection of bilateral ovarian cystadenofibromas: a case report. J Reprod Med 2011; 56: 364–365
13. Fukushima A, Shoji T, Tanaka S, Sugiyama T. A case of fallopian tube adenofibroma: difficulties associated with differentiation from ectopic pregnancy. Clin Med Insights Case Rep. 2014; 7: 135–137
14. Gallardo A, Prat J. Mullerian adenosarcoma: a clinicopathologic and immunohistochemical study of 55 cases challenging the existence of adenofibroma. Am J Surg Pathol 2009; 33: 278–288
15. Haque TL, Togashi K, Koyama T. Fujii S, Konishi J. An unusual presentation of endometrial polyp. Eur Radiol 2002; 12: 2906–2909
16. Hayasaka K, Morita K, Saitoh T, Tanaka Y. Uterine adenofibroma and endometrial stromal sarcoma associated with tamoxifen therapy: MR findings. Comput Med Imaging Graph 2006; 30: 315–318
17. Huang, K. T., Chen, C A., Cheng, W. F., Wu, C. C., Jou, H. J., Hsieh, C. Y., Lin G. J., Hsieh F. J.: Sonographic characteristics of adenofibroma of the endometrium following tamoxifen therapy for breast cancer: two case reports. Ultrasound Obstet. Gynecol 1996; 7: 363–366
18. Jung DC, Kim SH, Kim SH. MR imaging findings of ovarian cystadenofibroma and cystadenocarcinofibroma: clues for the differential diagnosis. Korean J Radiol 2006; 7: 199–204
19. Kaku T, Silverberg SG, Major FJ, Miller A, Fetter B, Brady MF. Adenosarcoma of the uterus: a Gynecologic Oncology Group clinicopathologic study of 31 cases. Int J Gynecol Pathol 1992; 11: 75–88
20. Köbel M, Gilks CB. Endometrioid Adenofibroma/cystadeomfibroma. In. Nucci MR, Oliva E. (eds.) Diagnostic pathology gynecological. Amirsys 2014, 4: 46–47
21. Konishi Y, Sato H, Fujimoto T, Tanaka H, Takahashi O, Tanaka T. Adenofibroma of the endometrium protruding into the vaginal cavity: findings on transvaginal ultrasonography, MRI and CT. J Obstet Gynaecol Res 2006; 32: 623–627
22. Kozawa E, Inoue K, Takahashi M, Kato T, Yasuda M, Kimura F Diffusion-weighted MR imaging findings of ovarian adenocarcinofibromas and adenofibromas. Clin Imaging 2014; 38: 483–489
23. Lee HK, Kim SH, Cho JY, Yeon KM. Clinical Image. Uterine Adenofibroma and Adenosarcoma: CT and MR Findings. J Comput Assist Tomog 1998; 22: 314–316
24. Löning T. Funktionelle Morphologie und Pathologie des Myometriums. In: Löning, T., Riethdorf, L. (Hrsg.): Pathologie der weiblichen Genitalorgane III – Pathologie des Uterus der Vagina und Vulva. Springer, Berlin – Heidelberg – New York; 2001, 652–704
25. Maciel R, Carvalho S, Teixeira M, Areias MJ. Adenofibroma in a young patient: a rare entity in an uncommon age. Case Rep Obstet Gynecol. 2013; doi: 10.1155/2013/308464.
26. McCluggae WG. Benign diseases of the endometrium. In: Kurman R J, Ellenson LH, Ronnet M (ed.): Blaustein's pathology of the female tract. Sixth Ed. Springer 2011, 305–358

27. Montoriol PF, Mons A, Da Ines D, Bourdel N, Tixier L, Garcier JM. Fibrous tumours of the ovary: aetiologies and MRI features. Clin Radiol 2013; 68: 1276–83.
28. Oshima H, Miyagawa H, Sato Y, Satake M, Shiraki N, Nishikawa H, Arakawa A, Ogino, H, Hara, M. Adenofibroma of the endometrium after tamoxifen therapy for breast cancer: MR findings. Abdom Imaging 2002; 27: 592–594
29. Seltzer VL, Levine A, Spiegel G, Rosenfeld D, Coffey EL. Adenofibroma of the uterus: multiple recurrences following wide local excision. Gynecol Oncol 1990; 37: 427–431
30. Shin YR, Rha SE. Miscellaneous Tumors of the uterus. In: Kim SH. (ed) Radiology illustrated gynecologic imaging. Sec. ed. Springer 2012, 249–297
31. Sinkre P, Mille, DS, Milchgrub S, Hameed A. Adenomyofibroma of the endometrium with skeletal muscle differentiation. Int J Gynecol Pathol 2000; 19: 280–283
32. Sölder E, Huter O, Müller-Holzner E, Brezinka C. Adenofibrom und Adenosarkom des Uterus bei jungen Frauen. Geburtshilfe Frauenheilkd. 1995; 55: 118–120
33. Soslow RA, Ali A, Oliva E. Mullerian adenosarcomas: an immunophenotypic analysis of 35 cases. Am J Surg Pathol 2008; 32: 1013–1021
34. Venkatraman L, Elliott H, Steele EK, McClelland HR, McCluggage W G. Serous carcinoma arising in an adenofibroma of the endometrium. Int J Gynecol Pathol 2003; 22: 194–197
35. Yamamoto S, Tsuda H, Takano M, Hase K, Tamai S, Matsubara O. Clear-cell adenofibroma can be a clonal precursor for clear-cell adenocarcinoma of the ovary: a possible alternative ovarian clear-cell carcinogenic pathway. J Pathol 2008; 216: 103–110
36. Zaloudek CJ, Norris HJ. Adenofibroma and adenosarcoma of the uterus: a clinicopathologic study of 35 cases. Cancer 1981; 15: 354–366
37. Zaloudek C, Hendrickson MR, Soslow RA. Mesenchymal tumors of the uterus. In: Kurman R J, Ellenson LH, Ronnet M (ed.): Blaustein's pathology of the female tract. Sixth Ed. Springer 2011, 453–527

Bildquellenverzeichnis

Evert M, Evert K. Universitätsmedizin Greifswald, Institut für Pathologie, Greifswald. 3.1-2 A, B
Köhler G. Universitätsmedizin Greifswald, Klinik Frauenheilkunde und Geburtshilfe, Greifswald. 3.1-1, 3.1-3 A, B

Günter Köhler, Katja Evert, Marek Zygmunt, Matthias Evert

3.2 Adenosarkom

Das AS ist ein typischer Mischtumor, der aus einer benignen epithelialen und malignen mesenchymalen Komponente besteht. In den USA wird es auch als „Mullerian adenosarcoma" bezeichnet. Die entsprechende gutartige Form ist das AF (s. a. AF). Aufgrund der Seltenheit des AS gibt es keine „evidence based" Therapiestandards. Das AS wird in den NCCN-Guidelines Uterine Sarcomas nicht erwähnt. Untersuchungen, die sich ausschließlich auf das AS beziehen, sind ausnahmslos retrospektive Fallstudien mit meist relativ kleinen Fallzahlen.

3.2.1 Das uterine Adenosarkom

Allgemeines, Epidemiologie, Ätiologie, Pathogenese, Stadieneinteilung

Die AS stellten repräsentieren nach einer Studie nur 5,5 % aller uterinen Sarkome (1). Im Material des DKSM machen sie 5,7 % aller Sarkome einschließlich des KS aus. Ohne KS beträgt ihr Anteil 8,9 % (53). Genauere Angaben zur Prävalenz fehlen. Die meisten Pat. mit einem AS sind zwischen 50 und 70, median 54–58 Jahre alt (14). Im eigenen Material liegt das Alter zwischen 22 und 82 Jahren (im Mittel 55,6, median 57 Jahre) (53). Die Tumoren kommen aber auch schon bei Adoleszentinnen ab dem ab 10. Lebensjahr vor (13, 14, 16, 19, 30, 34, 37, 48, 92). AS können primär auch von der Zervix ausgehen (62). Sie sollen insgesamt 20,7 % aller zervikalen Sarkome (medianes Alter 45 Jahre) ausmachen (9). Offensichtlich ist bei Adoleszentinnen die Zervix häufiger als das Korpus befallen. In einer Sammelstatistik und zwei weiteren Kasuistiken wird über insgesamt 18 zervikalen Tumoren in einem Alter zwischen 10 und 19 Jahren berichtet (13, 26, 34). Betreffs des Alters gibt es zwischen einem AS mit und ohne SO (Einzelheiten zum SO s. u.) deutliche Unterschiede. Das mediane Alter bei den AS ohne SO (s. u.) beträgt nach Literaturangaben 58 Jahre (29–87 Jahre) und mit SO (s. u.) 67 Jahre (38–94 Jahre) (9) und im Material des DKSM 56 bzw. 55Jahre. Die AS entwickeln sich primär zu 71–77 % innerhalb des uterinen Korpus, in 10–22 % in der Zervix, in 8–15 % im Ovar und in 6–12 % in anderen Strukturen des kleinen Beckens einschließlich der Scheide und des Darmes (37, 93, 107, 109). Die uterinen AS entstehen zu über 90 % im Endometrium. Bei einer Entwicklung im Myometrium geht das AS wahrscheinlich von einer Adenomyose aus (38, 69). In diesem Zusammenhang wird auch die mögliche Bedeutung eines estrogenen Umfelds diskutiert (19).

Wie beim KS und den reinen uterinen Sarkomen findet sich in der Anamnese gelegentlich eine pelvine Bestrahlung (19). Seit über einer Dekade häufen sich jedoch die Berichte über AS unter bzw. nach einer Tamoxifenexposition zwischen 5 Monaten und 8 Jahren (8, 17, 20, 32, 45). Beschrieben wurde auch die Entstehung eines AF und dessen Transformation zu einem AS unter einer Toremifeneinnahme (18).

Die Entwicklung eines AS aus einem AF (s. a. AF) ist seit langem bekannt (Abb. 3.2-4 A–D) Häufig sind einem AS anamnestisch zervikale oder korporale Polypen vorangegangen. Wahrscheinlich hat es sich in diesen Fällen um primär nicht erkannte AS oder AF gehandelt. AS können sich durch maligne Transformation des Epithels zu einem KS weiterentwickeln, oder mit einem endometrialen Karzinom zu einem Kollisionstumor zusammenwachsen (87). Dementsprechend kann in einem Uterus auch ein EK neben einem AS vorkommen.

Eine Überexpression von Her-2/neu wurde bei AS bislang nicht gefunden (4, 97).

Seit 2009 ist eine neue FIGO-Stadieneinteilung (Tab. 3.2-1) und eine neue UICC-Klassifikation für die AS verbindlich (33, 91). Die neue Stadieneinteilung unterscheidet sich von der der reinen uterinen Sarkome (LG-ESS, LMS). Sie berücksichtigt, dass das AS regelhaft vom Endometrium ausgeht. Ein Problem besteht darin, dass das Stadium II der alten Einteilung noch ein auf den Uterus begrenztes, wenn auch auf die Zervix übergegriffenes AS beinhaltete, während sich das aktuelle Stadium II auf eine extrauterine, wenn auch auf das Becken beschränkte Erkrankung bezieht. Eine dramatische Veränderung hat auch das Stadium III erfahren. AS, die jetzt zum ins Stadium III gehören, wurden nach der alten Einteilung in das Stadium IV eingruppiert. Therapieempfehlungen, die sich bislang auf das Stadium II bzw. III der alten Stadieneinteilung bezogen, können daher nicht ohne weiteres für die aktuellen FIGO II und III Stadien übernommen werden.

Tab. 3.2-1: FIGO Stadieneinteilung der Adenosarkome

I	**Tumor auf Uterus begrenzt**
IA	Tumor auf Endometrium/Endozervix begrenzt, ohne Myometriuminvasion
IB	Tumor auf innere Hälfte des Myometriums begrenzt
IC	Tumor invadiert äußere Myometriumhälfte
II	**Tumor außerhalb des Uterus, auf Becken begrenzt**
IIA	Befall der Adnexe
IIB	Befall anderer pelviner Strukturen
III	**Tumor befällt abdominale Strukturen**
IIIA	ein befallenes Organ
IIIB	mehr als ein befallenes Organ
IIIC	positive pelvine und/oder paraaortale Lymphknoten
IV	**Tumorbefall Blase und/oder Rektum und/oder Fernmetastasen**
IVA	Tumorbefall Blase und/oder Rektum
IVB	Fernmetastasen

Das uterine Adenosarkom kommt vor allem in der Postmenopause vor und entsteht vorrangig im Endometrium, gelegentlich auch in der Zervix. Vorläufer kann ein Adenofibrom sein. Für das uterine Adenosarkom gibt es eine eigene Stadieneinteilung, die die primäre Entstehung im Endometrium berücksichtigt, sich aber von der des Endometriumkarzinoms unterscheidet.

Makroskopische und mikroskopische Befunde

Die AS sind meist polypoide oder papilläre, häufig das Kavum ausfüllende Tumoren, die nicht selten breitbasig gestielt sind. Der Ausgangspunkt des AS ist in über 90 % das Endometrium (Abb. 3.2-1 AB), was ursächlich für die frühe intrakavitäre Ausbreitung verantwortlich ist.

AS können eine erhebliche Größe erreichen (Abb. 3.2-1 C). Durchmesser von bis zu 20 cm sind beschrieben (37). Das Myometrium wird durch den Tumor weit auseinandergedrängt ist aber beim AS ohne SO selten infiltriert. Das AS enthält unterschiedlich große epitheliale Zysten die auf der Schnittfläche zu einem schwammähnlichen Aussehen führen. Typisch sind in diesem Kontext auch traubenartige Tumormassen („botryoides" Aussehen) (Abb. 3.2-2 A–C).

Die Zysten stellen auch den Leitbefund bei allen bildgebenden Methoden dar (s. u.). Ihr Inhalt kann muzinös, serös, gelatinös oder hämorrhagisch sein. Die enge Verwandtschaft zum AF ist auch makroskopisch augenscheinlich. Der gelblich bis bräunlich, rosa oder weiß bis graue Tumor ist auch makroskopisch meist gut vom

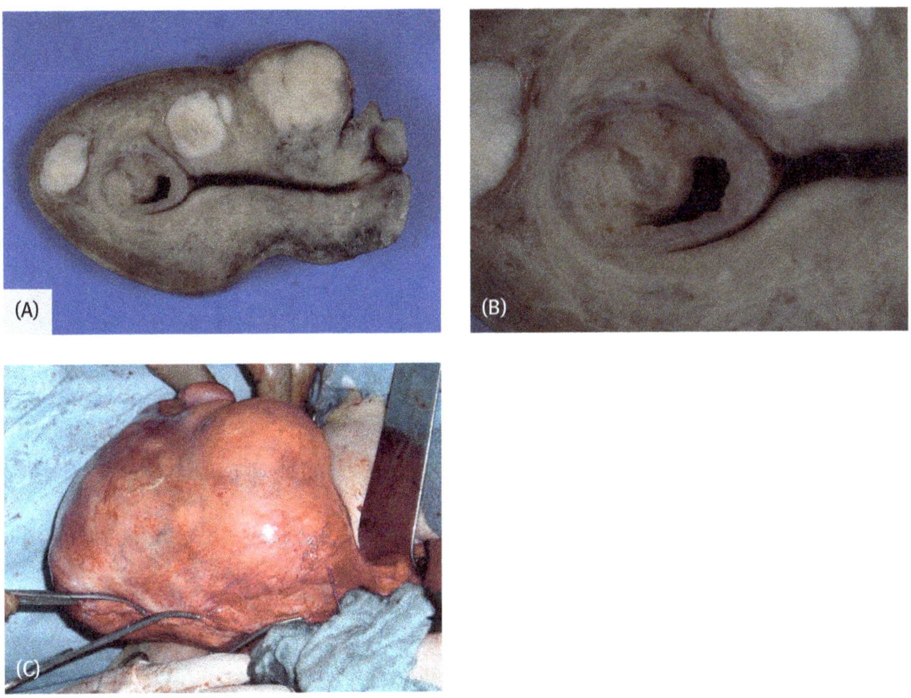

Abb. 3.2-1: Adenosarkom – makroskopisches Bild. A: Neben Leiomyomen sieht man im Fundus ein Adenosarkom; B: in der Vergrößerung wird deutlich, dass der Tumor offensichtlich aus dem Endometrium entstanden ist und sich wie ein breitbasiger Polyp in das Kavum hinein entwickelt. Im Tumor sind zahlreiche kleinere und größere Zysten zu erkennen, die in der Regel erweiterten endometrialen Drüsen entsprechen; C: Auch Adenosarkome ohne sarcomatous overgrowth können eine erhebliche Größe erreichen.

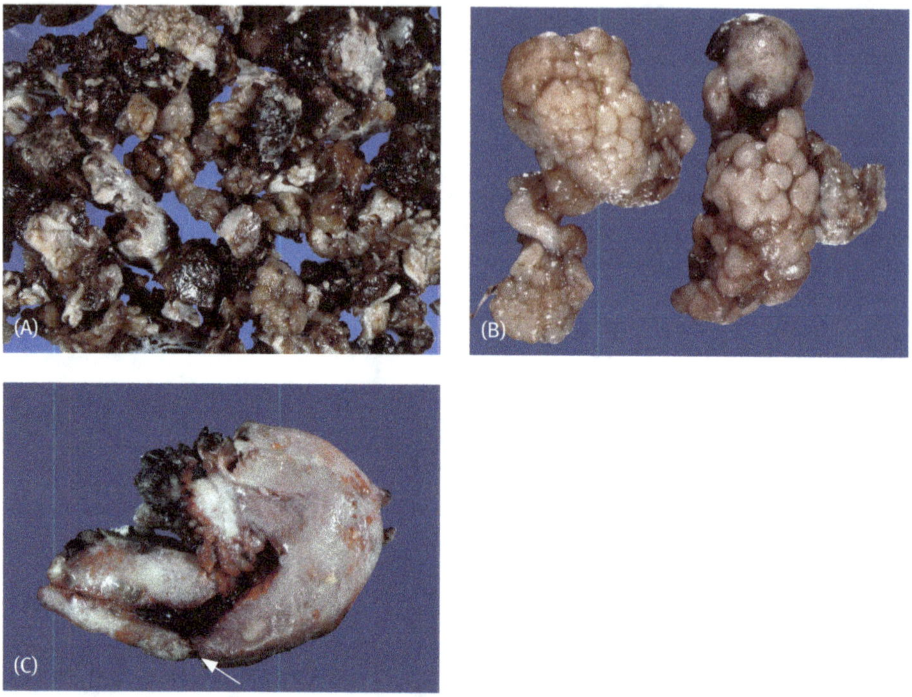

Abb. 3.2-2: Adenosarkom ohne sarcomatous overgrowth – makroskopisches Bild. AB: auch am Abradat ist das traubenförmige Aussehen auffällig, das bei stärkerer Vergrößerung (B) noch deutlicher wird; C: entsprechendes Hysterektomiepräparat, bei die Abrasio kam es zu einer Uterusperforation mit einer Blutung (Pfeil). Im Cavum uteri ist der polypoide Resttumor erkennbar.

Myometrium abgegrenzt. Die Konsistenz außerhalb der Zysten kann fest oder fleischig wie beim AF oder auch weich und gelatinös sein. Makroskopische Nekrosen und Hämorrhagien sind in etwa einem Viertel der Fälle erkennbar.

Das in der Regel vom Endometrium ausgehende AS besteht aus einer benignen epithelialen (endometriale Drüsen) und einer mesenchymalen sarkomatösen Komponente. Der Tumor liegt damit feingeweblich zwischen dem AF und dem KS.

Ein homologes AS liegt vor, wenn die Sarkomkomponente uteriner Herkunft (endometriales Stroma, Myometrium, Bindegewebe, Gefäße) ist. Dabei handelt es sich meist um ein LG-ESS, ein HG-ESS, ein UUS oder ein LMS. In bis zu 9 % finden sich zusätzlich Strukturen eines FS. Innerhalb der LG-ESS-Komponente wird gelegentlich auch ein UTROSCT beobachtet (96). Etwa 75–80 % der AS sind homologe Tumoren (19, 37).

Handelt es sich beim Sarkomanteil dagegen um uterusfremdes Gewebe, liegt ein heterologes AS vor. Die mesenchymale Komponente besteht in diesen Fällen meist aus einem RMS- oder einem Chondro- und selten aus einem Osteo-, Lipo- oder anderweitigem Sarkom. Fokale und komplette heterologe Sarkomkomponenten lassen sich bei etwa 45 % der AS nachweisen.

Heterologe AS können auch homologe Komponenten enthalten.

Von erheblicher klinischer und prognostischer Bedeutung ist die Unterteilung der AS in Tumoren mit oder ohne ein SO. Von einem AS mit einem SO (AS mit sarkomatöser Expansion) wird gesprochen, wenn der epithelfreie sarkomatöse Anteil mehr als 25 % (60) des Tumorvolumens beträgt. Tumoren, deren epithelfreier Sarkomanteil unter 25 % liegt, werden dagegen als AS ohne SO bezeichnet.

Das AS ohne SO gilt als das klassische bzw. typische AS. Leider fehlt in zahlreichen Studien und Publikationen die exakte Zuordnung zur jeweiligen Entität. Während die einen Autoren unter einem AS prinzipiell das AS ohne SO verstehen, sind bei anderen unter diesem Begriff beide Entitäten zusammengefasst. Beim AS ist in der feingeweblichen Übersicht ein phylloides (blattartiges) bzw. papilläres Wachstum auffällig. Dieser Aspekt entsteht durch unterschiedlich große mit Epithel ausgekleidete Spalten und Zysten sowie durch papilläre Protrusionen von zellreichem Stroma in diese Zysten (Abb. 3.2-1 B, 3.2-2 A–C, 3.2-3 A–D).

Die immunhistochemisch mit Zytokeratinen darstellbare stets benigne Epithelschicht bzw. die mit einem gegen CD 10 gerichteten Antikörper gut erkennbaren endometrialen Stromazellen zeigen deutlich, dass der zu den plumpen Protrusionen führende Wachstumsdruck, eindeutig vom Stroma ausgeht. Das Epithel ist in der Regel in Form von gutartigen Drüseninseln über den ganzen Tumor verteilt (Ausnahme AS mit SO!), ohne als infiltrativ zu imponieren. Das Epithel ist meist atroph bzw. inaktiv oder ähnelt der normalen Proliferationsphase. Es kann wie beim AF verschiedene Müllersche-Zelltypen (endometrioide, tubare, zervikale), aber auch metaplastische Plattenepithel- und Klarzellen sowie glanduläre Hyperplasien enthalten. Mitunter auftretende komplexe atypische Hyperplasien sind meist fokal begrenzt. Werden maligne Epithelzellen evident, liegt ein KS vor. Histologisch kann die Unterscheidung zu letzterem sehr schwer sein.

Das halskrausenartige Wachstum von zahlreichen Stromazellen um die benignen Drüsen (Abb. 3.2-3 EF) hat zu dem Begriff des „cuffing“ geführt und ist diagnostisch und differentialdiagnostisch wegweisend auf ein AS.

Die nahe Verwandtschaft zum AF bleibt auch feingeweblich offensichtlich. Der in (Abb. 3.2-4 A–D) abgebildete Fall stellt ein Beispiel für ein AS dar, welches sich aus einem AF entwickelt hat.

Wesentliche Unterscheidungsmerkmale des AS gegenüber einem AF sind ≥ 2 M/10 HPF (Abb. 3.2-4 C), eine markante stromale Hyperzellularität mit periglandulärer bzw. subepithelialer Stromazellverdichtung (Manschette, Cuff) sowie signifikante zelluläre Atypien der Stromazellen. Die Zahl der Mitosen liegt meist zwischen 2–4 M/10 HPF. Der mittlere MI über den gesamten Tumor hinweg verteilt liegt dennoch bei nur 2,2 M/10 HPF (93). An den sogenannten Mitose-hot spots werden gelegentlich auch 9 bis maximal 40 M/10 HPF gezählt. Die nukleären Atypien sind meist mild oder moderat. Generell sollte man in der Praxis biphasische Tumoren mit zellreichem aty-

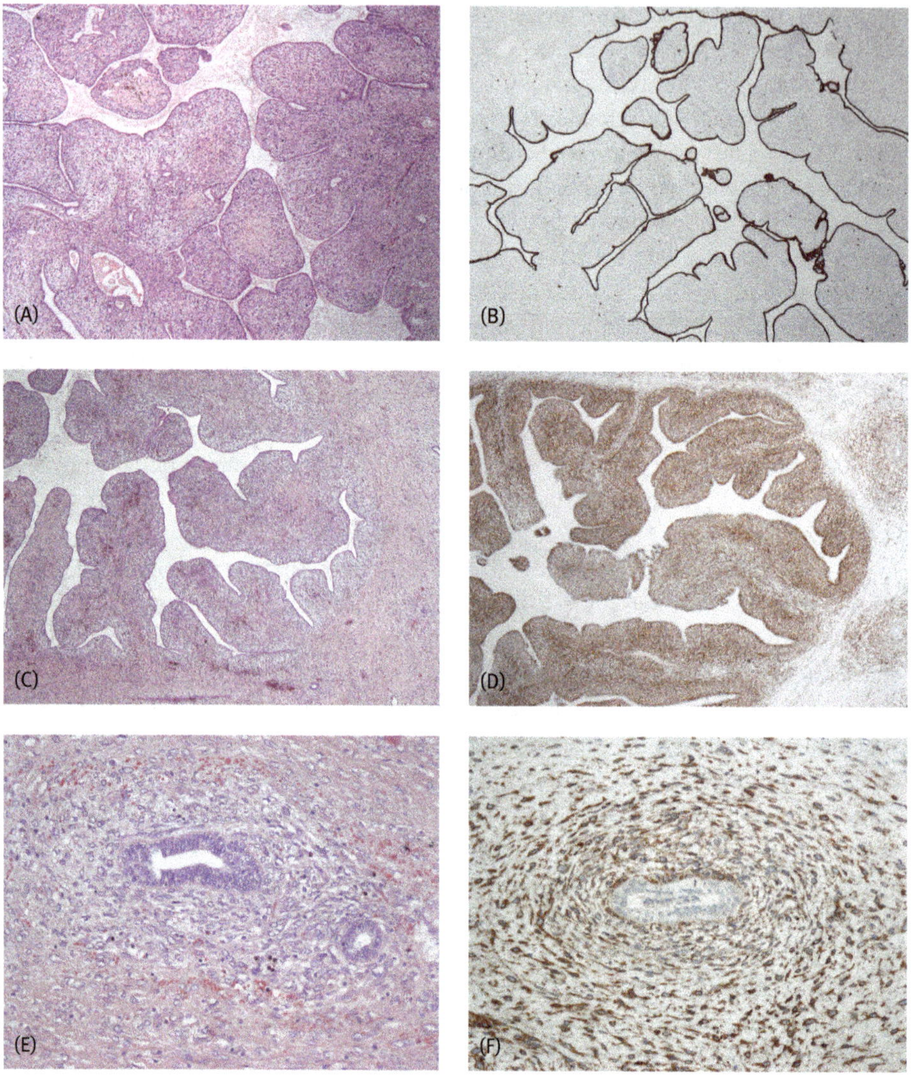

Abb. 3.2-3: Adenosarkom – Mikroskopischer Befund. A: Adenosarkom mit dem feingeweblich typischen phylloiden Wuchsmuster; B: die plumpen Protrusionen werden vom flachen Zytokeratin-positiven Epithel lediglich bedeckt; CD: die Protrusionen werden von einer Stromakomponente nach Art eines low-grade endometrialen Stromasarkoms gebildet (C: H&E, D: CD 10, Serienschnitte); EF: die diagnostische wichtige Hyperzellularität des subepithelialen Stromas findet sich auch um die locker im Tumor verstreuten benignen Drüsen wieder, was durch die Darstellung von CD10 akzentuiert werden kann (F) und zur typischen Bezeichnung des manschetten-oder halskrausenartigen Wuchsmusters (engl. cuffing) geführt hat.

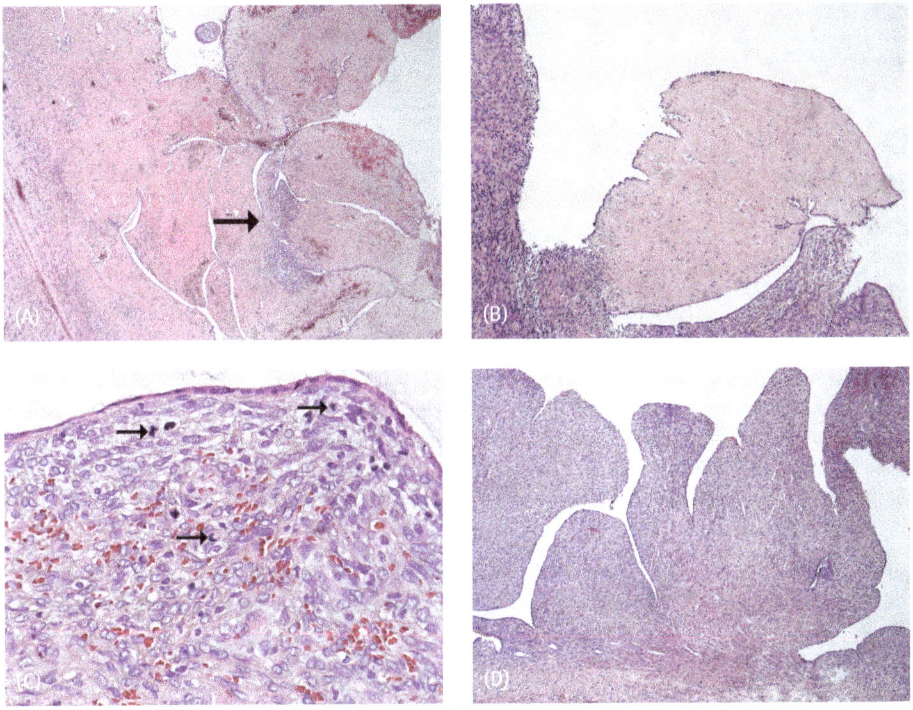

Abb. 3.2-4: Adenosarkom – Entstehung aus einem Adenofibrom. A: beginnende Infiltration des Adenofibrom-Anteils durch das Sarkom (Pfeil); B:es sind nur noch geringe Reste des Adenofibroms erkennbar; C: entscheidend zur Abgrenzung gegenüber einem Adenofibrom ist vor allem die Mitosezahl – hier 3 Mitosen in einem Gesichtsfeld (Pfeile); D: eine wesentliche Invasion in das Myometrium fehlt typischerweise bei diesem Tumor (unten im Bild).

pischem Stroma und mit einer periglandulären Zellverdichtung auch ohne Mitosen als ein AS klassifizieren (19, 21, 87). Die meisten AS ohne SO sind auf das Endometrium beschränkt und nicht destruktive Invasionen in das Myometrium sind mit etwa 20 % (16–42 %) eher selten und meist nur wenige Millimeter tief (19, 37) (Abb. 3.2-4 D). Eine LVI lässt sich nur in 7 % der Fälle nachweisen (48).

In Analogie zum LG-ESS werden in hohem Masse HR exprimiert. Gefunden wurden jeweils in der epithelialen bzw. stromalen Komponente 85 bzw. 80 % ER und 65 bzw. 60 % PGR. In 90 % der Fälle waren sogar beide HR vorhanden (2). Auf den Gesamttumor bezogen lagen die Werte in einer weiteren Untersuchung bei 77 bzw. 81 % für die ER bzw. PGR und bei 37 % der Fälle für die AR (93). Ohne Auftrennung in AS mit und ohne SO wurden in 33 % positive ER gefunden (44). Wie beim LG-ESS wird CD10 in 81–100 % der Tumoren exprimiert (Abb. 3.2-3 F). Auch eine myogene Differenzierung lässt sich in zahlreichen Fällen nachweisen (glattmuskuläres Aktin, Desmin) (2, 64, 93). Der Ki67-Index ist mit 5 % typischerweise niedrig (37, 93). Insgesamt weist das AS

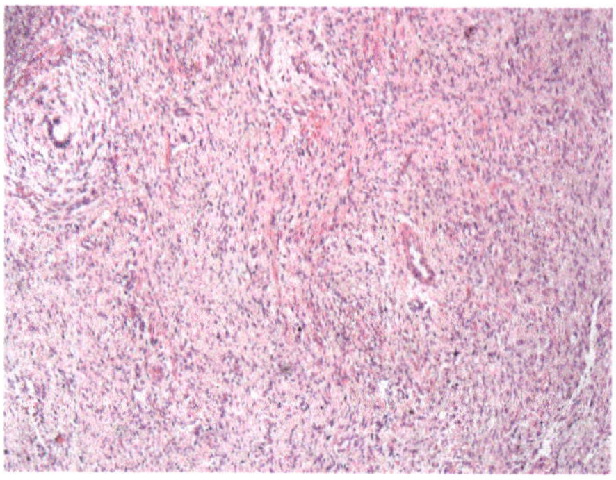

Abb. 3.2-5: Adenosarkom mit sarcomatous overgrowth. Der histologische Befund zeigt ein Überwachsen des typischen biphasischen Tumors (epitheliale Drüsen und Sarkom) zu etwa 50 % durch das Sarkom und musste somit als Adenosarkom mit sarcomatous overgrowth klassifiziert werden, auch wenn ungewöhnlicherweise in diesem Falle die Histologie nicht in ein undifferenziertes Sarkom umgeschlagen war (kleiner Epithelrest mit „Cuffing" oben links).

ohne SO morphologisch und immunphänotypisch zahlreiche Gemeinsamkeiten mit dem LG-ESS auf. Im Gegensatz zum LG-ESS ist c-Kit jedoch nur in maximal 5 % exprimiert (93).

Das AS mit SO (Abb. 3.2-5) unterscheidet sich in vielen Punkten vom vorgenannten „typischen bzw. klassischen" AS. Der Anteil an allen AS liegt nach unterschiedlichen Angaben zwischen 8 und 60 %, mehrheitlich um 20 % (19, 37, 48, 60, 86, 93, 102), nach den eigenen Daten bei 35,1 % (53) und nach jüngeren Übersichten bei 48 % (14). Während in der epithelialen Komponente keine wesentlichen Unterschiede zum AS ohne SO zu erkennen sind, besteht der mesenchymale Anteil meist aus einem HG-ESS, einem UUS oder anderen high-grade Sarkomen wie z. B. einem RMS oder ANS mit mehrheitlich schweren nukleären Atypien.

Der MI ist mit bis zu 115 M/10 HPF bei im Mittel 13,5 M/10 HPF deutlich höher als bei Tumoren ohne SO (19, 37, 93). Myometriuminvasionen kommen mit 53–60 % häufig vor (19, 37) und reichen oft bis an die Serosa heran. Eine LVI ist in bis zu 24 % der Fälle nachweisbar. Bei dieser Entität finden sich deutlich mehr Hämorrhagien, Nekrosen und vermehrt heterologe Komponenten als beim AS ohne SO (48). In Analogie zum HG-ESS bzw. UUS aber im Gegensatz zum LG-ESS ist die Expression von ER und PGR eher gering oder gar nicht vorhanden. Im epithelialen Anteil lassen sich maximal 50 % ER bzw. 25 % PGR und in der stromalen Komponente keine ER und nur 0–12 % PGR nachweisen (3, 37). Auf den Gesamttumor bezogen lagen die Werte in einer weiteren Untersuchung bei 77 bzw. 14 % für die ER bzw. PGR und bei 71 % für AR. Bezogen auf das maligne Mesenchym waren die ER bzw. PGR mit 4 bzw. 28 % eindeutig seltener exprimiert (93). CD10 ist in der Sarkomkomponente höchstens in 28 % der Fälle nachweisbar (2, 37, 93). Der Ki-67 Index ist signifikant und die Expression von p53 sowie EGFR deutlich höher als beim „klassischen" AS (37, 93). Insgesamt weist das AS mit

SO morphologisch und immunphänotypisch zahlreiche Gemeinsamkeiten mit dem HG-ESS bzw. UUS auf (93). Ein AS kann auch aus zwei gut voneinander getrennten Bereichen mit und ohne einem SO bestehen, die sich schon makroskopisch unterscheiden lassen. Insbesondere der Anteil mit einem SO fällt durch Nekrosen, Einblutungen und auch durch eine makroskopische Pleomorphie auf. Fehldiagnosen bei einer Abrasio sind so möglich.

C-Kit ist nur in maximal 5 % exprimiert. Das SO kann gelegentlich auch durch eine ausgedehnte UTROCST-Komponente innerhalb des sarkomatösen LG-ESS -Anteils entstehen (96).

Das Adenosarkom ist vorrangig in der Gebärmutterhöhle lokalisiert und kann bei zunehmendem Wachstum in die und aus der Zervix heraus prolabieren. Aufgrund zahlreicher Zysten ist ein schwammartiges bzw. traubenförmiges Aussehen typisch.
Feingeweblich besteht das Adenosarkom aus einer gutartigen epithelialen und aus einer malignen mesenchymalen (sarkomatösen) Komponente. Letztere kann homolog oder heterolog sein. Charakteristisch ist eine markante stromale Hyperzellularität mit periglandulärer bzw. subepithelialer Stromazellverdichtung. Erweiterte benigne Drüsen führen zu zahlreichen Zysten und zu einem phylloiden Erscheinungsbild. Wenn der epithelfreie sarkomatöse Anteil mehr als 25 % beträgt, liegt ein sarcomatous overgrowth vor. Adenosarkome mit einem sarcomatous overgrowth enthalten vorrangig eine high-grade sarkomatöse Komponente, während bei fehlendem sarcomatous overgrowth low-grade Sarkome dominieren. Letztere exprimieren meist auch Steroidhormonrezeptoren.

Klinik, Diagnostik, Screening

Wegen des Ursprungs der AS im Endometrium oder in der Zervix stehen abnorme vaginale Blutungen bzw. Blutungen in der Postmenopause im Vordergrund. Insgesamt entspricht die Symptomatik derjenigen eines EK. Palpatorisch findet sich in bis zu 40 % ein vergrößerter Uterus. Ein häufiger Befund ist in Analogie zum AF und den anderen uterinen Sarkomen ein aus der Zervix herausragender breitbasiger meist polypoider Tumor (Abb. 3.2-6 A), der die gesamte Scheide ausfüllen kann. In zahlreichen Fällen handelt es sich insbesondere bei sehr jungen Frauen dabei um zervikale AS. Unterbauchschmerzen sind als häufiges Symptom meist auf den durch das schnelle Wachstum aufgedehnten Uterus und/oder auf die Erweiterung der Zervix zurück zu führen. In der Anamnese wird immer wieder über rezidivierende Polypen berichtet. Dabei handelt es sich meist wohl um primär übersehene AF oder AS (21).

Bei Zusatzblutungen/Blutungen in der Postmenopause sind prinzipiell eine HSK und/oder eine fraktionierte Abrasio indiziert. Das AS kann bei einer allerdings seltenen primären Lokalisation innerhalb des Myometriums im Abrasionsgewebe gelegentlich nicht nachweisbar sein. Ein Übersehen des Tumors ist daher auch bei einer HSK und/oder der Abrasio möglich. Bestehen zwischen dem histologischen Befund des Abradats und den klinischen Befunden bzw. der Sonographie offensichtliche Differenzen, sollte eine erweiterte Bildgebung mittels Dopplersonographie oder MRT erfolgen. In der Regel sind die AS der HSK und Abrasio jedoch gut zugänglich. Gele-

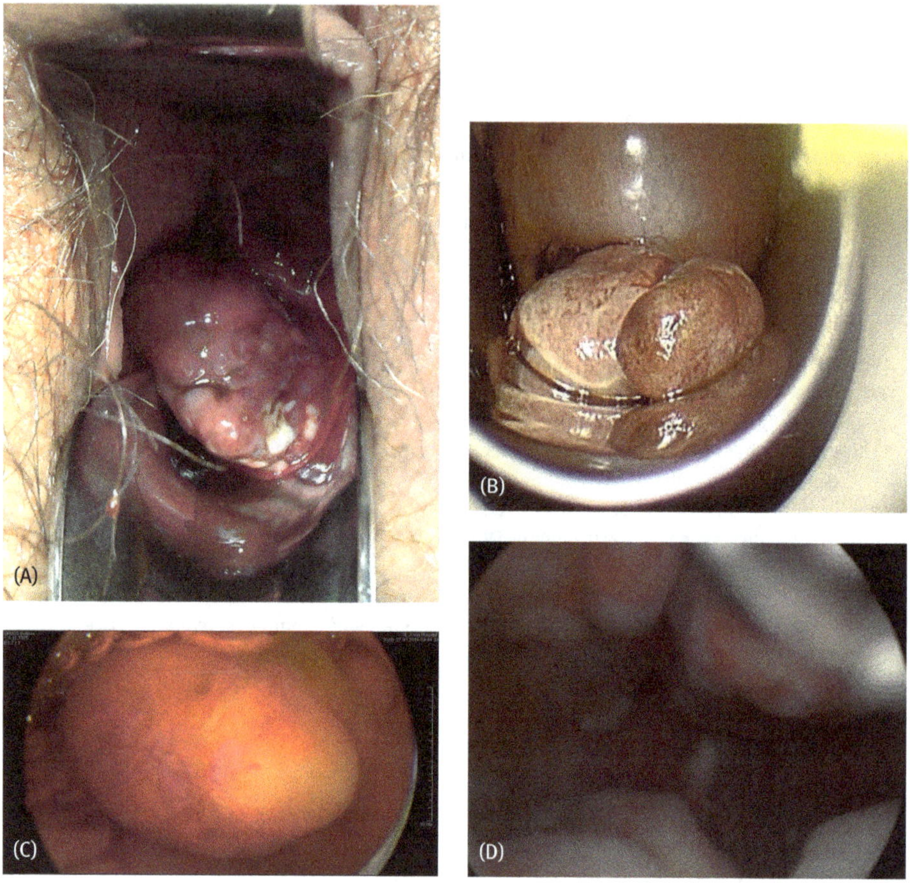

Abb. 3.2-6: Adenosarkom – klinisches Bild. A: in die Scheide prolabiertes Adenosarkom ohne sarcomatous overgrowth, die zystisch-polypoide Struktur bei genauem Hinsehen gut sichtbar; B: zwei durch hysteroskopische Resektion entfernte Polypen, die sich als Adenosarkom mit einem sarcomatous overgrowth erwiesen. Nur sehr wenige, kaum erkennbare kleine Zysten sind typisch; C: hysteroskopischer Befund von einem relativ glatten intrakavalen Tumor, der makroskopisch nicht auf ein Adenosarkom suspekt erschienen; D: charakteristisches HSK-Bild mit zahlreichen traubenähnlichen Tumoren bei einer 21-jährigen Pat.

gentlich ist in Analogie zu den histologischen und den bildgebenden Befunden die traubenartige Struktur schon in der HSK zu erkennen und wird mitunter vom Kliniker auch als wolkig beschrieben. Eher ungewöhnlich sind auch glatte, sich in das Kavum vorwölbende Tumoren (Abb. 3.2-6 BC).Einen entsprechenden Befund kann man sich aber bei weiterer Entwicklung des in Abb. 3.2-1 A gezeigten Tumors vorstellen. Bei aus der Zervix herausragenden Tumormassen sollte man sich auf eine entsprechende Biopsie mit ausreichendem Gewebe beschränken. Wenig Tumorgewebe leistet einer Fehldiagnose als ein reines Sarkom Vorschub (s. a. DD).

In Analogie zum LMS wurden bei fortgeschritten AS auch erhöhte LDH-Werte beobachtet, die sich jeweils nach einer Zytoreduktion bzw. einer wirksamen CHT zurückbildeten (61, 107).

Abnorme Blutungen sind beim Adenosarkom das Hauptsymptom. Hinzu kommen meist ein vergrößerter Uterus und nicht selten aus der Zervix ragende Tumoren. Die Diagnostik besteht zunächst aus einer Hysteroskopie und Abrasio und muss durch eine Sonographie ergänzt werden.

Bildgebung

Da das AS in über 90 % der Fälle vom Endometrium ausgeht, finden sich bei allen bildgebenden Methoden die charakteristischen Strukturen fast ausschließlich im Bereich des Endometriums bzw. nehmen von dort ihren Ausgang. Häufig ist das Kavum vom Tumor ausgefüllt, dehnt dieses zum Teil erheblich auf und kann auch in die Zervix prolabieren bzw. von dort seinen Ausgang nehmen. Im Gegensatz zu den differenzialdiagnostisch wichtigen Polypen besteht auch bildgebend fast ausnahmslos ein breitbasiger Zusammenhang mit dem Endometrium, schmale stielartige Verbindungen sind eine Rarität. Wenn das AS von einer Adenomyose ausgeht, kann es auch weitgehend innerhalb des Myometriums liegen (80). Ausgedehnte Adenomyosen sind daher auch bildgebend ein wichtiger differentialdiagnostischer Fallstrick. Die Adenomyose betrifft jedoch meist die Uterushinterwand und nimmt ihren Ausgang von einer deutlich verbeiterten junktionalen Zone. Weitere bildgebende DD sind vor allem andere vom Endometrium ausgehende tumoröse Erkrankungen wie der adenomatöse Polyp, das atypische polypoide Adenomyom, das EK und das KS.

Im Gegensatz zum LG-ESS und LMS ist das AS auch sonographisch zunächst auf das Endometrium beschränkt bzw. vorrangig zentral lokalisiert. Das AS ist heterogen echogen (100), entspricht im Wesentlichen aber der echogenen Textur des Endometriums (17). Insgesamt ist das AS echoreicher als das umgebende Myometrium und somit gut von ihm abzugrenzen sein. Sonographisch sind polypoide, das Kavum ausfüllende und das Myometrium verdrängende Tumormassen, die meist großflächig von einem verdickten heterogen erscheinenden Endometrium ausgehen, typisch. Offensichtlich ist dies jedoch kein konstanter Befund (Abb. 3.2-7 A–C). In Analogie zum makro- und mikroskopischen Bild mit zystisch erweiterten Drüsen findet sich auch in der Sonographie eine Binnenstruktur mit echoleeren Abschnitten, die den zystisch erweiterten Drüsen entsprechen (17). Die beim AS ohne SO meist reichlich vorhandenen echofreien Lücken bzw. Zysten sind wegweisend für die Diagnose. In günstigen Fällen lassen sich so auch sonographisch das phylloide Wachstumsmuster bzw. die Zysten gut rekonstruieren (Abb. 3.2-7 A–C). Bei einem AS mit SO sind die drüsenbedingten echofreien Räume, wegen deutlich verminderter endometrialer Düsen erkennbar seltener, was auch makroskopisch schon deutlich wird (Abb. 3.2-6 B). Gelegentlich können Infiltrationen in das Myometrium sonographisch sichtbar sein.

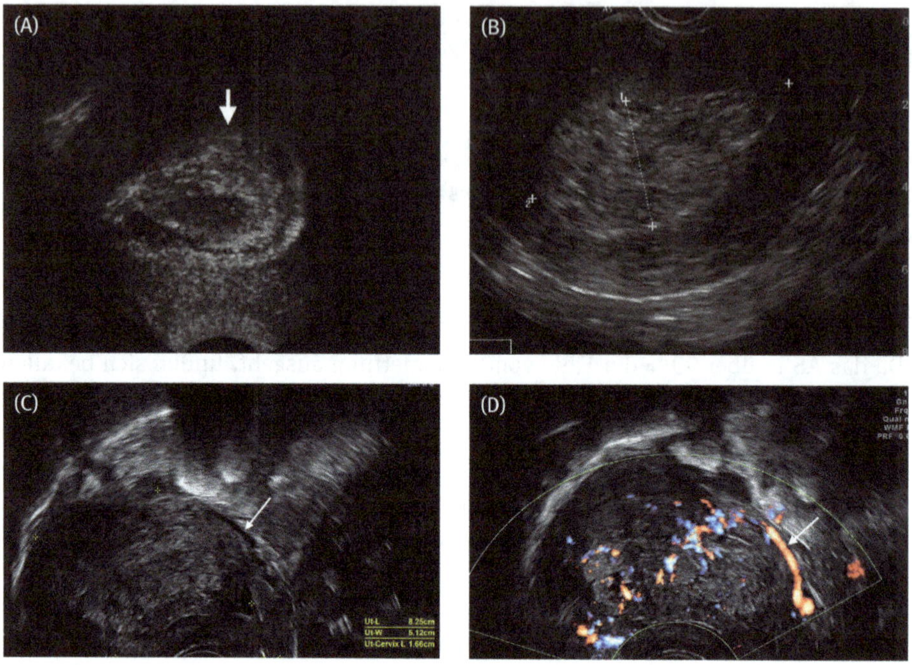

Abb. 3.2-7: Sonographie – Adenosarkom. A: offensichtlich breit von der Uterushinterwand ausgehendes (Pfeil) hyperechogenes Adenosarkom mit sarcomatous overgrowth; B: in der Sonographie des Befundes aus Abb. 3.2-6 D sind in dem prädominant echogenen Tumor zahlreiche echofreie Lücken zu erkennen, die den erweiterten endometrialen Drüsen bzw. dem phylloiden Wachstum entsprechen; C: im vorliegenden Bild eines das Kavum ausfüllenden polypösen Adenosarkoms sind zahlreiche echofreie Lücken erkennbar. Sie entsprechen den zum Teil erheblich erweiterten Drüsen und bilden ein hier gut erkennbares Korrelat zum phylloiden Wachstum im histologischen Befund; D: zahlreiche echofreie Lücken stellen in der Farbdopplersonographie aber auch das Korrelat zu den in diesem Fall reichlich vorhandenen erweiterten Gefäßen dar (jeweils Pfeil in C u. D).

Sonographisch sind AF kaum von einem AS zu unterscheiden. Die intrakavitäre Lokalisation und die vorrangig hyperechogene Textur lassen häufig auch eine Differenzierung von einem KS bzw. EK nicht zu.

Die dopplersonographischen Kriterien entsprechen denen der stromalen Sarkome mit einer starken irregulären zentralen Durchblutung (s. a. LG-ESS und LMS, , Bd. 1), nur mit dem Unterschied, dass bei den AS die zahlreichen unterschiedlich großen Zysten neben den sich gut darstellenden Gefäßen gut erkennbar sind (Abb. 3.2-7 D). Häufig sind ein oder mehrere vom Endometrium ausgehende in den Tumor hineinziehende größere Gefäße zu erkennen (17, 80).

In der CT findet sich eine uncharakteristische Vergrößerung des Uterus unter Umständen mit nekrotischen Abschnitten, die zwar auf ein Sarkom hinweisen aber keine artspezifische Diagnose erlauben. Das gilt sinngemäß auch für die CECT, in der ein heterogenes Enhancement neben nicht verstärkenden Nekrosen und Zysten erkennbar ist. Zahlreiche nicht verstärkende Zysten sind ein deutlicher Hinweis auf ein AS. Die Attenuation durch das AS ist jedoch deutlich niedriger als die des umgebenden Myometriums. Eine Unterbrechung des gleichmäßig starken helleren myometranen Signals ist ein sicherer Hinweis auf eine entsprechende Invasion.

In der MRT erkennt man in der T1 W einen heterogenen Tumor mit einer intermediären meist aber isointensen SI zum Myometrium. Herdförmige Einblutungen sind durch eine hohe SI und die Zysten durch eine niedrige SI charakterisiert (17, 111). In der T2 W zeigt das AS eine heterogene SI mit hypointensen, intermediären und hyperintensen Abschnitten, wobei die zahlreichen hyperintensen Bezirke vorrangig den typischen Zysten und die niedrige bis intermediäre SI den soliden Anteilen entsprechen (98, 100, 101, 106). Als wegweisender Befund gelten clusterartig verteilte signalintensive zystische Anteile. In der T1WC verstärken besonders die in der T2 W hypointensen Tumoranteile (98). Neben einem stärkeren Enhancement im Myometrium als im Tumorgewebe, die eine Invasion gut erkennen lässt, wird auch über eine zum Myometrium isointense Verstärkung berichtet (111). Die verstärkenden soliden Tumoranteile und Septen zwischen den nicht verstärkenden Zysten ergeben ein typisches fachwerkähnliches Bild (17, 101, 111). Die bei fehlender Infiltration in das Myometrium an keiner Stelle unterbrochene signalärmere junktionale Zone stellt sich immer sehr gut dar. Ihre Unversehrtheit gilt daher als der wichtigste Indikator für ein auf das Endometrium begrenztes AS.

Für den primär diagnostischen Einsatz einer PET-CT gibt es gegenwärtig keine Berechtigung (77). Wenn bei Rezidiven und Metastasen Probleme bestehen, die HR zu bestimmen, ist ein FES-PET-CT indiziert, mit der sich die HR sehr gut nachweisen lassen (108). Betreffs einer Detektion von Rezidiven hat das FDG-PET-CT eine hohe Sensitivität, Spezifität und Treffsicherheit von 80–92,1 bzw. 96,2–100 und 83,3 %. In einer Vergleichsstudie mit einer CT war jedoch kein Vorteil gegenüber der CT erkennbar (79, 89). Eine PET-CT kann jedoch bei einem Verdacht auf Rezidive bzw. Metastasen für die weitere Therapieentscheidung und auch für die Effektivitätskontrolle einer palliativen Behandlung sinnvoll sein (86). Falsch positive Befunde im Sinne einer miliaren Aussaat auf dem Darm müssen einkalkuliert werden.

Wegen der häufig bei einem SO schon primär vorhandenen Fernmetastasen muss immer ein bildgebendes Staging von Becken, Abdomen und Thorax mittels MRT bzw. CT erfolgen. Für die primäre Anwendung eines PET gibt es gegenwärtig keine Berechtigung (75).

Sonographisch stehen beim Adenosarkom innerhalb der Uterushöhle liegende heterogen echogene Tumoren im Vordergrund. Wegweisend sind zahlreiche unterschiedlich große echoleere Räume, die Ausdruck von zystisch erweiterten endometrialen Drüsen sind. Eine CT ist zur Ausbreitungsdiagnose aber nicht zur Artdiagnose geeignet. In der CECT sind dennoch die nicht verstärkenden Zysten wegweisend.

In der MRT sieht man in der T1-Wichtung einen heterogenen intermediär bis isointensen Tumor. Hyperintense Zonen entsprechen Einblutungen. In der T2-Wichtung fallen die soliden Anteile durch eine heterogene hypo-bis isointense Signalintensität auf. Die zahlreichen charakteristischen in der T2-Wichtung hyperintensen Zysten verstärken in der Kontrast-MRT nicht und sind ein deutlicher Hinweis auf ein Adenosarkom.
Bei Rezidiven und Metastasen kann ein FES-PET-CT bei der Bestimmung von Hormonrezeptoren hilfreich sein, wenn diese auf andere Weise nicht möglich ist.

Differentialdiagnose

Die Unterscheidung zum EK, KS, AF, der polypösen Form des ESK, zu den stromalen Sarkomen sowie zu großen nekrotischen endometrialen Polypen ist bei einem Zufallsbefund am eröffneten Uterus makroskopisch kaum möglich. Das gilt gleichermaßen für aus der Zervix herausragende Tumormassen. Echte Polypen besitzen meist einen sich verjüngenden Stiel und erscheinen i. d. R. meist glatt. Beim AS besteht dagegen meist eine breite Verbindung zum Korpus oder zur Zervix (Abb. 3.2-1AB). Bei sich polypös in der Zervix entwickelnden Tumoren muss in der Kindheit und Pubertät auch an ein RMS gedacht werden, welches zahlreiche mikro- und makroskopische Gemeinsamkeiten mit dem AS aufweist (93). Dazu gehören gelegentlich eingefangene endometriale Drüsen im Randbereich des RMS mit periglandulären Zellverdichtungen. Die DD zu einem heterologen AS mit RMS-Komponente ist dadurch besonders schwierig. In der Postmenopause kann sich hinter einem schnell wachsendem Uterus bzw. Myom neben den anderen Sarkomen und Mischtumoren auch ein AS verbergen.

Die schwierigste histologische DD ist wegen des fließenden feingeweblichen Übergangs zum AS das AF (19, 37). Entsprechend werden AF bei einer erneuten Begutachtung nicht selten als AS eingestuft. Möglicherweise ist das AF auch nur eine milde Form eines AS und stellt keine eigene Entität dar (37). Die DD zum AF wird ausführlich

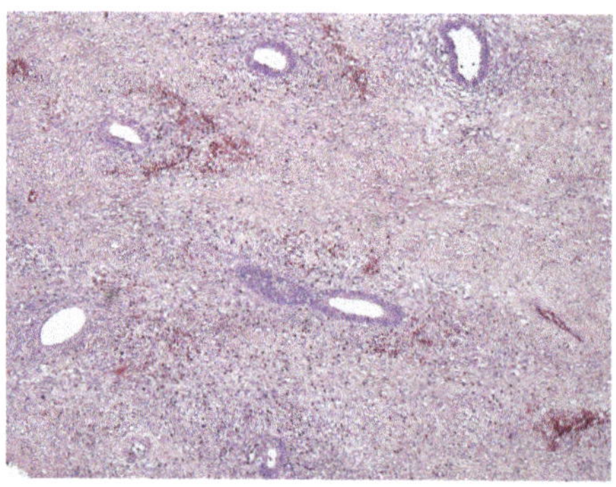

Abb. 3.2-8: Differentialdiagnose Endometriose – Adenosarkom. Bei schwacher Vergrößerung sind die oberflächenfernen Tumoranteile kaum von einer banalen Endometriose zu unterscheiden. Der Schlüssel zur Diagnose liegt hier in der Makroskopie, dem histologischen Befund an der Oberfläche und den Atypien in den Stromamanschetten.

im Kapitel AF beschrieben. Feingeweblich kann auch die DD zum endometrialen Polypen mit atypischen Stromazellen oder Polypen mit periglandulären Stromazellverdichtungen ohne mitotische Aktivität kompliziert sein. Polypen haben aber nicht die phylloide Struktur und das Stroma entspricht im Wesentlichen dem des benachbarten Endometriums. In ähnlicher Weise kann auch ein atypisches polypoides Adenomyom fälschlich als AS eingestuft werden, insbesondere wenn das zellreiche glattmuskuläre bzw. myofibroblastische Stroma mit Atypien als sarkomatöse Komponente verkannt wird. Dem atypischen polypoiden Adenomyom fehlen jedoch die periglandulären Stromakondensationen und die intraglandulären stromalen Papillen und die phylloide Struktur.

Es wird auch über Fehldiagnosen von intra- und extrauterinen AS als Endometriose berichtet (43, 63). Tatsächlich kann ein AS eine Endometriose imitieren (Abb. 3.2-8) und beim Vorhandensein einer Endometriose im selben Präparat nicht erkannt werden.

Ein LG-ESS kann in einer Randzone von bis zu 2 mm „eingefangene" Drüsen aus dem umgebenden normalen Endometrium enthalten (19, 87) und somit im Abradat ein AS imitieren. In jüngster Zeit wurden auch intra- und extrauterine LG-ESS mit fokal oder über den ganzen Tumor verteilten endometrialen Drüsen beschrieben (LG-ESS mit extensiver endometrioider glandulärer Differenzierung). Diesen Tumoren fehlen im Gegensatz zu den AS jedoch die stromalen Protrusionen in die Drüsen und die periglandulären Stromazellverdichtungen sind weniger ausgeprägt oder nicht präsent. Wegen der weitgehenden morphologischen und immunphänotypischen Identität mit dem LG-ESS lassen sich die AS generell schwer von diesem Tumor differenzieren und die Unterscheidung beider Entitäten kann somit schwierig bis unmöglich sein (63, 93). Auch ANS können im Bereich des infiltrierten Endometriums noch endometriale Drüsen enthalten und somit ein AS vortäuschen. AS, deren Sarkomkomponente ein ANS darstellt, müssen daher besonders genau untersucht werden. Mittels des Nachweises von endothelialen Markern lässt sich die Diagnose jedoch rasch klären (s. a. ANS). Insbesondere die Beurteilung eines Schnellschnitt bzw. von Abrasionsgewebe ist daher mit zahlreichen Fallstricken bzw. Fehlinterpretationen verbunden. So können v. a. bei unzureichendem Material die Areale mit den epithelialen Inseln fehlen oder übersehen werden, so dass eine Fehldiagnose als reines Sarkom möglich ist. Im Material des DKSM wurde am Abrasionsgewebe bei 17,6 % aller AS zunächst die Diagnose eines reinen homologen oder heterologen Sarkoms gestellt (LG-ESS, HG-ESS, UUS, LMS, RMS) (53). In jeweils 17,7 % wurden anlässlich einer Abrasio ein LM oder endometriale Polypen diagnostiziert bzw. es fand sich nur der Hinweis, dass eine Malignität nicht vorliegt (51). Weil das AS bisweilen myogene Marker exprimiert, kann es feingeweblich auch mit einem ZLM verwechselt werden. In diesem Falle ist der Nachweis von CD10 und Caldesmon hilfreich. Das CD10 ist im ZLM i. d. R. nicht so stark darstellbar, während Caldesmon beim AS regelhaft nicht exprimiert wird. Aufgrund der erheblichen differentialdiagnostischen Schwierigkeiten ist die histologische Primärdiagnose von AS in mehr als einem Drittel der Fälle falsch (19, 90). Die endgültige Diagnose wird daher vielfach erst am Operationspräparat offenkundig. Prinzipiell gilt daher, dass das Abrasionsgewebe nicht für eine definitive Diagnose der unterschiedlichen Sarkomentitäten geeignet ist.

Die Metastasen der AS sind in bis zu 70–100 % rein sarkomatös (11, 19), während Lokalrezidive meist auch noch epitheliale Komponenten enthalten (87). Ein primär homologes AS kann in den Metastasen auch als heterologer Tumor evident werden (99). In Metastasen ist eine Transformation in ein KS bekannt (19). Nur anhand von Metastasen lässt sich der Primärtumor daher nicht sicher verifizieren. Das gilt generell für alle malignen Mischtumoren des weiblichen Genitale. Findet sich im Uterus und im Ovar ein AS, kann es sich um eigenständige synchrone Tumoren handeln. Eine Metastasierung eines AS in die Ovarien ist die Ausnahme.

Voraussetzung für ein echtes Screening wäre die Existenz einer Präsarkomatose beim AS. Als potenzielle Präsarkomatose könnte das AF angesehen werden. Das AF ist jedoch wegen fehlender Zellatypien keinem Screening zugänglich. Durchgeführte zytologische intrauterine Abstriche blieben auch bei AS negativ (100). Zudem dürften zahlreiche AS de novo entstehen. Betreffs weiterer Daten wird auf das Screening bei den LG-ESS verwiesen. Es existieren zurzeit keine klinisch brauchbaren Tumormarker, wenn auch in einigen Fällen bei AS ein erhöhtes LDH beobachtet wurde (61, 107).

Makroskopisch sind die wichtigsten Differentialdiagnosen endometriale Polypen, das Endometriumkarzinom und die anderen uterinen Sarkome. Die wichtigsten feingeweblichen Differentialdiagnosen sind das Adenofibrom, endometriale Polypen, das atypische polypoide Adenomyom, eine Endometriose, die stromalen Sarkome, das Angiosarkom sowie gelegentlich das Karzino- oder Rhabdomyosarkom. Die Diagnose eines Adenosarkoms kann am Abrasionsgewebe häufig nicht mit Sicherheit gestellt werden. Für das Adenosarkom ist kein Screening etabliert.

Verlauf, Prognose

In den wenigen Studien zum AS erfolgte häufig keine Auftrennung zwischen den klinisch und prognostisch deutlich unterschiedlichen AS mit und ohne SO. Die publizierten Überlebensdaten zum AS sind daher mehrheitlich eine „Mischkalkulation“, die für eine individuelle Einschätzung nutzlos ist. Dennoch gibt es eine Reihe von Gemeinsamkeiten zwischen beiden Entitäten. Prinzipiell ist auch für die AS das Stadium der bedeutendste Prognosefaktor (1). Die Höhe des MI korreliert offensichtlich nicht mit der Rezidivrate (48). Bekannt sind z. B. metastasierte AS mit < 2 M/10 HPF, aber auch rezidivfreie Tumoren mit 40 M/10 HPF (19, 37). Eine tiefe Invasion in das Myometrium und eine LVI gelten als prädiktive Faktoren für Rezidive und Metastasen (37, 48). Eine Invasion in das mittlere und äußere Myometriumdrittel erhöht gegenüber einer beginnenden Invasion die Rezidivrate um das 5,3fache. Es gibt auch die Auffassung, dass eine myometrane Invasion keinen prognostisch signifikanten Einfluss auf die Rezidivrate hat (109). Eine LVI soll in 60 % der Fälle zu einem Rezidiv führen (48).

Bei der Primärdiagnose sind im Material des DKSM und nach den meisten Literaturquellen keine Metastasen in den Ovarien beobachtet worden (7, 11, 53, 102). In einer neueren Arbeit wird aber über 8 % einer ovariellen Beteiligung bei der Primärtherapie berichtet. In zwei von 5 Fällen waren die Metastasen makroskopisch nicht sichtbar (14). Es gibt, wenn auch schwache Hinweise, dass bei uterinen Sarkomen mit positiven HR das Belassen der Adnexe bei prämenopausalen Frauen die Prognose verschlechtern bzw. das Rezidivrisiko steigern könnte (5, 10, 39, 57). Jüngere Berichte sprechen allerdings für ein identisches PFI und OS mit und ohne BSO, sie sind jedoch nicht frei von zahlreichen Bias. Nach umfangreichen SEER-Daten ist das Belassen der Ovarien bei prämenopausalen Frauen ohne negativen Einfluss auf das OS (88). Auch diese Daten weisen systemimmanent zahlreiche Bias auf.

Es sind nur wenige Daten zur Rate positiver LN beim AS mit und ohne SO bekannt. Bei AS mit und ohne SO aller Stadien wurden nur in 3,1 % von 262 Fällen positive LN gefunden (7). Nach einer kleineren Studie betrug bei auf den Uterus begrenzten AS die Rate 3,4 % (109). In einer weiteren Untersuchung (102) wurden bei AS ohne und mit einem SO nach einer pelvinen und paraaortalen LNE keine befallenen LN gefunden. Bei zervikalen AS wurden nur in 3 % befallene LN nachgewiesen (9). In einer jüngeren Studie (14) wurde ein LN-Befall nur bei einem AS mit SO gesehen, in diesem Einzelfall fand sich jedoch auch eine simultane anderweitige extrauterine Ausbreitung. Im Material des DKSM fanden sich beim AS mit einem SO in 33 % und ohne SO in 11 % LN-Metastasen. Interessanterweise, sind Rezidive nur bei den LN-negativen AS und Fernmetastasen zu 25 % bei positiven LN und zu 75 % bei negativen LN aufgetreten (53). Die prognostische Aussagekraft positiver LN ist somit zumindest fragwürdig. Der Nutzen einer LNE auf das OS ist gegenwärtig zudem in keiner Weise belegt.

Das typische (klassische) AS (AS ohne SO) ist in Analogie zum LG-ESS mit einer relativ günstigen Prognose verbunden und wird vielfach auch als Tumor mit niedrigem malignem Potential bezeichnet (37, 48, 74, 84). Tatsächlich kommen bis zu 96 % dieser Tumoren bereits im Stadium I zur Aufnahme (11). Das Wachstum erfolgt verhältnismäßig langsam und die Rezidive treten vorrangig als Spätrezidive in der Scheide, im kleinen Becken (Abb. 3.2-9 A) und im Abdomen auf. Die Rezidivrate wird mit 7–14 % angegeben (11, 19, 48, 102). Fernmetastasen sind in bis zu 50 % der Fälle beschrieben (11). Als eine wesentliche Ursache dieses indolenten Verhaltens wird die vergleichsweise geringe Frequenz und Eindringtiefe von myometranen Invasionen angenommen. Geringgradige Myometriuminvasionen schließen Fernmetastasen allerdings nicht aus (37). Auch AS ohne SO können während der Metastasierung einen biologischen Progress im Sinne einer Entdifferenzierung mit komplettem oder teilweisem Verlust der HR durchlaufen, wie es in der monströsen Lungenmetastase aus der Abb. 3.2-9 der Fall war.

Ein SO ist mit einem statistisch signifikant schlechterem OS verbunden und gilt schon per se als unabhängiger Prognosefaktor (13, 37, 109). Diese Tumoren befinden sich schon bei der Erstdiagnose zu etwa 30–40 % in einem höheren Stadium (11, 55). Generell muss man bei einem SO mit einem raschen Wachstum sowie mit früher Rezi-

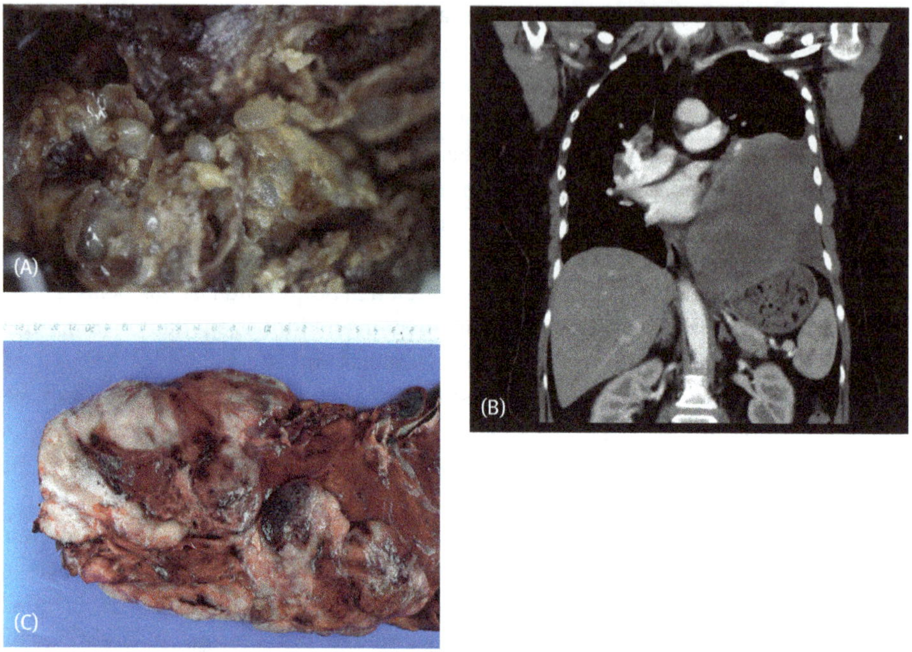

Abb. 3.2-9: Rezidive und Metastasen bei Adenosarkomen. A: Pelvines Spätrezidiv eines Adenosarkoms ohne sarcomatous overgrowth 24 Jahre nach Erstbehandlung mit weiterhin typischen makroskopischem Aspekt in Form zahlreicher Zysten; BC: monströse Lungenmetastase bei einem primärem Adenosarkom ohne sarcomatous overgrowth in der CT und im Operationspräparat, die Metastase besteht nun aus einem weitgehend undifferenzierten Sarkom ohne epitheliale Anteile und mit Verlust des Estrogenrezeptors.

divierung bzw. Metastasierung rechnen. Die Rezidivrate wird zwischen 44–80 % angegeben (11, 19, 48, 102) und Fernmetastasen sind in bis zu 90 % beschrieben (11). In insgesamt 30 % der Fälle treten Lungenmetastasen ohne lokale Rezidive bzw. Bauchhöhlenmetastasen auf (11). Das Rezidivrisiko liegt etwa 3,2fach höher als beim klassischen AS (48). Besonders ungünstig ist die Kombination aus einem SO und einer tiefen myometrialen Invasion. Sind beide Faktoren vorhanden, beträgt die Rezidivrate 70 %. Ist nur ein bzw. keiner der beiden Faktoren nachweisbar, liegt sie nur bei 46 bzw. 12,7 %. Metastasen, die ein SO aufweisen, können auch von einem AS ohne SO stammen. Ist das SO durch eine ausgedehnte UTROCST-Komponente innerhalb eines LG-ESS-Sarkomanteils im AS bedingt, soll dies keinen Einfluss auf die Prognose haben (99).

In der Gesamtschau werden das SO und/oder mehrheitlich die myometrane Invasion und eine LVI als die zuverlässigsten feingeweblichen Prädiktoren für die Rezidivierung von AS angesehen (14, 39, 93). Nach einer aktuellen Publikation sollen bei AS multivariat die TCN und univariat die Zellatypien die stärksten Prognosefaktoren sein

(1). Danach beträgt das 5-J-OS mit bzw. ohne Nekrosen 92 bzw. 43 %. Das Malignitätspotential des AS mit SO soll etwa dem der KS und der LMS entsprechen (21, 55).

Bezogen auf beide Formen des AS liegt die Zeit bis zum Rezidiv bei 3,4–5 Jahren; 38–40 % treten jedoch erst nach 5 Jahren auf. Dramatische Verläufe mit Rezidiven innerhalb von 2 Wochen sind bekannt (31). Isolierte Scheiden und Beckenrezidive betreffen etwa 33 bzw. 28 % aller Fälle. Etwa 38 % verteilen sich auf das Abdomen plus Becken mit und ohne Fernmetastasen. Isolierte (!) Fernmetastasen werden dagegen nur in 5–9 % aller AS beobachtet. Eine hämatogene Metastasierung gilt eher als Ausnahme und kommt praktisch nur beim SO vor (19, 112).

Die Angaben zur Rezidivhäufigkeit beziehen sich mehrheitlich auf primär auf den Uterus beschränkte Tumoren. Trotz der erheblichen Unterschiede im Rezidivverhalten ist das 5-Jahres-OS beim AS mit SO mit 60,7 % gegenüber 69,3 % beim AS ohne SO nur um wenige Jahre verringert (11). In einer anderen Studie mit jedoch weniger Fällen betrug des 2-Jahres-PFI und OS 20 % mit einem SO bzw. 100 % ohne ein SO (102). Nach einer aktuellen Analyse (14) lagen das mediane PFS bzw. OS bei 29,4 bzw. 55,4 Mo bei einem SO verglichen mit 105,9 bzw. 112,4 Mo ohne SO. Bei den Pat. mit einem Stadium I bekamen 77 % mit einem SO und 22 % ohne ein SO ein Rezidiv, der Unterschied war signifikant.

Zusammengefasst bestimmt die mesenchymale sarkomatöse Komponente die immunhistochemischen, klinischen und prognostischen Eigenschaften des AS. Die Rolle des Epithels beim AS gilt noch als ungeklärt (87). Es gibt keine sicheren Hinweise, dass innerhalb (!) der beiden Entitäten homologe bzw. heterologe Sarkomkomponenten eine unterschiedliche Prognose besitzen. Bei den AS mit und ohne SO handelt es sich somit um zwei prognostisch deutlich unterschiedliche Tumoren. Dementsprechend verhält sich das AS ohne SO im Wesentlichen wie das LG-ESS und der Tumor mit SO eher wie das HG-ESS bzw. andere high-grade-Sarkome.

Das Adenosarkom ohne sarcomatous overgrowth hat eine relativ günstige Prognose mit meist erst spät auftretenden Rezidiven. Bei einem sarcomatous overgrowth ist die Prognose deutlich schlechter und Fernmetastasen sind häufiger. Verantwortlich ist vorrangig die sarkomatöse Komponente, die bei letzteren meist aus einem high-grade Sarkom besteht. Weitere wichtige Prognosefaktoren sind die myometriale und Lymphgefäßinvasion und die Zahl der Tumornekrosen. Positive pelvine und paraaortale Lymphnoten treten bei den Adenosarkomen selten auf, die Ovarien sind primär nur ausnahmsweise befallen.

Primäre Operation

Aufgrund der Seltenheit der AS gibt es keine speziell auf diesen Tumor bezogenen Therapiestudien und dementsprechend auch keine Empfehlungen, die den Kriterien einer „evidenced based medicine“ gerecht werden. In den NCCN-Guidelines (67) wird das AS nicht berücksichtigt. Aufgetrennt auf die AS mit und ohne SO ist die Situation noch unbefriedigender. Die therapeutische Entscheidungsfindung wird jedoch durch die klinischen, feingeweblichen, biochemischen und prognostischen Gemeinsamkeiten zwischen den stromalen Sarkomen und den AS (93) erleichtert. Dabei stehen das AS ohne SO dem LG-ESS und das AS mit SO dem HG-ESS bzw. den anderen high-grade Sarkomen besonders nahe. Das Procedere soll bzw. kann sich daher insbesondere an den nahe verwandten stromalen Sarkomen orientieren (35, 93, 109).

Bei den AS mit und ohne SO gilt auch unter Berücksichtigung der aktuellen NCCN-Guidelines für LG-ESS und HG-ESS und des „Gynecologic Cancer InterGroup (GCIG) consensus" (35, 67) die THE ohne Uterusverletzung mit BSO als adäquate Operation bzw. als allgemein akzeptierter Standard. Eine TVH ist bei bekannter Diagnose wegen der Verletzungsgefahr des Uterus und der fehlenden Möglichkeit zur Exploration der Bauchhöhle nicht indiziert. Bei einer LAVH bzw. TLH darf der Uterus nicht verletzt werden.

Trotz der fehlender wissenschaftlicher Evidenz und der Ergebnisse der SEER-Analysen besteht überwiegend Konsens, dass die BSO bei HR-positiven Tumoren eher indiziert ist (5, 10, 36, 57). Betreffs dieser Fragestellung wird auch auf das LG-ESS verwiesen. In der Gesamtschau aller Daten besteht zumindest aber die Option, die Adnexe zu erhalten, bzw. auf eine nachträgliche Exstirpation zu verzichten. Nach den aktuellen NCCN-Empfehlungen kann mit Bezug auf das LG-ESS die Entscheidung zur BSO individualisiert in Abhängigkeit vom reproduktiven Alter bzw. den Fertilitätswünschen gefällt werden (67). Diese Aussage wird durch den aktuellen GCIG-Consensus gestützt (35). Pat. mit einem HR-positivem AS sollten jedoch auf ein potentiell erhöhtes Rezidivrisiko bei einem Ovarerhalt hingewiesen werden. Trotzdem lässt sich aus der Gesamtschau bei prämenopausalen Pat. eine BSO nicht zweifelsfrei begründen, auf das geringgradige Restrisiko muss aber aufmerksam gemacht werden (14). Dieses Risiko besteht offensichtlich nur bei uteruserhaltenden bzw. inadäquaten Operationen. Bei den AS mit SO ist aufgrund der meist negativen HR bei prämenopausalen Frauen eine BSO nicht erforderlich.

Die Notwendigkeit einer LNE ist gegenwärtig umstritten (48), zumal der Anteil befallener LN niedrig ist (s. Prognose). Daten kleinerer Untersuchungsreihen legen nahe, dass durch eine LNE möglicherweise die Zahl pelviner Rezidive vermindert werden kann (77, 104). Dennoch konnte anhand der aktuellen SEER-Daten keinerlei Benefit einer LNE betreffs des OS nachgewiesen werden (88). Selbst bei positiven LN war kein Effekt erkennbar. Auf systemimmanente Bias der retrospektiven SEER-Erhebungen sei jedoch hingewiesen. Auch in weiteren retrospektiven Analysen konnte bislang kein Nutzen auf das OS gefunden werden (11, 54). Aus den aktuellen NCCN-Guidelines ist eine LNE bei allen uterinen Sarkomen aus den Empfehlungen herausgenommen worden (67). Auch nach dem aktuellen GCIG-Consensus ist der Nutzen einer LNE nicht belegt und eine regelhafte systematische LNE wird routinemäßig nicht empfohlen (35). Allerdings findet sich in den Guidelines eine Empfehlung alle metastatischen Herde zu entfernen. Dies könnte als eine Empfehlung zur individualisierten selektiven LNE vergrößerter LN ausgelegt werden. Es sei jedoch noch einmal darauf hingewiesen, dass dieser Aussage keinerlei evidenzbasierte Daten zugrunde liegen und der Nutzen jeder Form einer LNE auch nicht annähernd bewiesen ist.

Zusammenfassend entbehrt eine systematische LNE oder ein LN-Sampling gegenwärtig einer hinreichenden wissenschaftlichen Basis und kann daher nicht als Standard definiert werden (14, 35, 36, 88). Es ist zudem unklar, ob positiven LN bei auf den Uterus begrenzten Tumoren eine prognostische Aussagekraft zukommt. Gegenwärtig ist als Kompromiss ein Sampling vergrößerter LN vertretbar. Insgesamt ist jedoch das Unterlassen einer LNE nicht als Fehler anzusehen. Entschließt man sich dennoch zur LNE, muss bedacht werden, dass sich aus den dann erhobenen Befunden, auch bei positiven LN, gegenwärtig keine prognostischen und therapeutischen Konsequenzen ergeben. Darüber und über die potentiellen Komplikationen einer LNE muss die Pat. zweifelsfrei aufgeklärt werden.

Eine alleinige Tumorexstirpation, jedes Morcellement und jede Form einer suprazervikalen HE muss auch beim AS als inadäquate Operation angesehen werden. Als Folge entsprechender Eingriffe muss in Analogie zu den LG-ESS, den HG-ESS, den UUS und dem LMS, den STUMP sowie den retroperitonealen WTS mit einer Verschlechterung der Prognose gerechnet werden (12, 28, 73). In 15 % wurde bei entsprechenden Reoperationen nach inadäquaten Eingriffen ein höheres Tumorstadium vorgefunden, wobei es sich aber in Wirklichkeit um neue Tumordeposite handelte (28). Die Problematik der inadäquaten Operationen einschließlich eines Morcellement wird ausführlich im Kapitel LMS (Bd. 1) besprochen und ein dementsprechendes diagnostisches Fließschema vorgestellt.

Bei jungen Frauen ist bei dringenden Kinderwunsch und intrauterin gut lokalisiertem AS ohne SO eine lokale Exzision in Ausnahmefällen offenbar möglich (19, 39, 62, 94). Die Entfernung muss sicher im Gesunden erfolgen. In einem Fall mit einer alleinigen Abrasio und bei zwei Fällen mit einer suprazervikalen HE wurden keine Rezidive gesehen (11). Organerhaltende Operationen bei zervikalen AS bei 7 Adoleszenten waren laut einer Sammelstatistik (34) und einer weiteren Kasuistik (13) in 5 Fällen mit Rezidiven verbunden. Am besten sind gestielte auf das Endometrium begrenzte Tumoren unter der Voraussetzung einer R0-Resektion für ein konservatives Vorgehen geeignet (39). Generell muss in diesen Fällen eine sorgfältige Aufklärung erfolgen, zumal auch das notwendigerweise regelhafte Belassen der Ovarien bei HR-positiven AS in Analogie zu den LG-ESS möglicherweise Rezidive begünstigen kann. In Einzelberichten hat der Erhalt der Adnexe in der Nachbeobachtungszeit nicht zu Rezidiven geführt (62).

Nach Tumorenukleationen oder nach einer suprazervikalen HE soll der Restuterus kurzfristig reseziert werden. Bei Pat. mit Kinderwunsch soll die HE nach Abschluss der Reproduktion nachgeholt werden. Nach organerhaltenden Operationen oder einem Morcellement sollte in Analogie zu den anderen uterinen Sarkomen eine Kontroll-LSK nach 3-6 Mo (s. Nachsorge) und bei HR-positiven AS eine adjuvante HT in Betracht gezogen werden (s. LG-ESS bzw. adjuvante und additive HT, Bd. 1).

Bei im Becken und in der Bauchhöhle ausgebreiteten Tumoren soll auch beim AS eine maximale Zytoreduktion vorgenommen werden. Sie ist nach retrospektiven Untersuchungen, die sich allerdings auf alle uterinen Sarkome beziehen, mit einem verbesserten OS verbunden (36). Es gibt einen ersten Bericht über insgesamt drei zytoreduktive Operationen nach einer vorausgegangenen THE mit BSO und Zytoreduktion plus einer hyperthermen intraperitonealen CHT mit 50 mg/m² Melphalan bei einem im Becken ausgebreiteten AS mit SO. Die Pat. lebte nach insgesamt 55 Mo noch (46). Wenn die Erfahrungen bei Sarkomen auch begrenzt sind, stellt diese Methode in ausgewählten Fällen eine weitere Therapieoption dar. Dennoch bleibt in diesem speziellen Fall ungeklärt, ob die CHT plus Hyperthermie tatsächlich einen Effekt hatte. Extrapoliert von den LG-ESS, kann schon bei einer maximalen Zytoreduktion mit einem Überlebensgewinn gerechnet werden (104). Eine makroskopische Tumorfreiheit und freie Resektionsränder gelten bei diesen Eingriffen als die wichtigsten Prognosefaktoren (68). Beim AS mit SO ist auch wegen des Fehlens von wirksamen chemotherapeutischen Alternativen eine optimale Zytoreduktion in Analogie zum HG-ESS in Betracht zu ziehen. Nach den aktuellen NCCN-2A-Empfehlungen, die sich auf alle uterinen Sarkome beziehen, kann die chirurgische Resektion aller Herde auf der Basis der Symptome, der Ausdehnung und der Resektabilität individualisiert vorgenommen werden. Bei bereits extrauteriner Ausbreitung wird eine LNE nicht für sinnvoll gehalten (67). Zum möglichen Nutzen einer selektiven LNE liegen auch bei einer R0-Resektion keine Daten vor.

Ausgedehnte Operationen wie z. B. Exenterationen werden wegen der erheblichen Komplikationen bei der generell schlechten Prognose von Sarkomen abgelehnt. Nur unter der Voraussetzung einer R0-Resektion kann in Einzelfällen bei gutem Allgemeinzustand und jungen Pat. eine pelvine Exenteration in Betracht gezogen werden (49).

Die totale Hysterektomie ohne Uterusverletzung gilt beim Adenosarkom als operativer Standard. In der Prämenopause ist ein Belassen einer klinisch unauffälligen Adnexe möglich. Möglicherweise ist bei hormonrezeptorpositiven Tumoren das Rezidivrisiko bei Belassen der Ovarien erhöht. Eine selektive oder systematische pelvine und paraaortale Lymphonodektomie kann gegenwärtig nicht als Standard definiert werden. Das Unterlassen einer Lymphonodektomie ist somit nicht als fehlerhaft einzustufen. Bei klar abgegrenztem Tumor ohne sarcomatous overgrowth ist bei dringendem Kinderwunsch eine Tumorexstirpation möglich, sie muss sicher im Gesunden erfolgen und bedarf einer intensiven Nachkontrolle. Die Hysterektomie sollte nach Erfüllung des Kinderwunsches nachgeholt werden. Bei fortgeschrittenen Fällen ist eine maximale Zytoreduktion aller sicht- und tastbaren Befunde möglicherweise mit einem verbesserten Überleben verbunden und sollte bei Patientinnen in gutem Allgemeinzustand in Betracht gezogen werden. Der Nutzen einer systematischen oder selektiven Lymphonodektomie ist in diesen Fällen nicht erwiesen.

Adjuvante und additive Radio-, Chemo- und Hormontherapie

Ein Effekt einer postoperativen RT von auf den Uterus begrenzten AS mit und ohne SO auf das PFI und OS konnte bislang nicht zweifelsfrei nachgewiesen werden und gilt weiterhin als ungeklärt (23). Eine randomisierte Phase III-Studie (EORTC 55874) mit allen uterinen Sarkomen, jedoch ohne AS, ergab kein verbessertes PFI und OS gegenüber dem Beobachtungsarm (76). Wegen der fehlenden AS in der EORTC-Studie kann für diese Tumoren keine definitive Schlussfolgerung gezogen werden. Jedoch lassen sich die an den Stromasarkomen erhobenen Daten der EORTC-Studie, der SEER-Analysen und kleinerer retrospektiver Untersuchungen im Wesentlichen auf die AS übertragen. Basierend auf diesen Untersuchungen ist kein Nutzen einer postoperativen RT zu erkennen (50, 88). Nach einer nur auf AS bezogenen SEER-Analyse hatte eine ERT keinen Einfluss auf das OS (7). Größere retrospektive Analysen entweder unter Einbeziehung aller uterinen Sarkome aller Stadien (59) oder nur von LG-ESS bzw. HG-ESS (57) sprechen für eine nicht signifikante Reduktion von Lokalrezidiven ohne Einfluss auf das OS. Die besten Ergebnisse sollen in dieser Hinsicht erreicht werden, wenn die ERT mit einer VBT kombiniert wird (59). In einer jüngeren retrospektiven Studie traten bei AS mit SO nach einer pelvinen ERT keine Lokalrezidive auf (11). Die Zahl der Fälle war allerdings relativ klein, so dass sich daraus keine sicheren Schlussfolgerungen ziehen lassen. Es ist denkbar, dass die Lokalrezidivrate auch durch eine alleinige VBT gesenkt werden kann. Entsprechende Daten sind nicht bekannt. Die Senkung der Lokalrezidivrate und des OS ließ sich in zwei weiteren Studie an AS nicht bestätigen (14, 82).

Zusammengefasst gibt es auf der Basis der vorliegenden Daten zurzeit keine validen Erhebungen, die eine postoperative ERT bei AS unterstützen. In den aktuellen NCCN-2A-Empfehlungen wird dementsprechend bezogen auf die LG-ESS auch nur zu einer Beobachtung geraten (35, 67). Für das AS mit SO kann in Analogie zum HG-ESS bzw. UUS nach einer Category-2B-Empfehlung des NCCN optional eine ERT mit oder ohne einer VBT in Betracht gezogen werden. Dieser Empfehlung liegen allerdings keine annähernd plausiblen Daten zugrunde.

Generell ist eine postoperative RT bei einem auf den Uterus begrenzten AS mit und ohne SO als nicht indiziert anzusehen und sollte der Rezidivtherapie vorbehalten bleiben.

Der Nutzen einer postoperativen RT ist auch nach R0- und R1/2-Resektion fortgeschrittener Fälle wegen fehlender Daten nicht erwiesen. Dementsprechend existieren betreffs dieser Fragestellung für AS keinerlei Empfehlungen. In Analogie zu den anderen uterinen Sarkomen ist nicht mit einem Überlebensgewinn zu rechnen. Möglicherweise lässt sich jedoch die lokale Kontrolle durch eine gezielte RT verbessern. Nach der aktuellen NCCN-Category-2A-Empfehlung kann daher eine gezielte ERT und/oder BT auf das Tumorgebiet in Betracht gezogen werden (67). Am ehesten ist ein solches Vorgehen bei R1-Resektionen denkbar. Die gezielte RT kann bei HR-positiven AS mit einer HT kombiniert werden (67). Valide Daten mit Bezug auf einen Überlebensgewinn sind nicht bekannt. Wegen der hohen Nebenwirkungsrate ist eine Ganzabdomen-RT als kritisch anzusehen und ist wohl aus diesem Grund aus den NCCN-Empfehlungen herausgenommen worden. Über den nicht bewiesenen Nutzen und die potentiellen Komplikationen einer RT, muss eine Pat., die auf dieser Maßnahme besteht, eindeutig aufgeklärt werden.

Der Nutzen einer adjuvanten CHT konnte bei den AS bislang nicht nachgewiesen werden. In den wenigen retrospektiven Untersuchungen war kein Überlebensvorteil erkennbar (55, 109). In einer jüngeren retrospektiven Analyse mit einer sehr kleinen Fallzahl war bei AS mit SO im Stadium I durch eine adjuvante CHT eine allerdings nicht signifikante Verlängerung des PFI und OS gesehen worden. Die Autoren kamen zu dem Schluss, dass im Stadium I eine adjuvante CHT in Betracht gezogen werden kann (14). In einer randomisierten Studie, die alle uterinen Sarkome mit Ausnahme der AS eingeschlossen hatte, und in einer Metaanalyse von WTS war durch eine adjuvante CHT kein Einfluss auf das OS nachweisbar (71, 105). In den aktuellen NCCN-Empfehlungen finden die AS keine Berücksichtigung (67). Unter der Voraussetzung zahlreicher Gemeinsamkeiten mit den stromalen Sarkomen (87) und weitgehender identischer Verhaltensweisen zwischen den stromalen Sarkomen und den AS bzw. müssen gegenwärtig auch hinsichtlich der adjuvanten CHT die gleichen Kriterien wie für diese Entitäten akzeptiert werden. Im Sinne einer NCCN-Category-2A-Empfehlung wird für das LG-ESS nur zur Beobachtung geraten (67). Es gibt derzeit keine Argumente, diese Empfehlung nicht auch für das AS ohne SO zu übernehmen. Für das HG-ESS und das UUS ist gleichfalls nach einer Category-2A-Empfehlung die Beobachtung eine Option. Im Sinne der sehr schwachen Category-2B-Empfehlung kann jedoch auch eine adjuvante CHT in Betracht gezogen werden. Diese Empfehlung beruht schon beim HG-ESS Sarkom auf sehr kleinen Fallzahlen aus retrospektiven Analysen (s. a. HG-ESS Bd. 1). Zum AS mit SO ist die Datenlage zu schwach um eine adjuvante CHT im Sinne einer „evidenced based medicine" zu unterstützen. In einer jüngeren retrospektiven Studie (11) war kein Nutzen einer CHT erkennbar.

Zusammenfassend besteht im Wesentlichen Konsens, dass derzeit bei beiden Formen von auf den Uterus begrenzten AS keine adjuvante CHT indiziert ist und gegenwärtig nicht als Standard angesehen werden kann. Wenn man sich auf der Basis der schwachen NCCN-2B-Empfehlungen trotz fehlender Daten dennoch zu einer adjuvanten CHT entschließt, muss die Pat. über den nicht nachgewiesenen Nutzen zweifelsfrei aufgeklärt werden.

Über einen Benefit betreffs einer postoperativen CHT bei R0/1/2-Resektion von fortgeschrittenen AS (Stadium II und III) existieren keine Informationen. In den NCCN-Guidelines wird das AS nicht berücksichtigt (67). Da Empfehlungen zur postoperativen CHT von fortgeschrittenen AS mit SO nicht verfügbar sind, kann man sich aufgrund der nahen morphologischen, immunologischen, klinischen und prognostischen Verwandtschaft an den entsprechenden Daten zum HG-ESS bzw. UUS orientieren. Nach Einzelberichten und sogenannten Expertenmeinungen kann im Anschluss an eine Operation fortgeschrittener Tumoren eine CHT durchgeführt werden (29, 36, 75). Eine alleinige postoperative CHT wurde in den neuen NCCN-Empfehlungen mit Bezug auf die LMS und HG-ESS bzw. UUS auf die wenig aussagekräftige Category-2B zurückgestuft (67). Bei Ausdehnung in der Bauchhöhle kann den genannten Empfehlungen folgend eine postoperative CHT jedoch in Betracht gezogen werden. Für AS gibt es in der Literatur nur Einzelberichte, die auf eine mögliche Wirksamkeit einer hochtoxischen Kombination aus Dactinomycin, Doxorubicin und Cyclophosphamid hindeuten (109). Prinzipiell ist auch nach den NCCN-Empfehlungen eine Kombination einer CHT mit einer RT für Einzelfälle denkbar (67). Beide Methoden sollten sequenziell angewendet werden. (CHT-Schemata und Dosierungen s. palliative CHT).

Die fast regelhafte Expression von HR bei AS ohne SO qualifiziert diesen Tumor in Analogie zum LG-ESS prinzipiell für eine adjuvante HT. Entsprechende Studien mit Bezug auf AS sind nicht bekannt. Unter der Voraussetzung zahlreicher Gemeinsamkeiten und weitgehender identischer Verhaltensweisen zwischen den stromalen Sarkomen (87) und den AS müssen gegenwärtig auch hinsichtlich einer HT die gleichen Kriterien wie für die uterinen Stromasarkome akzeptiert werden. Bezugnehmend auf die LG-ESS ist ein Nutzen einer adjuvanten HT von auf den Uterus begrenzten adäquat operierten, R0-resezierten Tumoren bislang nicht erkennbar. In den aktuellen auf das LG-ESS bezogenen NCCN-2A-Empfehlungen wird eine alleinige Nachbeobachtung empfohlen (67). Im Sinne einer sehr schwachen 2B-Recommendation kann jedoch eine adjuvante HT in Betracht gezogen werden, ohne dass ein Beweis für einen Nutzen vorliegt. Eine wissenschaftlich begründete Indikation ist für eine adjuvante HT somit nicht gegeben. Wenn man sich dennoch für eine adjuvante HT entscheidet, muss in Analogie zum LG-ESS vorgegangen werden (s. a. LG-ESS Bd. 1). Eine Voraussetzung für eine HT ist in jedem Fall der Nachweis von positiven HR. Eine adjuvante HT bei HR-negativen AS ist generell ausgeschlossen. Die Pat. muss bei der adjuvanten HT zweifelsfrei und nachvollziehbar über den nicht erwiesenen Nutzen und die potentiellen Nebenwirkungen aufgeklärt werden.

Bei einer RX-Situation (Tumorverletzung, Morcellement, Tumorenukleation), bei primär fortgeschrittenen AS ohne SO und mit positiven HR (Stadium II und III) oder bei einer R1/2-Resektion sollte eine postoperative HT durchgeführt werden. Sie sollte auch nach einer als inadäquat einzustufender Operation in Betracht ernsthaft gezogen werden. In dieser Hinsicht kann man sich an der postoperativen HT beim LG-ESS orientieren (s. a. LG-ESS, Bd. 1) (35, 93, 109). Auch nach den aktuellen NCCN-2A-Guidelines (67), Übersichten und Einzelpublikationen (22, 29, 36, 75, 109) besteht im wesentlichen Konsens, bei nicht im Gesunden entfernten HR-positiven Tumoren eine HT durchzuführen. Sie sollte auch nach einer R0-Resektion von einem über den Uterus hinausgehenden Tumor erfolgen (67).

Bei prämenopausalen Frauen kann die HT durch eine BSO oder eine Therapie mit Gestagenen realisiert werden. Im Beratungsmaterial des DKSM ist es bei vier aufeinanderfolgenden Fällen eines LG-ESS nach einer inadäquaten Operation von HR-positiven Tumoren (Tumorenukleation und/oder Morcellement) jedoch trotz BSO in sehr kurzer Frist zu Rezidiven gekommen. Aus dieser Sicht sollte man zusätzlich zur BSO noch eine HT mit Gestagenen ernsthaft in Betracht ziehen. Bei postmenopausalen Frauen ist die Applikation von Gestagenen als Therapie der Wahl anzusehen und wird auch im Sinne einer NCCN-2A-Recommendation (67) empfohlen. Bei einem suboptimal operierten AS ist eine lang anhaltende Remission unter einer Therapie mit MPA beobachtet worden (40, 109). Bei Kontraindikationen zu den Gestagenen wie z. B. einem Typ-2-Diabetes oder Thrombosen müssen AI zur Anwendung kommen (weitere Einzelheiten werden ausführlich im Kapitel LG-ESS beschrieben). Bei Kontraindikationen zum relativ hochdosierten MPA oder MGA kann auch das Gestagen DNG (off-label use) eingesetzt werden. Ob GnRH-Analoga in der Prämenopause bei nicht erfolgter BSO tatsächlich Rezidive verhindern können, ist nicht ausreichend belegt. Die Gabe von GnRH-Analoga und der AI erfolgt in Deutschland „off label use“, wobei Erstere in den USA auch nur als schwache 2B-Recommendation akzeptiert werden (67). Zur Überbrückung des Zeitraumes bis zu einer geplanten nachträglichen BSO können GnRH-Analoga sinnvoll sein, zumal die Gestagene wegen der Thrombosegefahr rechtzeitig vor einem operativen Eingriff abgesetzt werden müssen.

Bei einer R1/2-Resektion sollte die Behandlung bis zu einem Rezidiv fortgeführt werden. Nach einer R0-Resektion fortgeschrittener AS und nach inadäquaten Operationen ist möglicherweise eine 5-jährige Behandlung ausreichend. Generell sollte betreffs des Zeitrahmens in Analogie zu anderen malignen hormonsensitiven Tumoren verfahren werden. Einzelheiten sind bei der palliativen HT beschrieben.

Nach einer maximalen und submaximalen Zytoreduktion in den Stadien II und III wurde in den aktuellen NCCN-Guidelines eine gezielte postoperative RT als alleinige oder zusätzliche Maßnahme zur HT auf die schwache 2B-Recommendation zurückgestuft (67).

Erhält die Pat. mit einem HR-positivem AS zum Zeitpunkt der Erstdiagnose eine HET oder eine Tamoxifentherapie, sollten diese abgesetzt werden. Eine notwendige Tamoxifentherapie wegen eines Mammakarzinoms sollte dringend auf einen Aromatasehemmer umgestellt werden. Tamoxifen muss als kontraindiziert angesehen werden.

Es gibt keine Hinweise, dass bei auf den Uterus begrenzten Adenosarkomen mit und ohne „sarcomatous overgrowth“ eine postoperative perkutane Bestrahlung das Überleben verlängert. Insgesamt gilt eine perkutane postoperative Bestrahlung als nicht indiziert. Betreffs einer Senkung der Lokalrezidivrate sind die wenigen Daten widersprüchlich. Möglicherweise könnte in dieser Hinsicht eine Brachytherapie von Nutzen sein und kann in Erwägung gezogen werden. Bei einer R1/2-Resektion von fortgeschrittenen Tumoren kann eine gezielte externe Bestrahlung und/oder Brachytherapie in Betracht gezogen werden. Eine Ganzabdomenbestrahlung ist wegen des nicht bewiesenen Nutzens und der potentiellen Nebenwirkungen nicht indiziert.
Es gibt keine validen Daten, dass bei adäquat operierten auf den Uterus begrenzten Adenosarkomen eine adjuvante Chemotherapie das Überleben verlängert. Es existieren zudem keine ausreichend erprobten und wirksamen Chemotherapieschemata. Es gibt daher zurzeit keine Indikation für eine adjuvante Chemotherapie. Das gilt im Wesentlichen auch für R0/1/2 resezierte fortgeschrittene Tumoren.
Es existieren auch keine validen Daten, dass nach einer adäquaten Operation bei auf den Uterus begrenzten hormonrezeptorpositiven Adenosarkomen eine adjuvante Hormontherapie oder eine Ovarektomie als adjuvant ablative Hormontherapie das Überleben verlängert.

Bei inadäquat operierten hormonrezeptorpositiven Adenosarkomen sowie bei einer R1/R2- und RX-Resektionen ist in Analogie zum low-grade endometrialen Stromasarkom bei positiven Hormonrezeptoren gegenwärtig eine nachfolgende Hormonbehandlung als Therapie der Wahl anzusehen. Bei prämenopausalen Frauen kann diese durch eine Ovarektomie oder eine mindestens 5-jährige Therapie mit Gestagenen erfolgen. Es gibt Daten, dass trotz einer Ovarektomie eine zusätzliche Gabe von Gestagenen indiziert ist. Der Nutzen von GnRH-Analoga statt einer Ovarektomie ist nicht sicher belegt. Bei Kontraindikationen zu den Gestagenen sind in der Postmenopause bzw. nach einer Ovarektomie Aromatasehemmer indiziert. Bei R1/R2-Resektionen sollte die Behandlung am ehesten bis zum Progress erfolgen.

Primäre Radio-, Chemo- und Hormontherapie, Vorgehen bei allgemeiner Inoperabilität

Auf das Becken bzw. das Abdomen begrenzte primär fortgeschrittene AS mit und ohne SO sollen der operativen Therapie zugeführt werden. Bei auf den Uterus begrenzten AS kann bei einer allgemeinen Inoperabilität in Analogie zu den LG-ESS, HG-ESS, UUS und KS eine pelvine ERT mit oder ohne eine BT in Betracht gezogen werden. Valide Daten betreffs der Wirksamkeit bzw. eines Überlebensgewinns sind nicht bekannt. Bei einer Lokalisation außerhalb des Uterus, aber innerhalb des Beckens kann zunächst eine gezielte ERT mit oder ohne BT erfolgen. Optional ist die Kombination mit einer CHT denkbar. Eine CR mit einer Kombination aus einer RT und einer Carboplatin-Monotherapie wurde bei einer allgemein inoperablen Pat. beschrieben (109). Auch bei technisch inoperablen Tumoren oder Ablehnung einer Operation durch die Pat. kann ohne jeglichen kurativen Anspruch zur vorübergehenden Symptomkontrolle in Analogie zu einer allgemeinen Inoperabilität gleichfalls eine RT in Betracht gezogen werden (57, 59). Bei einem in die Parametrien ausgebreiteten AS mit SO war eine primäre RT wirkungslos (85). Die Pat. muss daher dringlich auf den nicht bewiesenen Nutzen einer RT operabler Tumoren hingewiesen werden. In Einzelfällen ließ sich mit einer Kombination bestehend aus einer RT und einer CHT eine CR erzielen (s. neoadjuvante CHT).

Es gibt einen Bericht mit 2 Fällen einer Remission von AS nach einer primären CHT mit Carboplatin. Die Behandlung war im ersten Fall bei einem AS ohne SO zusammen mit GnRH-Analoga und im zweiten Fall bei einem AS mit SO in Kombination mit einer RT erfolgt (109). Die beschriebenen Remissionen sind möglicherweise auch auf die Applikation der GnRH-Analoga bzw. der RT zurückzuführen. Die Wirksamkeit von Carboplatin ist daher als fraglich einzustufen. Die Therapie wurde wegen allgemeiner Inoperabilität jedoch nicht mit der Zielstellung des Erreichens einer Operabilität durchgeführt.

Wegen der erforderlichen schnellen Remission kommt im neoadjuvanten Ansatz praktisch nur die Poly-CHT infrage. Die wenigen wirksamen Zytostatikakombinationen sind im Abschnitt palliative CHT beschrieben. Bei einem extrauterin ausgebreiteten LG-ESS wurde in einem Einzelfall über eine erfolgreiche neoadjuvante CHT mit Ifosfamid und Doxorubicin sowie nachfolgender Operation berichtet (42). Denkbar ist beim AS-SO in Einzelfällen insbesondere bei Kontraindikationen zum Ifosfamid auch der Einsatz der gut verträglichen Kombination aus liposomalem Doxorubicin plus Carboplatin (25) oder Doxorubicin plus Trabectedin (s. a. palliative Therapie). Mit einer ausbleibenden Wirkung muss gerechnet werden. Bei einem fortgeschrittenen zervikalen AS mit SO blieb eine CHT sowohl mit Ifosfamid plus Doxorubicin als auch mit Gemcitabine plus Docetaxel wirkungslos (85). Wegen der sehr unsicheren Datenlage muss eine neoadjuvante CHT zum Erreichen einer Operabilität gegenwärtig noch als Therapieversuch angesehen werden. In allen Fällen einer neoadjuvanten CHT muss die Pat. zweifelfrei über die äußerst begrenzten klinischen Erfahrungen informiert werden.

Bei AS mit einer starken Expression von ER und PGR im gesamten Tumor kann primär oder bei einer Kontraindikation zur CHT zum Erreichen einer Operabilität ein Therapieversuch mit Hormonen in Betracht gezogen werden. Verwertbare Daten für diese Indikation sind nicht bekannt. An erster Stelle steht der Einsatz von Gestagenen, bei Kontraindikationen sind in der Postmenopause AI indiziert. Über den Nutzen von GnRH-Analoga in der Prämenopause gibt es keine verwertbaren Daten. Ob die HT einer neoadjuvanten CHT überlegen ist, kann derzeit nicht gesagt werden. In einer Kasuistik ist eine gute Remission mit einer Kombination aus Carboplatin und GnRH-Analoga bei einer 79-jährigen Pat. beschrieben. Worauf der Therapieeffekt letztlich zurückzuführen war, bleibt unklar. Die Zielstellung bestand jedoch nicht in der Erreichbarkeit einer Operation des lokal fortgeschrittenen Befundes (109). Mit einem verzögerten Ansprechen unter einer alleinigen HT muss gerechnet werden. Ob dieser Nachteil bei lokal begrenztem Tumor durch eine Kombination mit einer gezielten RT ausgleichbar ist, ist fragwürdig. Insgesamt ist eine neoadjuvante HT als unsicher einzustufen und muss gegenwärtig auch bei positiven HR als Therapieversuch eingeschätzt werden. Die Therapieschemata entsprechen denen der HT von Rezidiven und Metastasen.

Für eine primäre Strahlentherapie operabler Adenosarkome mit und ohne „sarcomatous overgrowth“ gibt es bei allgemein operablen Patientinnen keine Indikation. Gegebenenfalls ist durch eine alleinige Bestrahlung fortgeschrittener Tumoren eine vorübergehende Symptomkontrolle zu erzielen, eine Wirksamkeit ist jedoch nicht erwiesen. Die Ergebnisse lassen sich möglicherweise durch eine Kombination mit einer Chemotherapie verbessern.
Bei allgemeiner Inoperabilität ist eine optimale Behandlungsmethode nicht bekannt. Bei auf den Uterus und das Becken begrenzten Tumoren kann eine perkutane pelvine Bestrahlung mit oder ohne eine Brachytherapie erfolgen. Die Kombination mit einer Chemotherapie ist möglich. Für alle anderen Fälle ist eine Chemotherapie indiziert, die bei lokalisierten Tumoren in der Bauchhöhle mit einer gezielten Bestrahlung kombiniert werden kann. Die Chemotherapie sollte bei milder Symptomatik und/oder geringen Remissionsdruck mit einer Monotherapie, anderenfalls mit einer Polychemotherapie beginnen. Bei positiven Hormonrezeptoren kann zunächst mit einer Hormontherapie begonnen werden.

Bei inoperablen Adenosarkomen kann eine neoadjuvante Polychemotherapie mit Operationsoption in Erwägung gezogen werden, ein Nutzen ist jedoch nicht belegt. Wirksame Chemotherapeutika für ein entsprechendes Vorgehen bei Adenosarkomen sind nicht bekannt. In Ausnahmefällen kann man sich an der palliativen Therapie orientieren.
Eine neoadjuvante Hormontherapie fortgeschrittener Adenosarkome mit positiven Hormonrezeptoren stellt lediglich einen Therapieversuch mit unsicherem Ausgang dar und kommt im Prinzip nur für AS ohne SO infrage. Sie ist in diesen Fällen möglicherweise einer Chemotherapie überlegen. Ob bei lokal begrenzten Tumoren eine Kombination mit einer gezielten Strahlentherapie von Nutzen ist, ist unklar.

Nachsorge, Rezidive, Metastasen

In Analogie zu den anderen uterinen Sarkomen soll die Nachsorge klinisch und symptomorientiert mittels gynäkologischer und allgemeiner Untersuchung erfolgen. Die Kontrollen sollen für 2 Jahre alle 3 Monate, für die nächsten 3 Jahre alle 6 und danach alle 12 Monate durchgeführt werden. Die TVS u. U. auch die TAS gehört mit zu den klinischen Kontrolluntersuchungen (Abb. 3.2-10 A). Der Nutzen einer CT von Thorax, Abdomen und Becken zu denselben Zeitpunkten auf das OS ist durch keinerlei Daten belegt. Diese und weitere Maßnahmen sollen erst bei einem erhobenen Befund oder bei Symptomatik eingeleitet werden. Ein Überlebensgewinn durch aufwändige laborchemische und apparative Untersuchungen bzw. eine Frühesttherapie konnte bislang nicht belegt werden. Intensivere diagnostische Schritte sind daher erst bei einem erhobenen klinischen bzw. sonographischen Befund oder Symptomatik sinnvoll. In einigen Publikationen wird in den oben genannten Abständen in den ersten 4 Jahren eine bildgebende Diagnostik von Thorax, Abdomen und Becken empfohlen. Tumormarker, die der Verlaufskontrolle dienen könnten sind nicht bekannt. Hilfreich für die Erkennung von Rezidiven bzw. zur Therapiekontrolle unter einer palliativen Behandlung könnte die einfache und kostenarme Bestimmung der N/L-Ratio (absolute Werte der neutrophilen Granulozyten geteilt durch die Lymphozyten) sein. Sie ist nicht spezifisch für die AS, sondern gilt auch für die anderen uterinen Sarkome einschließlich des KS. Der Cut-off-Wert liegt bei den uterinen Sarkomen bei 2,12 (51). Bei darüber liegenden Werten liegen die Sensitivität, Spezifität, der PPV, der NPV und die Treffsicherheit bei 74,5; 70,3; 29,5; 94,3 und 60,6 %. Die aus einem symptomlosen bildgebendem Befund oder einer abnormen N/L-Ratio abzuleitenden Konsequenzen sind beim AS jedoch völlig unklar und begründen nicht zwingend eine Therapie. In einigen Fällen fanden sich bei fortgeschrittenen Tumoren auch erhöhte LDH-Werte (61, 107).

In Analogie zu den anderen uterinen Sarkomen sollte nach einer inadäquaten Operation bzw. einem Morcellement zur Sicherheit innerhalb von 3–6 Mo eine Kontroll-LSK durchgeführt werden, wenn nicht ohnehin eine Nachresektion erfolgt. Einzelheiten sind ausführlich beim LMS (Bd. 1) beschrieben.

Von einer HET nach operierten HR-positiven AS wird dringend abgeraten. Wegen der pathogenetischen Bedeutung des Tamoxifens und des Toremifens ist eine entsprechende Therapie kontraindiziert. Ist eine adjuvante HT wegen eines simultanen oder metachronen Mammakarzinoms angezeigt, können AI bzw. bei jungen Frauen GnRH-Analoga in der üblichen Dosierung eingesetzt werden.

In etwa 70–100 % der Fälle sind die Rezidive und Metastasen von AS rein sarkomatös und meist schlechter differenziert als der Primärtumor (Abb. 3.2-9 B–C). Metastasen von AS ohne SO können selbst nach vielen Jahren ein SO aufweisen (99). Zusätzlich findet sich nicht selten ein Verlust primär nachweisbarer HR. Wegen der therapeutischen Konsequenzen sollten daher am Metastasen- bzw. Rezidivgewebe die HR erneut bestimmt werden. Bei einem bereits primär HR-negativen AS macht dagegen eine wiederholte Bestimmung der HR wenig Sinn. Rezidive treten beim AS ohne SO häufig erst nach mehr als 10 Jahren vorrangig in der Scheide, im kleinen Becken sowie in der Bauchhöhle auf. Ein relativ langsames Wachstum für diese Rezidive ist charakteristisch. Fernmetastasen werden bei AS mit SO häufiger beobachtet und sind vorrangig in der Bauchhöhle und in den Lungen lokalisiert (11). Rezidivierende AS mit SO haben eine deutlich schlechtere Prognose. Mitunter wird das AS erst anhand von Rezidiven und/oder Metastasen erkannt. Häufig ist in diesen Fällen eine HE aus anderen Gründen vorausgegangen, bei der das AS übersehen worden ist. Für alle im Folgenden beschriebenen Maßnahmen besteht Konsens, dass es sich um geeignete Therapiemaßnahmen handelt, die lediglich auf klinischer Erfahrung bzw. auf „lower-level evidence" beruhen. Für die Therapiekontrolle kann unter Umständen auch der LDH-Wert (61) und die N/L-Ratio verwendet werden (Einzelheiten s. LMS).

> Die Nachsorge beim Adenosarkom soll klinisch und symptomorientiert mittels gynäkologischer und allgemeiner Untersuchung in Kombination mit einer Sonographie erfolgen. Die Kontrollen sollen für 2 Jahre alle 3 Monate, für die nächsten 3 Jahre alle 6 und danach alle 12 Monate durchgeführt werden. Der Nutzen einer CT von Thorax, Abdomen und Becken zu denselben Zeitpunkten auf das Gesamtüberleben ist nicht belegt. Weitere Maßnahmen sollen erst bei einem erhobenen Befund oder bei Symptomatik eingeleitet werden. Das erhöhte Rezidivrisiko nach inadäquaten Operationen erfordert eine besondere Aufmerksamkeit. Nach einem Morcellement bzw. einer Tumorverletzung ist eine endoskopische Kontrolle sinnvoll, wenn keine definitive Nachresektion erfolgt. Eine Hormonersatztherapie mit Estrogenen ist bei positiven Hormonrezeptoren kontraindiziert. Eine adjuvante Tamoxifenbehandlung wegen eines Mammakarzinoms sollte auf AI oder GnRH-Analoga umgestellt werden. Generell sollen Rezidive und Fernmetastasen histologisch verifiziert und die Hormonrezeptoren noch einmal bestimmt werden. Fernmetastasen und Rezidive treten bei Adenosarkomen mit sarcomatous overgrowth häufiger auf.

Operation und postoperative additive Therapie von Rezidiven und Metastasen

Lokalisierte Rezidive im kleinen Becken und der Bauchhöhle sollen, wenn technisch möglich, in Analogie zu den stromalen Sarkomen operativ behandelt werden. Wesentliche Voraussetzung ist eine bildgebend mögliche R0-Resektion. Die Metastasen sind besonders in der Bauchhöhle meist gut zugänglich. Die Operation ist in vielen Fällen daher technisch relativ einfach (Abb. 3.2-10 B–E). Auf der Basis von zwei retrospektiven Studien scheint eine Zytoreduktion einer palliativen CHT überlegen zumindest aber gleichwertig zu sein (11, 102). Bei den Frauen, die sich einer Zytoreduktion unterzogen hatten, war das PFI bis zum nächsten Rezidiv gegenüber einer Nichtoperation deutlich, aber nicht signifikant verlängert (14, 102). Auch bei Einzelmetastasen in Lunge und Leber ist eine Resektion zu erwägen (56). Bei mehr als einer aber weniger als 5 Metastasen in Lunge oder Leber ist auch ein minimal invasives Vorgehen möglich. Infrage kommen eine LITT, eine SIRT oder eine Chemoembolisation. Größere Erfahrungen bzw. Studien mit AS liegen nicht vor. Prinzipiell kann man sich am Vorgehen bei der Metastasen- und Rezidivchirurgie der stromalen Sarkome orientieren. Einzelheiten können im Kapitel LG-ESS für AS ohne SO und im Kapitel HG-ESS für das AS mit SO nachgelesen werden. Zum Überlebensgewinn liegen keine validen Daten vor. Ob die Operation einer systemischen Therapie überlegen ist, kann derzeit nicht festgelegt werden. Der Vorteil der operativen Behandlung besteht vor allem darin, dass sich die Herde meist relativ gut entfernen lassen und dass die ohnehin kaum und auch nur sehr kurz wirksame CHT noch in Reserve gehalten werden kann.

Ein Nutzen durch eine postoperative RT oder CHT hinsichtlich des OS ist nach R0- und R1/R2-Resektion von Rezidiven und Metastasen für AS wegen fehlender Daten nicht erwiesen. Unter der Voraussetzung weitgehend identischer Verhaltensweisen zwischen den stromalen Sarkomen und den AS (87) müssen gegenwärtig auch hinsichtlich einer additiven Therapie die gleichen Kriterien wie für die uterinen Stromasarkome akzeptiert werden. Die additive Therapie kann sich bei den AS mit bzw. ohne SO daher im Wesentlichen an der Therapie der LG-ESS bzw. HG-ESS orientieren. Nach den aktuellen NCCN-Category-2A Empfehlungen für diese Entitäten ist bei lokalisierbaren R1/R2-resezierten Rezidiven eine gezielte postoperative ERT und/oder BT am ehesten angezeigt (67). Bei nicht lokalisierbaren Befunden kann bei HR-negativen Tumoren eine CHT (Substanzen und Dosierung siehe unter palliative CHT) in Betracht gezogen werden. Die Nebenwirkungen müssen besonders wegen der fraglichen bzw. kurzen Wirksamkeit einer postoperativen CHT bzw. RT unbedingt berücksichtigt werden. Insbesondere ist bei postoperativer Symptomfreiheit ein Nutzen völlig unbewiesen. Die Wirksamkeit einer RT und/oder CHT nach einer R0-Resektion ist somit hochgradig fragwürdig und durch keinerlei Daten belegt. In diesen Fällen sollte die CHT besser für eine erneute Progredienz bzw. weitere Rezidive in der Reserve verbleiben. Ein wesentlicher Grund für eine entsprechende Entscheidung ist weiterhin die Tatsache, dass für ein AS kaum wirksame Chemotherapeutika zur Verfügung stehen und das PFI unter einer CHT ohnehin nur sehr kurz ist. Ein zunächst abwartendes Verhalten ist somit nicht als fehlerhaft einzustufen zumal Alternativen später kaum zur Verfügung stehen.

Bei HR-positiven AS ist in Analogie zum LG-ESS nach dem derzeitigen Kenntnisstand eine postoperative HT angezeigt und wird auch in den aktuellen NCCN-Guidelines im

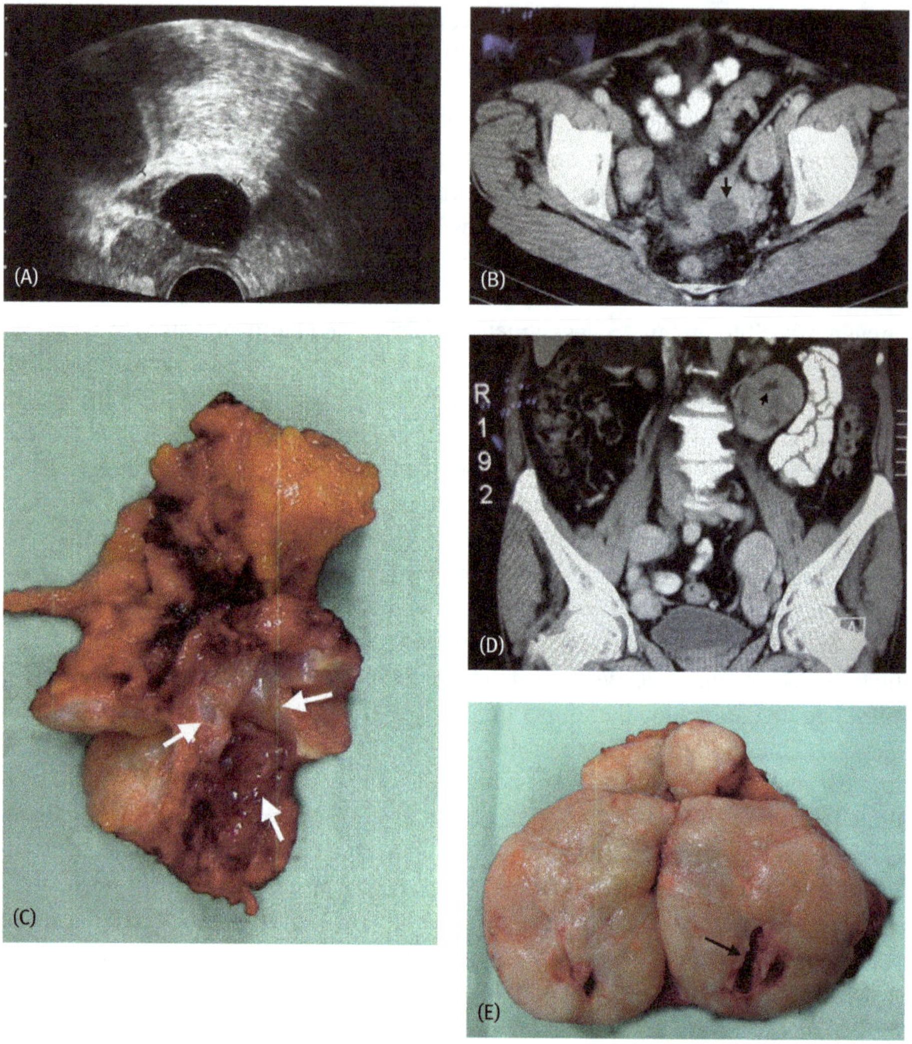

Abb. 3.2-10: Adenosarkom – Bildgebung und Operation von pelvinen Rezidiven und intraabdominalen Metastasen. A: vaginale Sonographie eines Rezidivs mit soliden und echofreien Bereichen; B: in der axialen CECT stellt sich gleichfalls ein solider und ein nicht verstärkender zystischer Bereich (Pfeil) dar; C: beide Strukturen sind am makroskopischen Präparat gut nachzuvollziehen (Pfeile zeigen auf den Rand der eröffneten „Zyste"); D: die koronare CECT macht deutlich, dass sich die Metastasen im Oberbauch und die pelvin gelegenen Rezidive gut resezieren lassen, was sich intraoperativ bestätigte; E: an der resezierten Oberbauchmetastase sind die in der CECT nicht verstärkenden zystischen Abschnitte (Pfeile) gut zu rekonstruieren.

Sinne einer 2A-Recommendation für diese Entität empfohlen (67). Generell kann daher wie beim LG-ESS vorgegangen werden. Einzelheiten sind im Kapitel LG-ESS ausführlich beschrieben.

Wenn technisch möglich, sollten lokalisierte Rezidive im Becken und in der Bauchhöhle operiert werden. Unter der Voraussetzung einer R0-Resektion und einer anderweitigen Tumorfreiheit können auch solitäre Lungen- und Lebermetastasen reseziert werden. Das Vorgehen kann sich an den Maßnahmen bei den uterinen stromalen Sarkomen orientieren. Bei mehr als einer aber weniger als 5 Metastasen in Lunge oder Leber ist ein minimal invasives Vorgehen möglich. Zurzeit gibt es keine Beweise dafür, dass die genannten Maßnahmen einer systemischen Therapie mit und ohne Bestrahlung überlegen sind.
Der Nutzen einer postoperativen Chemo- oder Strahlentherapie ist bei einer R0-Resektion von Rezidiven und Metastasen nicht erwiesen. Bei lokalisierten (!) R1/R2-resezierten Tumoren kann eine gezielte externe Bestrahlung und/oder Brachytherapie in Betracht gezogen werden. Bei R1/R2-resezierten Lungen- und Lebermetastasen bzw. einer gezielten Bestrahlung nicht zugänglichen Tumoren kann eine postoperative Chemotherapie in Erwägung gezogen werden, ohne dass wirklich valide Daten betreffs eines Nutzens vorliegen. Bei fehlender Symptomatik ist statt einer Chemotherapie ein abwartendes Verhalten eine mögliche Option. Ein negativer Effekt auf das Gesamtüberleben ist bislang nicht bekannt. Bei hormonrezeptorpositiven Tumoren gilt nach einer Resektion von Rezidiven und Metastasen eine postoperative Hormontherapie allgemein als indiziert.

Palliative Radio-, Chemo- und Hormontherapie, Therapie mit kleinen Molekülen, supportive Therapie

Mit einer alleinigen palliativen externen RT liegen bei AS kaum Erfahrungen vor. Sie ist bei lokalisierten (!) Rezidiven und Fernmetastasen, die einer Operation nicht zugänglich und/oder für eine HT nicht geeignet sind, indiziert. In den wenigen berichteten Fällen kam es noch unter einer RT zur schnellen Progression von lokalen Rezidiven, jedoch wurde auch eine CR nach einer VBT einer Scheidenmetastase beobachtet (102). Zumindest ist mit einer gezielten RT ein kurzfristiger palliativer Effekt zu erreichen (11). Die gezielte RT stellt als ERT oder BT bei lokalisierten Rezidiven eine Alternative zur Operation dar, wenn diese aus irgendeinem Grund nicht realisierbar ist.

Die wenigen vorliegenden Daten zur CHT von AS sind enttäuschend und basierten ausschließlich auf retrospektiven Untersuchungen. Bei diffusen Metastasen bzw. symptomatischen oder Befunden mit bedrohlicher Lokalisation, bei denen die operativen, radiologischen und hormonellen Möglichkeiten ausgeschöpft oder nicht anwendbar sind, ist eine CHT indiziert. In der Regel betrifft dies vorrangig das AS mit SO. Wegen der zahlreicher Ähnlichkeiten des AS mit den uterinen stromalen Sarkomen werden am besten auch dort effektive Zytostatika angewendet. Als wirksame Substanzen stehen Ifosfamid und Doxorubicin/Epirubicin oder eine Kombination aus Ifosfamid und Doxorubicin im Vordergrund (14, 102). CR sind nur in Einzelfällen, in einem Fall 5 Jahre anhaltend, unter diesen Regimes beschrieben (14), auftretende PR sind in der

Regel nur von kurzer Dauer. Unter liposomalem Doxorubicin wurde sowohl eine CR als auch eine PR beschrieben (24, 41, 61). Auf der Basis dieser Daten und von Sammelstatistiken kommt am ehesten für die palliative CHT eine Mono-CHT mit liposomalem Doxorubicin infrage (41, 61). Alternativ sollte insbesondere bei Kontraindikationen Ifosfamid eingesetzt werden. Mit Trabectedin konnte in einem Fall eine PR über 13 Mo, in einem zweiten Fall eine SD über 3 Mo und bei einer dritten Pat. kein Effekt erzielt werden (83). Trabectedin kann somit auch als eine weitere Option für eine Monotherapie angesehen werden, insbesondere, wenn Doxorubicin oder Ifosfamid unwirksam oder kontraindiziert sind.

In zwei Fällen hat sich auch Carboplatin zusammen mit einer HT bzw. RT beim AS als wirksam erwiesen (109). Die Effektivität von Carboplatin muss unter Berücksichtigung der simultanen HT bzw. RT in seiner Wirksamkeit als fragwürdig eingestuft werden.

Nur bei hohem Remissionsdruck oder erheblicher Symptomatik ist wegen einer potentiell höheren Ansprechrate eine Poly-CHT angezeigt. Kombinationen aus Carboplatin bzw. Ifosfamid plus Paclitaxel oder Ifosfamid plus Carboplatin führen nur zu kurzfristigen RR oder einer SD, die selten 3 Monate überschreiten oder haben sich als unwirksam erwiesen (16, 107). Mit Ifosfamid, Doxorubicin plus Cisplatin wurde lediglich ein PFI zwischen 44 und 80 Tagen erreicht (110), Auch die Kombination von Gemcitabine und Docetaxel war nur in einem Fall mit einer 4,4 Mo anhaltenden PR verbunden und zeigte sonst kein Ansprechen (83, 102). In Analogie zu den endometrialen Sarkomen scheint gegenwärtig eine Kombination aus Ifosfamid plus Doxorubicin das Mittel der Wahl zu sein. In Ermangelung von Alternativen kann auch die Kombination aus Gemcitabine plus Docetaxel in Betracht gezogen werden (102). Mit einer Unwirksamkeit oder einem sehr kurzen PFI muss gerechnet werden (85). Auf der Basis der mit einer Trabectedin- und Doxorubicin-Mono-CHT erreichten Remissionen bei einem AS (83, 102) ist auch die bei LMS hochwirksame Kombination aus Trabectedin plus Doxorubicin als eine vielversprechende Option anzusehen. Beim LMS wurde immerhin eine RR von 55 % und zusammen mit einer SD insgesamt eine CBR von 88 % und einem PFS von 8,1 Mo erzielt (72). Im Beratungsmaterial des DKSM wurde bei einem fortgeschrittenen AS nach einer PD unter liposomalem Doxorubicin mit Trabectedin noch eine SD von 7 Mo (Ende der Beobachtungszeit) gesehen. Denkbar ist in Einzelfällen für das AS mit OS auch der Einsatz der gut verträglichen Kombination aus liposomalem Doxorubicin plus Carboplatin (25). Das PFI unter oder nach einer CHT beträgt i. d. R. jedoch nur wenige Monate. Der Einsatz einer Poly-CHT sollte wegen der toxizitätsbedingten Einschränkung der Lebensqualität und des nur sehr kurzen PFI sehr kritisch und nur bei hohem Remissionsdruck erfolgen. Eine Dreierkombination, z. B. aus Ifosfamid, Epirubicin und Cisplatin, sollte die Ausnahme bleiben.

Therapievorschlag

Monochemotherapie	Ifosfamid 1,5 g/m² i. v. (d 1–4) q 3–4 Wo oder 2 g/m² i. v. (d 1–3) Peg-liposomales Doxorubicin 40 mg/m² 1 h i. v. (d 1)	q 3–4 Wo q 4 Wo
	Trabectedin* 1,5 mg/m² i. v. (d1) q 3 Wo	
Polychemotherapie	Ifosfamid 1,5 g/m² i. v. (Tag 1–4) + Doxorubicin 50 mg/m² i. v. (d1)	q 3 Wo
	Ifosfamid 2 g/m² i. v. (d 1–3) + Epirubicin 40 mg/m² i. v. (d 1) + Cisplatin 60 mg/m² (d 1)	q 4 Wo
	Doxorubicin 60 mg/m² i. v. d1+Trabectedin* 1,1 mg/m² 3 h, d1	q 3–4 Wo
	Gemcitabine 900 mg/m² i. v. d1 + Docetaxel 100 mg/m² i. v. d8	q 3 Wo
	Peg-liposomales Doxorubicin 30–40 mg/m² 1 h i. v. (d 1) + Carboplatin AUC 5–6 i. v. (d 1)	q 4 Wo

*second line

Nach Ausschöpfung der operativen Möglichkeiten, bei inoperablen Patienten oder diffusen Metastasen kann bei HR-positiven AS eine palliative HT durchgeführt werden. Es gibt einen Bericht über eine 10 Jahre anhaltende PR unter einer MGA-Behandlung (102). Eine neue Option für die HT von AS ist das bei der Endometriose hochwirksame Gestagen DNG (52). DNG scheint aufgrund seiner endokrinologischen Eigenschaften (78) mit praktisch fehlendem Einfluss auf den Stoffwechsel und seiner proliferationshemmenden Wirkung auf endometriale Stromazellen (70) auch zur Therapie von hormonabhängigen vom endometrialen Stroma ausgehenden Sarkomen geeignet zu sein. In einer ersten Kasuistik wurde eine deutliche PR mit einer SD von 21 Mo mit deutlichem Rückgang von erhöhten CA-125-Werten bei einem von einer Endometriose ausgehenden AS gesehen (103). In einem eigenen Fall (53) kam es bei einem rezidiviertem und metastasiertem LG-ESS unter DNG nach einer intensiven sequentiellen hormonellen Vorbehandlung mittels BSO, MGA, AI und Fulvestrant nach erneutem Progress zu einer über 10 Monate anhaltenden SD (Ende der Nachbeobachtung). Bei Kontraindikationen zum MPA und MGA (Thrombose) oder bei deren Versagen kann es jedoch wegen fehlender zugelassener Alternativen als Therapieversuch eingesetzt werden. Von Vorteil sind die niedrige Dosierung von 2 mg und bislang nicht beobachtete Thrombosen. Die Anwendung erfolgt off label use. Vor jeder HT soll ein aktueller HR-Status vorliegen, da sich deren Expression, wie bei anderen hormonabhängigen Tumoren, im negativen Sinne verändern kann. Lassen sich die HR aus irgendeinem Grund nicht messen, kann stattdessen eine FES-PET-CT (108, 113) durchgeführt werden, die gleichzeitig den Vorteil hat, den HR-Gehalt an allen Filiae zu bestimmen. Fehlende Rezeptoren sind eine Kontraindikation zur HT. Aufgrund der sehr niedrigen Inzidenz liegen keine weiteren Daten zur HT von AS vor. Unter der Voraussetzung der gemeinsamen Herkunft aus dem endometrialen Stroma (87) und weitgehender identischer Verhaltensweisen zwischen den stromalen Sarkomen und den AS können auch hinsichtlich einer palliativen HT die gleichen Kriterien wie für die uterinen Stromasarkome akzeptiert werden. Ein entsprechendes Vorgehen wird auch in der Literatur gestützt (93, 109). Einzelheiten zu den verwendenden Substanzen und ihrer Dosierung sind im Kapitel LG-ESS (Bd. 1) ausführlich beschrieben und können auf das AS übertragen werden. Nach Ausschöpfung oder bei fehlender Wirksamkeit der HT ist eine CHT angezeigt.

Bei einer disseminierten Erkrankung ist in Analogie zu den anderen uterinen Sarkomen statt einer systemischen palliativen auch eine gute supportive Therapie eine mögliche Option und wird auch durch die aktuellen NCCN-Guidelines unterstützt (67).

Obgleich der Immunphänotyp beider AS-Entitäten weitgehend mit den stromalen uterinen Sarkomen übereinstimmt, wird im Gegensatz zu den letztgenannten nur in maximal 5 % der AS c-Kit (CD117) exprimiert (93). Die AS sind damit im Gegensatz zu den stromalen Sarkomen (81) nicht für eine Therapie mit dem c-Kit-Inhibitor und TKI Imatinib geeignet (93).

Eine gezielte palliative Bestrahlung ist am ehesten bei lokalisierten Rezidiven und Fernmetastasen, die einer Operation nicht zugänglich bzw. für eine Hormontherapie nicht geeignet sind, indiziert. Nach Ausschöpfung der operativen, strahlentherapeutischen und hormonellen Maßnahmen bzw. bei Kontraindikationen zur Operation oder bei diffuser Metastasierung ist eine palliative Chemotherapie indiziert. Sie sollte möglichst erst bei einer bestehenden Symptomatik als Monotherapie und nur bei hohem Remissionsdruck und/oder starken Beschwerden und/oder bedrohlicher Lokalisation oder bei Progression nach einer Monotherapie als Polychemotherapie erfolgen.
Eine palliative Hormontherapie ist unter der Voraussetzung positiver Rezeptoren bei diffusen Metastasen bzw. nach Ausschöpfung der operativen Maßnahmen in Analogie zum hormonrezeptorpositiven low-grade endometrialen Stromasarkom die Therapie der Wahl. Sind noch Ovarien vorhanden soll zunächst die Ovarektomie erfolgen. Erhält die Patientin eine Hormonersatztherapie oder Tamoxifen müssen diese als erster Behandlungsschritt abgesetzt werden. Zur Therapie stehen Gestagene und Aromatasehemmer und im Ausnahmefall in der Prämenopause GnRH-Analoga zur Verfügung. Die palliative Hormonbehandlung muss kontinuierlich bis zum erneuten Progress erfolgen. Anschließend ist ein Wechsel auf eine andere hormonelle Maßnahme möglich. Über Fulvestrant liegen noch keine Daten vor, ein Therapieversuch (off label use) nach Versagen von Gestagenen und Aromatasehemmern ist denkbar.
Bei einer diffusen Metastasierung ist eine alleinige supportive Behandlung eine akzeptierte Therapieoption. Die Therapie mit kleinen Molekülen hat sich bei Adenosarkomen noch nicht als wirksam erwiesen.

3.2.2 Die extrauterinen und extragenitalen Adenosarkome

Extrauterine AS sind im Bereich des Ovars, der Tuba uterina, des paraovariellen Gewebes sowie in der Scheide, im Bereich des Lig. latum und auf der intestinalen Serosa beschrieben (61). Zahlreiche klinische und pathologisch-anatomische Befunde sprechen dafür, dass sich extrauterine AS mit und ohne SO v. a. aus einer extraovariellen Endometriose entwickeln (6, 15, 27, 47, 58, 65, 66, 95). Frauen mit extrauterinen AS scheinen jünger als die mit den uterinen Entitäten zu sein.

Extrauterine und extragenitale Adenosarkome entstehen vorwiegend auf der Basis einer Endometriose

Das ovarielle und tubare Adenosarkom

Die häufigste extrauterine Lokalisation des AS ist offensichtlich das Ovar. Dennoch machen die AS im Material des DKSM unter den ovariellen Sarkomen nur 2,1 % (1 von 48) aus (53). Unter 40 berichteten Fällen betrug das mittlere Alter 54 Jahre (30–84 Jahre). Das Alter ist niedriger als bei der uterinen Entität. Feingewebliche gelten die gleichen Kriterien wie für die uterinen AS. Die Tumoren treten fast ausnahmslos (39 von 40) einseitig auf und die Tumorgöße liegt zwischen 5,5 und 50 cm (27). Generell wird das Staging für OK angewendet (91). Die Tumoren sind mehrheitlich prädominant solide und in jeweils 10 % prädominant zystisch oder komplett solide, wobei der Zystendurchmesser 0,2 bis 12 cm beträgt (27) (Abb. 3.2-11).

Ein SO ist in 30 % der Fälle nachweisbar. Heterologe Elemente kommen bei Tumoren mit und ohne SO vor. Dabei handelt es sich meist um RMS oder um chondro-, osteo- oder lipomatöse Sarkomkomponenten. Wie bei den uterinen Entitäten lassen sich gelegentlich auch keimstrangähnliche Strukturen nachweisen (27).

AS des Ovars sind durch Befunde und Symptome charakterisiert, wie sie auch für das OK typisch sind. Insgesamt 60 % der ovariellen AS werden primär als maligne erkannt. Die wichtigsten DD sind das ovarielle AF und Zystadenofibrome sowie eine floride Endometriose. Bei der Anwesenheit von keimstrangähnlichen Komponenten muss ein Keimstrang-Stromatumor ausgeschlossen werden. Differentialdiagnostisch können reine homologe und heterologe Sarkome von einem AS mit SO schwierig zu unterscheiden sein. Bei reinen Sarkomen muss daher umfassend nach epithelialen

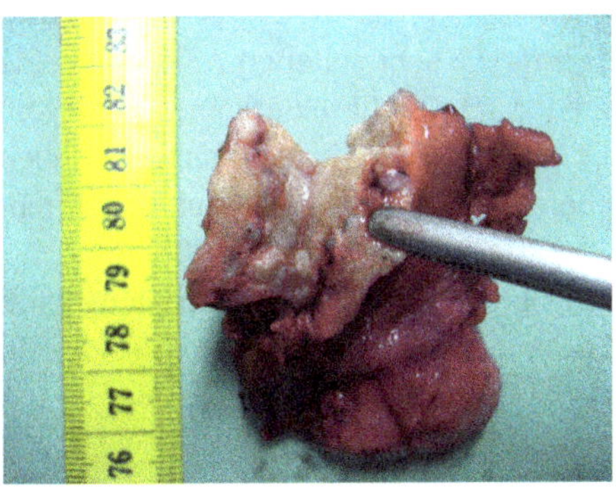

Abb. 3.2-11: Makroskopisches Bild eines ovariellen Adenosarkoms. Die epithelialen zystischen Anteile in dem sarkomatösen Stroma sind gut zu erkennen.

Strukturen gefahndet werden, um nicht ein AS zu übersehen. Bei epithelialen Atypien muss auch ein KS in Betracht gezogen werden.

In 62,5 % der ovariellen AS werden Rezidive bzw. Metastasen nach im Mittel 2,6 (median 2,2) Jahren beobachtet. Das mediane Überleben liegt bei 7,3 Jahren. Das 5-, 10- und 15-Jahre-OS beträgt 64, 46 bzw. 30 % (27). Risikofaktoren für ein ungünstiges OS sind Tumorrupturen und ein SO, wenn es mit einer high-grade (v. a. RMS) Sarkomkomponente verbunden ist. Generell ist die Prognose nach einer Literaturrecherche ungünstiger als bei den uterinen Entitäten. Ursache sind wahrscheinlich die freie Lage in der Bauchhöhle, Tumorperforationen, ein höherer Anteil von Tumoren mit SO sowie durch eine verspätete Diagnose bedingte größere Tumoren. Ein Alter < 53 Jahre soll als prognostisch ungünstig gelten (27).

Die Therapie der Wahl ist die sichere R0-Resektion am besten als Ovarektomie. Es gibt keine Daten, ob eine zusätzliche HE oder die Ovarektomie des nicht befallenen kontralateralen Ovars von Nutzen ist. Ein uterines AS sollte bildgebend ausgeschlossen sein, wenn der Uterus belassen wird. Allerdings sind in die Ovarien metastasierte uterine AS die Ausnahme (s. AS des Uterus). Es gibt gegenwärtig auch keine Indikation für eine LNE oder Netzresektion. Extraovariell ausgebreitete ovarielle AS sollen gleichfalls R0 reseziert werden. Betreffs einer postoperativen Therapie und der Behandlung von Rezidiven und Metastasen gelten die gleichen Kriterien wie für die uterinen AS mit und ohne SO.

Das extrem seltene tubare AS kann klinisch kaum von einem ovariellen AS unterschieden werden. Hinsichtlich der Therapie gelten dieselben Kriterien wie bei den ovariellen AS.

Die Ovarien sind die häufigste Lokalisation von extrauterinen Adenosarkomen. Die Klinik unterscheidet sich kaum von der der Ovarialkarzinome. Das am Ovar häufiger vorkommende sarcomatous overgrowth, die freie Lage in der Bauchhöhle und Tumorperforationen beeinflussen die Prognose negativ. Die Therapie der Wahl ist die sichere R0-Resektion. Der Nutzen weitergehender operativer und postoperativer Maßnahmen ist nicht erwiesen. Rezidive und Metastasen werden in Analogie zum uterinen Adenosarkom behandelt.

Adenosarkome der Scheide

Insgesamt sind weniger als 10 Fälle beschrieben. Die sehr seltenen AS der Scheide entstehen wohl meist aus einer Endometriose (6, 47). Da diese Sarkome i. d. R. vom Septum rektovaginale ausgehen, liegen sie häufig retrozervikal, hinter oder neben dem Uterus. Vom Douglasperitoneum ausgehende AS können in die Scheide durchbrechen und diese ausfüllen (107).

Die Therapie der Wahl in die sichere R0-Resektion. Die weitere Behandlung kann sich an der Therapie der uterinen Entitäten orientieren. Lokal begrenzte Rezidive in der Scheide sprechen in Einzelfällen gut auf eine gezielte Bestrahlung an (6).

Adenosarkome der Scheide müssen sicher R0 reseziert werden. Sonst entspricht das Vorgehen dem der uterinen Formen. Bei Rezidiven in der Scheide ist eine gezielte Bestrahlung neben der Resektion eine weitere Option.

Extragenitale Adenosarkome

AS ausgehend vom pelvinen und abdominalen Peritoneum sind beschrieben. Laut einer Sammelstatistik von Einzelpublikationen kommen sie auf dem Peritoneum des gesamten Bauchraumes einschließlich des Mesenteriums und des großen Netzes vor. Das mediane Alter der betroffenen Frauen beträgt 45 Jahre, und ist somit deutlich niedriger als bei der uterinen Entität. Der größte Teil der extragenitalen AS entsteht mit hoher Wahrscheinlichkeit auf der Basis einer Endometriose. Klinisch ist bei den extrauterinen AS meist ein Tumor an der entsprechenden Lokalisation zu tasten oder es handelt sich um Zufallsbefunde, die anlässlich einer bildgebenden Untersuchung gefunden werden. AS, die auf der Basis einer Endometriose entstehen, sollen eine günstigere Prognose haben, als bei einer anderen Genese (41). Makroskopisch und bildgebend handelt es sich oft um zystische lobulierte weiche Tumoren. Bedingt durch die Genese aus einer Endometriose sind die Tumoren besonders häufig im Douglas lokalisiert (Abb. 3.2-12 AB). Klinisch und bildgebend sind die wichtigsten DD maligne ovarielle Tumoren.

Das mediane und mittlere Überleben liegt in den mit einer Endometriose assoziierten Fällen bei 24 bzw. 30 Mo und ohne eine Endometriose bei 12 bzw.15,8 Mo (41). Ein SO scheint bei den extragenitalen AS kein bedeutender prognostischer Faktor zu sein. AS des Mesenterium bzw. dessen Rezidive können auch zu einem Ileus führen

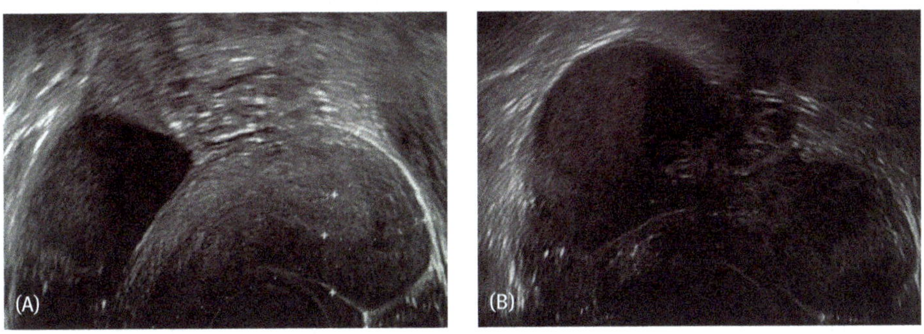

Abb. 3.2-12: Aus einer Endometriose entstandenes extrauterines peritoneales Adenosarkom. A: in der sagittalen vaginalen Sonographie eindeutig im Douglas gelegener zystischer Tumor. Die flauen Echos in dem zystischen Tumoranteil entsprachen intraoperativ gesicherten Einblutungen. Der kleine Tumor im Uterus erwies sich als Leiomyom; B: im transversalen Sonogramm zeigt sich, dass der Tumor aus soliden und zystischen bzw. nekrotischen Anteilen besteht, auch hier sind die Einblutungen gut erkennbar. Wie sich intraoperativ bestätigte, bestand eine innige Verwachsung mit der Uterusserosa.

(41). Eine der wichtigsten Prognosefaktoren ist die maximale Zytoreduktion im Sinne einer R0-Resektion. Ein Nutzen postoperativer Maßnahmen konnte in Analogie zu den uterinen und anderen genitalen AS bislang nicht nachgewiesen werden. Betreffs der Behandlung von Rezidiven und Metastasen gelten die unter den uterinen Entitäten beschriebenen Kriterien.

Extragenitale Adenosarkome kommen im gesamten Bauchraum vor. Die Therapie der Wahl ist die sichere R0-Resektion. Für weitergehende Maßnahmen ist der Nutzen nicht erwiesen. Rezidive und Metastasen werden in Analogie zum uterinen Adenosarkom behandelt.

Literaturverzeichnis

1. Abeler VM, Røyne O, Thoresen S, Danielsen HE, Nesland JM, Kristensen GB. Uterine sarcomas in Norway. A histopathological and prognostic survey of a total population from 1970 to 2000 including 419 patients. Histopathology 2009; 54: 355–364
2. Amant F, Steenkiste E, Schurmans K, Verbist L, Abeler VM, Tulunay G, Jonge E de, Massuger L, Moermann P, Vergote I. Immunhistochemical expression of CD10 antigen in uterine adenosarcoma. Internat J Gynecol Cancer 2004; 14: 1118–1121
3. Amant F, Schurmans K, Steenkiste E, Verbist L, Abeler VM, Tulunay G, Jonge E de, Massuger L, Moermann P, Vergote I. Immunhistochemical determination of estrogen and progesterone receptor positivity in uterine adenosarcoma. Gynecol Oncol 2004; 93: 680–685
4. Amant F, Vloeberghs V, Woestenborghs H, Debiec-Rychter M, Verbist L, Moerman P, Vergote I. ERBB-2 gene overexpression and amplification in uterine sarcomas. Gynecol Oncol 2004; 95: 583–587
5. Amant F, De Knijf A, Van Calster B, Leunen K, Neven P, Berteloot P, Vergote I, Van Huffel S, Moerman P. Clinical study investigating the role of lymphadenectomy, surgical castration, and adjuvant hormonal treatment in endometrial stromal sarcoma. Br J Cancer 2007; 97: 1194–1199
6. Anderson J, Behbakht K, De Geest K, Bitterman P. Adenosarcoma in a patient with vaginal endometriosis. Obstet Gynecol 2001; 98: 964–966
7. Arend R, Bagaria M, Lewin SN, Sun X, Deutsch I, Burke WM, Herzog TJ, Wright JD. Long-term outcome and natural history of uterine adenosarcomas. Gynecol Oncol 2010; 119: 305–308
8. Arici DS, Aker H, Yildiz E, Tasyurt A. Mullerian adenosarcoma of the uterus associated with tamoxifen therapy. Arch Gynecol Obstet 2000; 164: 105–107
9. Bansal S, Lewin SN, Burke WM, Deutsch I, Sun X, Herzog TJ, Wright JD. Sarcoma of the cervix: natural history and outcomes. Gynecol Oncol 2010; 118: 134–138
10. Berchuk A, Rubin SC, Hoskins WJ, Saigo PE, Pierce VK, Lewis JL jr. Treatment of endometrial stromal tumors. Gynecol Oncol 1990; 71: 60–65
11. Bernard B, Clarke BA, Malowany JI, McAlpine J, Lee CH, Atenafu EG, Ferguson S, Mackay H. Uterine adenosarcomas: a dual-institution update on staging, prognosis and survival. Gynecol Oncol 2013; 131: 634–639
12. Bonvalot S, Rivoire M, Castaing M, Stoeckle E, Le Cesne A, Blay JY, Laplanche A. Primary retroperitoneal sarcomas: a multivariate analysis of surgical factors associated with local control. J Clin Oncol 2009; 27: 31–37
13. Buyukkurt S, Guzel AB, Gumurdulu D, Vardar MA, Zeren H, Sucu M. Mullerian adenosarcoma of the uterine cervix in an adolescent girl. J Pediatr Adolesc Gynecol. 2010; 23: e13–e15

14. Carroll A, Ramirez PT, Westin SN, Soliman PT, Munsell MF, Nick AM, Schmeler KM, Klopp AH, Fleming ND. Uterine adenosarcoma: an analysis on management, outcomes, and risk factors for recurrence. Gynecol Oncol 2014; 135: 455–461
15. Chang HY, Changchien CC, Chen HH, Lin H, Huang CC. Extrauterine müllerian adenosarcoma associated with endometriosis and rectal villotubular adenoma: report of a case and review of the literature. Int J Gynecol Cancer 2005; 15: 361–365
16. Choi YJ, Jung MH, Park YK, Lee BY, Huh CY. Uterine müllerian adenosarcoma with sarcomatous overgrowth and lung metastasis in a 25-year-old woman. Eur J Gynaecol Oncol 2011; 32: 91–94
17. Chourmouzi D, Boulogianni G, Zarampoukas T, Drevelengas A. Sonography and MRI of tamoxifen-associated müllerian adenosarcoma of the uterus. AJR Am J Roentgenol 2003; 181: 1673–1675
18. Chung YW, Bae HS, Han SI, Song JY, Kim IS, Kang JS. Endometrial mullerian adenosarcoma after toremifene treatment in breast cancer patients: a case report. J Gynecol Oncol 2010; 21: 269–272
19. Clement P, Scully R. Mullerian adenosarcoma of the uterus: a clinico-pathologic analysis of 100 cases with areview of the literature. Hum Pathol 1990; 21: 363–381
20. Clement PB, Oliva E, Young RH. Mullerian adenosarcoma of the uterine corpus associated with tamoxifen therapy: a report of six cases and a review of tamoxifen-associated endometrial lesions. Int J Gynecol Pathol 1996; 15: 222–229
21. Clement PB, Young RH. Atlas of gynaecologic surgical pathology. Saunders Elsevier 2014
22. Dahhan T, Fons G, Buist MR, ten Kate FJW, van der Velden J. The efficacy of hormonal treatment for residual or recurrent low grade endometrial stromal sarcoma. A retrospective study. Eur J Obstet Gynecol Reprod Biol 2009; 144: 80–84
23. D'Angelo E, Prat J. Pathology of mixed Müllerian tumours. Best Pract Res Clin Obstet Gynaecol 2011; 25: 705–718
24. Del Carmen MG, Lovett D, Goodman A. A case of Müllerian adenosarcoma of the uterus treated with liposomal doxorubicin. Gynecol Oncol 2003; 88: 456–458
25. Du Bois A, Pfisterer J, Burchardi N, Loibl S, Huober J, Wimberger P, Burges A, Stähle A, Jackisch C, Kölbl H. Arbeitsgemeinschaft Gynäekologische Onkologie Studiengruppe Ovarialkarzinom; Kommission Uterus. Combination therapy with pegylated liposomal doxorubicin and carboplatin in gynecologic malignancies: a prospective phase II study of the Arbeitsgemeinschaft Gynäekologische Onkologie Studiengruppe Ovarialkarzinom (AGO-OVAR) and Kommission Uterus (AGO-K-Ut). Gynecol Oncol 2007; 107: 518–525
26. Duggal R, Nijhawan R, Aggarwal N, Sikka P. Mullerian adenosarcoma (heterologous) of the cervix with sarcomatous overgrowth: a case report with review of literature. J Gynecol Oncol 2010; 21: 125–128
27. Eichhorn JH, Young RH, Clement PB, Scully RE. Mesodermal (müllerian) adenosarcoma of the ovary: a clinicopathologic analysis of 40 cases and a review of the literature. Am J Surg Pathol 2002; 26: 1243–1258
28. Einstein MH, Barakat RR, Chi DS, Sonoda Y, Alektiar KM, Hensley ML, Abu-Rustum NR. Management of uterine malignancy found incidentally after supracervical hysterectomy or uterine morcellation for presumed benign disease. Int J Gynecol Cancer 2008; 10: 1065–1070
29. El Maalouf G, Duvillard P, Rey A, Morice P, Haie-Meder Ch, Lhommé C, Pautier P. Clinical features, recurrence patterns and treatment in endometrial stromal sarcomas: a thirty-year single-institution experience. J Clin Oncol 2008; 26: Abstr. 10574
30. Fait T, Zivny J, Freitag P, Kuzel D. Adenosarcoma of the uterine body in a 19-year-old woman-three year survival: case report. Eur J Gynaecol Oncol 2001; 22: 61–63
31. Farhat MH, Hobeika EM, Moumneh G, Nassar AH. Uterine mullerian adenosarcoma with sarcomatous overgrowth fatal recurrence within two weeks of diagnosis: a case report. Med Case Reports 2007; 25: 103

32. Farhat F, Fakhruddine NA. A case of synchronous relapse of breast cancer and uterine müllerian adenosarcoma post tamoxifen in a premenopausal woman. Eur J Gynaecol Oncol 2008; 29: 95–97
33. FIGO Committee on Gynecologic Oncology: FIGO staging for uterine sarcomas. Int J Gynecol Obstet 2009; 104: 179
34. Fleming NA, Hopkins L, de Nanassy J, Senterman M, Black AY. Mullerian adenosarcoma of the cervix in a 10-year-old girl: case report and review of the literature. J Pediatr Adolesc Gynecol 2009; 22: 45–51
35. Friedlander ML1, Covens A, Glasspool RM, Hilpert F, Kristensen G, Kwon S, Selle F, Small W, Witteveen E, Russell P. Gynecologic Cancer InterGroup (GCIG) consensus review for mullerian adenosarcoma of the female genital tract. Int J Gynecol Cancer 2014; 24 (9 Suppl 3): S78-82
36. Gadducci A, Cosio S, Romanini A, Genazzani AR. The management of patients with uterine sarcoma: a debated clinical challenge. Crit Rev Oncol Hematol 2008; 65: 129–142
37. Gallardo A, Prat J. Mullerian adenosarcoma: a clinicopathologic and immunohistochemical study of 55 cases challenging the existence of adenofibroma. Am J Sur Pathol 2009; 33: 278–288
38. Gollard R, Kosty M, Bordin G, Wax A, Lacey C. Two unusual presentations of müllerian adenosarcoma: case reports, literature review, and treatment considerations. Gynecol Oncol 1995; 59: 412–422
39. Han XY, Xiang Y, Guo LN, Shen K, Wan XR, Huang HF, Pan LY. Clinicopathological analysis of mullerian adenosarcoma of the uterus. Chin Med J (Engl) 2010; 123: 756–759
40. Hines BJ, Porges RF, Mittal K, Muggia FM, Curtin JP. Use of medroxyprogesterone acetate in the treatment of Müllerian adenosarcoma: a case report. Gynecol Oncol 2002; 85: 192–195
41. Huang GS, Arend RC, Sakaris A, Hebert TM, Goldberg GL. Extragenital adenosarcoma: a case report, review of the literature, and management discussion. Gynecol Oncol 2009; 115: 472–475
42. Ihnen M, Mahner S, Jänicke F, Schwarz J. Current treatment options in uterine stromal sarcoma: report of a case and review of the literature. Int J Gynecol Cancer 2007; 17: 957–963
43. Inoue M, Fukuda H, Tanizawa O. Adenosarcomas originating from sites other than uterine endometrium. Int J Gynaecol Obstet 1995; 48: 299–306
44. Ioffe YJ, Li A J, Walsh CS, Karlan BY, Leuchter R, Forscher C, Cass I. Hormone receptor expression in uterine sarcomas: prognostic and therapeutic roles. Gynecol Oncol 2009; 115: 466–471
45. Jessop FA, Roberts PF. Müllerian adenosarcoma of the uterus in association with tamoxifen therapy Histopathology 2000; 36: 91–92
46. Jimenez WA, Sardi A, Nieroda C, Gushchin V. Cytoreductive surgery and hyperthermic intraperitoneal chemotherapy in the management of recurrent high-grade uterine sarcoma with peritoneal dissemination. Am J Obstet Gynecol 2014; doi: 10.1016/j.ajog.2013.11.002
47. Judson PL, Temple AM, Fowler WC Jr, Novotny DB, Funkhouser WK Jr. Vaginal adenosarcoma arising from endometriosis. Gynecol Oncol 2000; 76: 123–125
48. Kaku T, Silverberg SG, Major FJ, Miller A, Fetter B, Brady MF. Adenosarcoma of the uterus: a Gynecologic Oncology Group clinicopathologic study of 31 cases. Int J Gynecol Pathol 1992; 11: 75–88
49. Khoury-Collado F, Einstein MH, Bochner BH, Alektiar KM, Sonoda Y, Abu-Rustum NR, Brown CL, Gardner GJ, Barakat RR, Chi DS. Pelvic exenteration with curative intent for recurrent uterine malignancies. Gynecol Oncol 2012; 124: 42–47
50. Kim WY, Lee JW, Choi CH, Kang H, Kim TJ, Kim GB, Lee JH, Bae DS. Low grade endometrial stromal sarcoma: a single center's experience with 22 cases. Int J Gynecol Cancer 2008; 18: 1084–1089

51. Kim HS, Han KH, Chung HH, Kim JW, Park NH, Song YS, Kang SB. Neutrophil to lymphocyte ratio for preoperative diagnosis of uterine sarcomas: a case-matched comparison. Eur J Surg Oncol 2010; 36: 691–698
52. Köhler G, Faustmann TA, Gerlinger C, Seitz C, Mueck AO. A dose-ranging study to determine the efficacy and safety of 1, 2, and 4 mg of dienogest daily for endometriosis. Int J Gynaecol Obstet 2010; 108: 21–25
53. Köhler G, Belau, A, Dennis K, Evert K, Evert M, Hesse J, Hegenscheid K, Krichbaum J, Kühnast M, Lehnhoff H, Lehr A, Müller S, Schalitz S, Simon J, Spring P, Ständer C, Trojnarska S, Witte, N, Zygmunt M.: Deutsches klinisches Kompetenzzentrum für genitale Sarkome und Mischtumoren an der Universitätsmedizin Greifswald (DKSM) und Kooperationspartner VAAO Deutschland und FK Frankfurt/Sachsenhausen. Datenbank und Promotions- und Forschungsgruppe genitale Sarkome, Greifswald 2015, http://www.medizin.uni-greifswald.de/gyn/dksm/
54. Koivisto-Korander R, Butzow R, Koivisto AM, Leminen A. Clinical outcome and prognostic factors in 100 cases of uterine sarcoma: Experience in Helsinki University Central Hospital 1990–2001. Gynecol Oncol 2008; 111: 74–81
55. Krivak TC, Seidman JD, McBroom JW, MacKoul PJ, Aye LM, Rose GS. Uterine adenosarcoma with sarcomatous overgrowth versus uterine carcinosarcoma: comparison of treatment and survival. Gynecol Oncol 2001; 83: 89–94
56. Levenback C, Rubin SC, McCormack PM, Hoskins WJ, Atkinson EN, Lewis JL. Resection of pulmonary metastases from uterine sarcomas. Gynecol Oncol 1992; 45: 202–205
57. Li N, Wu LY, Zhang HT, An JS, Li XG, Ma SK. Treatment options in stage I endometrial stromal sarcoma: a retrospective analysis of 53 cases. Gynecol Oncol 2008; 108: 306–311
58. Liu L, Davidson S, Singh M. Müllerian adenosarcoma of vagina arising in persistent endometriosis: report of a case and review of the literature. Gynecol Oncol 2003; 90: 486–490
59. Livi L, Paiar F, Shah N, Blake P, Villanucci A, Amunni G, Barca R, Judson I, Lodge N, Meldolesi E, Simontacchi G, Piperno G, Galardi A, Scoccianti S, Biti GP, Harmer C. Uterine sarcoma: twenty-seven years of experience. Int J Radiat Oncol Biol Phys 2003; 57: 1366–1373
60. Löning T. Funktionelle Morphologie und Pathologie des Myometriums. In: Löning, T., Riethdorf, L. (Hrsg.): Pathologie der weiblichen Genitalorgane III – Pathologie des Uterus der Vagina und Vulva. Springer, Berlin – Heidelberg – New York 2001; 652–704
61. Maeda M, Mabuchi S, Matsumoto Y, Hisamatsu T, Ohashi H, Kimura T. Activity of pegylated liposomal doxorubicin for extragenital mullerian adenosarcoma with sarcomatous overgrowth: a case report and a review of the literature. Eur J Gynaecol Oncol 2011; 32: 542–546
62. Manoharan M, Azmi MA, Soosay G, Mould T, Weekes AR. Mullerian adenosarcoma of uterine cervix: report of three cases and review of literature. Gynecol Oncol 2007; 105: 256–260
63. McCluggage WG, Ganesan R, Herrington CS. Endometrial stromal sarcomas with extensive endometrioid glandular differentiation: report of a series with emphasis on the potential for misdiagnosis and discussion of the differential diagnosis. Histopathology 2009; 54: 365–373
64. Mikami Y, Hata S, Kiyokawa T, Manabe T. Expression of CD10 in malignant müllerian mixed tumors and adenosarcomas: an immunohistochemical study. Mod Pathol 2002; 15: 923–930
65. Milam MR, Atkinson JB, Currie JL. Adenosarcoma arising in inguinal endometriosis. Obstet Gynecol 2006; 108: 753–755
66. Murugasu A, Miller J, Proietto A, Millar E. Extragenital mullerian adenosarcoma with sarcomatous Overgrowth arising in an endometriotic cyst in the pouch of Douglas. Int J Gynecol Cancer 2003; 13: 371–375
67. National Comprehensive Cancer Network: NCCN Practice Guidelines in Oncology – Version 2. 2015, Uterine neoplasms. www.nccn.org
68. Nordal R, Kristensen GB, Kaern J, Stenwig A, Pettersen EO, Tropé CG. The prognostic significance of surgery, tumor size, malignancy grade, menopausal status, and DNA ploidy in endometrial stromal sarcoma. Gynecol Oncol 1996; 62: 254–259

69. Oda Y, Nakanishi I, Tateiwa T. Intramural müllerian adenosarcoma of the uterus with adenomyosis. Arch Pathol Lab Med 1984; 108: 798–801
70. Okada H, Nakajima T, Yoshimura T, Yasuda K, Kanzaki H. The inhibitory effect of dienogest, a synthetic steroid, on the growth of human endometrial stromal cells in vitro. Mol Hum Reprod 2001; 7: 341–347
71. Omura GA, Blessing JA, Major F, Lifshitz S, Ehrlich CE, Mangan C, Beecham J, Park R, Silverberg S. A randomized clinical trial of adjuvant adriamycin in uterine sarcomas: a Gynecologic Oncology Group Study. J Clin Oncol 1985; 3: 1240–1245
72. Pautier P, Floquet A, Cupissol D, Lacas B, Bompas E, Chevreau C, Selle F, Weber BE, Guillemet C, Penel N, Duffaud F. A phase II single-arm multicenter study of doxorubicin in combination with trabectedin as a first-line treatment of advanced uterine leiomyosarcoma (u-LMS) and soft tissue LMS (ST-LMS): First results in patients with u-LMS. J Clin Oncol 2013; 31: Abstr. 10505
73. Perri T, Korach J, Sadetzki S, Oberman B, Fridman E, Ben-Baruch G. Uterine leiomyosarcoma: does the primary surgical procedure matter? Int J Gynecol Cancer 2009; 19: 257–260
74. Prat J. FIGO staging for uterine sarcomas. Int J Gynecol Obstet 2009; 104: 177–178
75. Reed NS. The management of uterine sarcomas. Clin Oncol 2008; 20: 470–478
76. Reed NS, Mangioni C, Malmström H, Scarfone G, Poveda A, Pecorelli S, Tateo S, Franchi M, Jobsen JJ, Coens C, Teodorovic I, Vergote I, Vermorken JB. Phase III randomised study to evaluate the role of adjuvant pelvic radiotherapy in the treatment of uterine sarcomas stages I and II: an European organisation for research and treatment of cancer gynaecological cancer group study (protocol 55874). Eur J Cancer 2008; 44: 808–818
77. Riopel J, Plante M, Renaud MC, Roy M, Têtu B. Lymph node metastases in low-grade endometrial stromal sarcoma. Gynecol Oncol 2005; 96: 402–406
78. Ruan X, Seeger H, Mueck AO. The pharmacology of dienogest. Maturitas. 2012; 71: 337–344
79. Sadeghi R, Zakavi SR, Hasanzadeh M, Treglia G, Giovanella L, Kadkhodayan S. Diagnostic performance of fluorine-18-fluorodeoxyglucose positron emission tomography imaging in uterine sarcomas: systematic review and meta-analysis of the literature. Int J Gynecol Cancer 2013; 23: 1349–1356
80. Sale E. Adenosarcoma. In: Hricak HH, Akin O, Sala E, Ascher SM, Levine D, Reinhold C (eds) Diagnostic imaging gynecology. Amyrsis 2007; 2: 166–171
81. Salvatierra A, Tarrats A, Gomez C, Sastre JM, Balaña CA. A case of c-kit positive high-grade stromal endometrial sarcoma responding to Imatinib Mesylate. Gynecol Oncol 2006; 101: 545–547
82. Sampath S, Schultheiss TE, Ryu JK, Wong JY. The role of adjuvant radiation in uterine sarcomas. Int J Radiat Oncol Biol Phys 2010; 76: 728–734
83. Schroeder BA, Rodler ET, Loggers ET, Pollack SM, Jones RL. Clinical benefit of trabectedin in uterine adenosarcoma. Med Oncol 2013; 30: 501
84. Scott McMeekin, D. Sarcoma of the uterus. In: DiSaia, PJ, Creasman WT. (eds.). Clinical gynecologic oncology. 7th ed. Mosby Elsevier 2007, 185–199
85. Seagle BL, Falter KJ, Lee S, Frimer M, Samuelson R, Shahabi S. Mullerian adenosarcoma of the cervix: Report of two large tumors with sarcomatous overgrowth or heterologous elements. Gynecol Oncol Case Rep 2014; 9: 7–10
86. Seidman JD, Wasserman CS, Aye LM, MacKoul PJ, O'Leary TJ. Cluster of uterine mullerian adenosarcoma in the Washington, DC metropolitan area with high incidence of sarcomatous overgrowth. Am J Surg Pathol 1999; 23: 809–814
87. Seidman JD, Chauhan S. Evaluation of the relationship between adenosarcoma and carcinosarcoma and a hypothesis of the histogenesis of uterine sarcomas. Int J Gynecol Pathol 2003; 22: 75–82

88. Shah JP, Bryant CS, Kumar S, Ali-Fehmi R, Malone JM, Morris RT. Lymphadenectomy and ovarian preservation in low grade endometrial stromal sarcoma. Obstet Gynecol 2008; 112: 1102–1108
89. Sharma P, Kumar R, Singh H, Jeph S, Sharma JB, Jain SK, Sharma DN, Bal C, Malhotra A. Role of FDG PET-CT in detecting recurrence in patients with uterine sarcoma: comparison with conventional imaging. Nucl Med Commun 2012; 33: 185–190
90. Shi Y, Liu Z, Peng Z, Liu H, Yang K, Yao X. The diagnosis and treatment of Mullerian adenosarcoma of the uterus. Aust N Z J Obstet Gynaecol 2008; 48: 596–600
91. Sobin LH, Gospadarowicz MK, Wittekind CH (eds): TMN Classification of malignant tumours, 7th ed. John Wiley & Sons. 2009
92. Sölder E, Huter O, Müller-Holzner E, Brezinka C. Adenofibroma and adenosarcoma of the uterus in young women. Geburtshilfe Frauenheilkd 1995; 55: 118–120
93. Soslow RA, Ali A, Oliva E. Mullerian adenosarcomas: an immunophenotypic analysis of 35 cases. Am J Surg Pathol 2008; 32: 1013–1021
94. Stadsvold JL, Molpus KL, Baker JJ, Michael K, Remmenga SW. Conservative management of a myxoid endometrial stromal sarcoma in a 16-year old nulliparous woman. Gynecol Oncol 2005; 99: 243–245
95. Stern RC, Dash R, Bentley RC, Snyder MJ, Haney AF, Robboy SJ. Malignancy in endometriosis: frequency and comparison of ovarian and extraovarian types. Int J Gynecol Pathol 2001; 20: 133–399
96. Stolnicu S, Balachandran K, Aleykutty MA, Loghin A, Preda O, Goez E, Nogales FF. Uterine adenosarcomas overgrown by sex-cord-like tumour: report of two cases. J Clin Pathol 2009; 62: 942–944
97. Swisher EM, Gown AM, Skelly M, Ek M, Tamimi HK, Cain JM, Greer BE, Muntz HG, Goff BA. The expression of epidermal growth factor receptor, HER-2/Neu, p53, and Ki-67 antigen in uterine malignant mixed mesodermal tumors and adenosarcoma. Gynecol Oncol 1996; 60: 81–88
98. Szklaruk J, Tamm EP, Choi H, Varavithya V. MR imaging of common and uncommon large pelvic masses. Radiographics 2003; 23: 403–424
99. Taçkin S, Bozaci EA, Sönmezer M, Ekinci C, Ortaç F. Late recurrence of uterine Mullerian adenosarcoma as heterologous sarcoma: Three recurrences in 8 months increasing in number and grade of sarcomatous components. Gynecol Oncol 2006; 101: 179–182
100. Taga S, Sawada M, Nagai A, Yamamoto D, Hayase R. A Case of Adenosarcoma of the Uterus. Case Rep Obstet Gynecol 2014; doi: 10.1155/2014/J42187
101. Takeuchi M, Matsuzaki K, Yoshida S, Kudo E, Bando Y, Hasebe H, Kamada M, Nishitani H. Adenosarcoma of the uterus: magnetic resonance imaging characteristics. Clin Imaging 2009; 33: 244–247
102. Tanner EJ, Toussaint T, Leitao MM Jr, Hensley ML, Soslow RA, Gardner GJ, Jewell EL. Management of uterine adenosarcomas with and without sarcomatous overgrowth. Gynecol Oncol 2013; 129: 140–144
103. Tasaka N, Matsumoto K, Satoh T, Minaguchi T, Onuki M, Ochi H, Tanaka YO, Sakata A, Noguchi M, Yoshikawa H. Therapeutic effect of dienogest on adenosarcoma arising from endometriosis: a case report. Springerplus 2013; 2: 618
104. Thomas MB, Keeney GL, Podratz KC, Dowdy SC. Endometrial stromal sarcoma: treatment and patterns of recurrence. Int J Gynecol Cancer 2009; 19: 253–256
105. Tierney JF, Mosseri V, Steward LA, Souhami R, Parmar MK. Adjuvant chemotherapy of soft-tissue sarcoma: review and meta-analysis of the published results of randomised clinical trials. Br J Cancer 1995; 72: 469–475
106. Tirumani SH, Ojili V, Shanbhogue AK, Fasih N, Ryan JG, Reinhold C. Current concepts in the imaging of uterine sarcoma. Abdom Imaging 2013; 38: 397–411

107. Toyoshima M, Akahira J, Moriya T, Hayakawa S, Yaegashi N. Primary vaginal adenosarcoma with sarcomatous overgrowth. Gynecol Oncol 2004; 95: 759–761
108. van Kruchten M, Hospers GA, Glaudemans AW, Hollema H, Arts HJ, Reyners AK. Positron emission tomography imaging of oestrogen receptor-expression in endometrial stromal sarcoma supports oestrogen receptor-targeted therapy: case report and review of the literature. Eur J Cancer 2013; 49: 3850–3855
109. Verschraegen CF, Vasuratna A, Edwards C, Freedman R, Kudelka AP, Tornos C, Kavanagh JJ. Clinicopathologic analysis of mullerian adenosarcoma: the M. D. Anderson Cancer Center experience. Oncol Rep 1998; 5: 939–944
110. Yamagami W, Susumu N, Ninomiya T, Kuwahata M, Takigawa A, Nomura H, Kataoka F, Tominaga E, Banno K, Tsuda H, Aoki D. A retrospective study on combination therapy with ifosfamide, adriamycin and cisplatin for progressive or recurrent uterine sarcoma. Mol Clin Oncol 2014; 2: 591–595.
111. Yoshizako T, Wada A, Kitagaki H, Ishikawa N, Miyazaki K. MR imaging of uterine adenosarcoma: case report and literature review. Magn Reson Med Sci 2011; 10: 251–254
112. Zaloudek CJ, Norris HJ. Adenofibroma and adenosarcoma of the uterus: a clinicopathologic study of 35 cases. Cancer 1981; 15: 354–366
113. Zhao Z, Yoshida Y, Kurokawa T, Kiyono Y, Mori T, Okazawa H. 18 F-FES and 18 F-FDG PET for differential diagnosis and quantitative evaluation of mesenchymal uterine tumors: correlation with immunohistochemical analysis. J Nucl Med 2013; 54: 499–506

Bildquellenverzeichnis

Evert M, Evert K. Universitätsmedizin Greifswald, Institut für Pathologie, Greifswald. 3.2-1 A, B, 3.2-2 A–C, 3.2-3 A–F, 3.2-4 A–D, 3.2-5, 3.2-8, 3.2-9 A, 3.2-9 C–E

Hegenscheid K. Universitätsmedizin Greifswald, Institut für Diagnostische Radiologie und Neuroradiologie, Greifswald. 3.2-9 B, 3.2-10 B, D

Hessler PA, Kuhfus S, Dennis K. Krankenhaus Sachsenhausen, operative Gynäkologie, Frankfurt/Main. 3.2-6 B

Kaufmann L, Job H. Theresienkrankenhaus und St. Hedwigs-Klinik GmbH, Gynäkologie und Geburtshilfe, Mannheim. 3.2-12 AB

Köhler G, Zygmunt A. Universitätsmedizin Greifswald, Klinik Frauenheilkunde und Geburtshilfe, Greifswald. 3.2-10 A, C, E; 3.2-11

Krentel H. St. Anna Hospital Herne, Klinik für Frauenheilkunde und Geburtshilfe, Herne. 3.2-6 C

Münch M, Weiss E. Klinikverbund Südwest, Krankenhaus Böblingen Frauenklinik, Böblingen. 3.2-7 A

Owidh A, Konieczny M, Brum K. Mathilden Hospital Herford, Klinik für Frauenheilkunde u. Geburtshilfe, Herford, 3.2-7 C, D

Ruhwedel W. St. Vinzenz-Hospital Köln, Klinik für Gynäkologie und Geburtshilfe, Köln. 3.2-6 A

Stibora M. Marienhospital Gelsenkirchen, Klinik für Gynäkologie und Geburtshilfe, Gelsenkirchen. 3.2-6 D, 3.2-7 B

Zeidler B. Pastor S. Asklepios Südpfalzklinik. Abt. Frauenheilkunde u. Geburtshilfe, Germersheim. 3.2-1 C

Günter Köhler, Katja Evert, Marek Zygmunt, Matthias Evert

3.3 Karzinosarkom

Das KS ist ein Mischtumor und besteht aus einem malignen epithelialen und einem malignen mesenchymalen Anteil. Am häufigsten ist das KS im Uteruskorpus lokalisiert. Weniger als 3 % der uterinen KS gehen primär von der Zervix aus (43). Im extrauterinen Genitale ist vor allem das Ovar und mitunter die Tuba uterina betroffen. Gelegentlich findet sich ein KS auch im Bereich des Peritoneums des Beckens bzw. der Bauchhöhle. Primäre KS der Scheide kommen praktisch nicht vor. Die wenigen Einzelfälle sind bei genauer Betrachtung eher als metastatische Tumoren anzusehen (210).

Ein Karzinosarkom besteht aus einem malignen epithelialen (karzinomatösen) und einem malignen mesenchymalen (sarkomatösen) Anteil und kommt am häufigsten im Uterus vor

3.3.1 Das uterine Karzinosarkom

Allgemeines, Epidemiologie, Ätiologie, Pathogenese, Stadieneinteilung

Das vom Endometrium ausgehende UKS ist nach neueren Erkenntnissen überwiegend ein hochmalignes sarkomatös entdifferenziertes EK. Das UKS verhält sich klinisch und prognostisch jedoch eher wie ein Sarkom. Dementsprechend wird es in Publikationen und Studien mehrheitlich unter den Sarkomen, gelegentlich aber auch im Zusammenhang mit den high-risk EK abgehandelt. Zwischen den high-risk EK und dem UKS gibt es dennoch zahlreiche epidemiologische, prognostische, klinische und therapeutische Gemeinsamkeiten, die bei der Diagnostik und dem Management des UKS eine nicht unerhebliche Rolle spielen. Aufgrund seiner besonderen Charakteristika sollte das KS jedoch in eigenständigen Studien untersucht werden.

Das KS repräsentiert weniger als 5 % aller malignen Uterustumoren (215). Es tritt mehrheitlich erst in der Postmenopause auf, 66 % der Frauen sind älter als 60 und 58,7 % älter als 65 Jahre. In 10 % der Fälle wird es vor dem 40. Lebensjahr beobachtet. Schwarze Frauen sind signifikant häufiger als weiße betroffen (13, 136). Bei 150 analysierten Beratungsfällen des DKSM (122) betrug die Alterspanne 34–92 Jahre (median 65, im Mittel 63,3 Jahre), nach anderen Untersuchungen liegt das mediane Alter bei 72 Jahren (197). Ätiologisch spielt in Analogie zum EK eine Tamoxifeneinnahme eine nicht unerhebliche Rolle (13, 144, 157, 227, 246). Das gilt gleichermaßen für die LG-ESS, HG-ESS, UUS und LMS (s. Bd. 1). Dementsprechend können nach einer Tamoxifenexposition gelegentlich auch einmal EK und stromale Sarkome nebeneinander auftreten (35) und theoretisch Ausgangspunkt für ein durch Kollision (s. u.) entstandenes KS werden. Das Zeitintervall zwischen dem Beginn der Tamoxifentherapie und dem UKS liegt median bei 120 (32–140) Mo (267). Pathogenetisch spielt wahrscheinlich eine

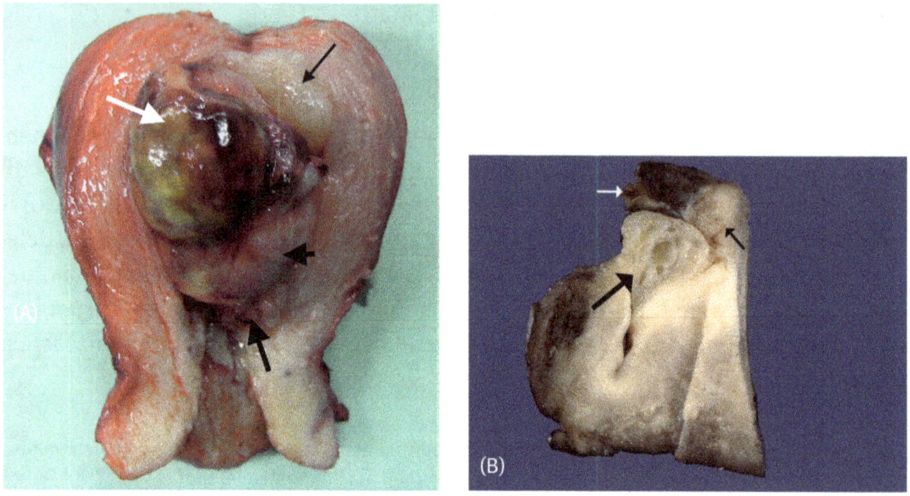

Abb. 3.3-1: Karzinosarkom – Kollisionstumor. AB: identischer Fall mit voneinander getrenntem Karzinom- (großer schwarzer Pfeil) und Sarkom-Anteil (weißer Pfeil) sowie Karzinosarkom (Pfeilkopf) im Sinne eines Kollisionstumors mit zusätzlichem fibroglandulär-zystischem Polypen der Korpusschleimhaut (schmaler schwarzer Pfeil).

tamoxifeninduzierte Veränderung des p53-Proteins eine Rolle. Gelegentlich ist das uterine UKS auch mit den Risikofaktoren für ein endometrioides Adenokarzinom wie Hypertonus, Adipositas und Nulliparität assoziiert (102). Nicht selten lässt sich in der Anamnese eine vorausgegangene pelvine RT nachweisen (251, 267). Die endokrine und radiogene Ätiologie ist jedoch nicht sicher belegt.

Bezüglich der formalen Pathogenese gibt es verschiedene Theorien. Die mit lediglich 8–15 % der Fälle (206, 215, 255) eher selten vorkommende multifokale Tumorbildung geht davon aus, dass das KS biklonal aus jeweils einem eigenständigen Karzinom und Sarkom als Kollisionstumor (Kollisionstheorie) entsteht (Abb. 3.3-1 AB). Möglich ist auch die Kombination aus einem AS und einem EK (206).

Die Konversionstheorie basiert dagegen auf einer monoklonalen unifokalen Bildung beider Tumorkomponenten aus einem EK (88). Sowohl die mono- als auch biklonale Genese konnte mittels genetischer Untersuchungen nachgewiesen werden (86, 107, 255). Bei der monoklonalen Entstehung wird eine Umwandlung bzw. Transdifferenzierung der epithelialen Karzinomzellen in maligne mesenchymale Zellen angenommen. Dafür spricht, dass der metaplastisch entstandene sarkomatöse Anteil sowohl epitheliale (Zytokeratine) als auch mesenchymale Marker (Vimentin) exprimiert. Interessanterweise ist das EK eines der wenigen Karzinome, die auch als gut differenzierte Tumoren das Intermediärfilament Vimentin durchgängig exprimieren. Vimentin kommt in epithelialen Zellen der meisten anderen Karzinome hingegen kaum vor und kann stattdessen eher als ein Kennzeichen von mesenchymalen Zellen betrachtet werden. Insofern kann die kombinierte Zytokeratin-Vimentin-Expression in den epithelialen Zellen zumindest als ein indirekter Hinweis auf deren Potenz zur sarkomatösen Transdifferenzierung gelten. Viele genetische Veränderungen, die im Sarkom- und Karzinomanteil identisch ausfallen (z. B. p53- oder K-Ras-Mutationen) belegen weiter die Konversionstheorie mit einem gemeinsamen Ursprung beider Komponenten (86, 88, 125, 114, 229). Als Hinweis auf die Transdifferenzierung ist auch ein Verlust in der Expression bzw. ein Funktionsverlust des epithelialen Zellmarkers und zellulären Adhäsionsmarkers E-Cadherin zu werten (270). Auch ist beim KS in Analogie zum endometrioiden EK das Tumorsuppressorgen PTEN (Phosphatase and Tensin homolog) häufig, dagegen bei den reinen uterinen Sarkomen eher selten mutiert (6). Die Prognose ist vorrangig von den epithelialen Faktoren (Grading, histologischer Typ) abhängig. Zudem sind sowohl die lokoregionären als auch die Fernmetastasen in bis zu 94 % rein karzinomatös oder karzinosarkomatös und nur selten rein sarkomatös (222).

VEGF lässt sich in bis zu 100 % im epithelialen und zu 93 % im mesenchymalen Gewebe nachweisen. Gegenüber den high-risk EK fand sich beim KS eine signifikant vermehrte VEGF-A-m-RNA Expression (63). Die Expression war vor allem im epithelialen Tumoranteil deutlich vermehrt. Dies unterscheidet trotz identischer klonaler Herkunft das KS molekularbiologisch vom EK. Nach neueren genetischen und molekularbiologischen Untersuchungen soll das KS den uterinen Sarkomen sogar näher als dem EK stehen (38). Das würde auch das klinische Verhalten und die allgemeine Chemoresistenz besser erklären.

Ein KS kann auch in bzw. aus einem AS (s. a. AS) durch maligne Umwandlung von dessen benigner Epithelkomponente entstehen. In 15 % der KS wurden zumindest Anteile eines AS gefunden (206, 215). Metastasen und Rezidive von AS treten gelegentlich als KS auf (42, 122). Im Material des DKSM gibt es auch Fälle einer Entwicklung aus einer Adenomyose bzw. einem Adenomyom. Extrauterine KS scheinen vorrangig aus einer Endometriose heraus zu entstehen (s. u.).

Es sind weniger als 65 primäre KS der Zervix publiziert worden. In einer sehr umfangreichen SEER-Analyse wurden insgesamt 128 Fälle registriert (1, 21, 137, 152). Das mediane Alter der betroffenen Frauen liegt bei 64 (25–93) Jahren (21, 262). Der Ursprung der zervikalen KS soll jedoch nur in 8 % tatsächlich in der Zervix liegen (23). Der Ausgangspunkt ist dann in der Regel ein zervikales Adenokarzinom, gelegentlich ein Plattenepithelkarzinom. Pathogenetisch soll häufig eine Infektion mit dem Human-Papilloma-Virus im Hintergrund stehen (21, 209). In 16 % der Fälle ist die karzinomatöse Komponente mesonephrogenen Ursprungs (137, 152). Letztere gelten als nicht Human-Papilloma-Virus induziert (116).

Seit 2009 ist eine neue FIGO-Stadieneinteilung für KS verbindlich (Tab. 3.3-1), die mit der des EK identisch ist (218). Im Gegensatz zu den reinen Sarkomen ist das KS im Stadium II auf den Uterus beschränkt. Eine alleinige Beteiligung von zervikalen Drüsen (intraluminale Ausbreitung in die Zervix ohne Infiltration des Zervixstromas) wird als Stadium I klassifiziert. Der intraperitoneale zytologische Befund (s. a. Prognose) findet bei der Stadieneinteilung keine Berücksichtigung, soll aber eigenständig registriert werden. Das TNM-System nach der UICC (Tab. 3.3-2) entspricht seit 2010 gleichfalls der Klassifikation für das EK (218). Das Staging erfolgt in Analogie zum EK operativ und kann durch die Bildgebung nicht ersetzt werden.

Tab. 3.3-1: Stadieneinteilung des uterinen KS nach FIGO

I	Corpus uteri und/oder Zervixdrüsenbefall
IA	Befall von Endometrium ohne und mit Infiltration innere Myometriumhälfte (< 50 %)
IB	Infiltration äußere Myometriumhälfte (≥ 50 %)
II	Zervixstromabefall
III	Becken lokal und/oder regionär (positive Zytologie separat bewerten)
IIIA	Serosa- und/oder Adnexinfiltration
IIIB	Vaginal- und/oder Parametrienbefall
IIIC	Pelviner und/oder paraaortaler Lymphknotenbefall
$IIIC_1$	Positive pelvine Lymphknoten
$IIIC_2$	Positive paraaortale Lymphknoten und/oder pelviner Lymphknotenbefall
IV	Organinfiltrationen und/oder Fernmetastasen
IVA	Infiltration von Blase und/oder Rektumschleimhaut
IVB	Fernmetastasen inkl. intraabdom. Tumor und/oder inguinaler Lymphknotenbefall bzw. andere intraabdominale Lymphknoten als pelvine/paraaortale Lymphknoten

Tab. 3.3-2: TNM-System des uterinen KS nach der UICC

T1	Corpus uteri und/oder Zervixdrüsenbefall
T1a	Befall von Endometrium ohne und mit Infiltration innere Myometriumhälfte (< 50 %)
T1b	Infiltration äußere Myometriumhälfte (≥ 50 %)
T2	Zervixstromabefall, keine Ausbreitung jenseits des Uterus
T3	Lokale Ausbreitung innerhalb des Beckens (positive Zytologie separat bewerten)
T3a	Serosa- und/oder Adnexinfiltration (direkte Ausbreitung oder Metastasen)
T3b	Vaginal- und/oder Parametrienbefall (direkte Ausbreitung oder Metastasen)
N1	Metastasen in pelvinen und/oder paraaortalen Lymphknoten
T4	Infiltration von Blase und/oder Rektumschleimhaut

▸ Abb. 3.3-2: Karzinosarkom – Makroskopie. A: polypoides Karzinosarkom im linken unteren uterinen Segment, im Fundus zusätzlich trotz auffälliger Makroskopie ein gewöhnliches Leiomyom; BC: geschlossener und identischer offener Uterus mit breitbasig gestieltem Karzinosarkom; D: Karzinosarkom imponierend als nekrotischer Zervixpolyp; EF: Uterusinversion bei monströsem heterologem Karzinosarkom bei einer 79-jährigen Pat.; E: Laparotomiebefund mit eingezogenem Uterusfundus; F: entsprechendes vor die Vulva prolabiertes heterologes Karzinosarkom.

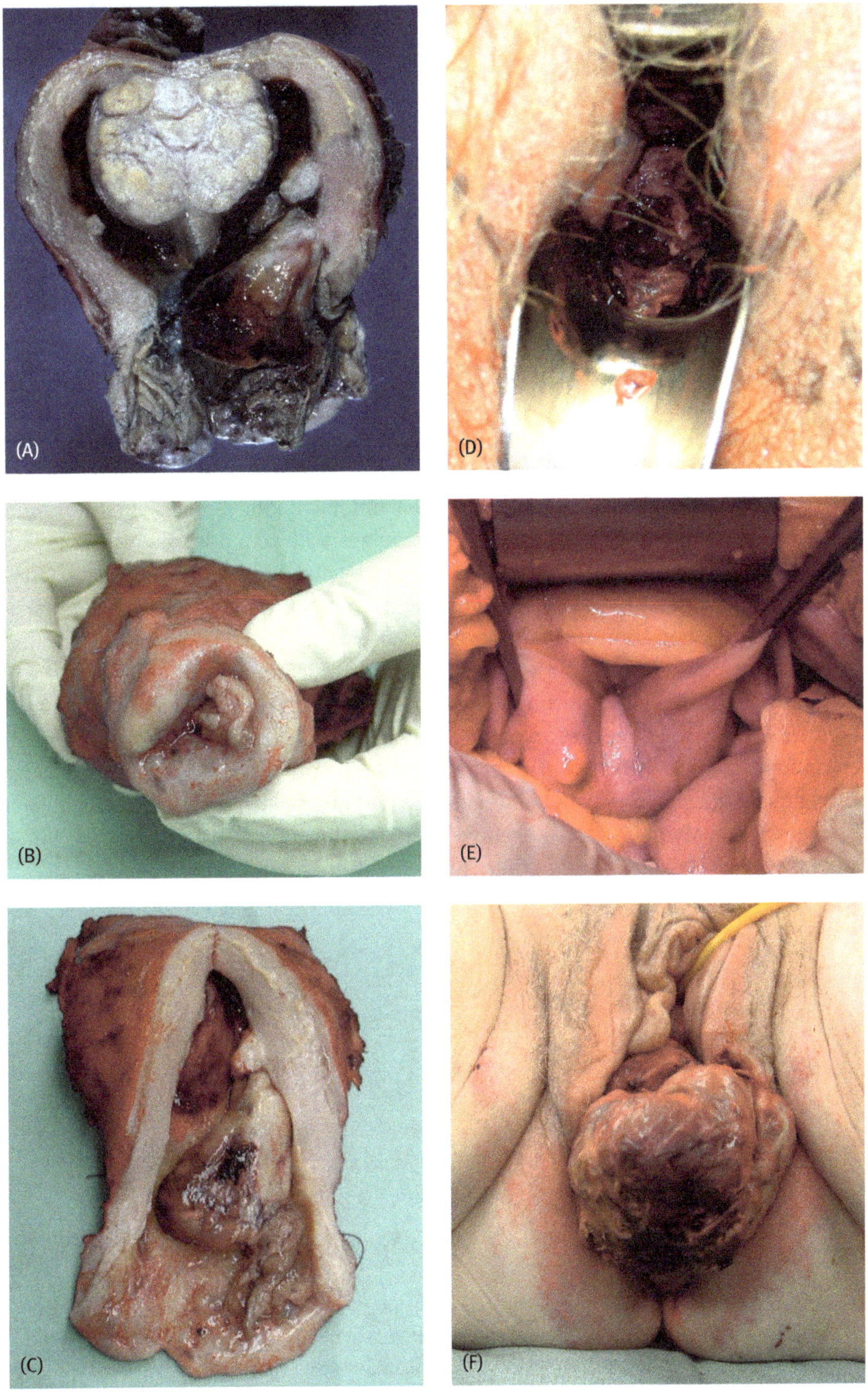
(A)
(D)
(B)
(E)
(C)
(F)

M1	Fernmetastasen inkl. intraabdom. Tumor und/oder inguinaler Lymphknotenbefall bzw. andere intraabdominale Lymphknoten als pelvine/paraaortale Lymphknoten

Das uterine Karzinosarkom tritt vorrangig in der Postmenopause auf. Anamnestisch findet sich häufig eine Tamoxifenexposition. Pathogenetisch dominiert klar die Entdifferenzierung aus einem Endometriumkarzinom gegenüber dem Zusammenwachsen eines reinen Sarkoms und eines Endometriumkarzinoms. Das Karzinosarkom kann auch aus einem Adenosarkom entstehen.
Die Stadieneinteilung des Karzinosarkoms entspricht der des Endometriumkarzinoms.

Makroskopische und mikroskopische Befunde

Makroskopisch erscheint das KS polypoid fleischig und meist sehr weich. Häufig fallen matschig zerfallende, exophytische grau- bis grau rote Massen mit Einblutungen, Nekrosen und zystischen Abschnitten auf, die auch in der Sonographie gut darstellbar sind. Daneben kann man glasig aussehende oder relativ fest erscheinende Tumoranteile finden. Das Bild kann entsprechend der unterschiedlichen sarkomatösen und epithelialen Komponenten außerordentlich vielgestaltig sein oder auch stark einem G3-Endometriukarzinom ähneln. Ein KS kann sich gelegentlich auch innerhalb eines Endometrium- oder Zervixpolypen entwickeln. Generell handelt es sich makroskopisch und bildgebend vorrangig um einen Tumor im Uteruskavum. Es wächst auffällig schnell polypoid in das Kavum vor, füllt dieses oft vollständig aus und infiltriert von hier aus das gesamte Myometrium. Bei einem Kollisionstumor ist mitunter schon mit dem unbewaffneten Auge die sarkomatöse neben der karzinomatösen Komponente zu erkennen (Abb. 3.3-1 AB).Ab einer bestimmten Größe prolabiert das KS auch aus der Zervix in die Scheide und kann mit (nekrotischen) Endometrium- oder Zervixpolypen bzw. gestielten Myomen verwechselt werden. Rasantes Wachstum bis vor die Vulva kann gelegentlich sogar zu einer Uterusinversion führen (216) (Abb. 3.3-2 EF)

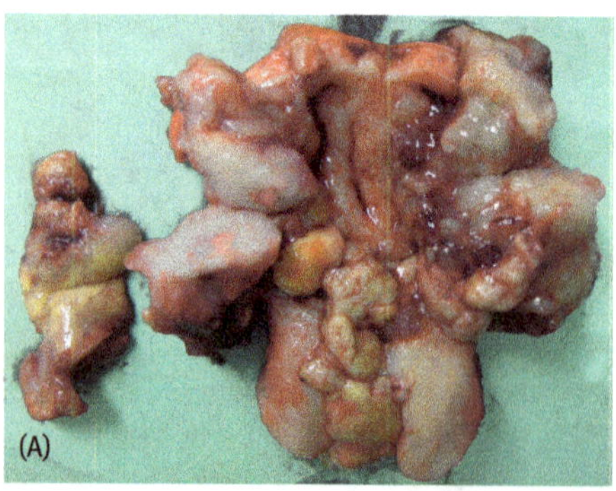

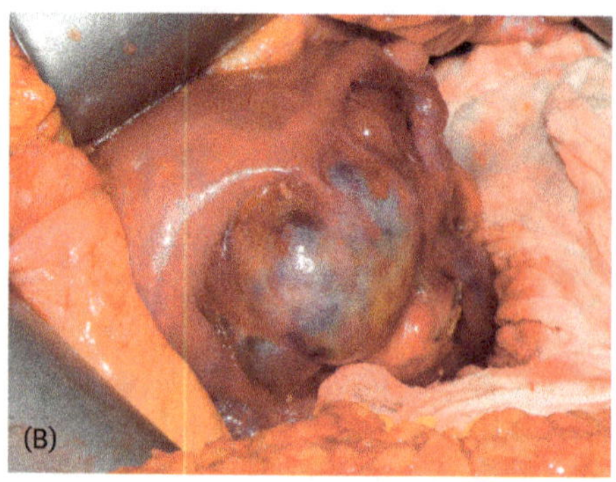

Abb. 3.3-3: Karzinosarkom – Makroskopie. A: erheblicher mechanischer Wachstumsdruck erkennbar an weit auseinander klaffendem aufgeschnittenen Uterus, in Bildmitte unten die durch den Tumor distendierte Zervix; B: Durchbrechen der Uteruswand mit Tumorausbreitung im Douglas.

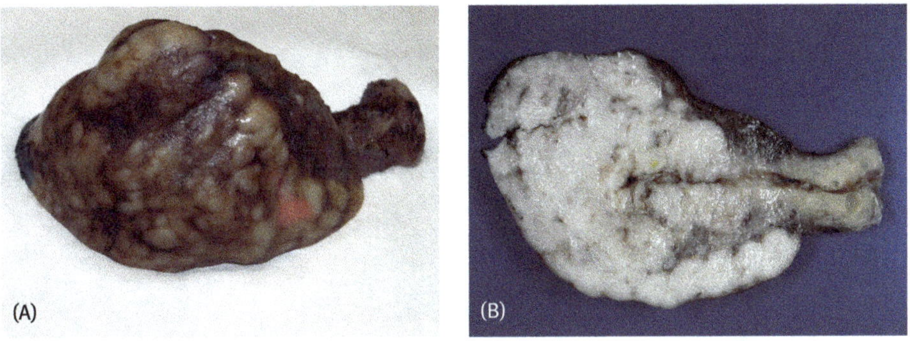

Abb. 3.3-4: Karzinosarkom – Makroskopie. AB: geschlossener und eröffneter Uterus, das Myometrium ist durch den Tumor, der auch die Serosa durchbricht, komplett aufgebraucht.

Beim Aufschneiden des Uterus quillt der Tumor aufgrund des hohen Wachstumsdrucks oftmals aus dem Präparationsschnitt heraus und kann auch des Myometrium schon makroskopisch erkennbar durchbrechen (Abb. 3.3-3 AB).

Nicht ausgeschlossen ist auch ein kompletter „Ersatz" des gesamten uterinen Gewebes mit einem Durchbrechen der Serosa (Abb. 3.3-4 AB).

Tumorblutungen können, wie bei anderen uterinen Malignomen, auch zu einer Hämatometra führen. Bei einem Kollisionstumor ist mitunter schon mit dem unbewaffneten Auge die sarkomatöse neben der karzinomatösen Komponente zu erkennen (Abb. 3.3-1 AB).

Zervikale KS präsentieren sich makroskopisch als polypoide, hämorrhagische und nekrotische Tumoren in gleicher Weise wie der vom Korpus ausgehende Tumor (131).

Wenn sich die Sarkomkomponente vom uterinen Gewebe ableitet, wird von einem homologen KS gesprochen. Meist handelt es sich um ein HG-ESS oder um ein UUS, gefolgt von einem LG-ESS und selten einem LMS. Besteht der mesenchymale Anteil dagegen aus uterusfremdem Gewebe, liegt ein heterologes KS vor. Die heterologe Komponente besteht vor allen aus einem Chondro- (Abb. 3.3-5 BC), Rhabdomyo- (Abb. 3.3-2 EF, 3.3-5 A) oder sehr selten einem Osteosarkom.

Gelegentlich kommen auch Lipo- und Fibrosarkome vor. Im Material des DKMS (122) beträgt die Häufigkeit der Chondro-, Rhabdomyo-, und Osteosarkom-Komponente 51, 30 bzw. 7 %. Innerhalb eines Tumors sind auch mehrere Sarkomkomponenten möglich. Homologe KS können auch Abschnitte mit heterologen Elementen enthalten, die leicht übersehen werden können. Dementsprechend kann im Abrasionsgewebe gefundenes heterologes Gewebe im Hysterektomiepräparat nicht mehr nachweisbar sein. Die homologen KS scheinen mit 69 % zu überwiegen (85) Im Material des DKSM sind es 65 % (122). Es wird auch über eine annähernd gleiche Verteilung berichtet. Homologe und heterologe KS haben wahrscheinlich eine identische Prognose. Das trifft möglicherweise nicht für KS mit einer RMS-Komponente zu

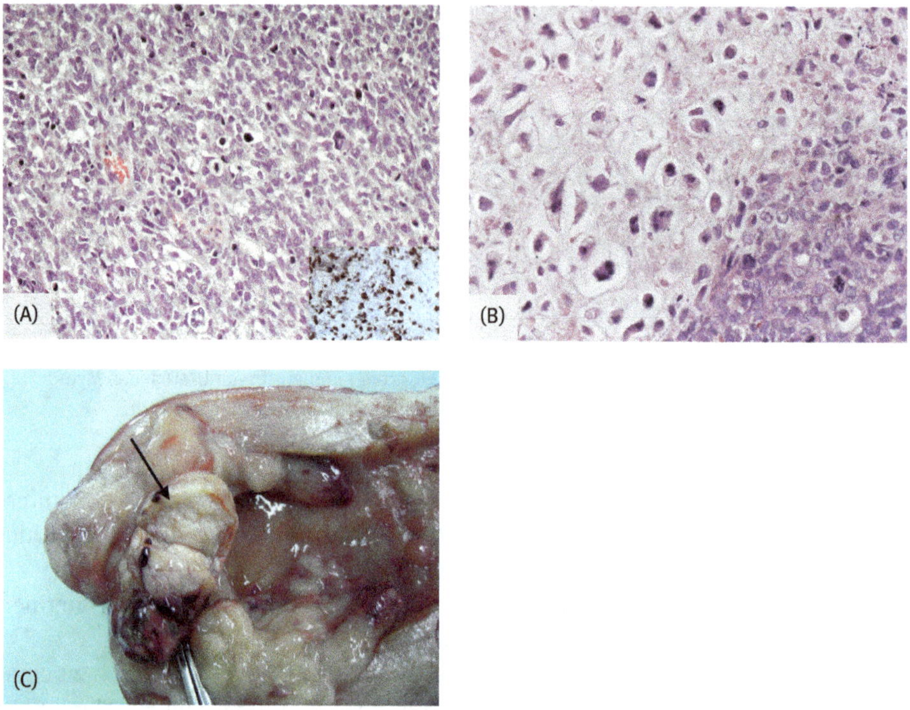

Abb. 3.3-5: Heterologe Karzinosarkome, Mikroskopie und Makroskopie. A: heterologe Stromakomponente entsprechend einem pleomorphen Rhabdomyosarkom, eingefügt ist die immunhistochemische Anfärbung mit dem für Rhabdomyosarkome spezifischem Myogenin identisch mit Fall in Abb. 3.3-2 EF; B: heterologe Chondrosarkomkomponente, unten rechts im Bild kleiner Rest einer undifferenzierten Stromasarkomponente; C: identischer Fall, die weiß-graue Farbe (Pfeil) und festere Schnittfläche gibt schon einen makroskopischen Hinweis auf die Chondrosarkomkomponente.

(s. Prognose). Aus klinischer Sicht ist es daher ggf. ausreichend nur von einem KS zu sprechen und bestenfalls eine Unterteilung in homologe und heterologe Tumoren ohne eine weitere Spezifizierung vorzunehmen (176, 215). Aus pathologischer Sicht ist es hingegen relevant, die heterologen Komponenten zu benennen, da sie bei Metastasen oder Rezidiven sonst nur mit Mühe dem möglicherweise unbekannten uterinen Primärtumor zugeordnet werden können (z. B. Chondrosarkommetastase in der Lunge bei „bekanntem Uterusmalignom in der Vorgeschichte“).

Feingeweblich sind beim KS neben einer ausgeprägten Pleomorphie ein hoher Grad von Zellatypien, ein MI von i. d. R. > 10 M/10 HPF sowie das Vorkommen von atypischen Mitosen für alle KS charakteristisch. In den meisten Fällen sind Myometriuminvasion sowie eine LVI und VI nachweisbar. Bei der epithelialen Komponente des KS kann es sich sowohl um endometrioide Karzinome mit unterschiedlichem Grading und squamöser Teildifferenzierung als auch um muzinöse, adenosquamöse, seröse, kleinzellige, Klarzell-, Plattenepithel- und undifferenzierte Karzinome handeln.

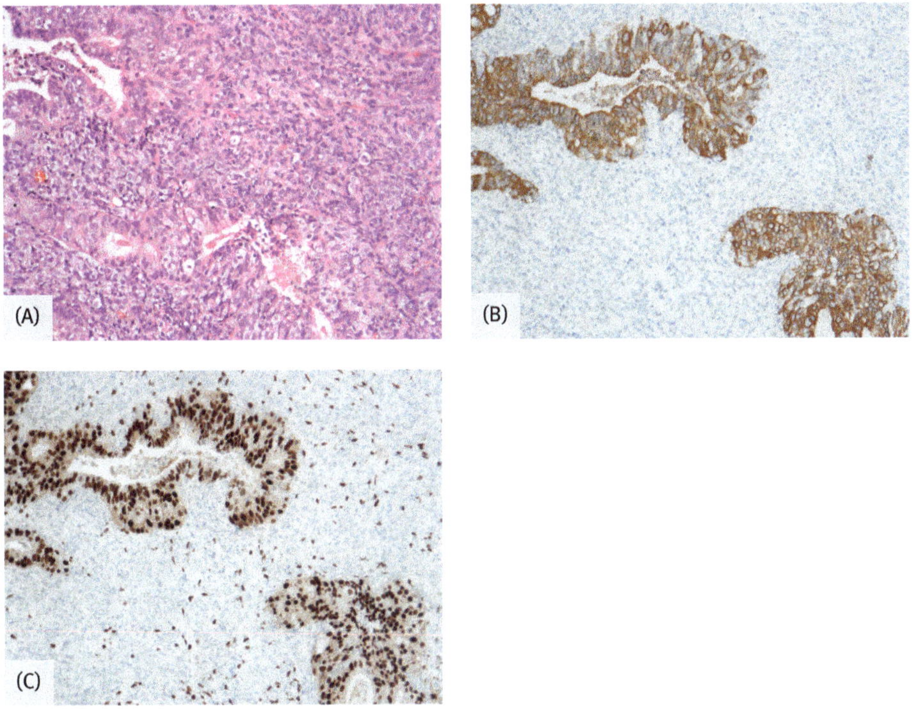

Abb. 3.3-6: Karzinosarkom – Mikroskopie. A: „Standard"-Histologie mit malignen endometrioiden Drüsen und malignem Stroma nach Art eines undifferenzierten (homologen) uterinen Sarkoms; B: die Drüsen stellen sich vor allem in der Zytokeratin-Immunhistochemie gut dar; C: nur die Karzinomzellen und benignen Stromazellen, nicht aber die Sarkomzellen sind Estrogenrezeptor-positiv.

Mono- und biklonale Tumoren unterscheiden sich histologisch nicht (107). In der Regel findet man G3-endometriode Karzinome wie auch die prognostisch ungünstigen serösen oder Klarzellkarzinome (Abb. 3.3-6 A). Das parallele Vorkommen mehrerer epithelialer Elemente ist nicht selten. Weitere Abweichungen in der epithelialen Differenzierung bis hin zu embryonalen Drüsenstrukturen sind bekannt. Eine rein endometrioide Karzinomkomponente ist in bis zu 50 % vertreten, gelegentlich auch einmal in Form von G1/G2-Karzinomen (102, 114). Dennoch werden generell alle KS als G3 eingestuft, unabhängig davon, welches Grading die karzinomatöse Komponente aufweist (57). Das KS kann auch Steroidrezeptoren exprimieren (Abb. 3.3-6 C) In bis zu 44 % lassen sich ausschließlich ER, in 19 % PGR und in bis zu 24 % ER und PGR nachweisen (103, 190, 256). Über die Verteilung der Rezeptoren in den beiden Komponenten gibt es kaum verwertbare Daten. Der Menopausestatus bzw. ein heterologer oder homologer Sarkomanteil haben offensichtlich keinen Einfluss auf die Rezeptorexpression (256).

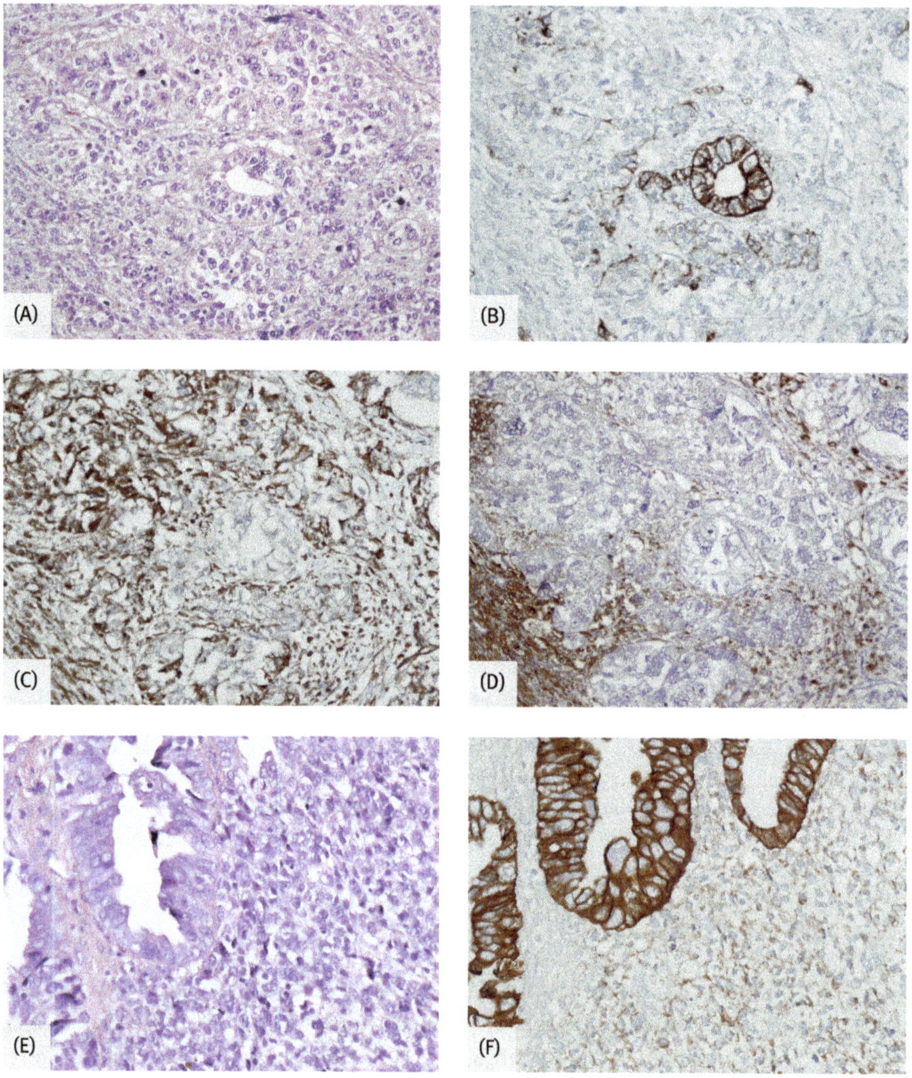

Abb. 3.3-7: Bei einem Karzinosarkom als Konversionstumor sieht man häufig eine Durchmischung beider Tumorkomponenten, wobei man zum Teil die Umwandlung von Karzinomdrüsen in Sarkomzellen morphologisch und immunhistochemisch nachverfolgen kann; A: gut differenzierte und schlecht differenzierte Karzinomdrüsen, die kontinuierlich in die Sarkomanteile übergehen. Dieses Bild wird durch die Immunhistochemie gut unterstützt; B: Zytokeratine: Epithel>Stroma; C: Vimentin: Epithel<Stroma, D: CD10: nur Stroma; E: in den Sarkomanteilen bleibt auch oft eine rudimentäre, meist nur fokale Zytokeratinexpression zurück (Karzinom links, Sarkom rechts); F: Serienschnitt zu E mit der zugehörigen Zytokeratinexpression [Antikörperklon MNF 116].

Es kann sowohl die karzinomatöse als auch die sarkomatöse Komponente dominieren (182), das Verhältnis beträgt 59 % zu 41 % (114). Der Karzinomanteil kann aber auch unter 1 % betragen und sowohl im Abrasions- als auch im Hysterektomiegewebe zur Fehldiagnose eines reinen uterinen Sarkoms führen (s. DD). Ob ein vorherrschend sarkomatöses Wachstum in Analogie zum AS von prognostischer Relevanz ist, ist noch unklar. Möglicherweise bedeutet es aber ein schlechteres Ansprechen auf eine CHT (182). Histologisch ist die Umwandlung der Karzinomdrüsen in Sarkomzellen entsprechend der Konversionstheorie in manchen Fällen morphologisch und immunhistochemisch gut nachzuverfolgen (Abb. 3.3-7 A-F).

In der IHC findet sich im Sarkomanteil eine Anfärbung zu 100 % mit Vimentin und zu 36 % fokal mit CK7. In der Karzinomkomponente kann bis zu 100 % eine starke Expression der epithelialen Marker CK7 bzw. schwache Expression von CK20 aber auch von Vimentin und CA-125 nachgewiesen werden (Abb. 3.3-6 B, 3.3-7 BC) (125). Bei einigen reinen Sarkomen ist gelegentlich noch eine rudimentäre Zytokeratinexpression als mögliches Indiz auf einen epithelialen Ursprung erkennbar. CD 10 wird dagegen nur im Stroma exprimiert (Abb. 3.3-7 D).

Die Expression von EGFR beträgt in der epithelialen bzw. mesenchymalen Komponente 13–30 % bzw. 45–67 % (25, 41) und im Gesamttumor bis zu 71 % (24). Betreffs einer Her-2-Neu Überexpression sind die Daten widersprüchlich. Von einer Überexpression von 0 % über 56 % bis zu 100 % im epithelialen und von 6 % bis 83 % im sarkomatösen Anteil wird berichtet. Generell ist die Überexpression in der epithelialen Komponente höher (8, 166, 204, 269). Nach einer weiteren Untersuchung war Her-2-Neu nur in 1,5 % aller Tumoren überexprimiert (21).

Abrasionsgewebe kann insgesamt oder in einzelnen Gewebeproben ausschließlich karzinomatöse oder sarkomatöse Elemente enthalten. Solche Befunde sprechen immer dann für einen Kollisionstumor wenn sich auch am Hysterektomiepräparat mehr oder weniger separierte Karzinom- und Sarkomanteile finden. Die „Vermischung“ der beiden Komponenten kann beim Kollisionstumor nur eine sehr kleine Fläche einnehmen (222). Nicht selten lassen sich in diesen Fällen im Operationspräparat nur noch ein Karzinom oder ein Sarkom nachweisen. Die durch Abrasio gesicherte Diagnose KS muss jedoch aufrechterhalten bleiben (Abb. 3.3-1 AB, 3.3-8 A–H).

Da es sich bei den meisten UKS vorrangig um entdifferenzierte hochmalige EK im Sinne eines Konversionstyps handelt, sind die entsprechenden Metastasen in bis zu 94 % karzinomatös oder karzinomatös plus karzinosarkomatös, wobei der rein karzinomatöse Anteil mit 70 % überwiegt. In den meisten Fällen entspricht das Metastasierungsmuster den Charakteristika der jeweiligen Tumorkomponenten. Der Karzinomanteil metastasiert in Analogie zum EK typischerweise lymphogen in die LN, in die Ovarien und die Scheide. LN-Metastasen sind dementsprechend fast ausnahmslos epithelialer Natur (222). Bei seröser Karzinomkomponente sind gleichfalls in Analogie

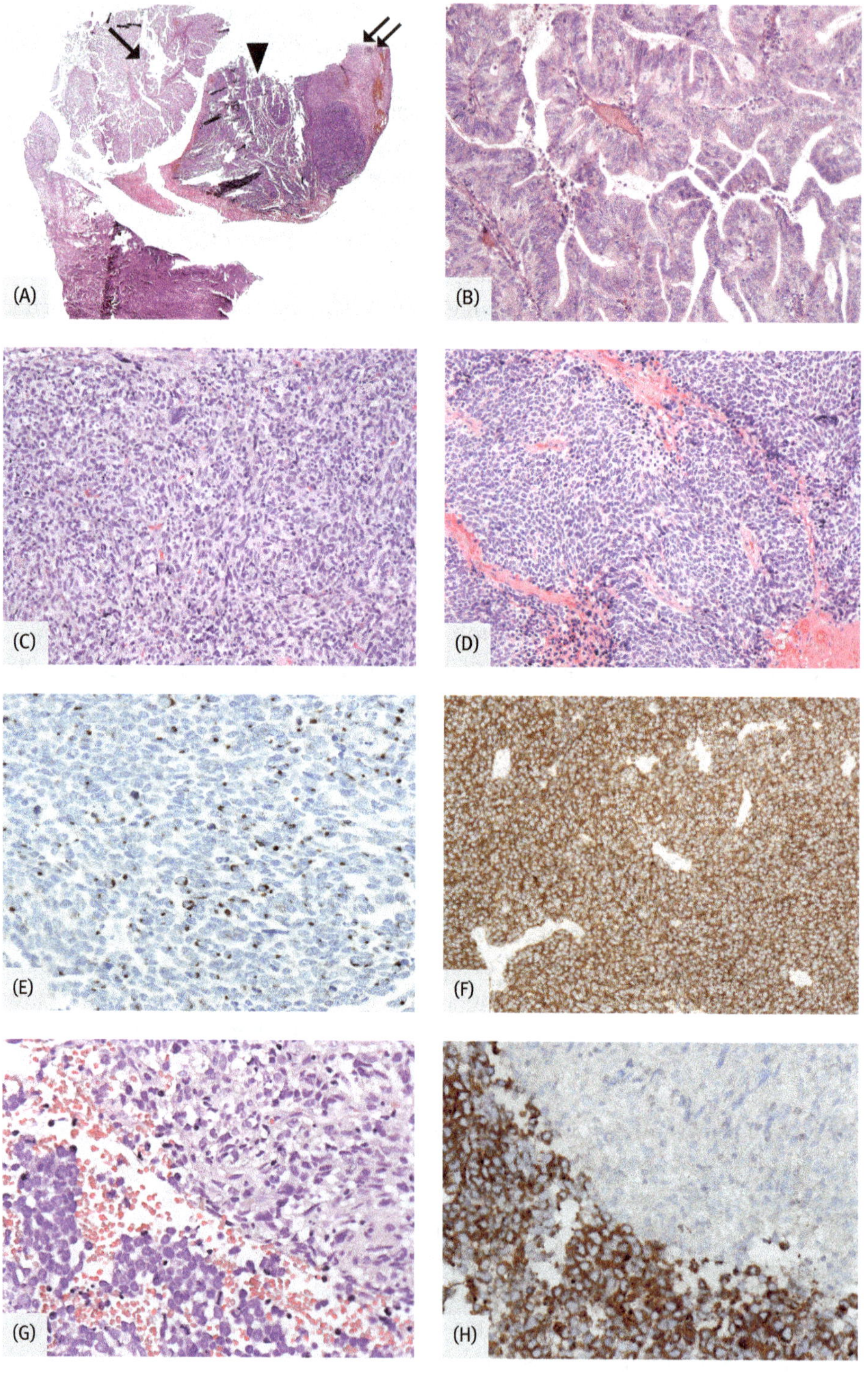
(A)
(B)
(C)
(D)
(E)
(F)
(G)
(H)

zum serösen EK epitheliale Metastasierungen in das Netz und in die Bauchhöhle die Regel. Reine Sarkommetastasen entstehen sarkomtypisch auf hämatogenem Wege und sind daher vorrangig in der Lunge und gelegentlich auch in der Bauchhöhle zu finden.

Bei den selteneren Kollisionstumoren können beide Komponenten unabhängig voneinander das Myometrium invadieren und demzufolge auch histologisch unterschiedliche Metastasen generieren. Generell kann daher aus dem feingeweblichen Befund einer Metastase nicht zwangsläufig auf dem Primärtumor rückgeschlossen werden (s. a. DD). (Abb. 3.3-9 A–I)

Bei KS der Zervix kann der karzinomatöse Anteil ein meist schlecht differenziertes Plattenepithel-, ein Adeno- oder ein undifferenziertes Karzinom sein (137, 152). Das Adenokarzinom kann in 16 % der Fälle seinen Ausgang von Resten der Urniere nehmen. Zervikale KS können gleichermaßen als homologe und heterologe Tumoren auftreten. Als sarkomatöse Komponenten sind bei den KS zervikalen und mesonephrogenen Ursprungs Spindelzell-, Chondro-, Osteo- und Rhabdomyosarkome bekannt (262).

Makroskopisch ist das Karzinosarkom in der Regel nicht von einem G3-Endometriumkarzinom zu unterscheiden. Charakteristisch ist ein außerordentlich schnelles Wachstum des meist zerfallenden nekrotischen Tumors mit primär zentraler Lage im Uteruskavum.
Die epitheliale Komponente des Karzinosarkoms stellt in der Regel ein G3-Typ-I oder ein Typ-II-Endometriumkarzinom dar. Bei dem sarkomatösen Anteil kann es sich um ein homologes oder ein heterologes (nicht uterines Gewebe) Sarkom handeln. Neben einer ausgeprägten Pleomorphie sind ein Mitoseindex von i. d. R. > 10 Mitosen/10 HPF und atypische Mitosen charakteristisch. In den meisten Fällen sind Myometrium-, Lymph- und Blutgefäßinvasionen nachweisbar. Das Karzinosarkom metastasiert lokoregional meist als Karzinom und als Fernmetastase meist als Sarkom. Immunhistochemisch lassen sich immer epitheliale mesenchymale Marker nachweisen. Die Hormonrezeptoren sind nur vereinzelt positiv.

◂ Abb. 3.3-8: Karzinosarkom – Kollisionstumor. A: digitaler Präparate-Scan des Kollisionstumors aus Abb. 3.3-1 AB, der unabhängig vom makroskopisch bereits gezeigten Corpus-Polypen histologisch sogar aus drei malignen Anteilen bestand. Der rechte Teil (Doppelpfeil) entsprach dem durch Abrasio bereits partiell abgetragenen Sarkom (high-grade endometriales Stromasarkom) und der linke Teil (Pfeil) einem endometrioiden Adenokarzinom Grad 1. In der Mitte (Pfeilkopf), von beiden Anteilen klar getrennt, ein im Uterus sehr seltenes kleinzelliges (neuroendokrines) Karzinom; B: Adenokarzinomanteil bei stärkerer Vergrößerung; C: Sarkomanteil; D: das kleinzellige Karzinom; E: zeigt den epithelialen Ursprung durch die im kleinzelligen Karzinom typische punktförmige Darstellung von Zytokeratinen [Antikörperklon AE1/3] und F die neuroendokrine Differenzierung [Synaptophysin]). Trotz der Ähnlichkeit in der H&E-Färbung beim Sarkom und beim kleinzelligen Karzinom (vgl. C und D) konnte histologisch eine klare topographische Trennung dieser beiden Komponenten gezeigt werden, die eine getrennte Entstehung im Sinne eines echten Kollisionstumors möglich erscheinen lässt; G und H zeigen das scharfe Aneinandergrenzen ohne fließenden Übergang der Sarkomkomponente (oben rechts) und der Synaptophysin-positiven neuroendokrinen Karzinomkomponente (jeweils unten links).

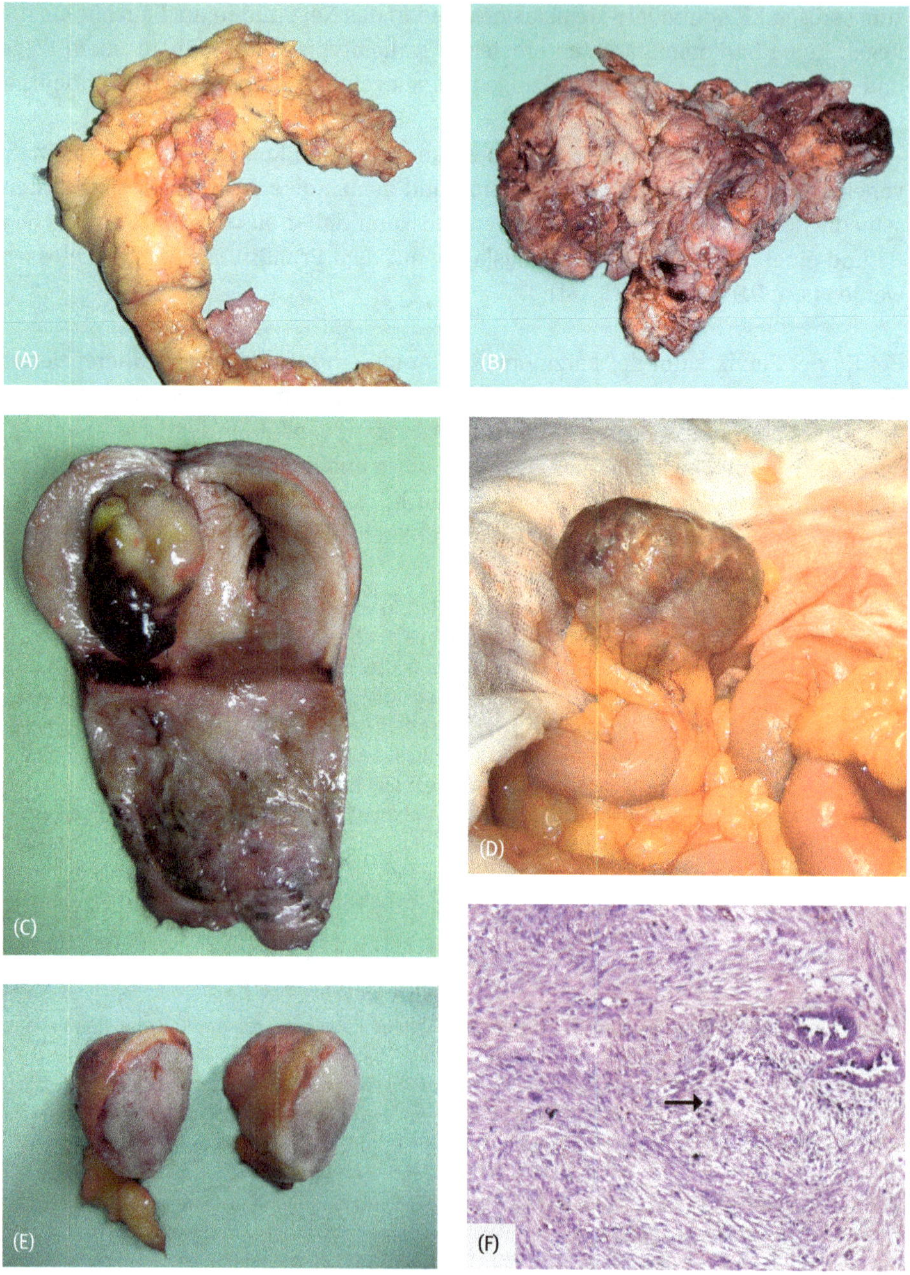
(A)
(B)
(C)
(D)
(E)
(F)

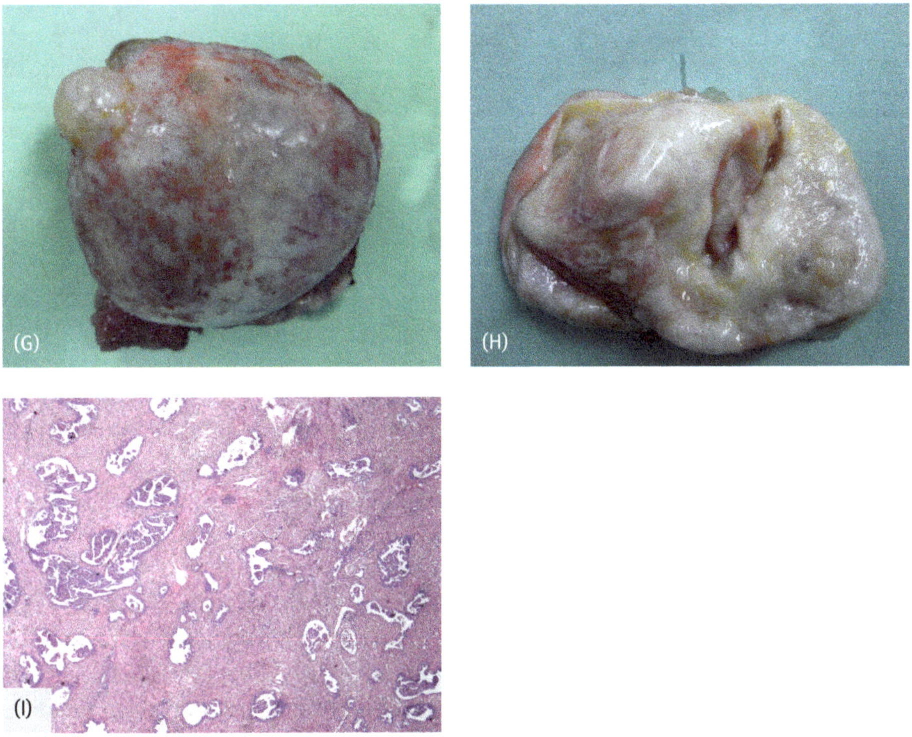

Abb. 3.3-9: AB: bei diesem Karzinosarkom (Primärtumor Abb. 3.3-2 B) waren die Netz- (A) und Adnexmetastasen (B) rein karzinomatös; C: zeigt als Primärtumor einen Kollisionstumor aus einem high-grade serös-papillärem Karzinom und einem high-grade endometrialem Stromasarkom mit getrennter Metastasierung. Die Zervix ist nach Entleerung der Hämatozervix stark erweitert; D, E, F: die geschlossene und eröffnete mesenteriale Metastase ist dominierend sarkomatös, der Pfeil ist auf eine Mitose einer Sarkomzelle gerichtet; G, H, I: die geschlossene und eröffnete Ovarialmetastase war histologisch ein reines Karzinom.

Klinik, Diagnostik, Screening

Das wichtigste Symptom ist die Blutung in der Postmenopause bzw. eine Zusatzblutung in der Prämenopause, gelegentlich verbunden mit einem Unterbauchschmerz. Der Uterus ist häufig aufgrund des schnellen Wachstums oder durch eine Hämatometra bzw. Hämatozervix (Abb. 3.3-9 C) aufgetrieben. Der vergrößerte relativ weiche Uterus kann das einzige Symptom sein. Prinzipiell ist jeder in der Postmenopause wachsende Uterus hochsuspekt auf einen malignen mesenchymalen Tumor. Wie bei den anderen uterinen Sarkomen sind aus der Zervix gelegentlich sogar aus der Vulva prolabierende polypoide Tumormassen auch ein für das KS charakteristischer Befund. Sehr große KS und LMS können sogar zur Uterusinversion führen (47, 912). (Abb. 3.3-2 EF). Dem schnell wachsenden Uterus kann die Harnblase oft nicht folgen, so dass ein sonst unerklärlicher Miktionsdrang auch zu den Symptomen zählen kann.

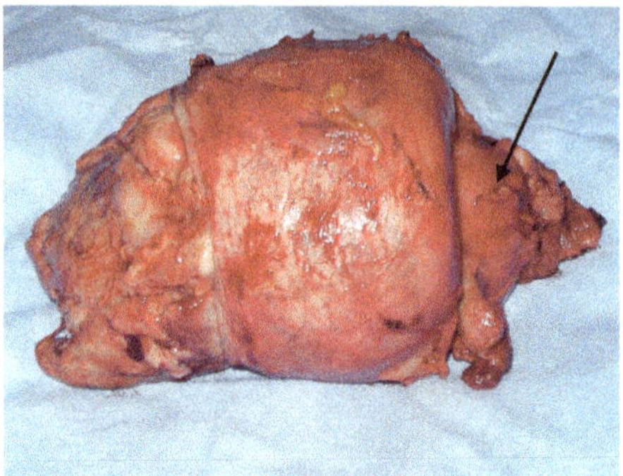

Abb. 3.3-10: Karzinosarkom mit maximal aufgetriebener Zervix mit aufsitzendem Korpus (Pfeil) und beiden Adnexe.

Die Aufdehnung der Zervix ist ein wesentlicher Grund für die Unterbauchschmerzen (Abb. 3.3-10)

Zervikale KS werden meist als Tumor in der Zervixwand evident (262). Die Symptomatik entspricht derjenigen eines Zervixkarzinoms. Im Vordergrund steht die vaginale Blutung.

Bei einer Postmenopauseblutung wird nach den üblichen diagnostischen Kriterien vorgegangen. Auf die Spekulumuntersuchung, die rektovaginale Palpation und die TVS bzw. TAS folgt die HSK mit Biopsie bzw. fraktionierter Abrasio. Bei einem sonographischen Befund, der mit hoher Sicherheit für ein UKS spricht, scheint es sicherer auf eine HSK zu verzichten (s. Prognose). Möglicherweise ist die dabei auftretende Tumorzellverschleppung von höherer Relevanz als beim EK. Von aus der Zervix herausragenden Tumoren ist eine ausreichend große Biopsie zu entnehmen. Zu kleine Biopsien können dazu führen, dass sich feingeweblich nur die epitheliale oder stromale Komponente darstellt. Das außerordentlich schnelle Wachstum von KS führt nicht selten dazu, dass bei einer Biopsie bzw. Abrasio ausschließlich Nekrosen gefunden werden. Wegen der raschen hämatogenen Metastasierung bestehen in bis zu 50 % der Fälle schon bei der Erstdiagnose Fernmetastasen (4, 60). Die Diagnose wird daher nicht selten primär an den Fernmetastasen, vorrangig in der Lunge, gestellt.

Wegen der bei der Erstdiagnose häufig schon bestehenden fortgeschrittenen Stadien ist im Gegensatz zum gewöhnlichen EK für eine sinnvolle Therapieplanung ein bildgebendes Staging von Becken, Abdomen und Thorax mittels CT und oder MRT indiziert.

In zahlreichen Fällen ist beim UKS das CA 125 erhöht und steigt mit zunehmender Tumorausdehnung weiter an (98, 100). Hohe Werte sind schon bei der Erstdiagnose nicht ungewöhnlich und Ausdruck einer meist fortgeschrittenen Erkrankung (100). Der präoperative CA 125-Wert hat bei einem Cut-Off-Spiegel von ≥ 27,5 U/ml eine Sensitivität und Spezifität von 52,3 bzw. 50,5 %. Bei den UKS und den reinen uterinen Sarkomen kann auch die N/L-Ratio erhöht sein. Bei einem Grenzwert von ≥ 2,12 beträgt hinsichtlich der präoperativen Diagnose die Sensitivität 74,5 und die Spezifität 703 %. Der positive und negative prädiktive Wert liegt bei 29,5 % bzw. 94,3 % (119). Die

CA 125Werte und die N/L-Ratio können zur Remissionskontrolle unter einer palliativen Therapie verwendet werden. Sie ist möglicherweise zur frühen Erkennung von Rezidiven geeignet. Die N/L-Ratio ist nicht spezifisch für KS, sondern gilt auch für die reinen uterinen Sarkome und andere Malignome.

Die Diagnostik eines zervikalen KS unterscheidet sich nicht von der des Zervixkarzinoms bzw. eines KS des Uteruskorpus. Sie ist gelegentlich dadurch erschwert, dass sich Adenokarzinome und KS mesonephrogenen Ursprungs meist primär an der lateralen Zervixwand entwickeln und sich der Abrasionsdiagnostik entziehen können. Im Gegensatz zum LMS und LG-ESS werden 94 % der KS unter Einschluss von Zytologie, Sonographie, CT und MRT bereits präoperativ als maligne erkannt (200).

Ein eigenständiges Screening ist beim UKS in Analogie zum EK nicht etabliert und ist bei der Seltenheit dieses Tumors auch ökonomisch nicht vertretbar. Generell kann man sich hinsichtlich des Screenings an die Vorgaben bzw. Leitlinien zum EK halten. Dennoch ist nicht ausgeschlossen, dass beim zytologischen Abstrich zur Zervixkarzinomvorsorge endometriale oder mesenchymale Tumorzellen gefunden werden, die einer weiteren Abklärung bedürfen. Bei einem endometrialen Abstrich lässt sich jedoch bei 65 % der UKS ein positiver Befund nachweisen (200). In etwa der Hälfte der Fälle können auch Sarkomzellen nachgewiesen werden (104). Ob bei Risikopatientinnen, wie z. B. unter oder nach Tamoxifeneinnahme eine TVS von Nutzen ist, ist umstritten. Bei symptomlosen Frauen mit entsprechender Anamnese und einem auffälligen sonographischen Befund kann eine Endometriumbiopsie mittels Pipelle sinnvoll sein. Der positive Vorhersagewert für EK betrifft jedoch nur etwa 65 % (248).

Die Sensitivität und Spezifität für das CA 125 und die N/L-R (s. Symptome und Befunde) beziehen sich auf alle Sarkome und sind für ein gezieltes UKS-Screening nicht geeignet.

Die extrem seltenen zervikalen KS können zufällig beim zytologischen Screening erfasst werden. Am ehesten wird man hinter dem Befund ein Adenokarzinom oder auch Plattenepithelkarzinom vermuten, wenn nicht gleichzeitig maligne mesenchymale Zellen zu erkennen sind. Beim sarkomatoidem Zervixkarzinom fanden sich im zytologischen Abstrich nur Karzinomzellen (30).

Ein eigenständiges Screening ist beim UKS in Analogie zum EK nicht etabliert.

Das wichtigste Symptom beim uterinen Karzinosarkom ist die Blutung in der Postmenopause bzw. eine Zusatzblutung in der Prämenopause. Der Uterus ist meist deutlich vergrößert und der Tumor prolabiert häufig durch die Zervix. Die wichtigsten diagnostischen Maßnahmen sind die Spekulumuntersuchung, die rektovaginale Palpation und die Sonographie gefolgt von einer Hysteroskopie mit Biopsie bzw. einer fraktionierten Abrasio. Nicht selten sind der CA-125-Wert und die Neutrophilen/Lymphozyten-Ratio erhöht. Wegen häufig meist schon primär extrauteriner Ausbreitung ist eine umfassende bildgebende Diagnostik erforderlich.

Bildgebung

Für die orientierende bildgebende Abgrenzung gegenüber den reinen Sarkomen ist es von Bedeutung, dass das UKS zentral im Bereich des Endometriums und nicht innerhalb des Myometriums entsteht. Ein breitbasiger großer polypöser intrakavitärer Tumor mit meist erkennbarer Myometriuminvasion gilt bei allen bildgebenden Methoden als wichtigster Hinweis auf ein KS aber auch ein AS.

In Analogie zum klinischen Befund steht auch sonographisch der meist unregelmäßig vergrößerte Uterus im Vordergrund. Da das UKS vom Endometrium ausgeht, ist im frühen Stadium die zentrale cavumnahe Lokalisation im Endometrium typisch. Eben beginnendes Tumorwachstum zeigt sich oft nur durch eine homogen echoreiche Verdickung des Endometriums. Entsprechend der Entwicklung aus einem EK sind beginnende UKS daher zunächst vorrangig hyperechogen. In kurzer Zeit kommt es in den meisten Fällen zu einer Ausfüllung des Kavums durch einen gegenüber dem Myometrium vorrangig hyperechogenen Tumor mit erkennbar papillärer Oberfläche. Die Verbindung zum Myometrium ist im Unterschied zu einem Polypen aber in Analogie zum AS fast ausnahmslos breitbasig. Die Ausdehnung der innerhalb des Kavums lokalisierten Tumoren wurde im Mittel mit 5,4–8,5 cm gemessen (132, 237). Das UKS kann primär auch sehr schnell infiltrierend in das Myometrium vorwachsen und letztlich den gesamten Uterus unter Aufbrauchen des Myometriums ausfüllen. Dementsprechend sind die meisten Tumoren häufig nicht sicher vom Myometrium abzugrenzen (129). In solchen Fällen geht klinisch und bildgebend die uterine Architektur verloren, so dass weder das Endometrium noch das Myometrium erkennbar sind.

Mit fortschreitendem Wachstum wird die Echotextur mit hyper- und hypoechogenen bis echofreien Zonen zunehmend heterogener. Schlecht definierte hypoecho- bis anechogene Zonen mit unregelmäßigen Grenzen haben sich am Operationspräparat in der Regel als Nekrosen und/oder Einblutungen erwiesen (129). Letztlich resultiert eine bizarre heterogene sonographische Textur mit irregulär verteilten gegenüber dem Myometrium hyper- und anechogenen Abschnitten. Nach einer größeren Untersuchung sollen diese Tumoren meist prädominant iso- bzw. hypoechogen gegenüber dem Endometrium sein (129). Wenn allerdings das Endometrium durch das KS ersetzt wird, ist dieser Unterschied nicht mehr erkennbar. Feingewebliche Untersuchungen sprechen dafür, dass die hypoechogenen Zonen der Sarkomkomponente und die hyperechogenen Bereiche den drüsigen epithelialen Anteilen zuzurechnen sind (129). Die echofreien Lücken oder Spalten bzw. kleinen Zysten entsprechen erweiterten Drüsen oder Gefäßen (129). Die Abklärung bzw. Unterscheidung erfolgt am einfachsten durch eine Dopplersonographie. Mittels Dopplertechnik ist namentlich bei den polypösen in das Kavum reichenden Tumoren ein größeres ernährendes Gefäß gut darstellbar. Der Tumor ist zentral in den soliden Anteilen stark und irregulär vaskularisiert. Der RI liegt zwischen 0,25–0,57 (61, 129, 233) und im Mittel bei 0,41 (17, 129). Insbesondere die hypoechogenen sarkomatösen Anteile zeichnen sich durch eine markante Vaskularisierung aus. Ob echofreie Spalten oder

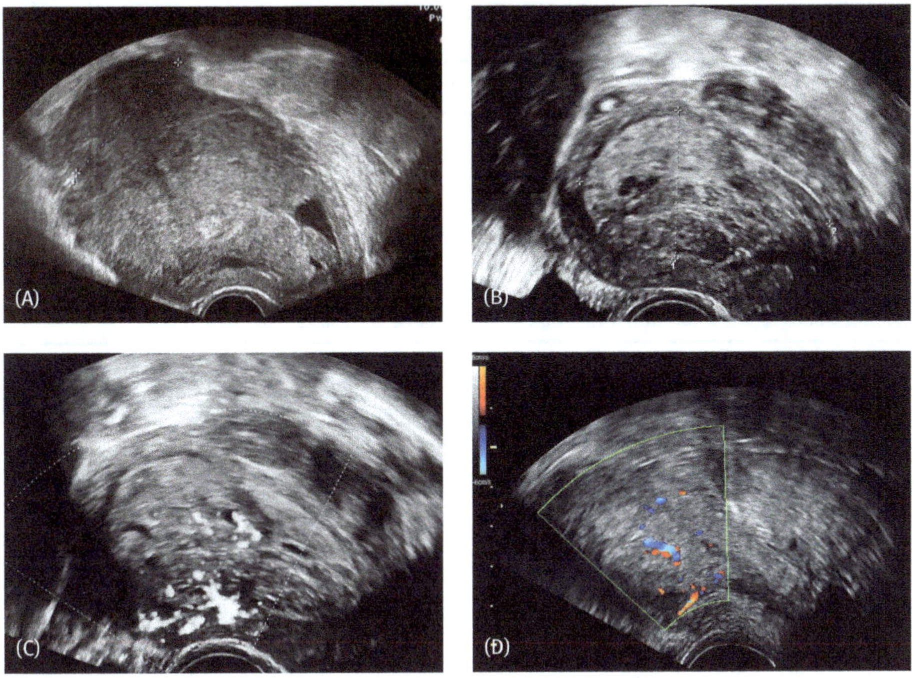

Abb. 3.3-11: Sonographisches Bild des Karzinosarkoms. A: bereits in die Bauchhöhle und in die Lungen metastasiertes Karzinosarkom, das Endometrium ist aufgebraucht, der Tumor hat auch am Operationspräparat der Serosa an mehreren Stellen auf breiter Front durchbrochen; B: ein anderer Tumor füllt das ganze Kavum aus und infiltriert an der Uterusvorderwand das Myometrium. Das Karzinosarkom ist gegenüber dem Myometrium vorwiegend hyperechogen, die echofreien Lücken entsprechen Gefäßen oder Nekrosen; C: in der Dopplersonographie ist die genannte breite gefäßführende Infiltration aus Abb. B gut zu erkennen, die Echolücken stellen mehrfach Gefäßlumina dar; D: in einem weiteren Fall ist der prädominant echoreiche Tumor irregulär zentral durchblutet, die infiltrativen Grenzen zum Myometrium sind schlecht definiert.

kleine Zysten Gefäße oder erweiterte Drüsen darstellen, ist dopplersonographisch in der Regel gut zu verifizieren. Insgesamt ist das sonographische Bild des KS hochgradig auffällig (31, 61, 129, 233, 237) (Tab. 3.3-3) und führt in der Folge in 73 % zur richtigen Diagnose (Abb. 3.3-11 A–D)

Das sonographische Bild ähnelt am ehesten dem auch vom Endometrium ausgehenden AS und dem high-risk-EK. Adenokarzinome zeigen im Gegensatz zum UKS eine zentrale vorrangig echoreiche Struktur und erreichen eher selten dessen metrische Ausdehnung.

Die Aufdehnung des Zervikalkanals durch die Tumormassen lässt sich bildgebend ausnahmslos gut erkennen, ist aber auch für die reinen uterinen Sarkome und das AS typisch. Die Kombination mit einer CA-125-Bestimmung insbesondere in höheren Stadien kann hilfreich zur Abgrenzung gegenüber den reinen Sarkomen sein, erlaubt aber keine sichere Differenzierung insbesondere nicht zum fortgeschrittenen EK.

Tab. 3.3-3: Sonographische Befunde beim uterinen Karzinosarkom

Frühe Stadien	zentraler gegenüber dem Endometrium hypo- und gegenüber dem Myometrium hyperechogener Tumor mit unscharfen Grenzen
Höhere Stadien	heterogen echogener zentrifugal ausgebreiteter Tumor mit ausgedehnten hyperechogenen Anteilen, zunehmend hypo- und anechogene Gebiete und Spalten mit zum Teil irregulärer Begrenzung, häufig bizarre und/oder unscharfe Grenzen zum Myometrium und zwischen den unterschiedlichen Echogenitäten
Dopplersonographie	intratumoral irregulär verteilter Gefäßreichtum, RI meist < 0,4

Die CT ist zur Artdiagnose eines UKS nicht geeignet und wird vor allem zum Staging außerhalb des Beckens, vorrangig der Lunge verwendet.

Fast ausnahmslos ist ein intrakavitär gelegener, gelegentlich unscharf abgegrenzter Tumor zu erkennen (237). In Analogie zur Sonographie findet sich eine typische Aufdehnung des Kavums uteri durch einen Tumor, der das Myometrium häufig zu einem dünnen Streifen komprimiert. UKS sind gegenüber dem Myometrium hypodens. Wenige UKS weisen auch hyperdense Abschnitte auf, die aber nicht 50 % der jeweiligen Tumorebene überschreiten. Die Mehrheit zeigt eine heterogene Densität, nur kleine Tumoren erscheinen homogen (237). In der CECT findet sich in der Regel ein inhomogenes Enhancement, das aber schwächer als das des Myometriums ist (Abb. 3.3-12).

Die häufig zu beobachtenden hypodensen Nekrosen zeigen in der CECT kein Enhancement (178).

Insgesamt ist das CT-Bild nur wenig spezifisch, ein LMS kann ein weitgehend identisches Bild zeigen. In einer entsprechenden Studie fand sich bei UKS in 72 % zumindest ein nicht weiter zu spezifizierter abnormer Befund (200).

Die MRT ist zur exakten lokalen Ausbreitungsdiagnostik die bildgebende Methode der Wahl und sollte bei auffälligen sonographischen Befunden immer statt einer CT eingesetzt werden.

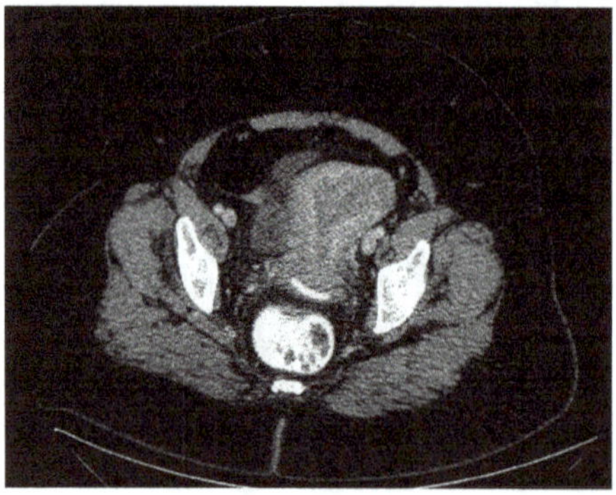

Abb. 3.3-12: In der axialen CECT zeigt das Karzinosarkom ein heterogenes Enhancement, das deutlich schwächer als im Myometrium ausfällt. Eine die Serosa fast erreichende Infiltration an der linken Vorderwand ist gut zu erkennen.

Auch in der MRT ist die primär zentrale Lage im Bereich des Endometriums bzw. des Uteruskavums ein wichtiges abgrenzendes Kriterium zu den LMS und LG-ESS. Ein scheinbarer zervikaler Tumor in der CT- oder MR-Bildgebung sollte auf das Vorhandensein einer stielartigen Verbindung zum Cavum genau untersucht werden. Die stielartige Verbindung erhärtet die Verdachtsdiagnose auf ein in die Zervix prolabiertes KS (106). Betreffs der metrischen Tumorausdehnung bzw. der Dilatation des Kavums durch das UKS gelten die gleichen Aussagen wie bei der Sonographie bzw. der CT. Tatsächlich ist die Dilatation der Gebärmutterhöhle, definiert als eine Erweiterung von mehr als 5 mm in der sagittalen Ebene (145) in 98 % der Fälle der konsistenteste Befund (23). Ein nachhaltiger Hinweis auf ein UKS ist der meist deutlich größere Tumordurchmesser in der Gebärmutterhöhle. Das Verhältnis von Tumordurchmesser zum anteroposteriorem Durchmesser an der Stelle des größten Gesamtdurchmessers des Uterus in der sagittalen Darstellung kann wegweisend hinsichtlich der Differenzierung zwischen einem EK und KS sein. Bei einem Verhältnis größer 0,63 sollte die Diagnose eines KS in Betracht gezogen werden (79). Der das Kavum ausfüllende Tumor ist typischerweise breitbasig mit dem Myometrium verbunden. Das Zentrum des Tumors liegt zu 88 % im Endometrium, zu 4 % im Myometrium und in 8 % in der Zervix (23).

In der T1 W sind die UKS in etwa 75 % der Fälle isointens zum Myometrium und Endometrium. In einem Drittel der Fälle findet sich eine heterogene SI mit zum Teil hyperintensen Abschnitten oder Taschen. Bei letzteren handelt es sich meist um Hämorrhagien. Auch eine homogen niedrige SI ist beschrieben (211). In der T2 W stellen sich die UKS zu 92 % mehrheitlich heterogen hyperintens gegenüber dem Myometrium (Abb. 3.3-13) dar und verhalten sich zu annähernd gleichen Teilen hypo- oder isointens zum Endometrium (23). Gelegentlich dominiert der Anteil mit niedriger SI (231). Mit zunehmender Größe nimmt die Heterogenität in der T2 W unter Einbeziehung von Streifen und Zonen mit geringerer oder höherer SI zu. In der Regel handelt es sich bei letzteren um Einblutungen und/oder Nekrosen. Im Allgemeinen sind Blutungen, Nekrosen und zystische Gebilde durch eine hohe Intensität in der T2 W charakterisiert. Große flüssigkeitsgefüllte bzw. zystische Anteile bzw. hoch signalintensive Abschnitte sind bei großen Tumoren nicht selten (211). Nekrosen sind beim frühen UKS die Ausnahme.

Im T1WC-Bild findet sich mehrheitlich eine heterogene und etwas seltener eine homogene Signalverstärkung, die geringer als die im Myometrium ist (Abb. 3.3-13) (211). Dieses Charakteristikum erleichtert die Erkennung einer myometranen Invasion. Einblutungen, Nekrosen oder zystische Anteile reichern nicht an und bleiben hypointens. Es gibt bislang keine Hinweise, dass sich homologe und heterologe UKS in den MR-Charakteristika unterscheiden.

Praktisch alle UKS zeigen ein fokales oder diffuses frühes und ein anhaltendes bzw. verzögertes Enhancement, das stärker oder identisch wie im Myometrium ist. Dieses Verhalten wird beim endometrioiden EK nicht gesehen. Es gilt als deutlicher Hinweis auf ein UKS und soll als ein Alarmzeichen gewertet werden (23). Beim UKS findet sich auch häufiger eine Lymphadenopathie als beim EK. Nekrosen sind beim

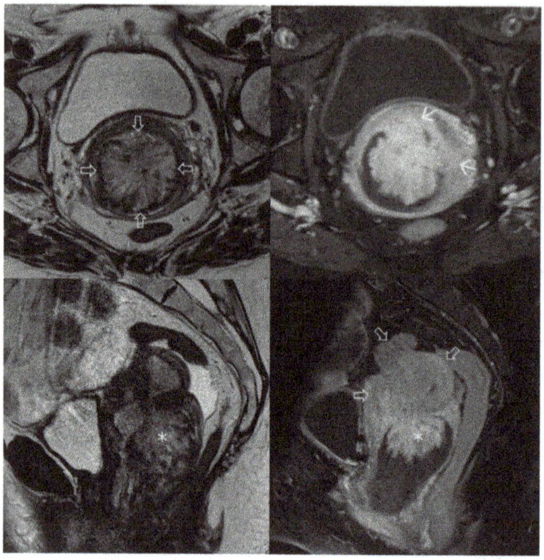

Abb. 3.3-13: Pat. aus Abb. 3.3-2 EF, bei der es 2 Tage nach dieser MRT zum beschriebenen Prolaps des Tumors vor die Vulva mit Uterusinversion gekommen ist. Die jeweils axiale und sagittale T2-gewichtete Aufnahme (li. oben und unten) zeigt einen gegenüber der glatten Muskulatur heterogen hyperintensen Tumor. Nach i. v. Kontrastmittelgabe und Fettsättigung zeigen die axialen und sagittalen T1-gewichteten Bilder (re. oben u. unten) einen maximal 5 cm im Durchmesser großen Tumor. Der Tumor imponiert auf allen Bildern strahlig (dicke Pfeile) und prolabiert vom Uterus ausgehend in die Vagina (Sterne).Er führt dort zu einer starken Aufdehnung der Vagina, welche linksseitig vom Tumorinfiltriert wird (dünne Pfeile) Harnblase und Rektum sind frei.

EK selten zu sehen. Auf diffusionsgewichteten MR-Bildern äußert sich der komplizierte Gewebeaufbau von KS, sowohl hinsichtlich von Nekrosen als auch der unterschiedlichen histologischen Komponenten in stark heterogenen SI. Es wird daher die Integration der Diffusionsbildgebung in die MRT-Routinediagnostik für uterine Tumoren empfohlen (112). Die Diffusionsbildgebung wird in der klinischen Praxis für gynäkologische Malignome jedoch durch den Mangel an Standardisierung, erheblicher Überschneidungen zwischen bösartigen und gutartigen Tumoren sowie schlechter Bildqualität limitiert (242).

In 88 % der Fälle weisen die UKS die gleichen MR-Charakteristika wie das EK auf (211). Letzteres stellt somit auch die wichtigste bildgebende DD dar. Das KS und das EK infiltriert im Gegensatz zum LG-ESS die gut erkennbaren hypointensen LM fast regelhaft. Dieser Befund kann zur Abgrenzung der beiden Entitäten gegenüber dem LG-ESS dienen. LMS, die ein ähnliches MRT-Bild wie KS zeigen, sind primär vorrangig im Myometrium lokalisiert und weisen meist deutlich mehr Nekrosen auf. Eine zweifelsfreie bildgebende Trennung zwischen beiden Entitäten ist aber oft nicht möglich (23, 45, 178, 208, 228, 231, 237, 242). Während das UKS in den frühen Stadien noch sehr dem EK ähnelt, werden in den höheren Stadien zunehmend die Charakteristika des LMS wie Nekrosen und Blutungen evident (231). Generell unterscheiden sich das UKS, das AS und das EK von den reinen uterinen Sarkomen vorrangig durch ihre primär zentrale Lokalisation im Uterus. Ein LM lässt sich durch seine klar umrissenen Grenzen, die intramurale Lage und die niedrige homogene SI in den meisten Fällen sehr gut von einem UKS unterscheiden. Probleme können submuköse degenerierte LM bereiten, die häufig durch eine heterogene SI charakterisiert sind.

Für die routinemäßige Anwendung einer PET-CT zum Staging gibt es gegenwärtig keine Berechtigung bzw. keine ausreichend validierten Daten (194, 199). Die FDG-PET-CT ist beim KS durch eine hohe SUV charakterisiert. In Einzelfällen kann ein PET-CT für die Rezidivdiagnose bzw. zur Kontrolle einer neoadjuvanten oder palliativen CHT sinnvoll sein. Falsch negative Befunde bei sehr kleinen Herden und falsch positive Befunde bei entzündlichen Vorgängen müssen einkalkuliert werden (108).

Sonographisch wird das Karzinosarkom durch einen meist als zentralen bzw. sich zentrifugal ausbreitenden vorwiegend hyperechogenen aber auch heterogen echogenen Tumor mit echofreien Arealen (Nekrosen, Zysten) charakterisiert.
In der CT stellt es sich gegenüber dem Myometrium meist hypodens mit gelegentlich hyperdensen Abschnitten dar. In der CECT findet sich ein inhomogenes Enhancement, das aber schwächer als das des Myometriums ist. Für eine Artdiagnose ist die CT nicht geeignet. Haupteinsatzgebiet ist die Ausbreitungsdiagnostik.
In der T1W-MRT sind die Karzinosarkome mehrheitlich isointens zum Myometrium und Endometrium. Zu einem Drittel ist auch eine heterogene Signalintensität mit teilweise hyperintensen Herden im Sinne von Hämorrhagien erkennbar. In der T2W-MRT stellt sich der Tumor mehrheitlich heterogen hyperintens gegenüber dem Myometrium und zu etwa gleichen Teilen hypo- oder isointens gegenüber dem Endometrium dar. Mit zunehmender Größe nimmt die Heterogenität in der T2W zu. Nekrosen und Zysten haben eine hohe Signalintensität. In der Kontrast-MRT findet sich mehrheitlich eine heterogene und etwas seltener homogene Signalverstärkung, die geringer als die im Myometrium ist. Einblutungen, Nekrosen oder zystische Anteile reichern i. d. R. nicht an und bleiben hypointens.
Für die routinemäßige Anwendung einer PET-CT zum Staging gibt es gegenwärtig keine Berechtigung. sie kann in Einzelfällen für die Rezidivdiagnose bzw. zur Kontrolle einer neoadjuvanten oder palliativen Therapie sinnvoll sein.

Differentialdiagnose

Klinisch sonographisch und hysteroskopisch können frühe Befunde mit einem EK, Polypen des Endometriums oder der Zervix verwechselt werden. Bei polypösen, aus der Zervix ragenden Tumoren kommen differentialdiagnostisch alle anderen uterinen Sarkome, das AF aber auch nekrotisierte Polypen oder Myomata in statu nascendi infrage. Auch am eröffneten Uterus kann das UKS noch mit (nekrotischen) Endometrium- oder Zervixpolypen bzw. gestielten Myomen aber auch mit anderen uterinen Sarkomen verwechselt werden. (Abb. 3.3-2 BCD, und Abb. 3.3-14)

Am Operationspräparat können UKS makroskopisch oftmals kaum vom G3-EK (9), einem HG-ESS bzw. UUS und gelegentlich einem LMS (siehe entsprechende

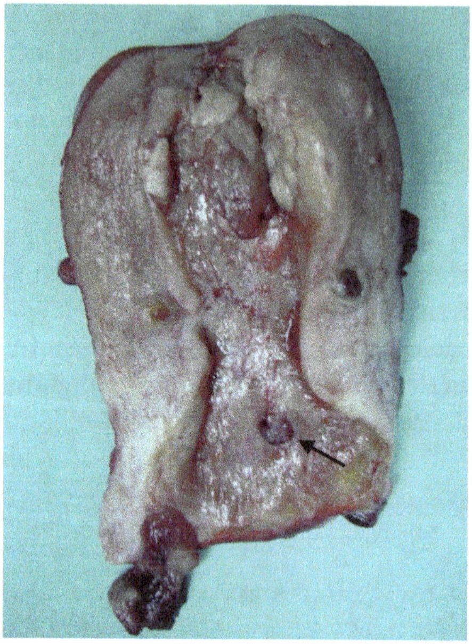

Abb. 3.3-14: Ungewöhnlicher Fall eines endometrioiden Adenokarzinoms des Korpus (oben im Bild) und eines synchronen winzigen, fast rein sarkomatösen, später rezidivierenden und letalen Karzinosarkoms, das als winziger Zervixpolyp imponiert (Pfeil). In dem vollständig aufgearbeiteten Endometriumkarzinom war kein Sarkom nachzuweisen, so dass Möglichkeit einer kanalikulären Metastase ausschied und ein synchroner Doppeltumor vorlag.

Kapitel) zu unterscheiden sein. Zumindest G1/2 endometrioide EK heben sich vom meist polymorphen UKS durch ein eher regelmäßiges makroskopisches Bild meist ohne deutliche Invasion ab (Abb. 3.3-15 A–C).

Generell ist bei großen das ganze Kavum auftreibenden EK immer auch an ein UKS zu denken, zumal gerade in diesen Fällen die Abrasionsdiagnose falsch sein kann (s. mikroskopische Befunde und unten). Bei sehr schnell gewachsenen voluminösen Tumoren finden sich im Abrasionsgewebe häufig fast ausschließlich Nekrosen. Bei ausgebreiteten Nekrosen liegt immer der Verdacht auf ein UKS oder eine hochmaligne Sarkomvariante nahe.

Bei einer geplanten HT eines EK muss das Tumorgewebe per Abrasio möglichst komplett entfernt und besonders sorgfältig untersucht werden, um ein frühes UKS nicht zu übersehen. Ein nicht erkanntes UKS kann unter einer konservativen Gestagentherapie relativ schnell wachsen (69).

Ist der Tumor in die Bauchhöhle ausgebreitet, kommt differentialdiagnostisch vom klinischen Befund her auch ein OKS infrage. Bei einem synchronen uterinen und ovariellen KS sind in Analogie zum EK eine ovarielle Metastase eines uterinen oder eine uterine Metastase eines OKS sowie echte synchrone Tumoren denkbar (s. a. ovarielles KS). Simultane Tumoren des Uterus und der Ovarien/des Beckens sollen als eigenständige Entitäten angesehen werden, wenn sie sich in Begleitung einer Endometriose befinden (259).

Die wichtigsten klinischen DD des zervikalen KS sind das Plattenepithel- und Adenokarzinom der Zervix. Ob ein primär zervikales oder korporales KS vorliegt, entscheidet sich anhand der Hauptlokalisation, des Tast- sowie des bildgebenden Befun-

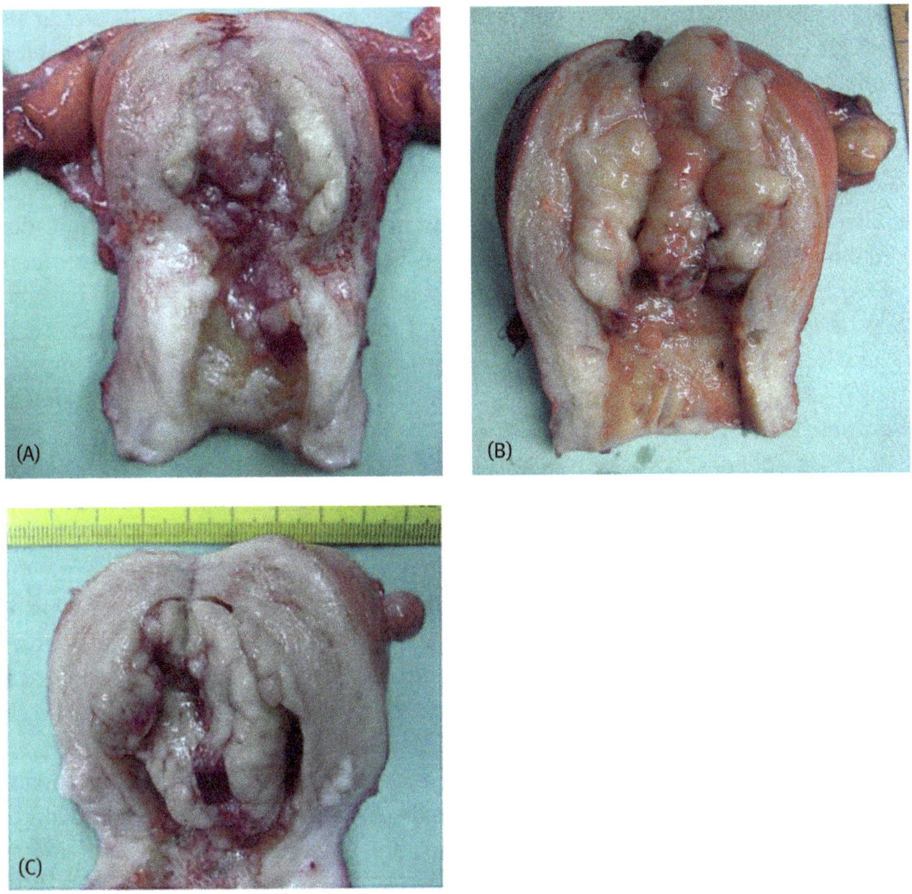

Abb. 3.3-15: Eine Unterscheidung zwischen einem Karzinosarkom und einem G3-Endometriumkarzinom ist makroskopisch kaum möglich; A: Karzinosarkom; B: G3-Endometriumkarzinom; C: G1-Endometriumkarzinom; dieser Tumor erscheint auch makroskopisch deutlich weniger pleomorph als die Tumoren aus A und B.

des und letztendlich an der pathologisch-anatomischen Diagnose am Hysterektomiepräparat. Tumoren im Bereich der lateralen Zervixwand sprechen für einen mesonephrogenen Ursprung. Sehr große Tumoren in der Zervixwand sprechen eher für ein KS als für ein Karzinom.

Feingeweblich kann die DD sehr schwierig sein. Wenn die epitheliale Komponente nur fokal ausgebildet ist bzw. ein „sarcomatous overgrowth" vorliegt, kann das Abrasionsgewebe, das Operationspräparat bzw. ein Rezidiv als reines homologes oder heterologes Sarkom imponieren. Die wahre Diagnose wird dann meist erst wegen eines auffälligen klinischen Verlaufs oder anhand von Rezidiven bzw. Metastasen mit epithelialen Strukturen evident. Aus der Literatur und dem Material des DKMS sind mehrere heterologe UKS mit einer rhabdomyomatösen Sarkomkomponente bekannt, die primär als RMS klassifiziert worden sind (53). Da RMS des Corpus uteri bei Erwachsenen eine große Rarität darstellen, sollten entsprechende Präparate immer sehr genau durchgemustert werden, zumal die therapeutischen Konsequenzen beim RMS und KS sehr unterschiedlich sind. Ist im Primärtumor die epitheliale Komponente vorherrschend, ist insbesondere am Abrasionsgewebe eine Fehldiagnose als EK möglich. Bei einem Kollisionstumor kann im Untersuchungsgewebe nur der endometriale oder nur der sarkomatöse Anteil vorliegen und dementsprechend als Primärtumor fehlinterpretiert werden. (s. o.) Da UKS fokal normales Drüsengewebe enthalten können, ist auch eine falsche Diagnose als AS oder als LG-ESS mit randständigen bzw. diffus über den Tumor verteilten benignen Drüsen (LG-ESS mit extensiver glandulärer Differenzierung) (s. LG-ESS und AS) möglich. Entsprechende Fälle sind keine Rarität und stellen bekannte Fallstricke dar.

Im Material des DKMS fand sich nach der operativen Enddiagnose UKS im Abradatgewebe in 72 % ein UKS, in 18 % ein EK, in 5 % ein reines Sarkom (LG-ESS, UUS), in 1 % ein AS und in 4 % ein benigner oder sonstiger Tumor (122). Endometrioide EK können gelegentlich heterologe chondroide und osteoide Elemente enthalten, die für sich alleine nicht für die Diagnose eines UKS ausreichen (59). Auch können endometrioide EK mit spindelzelligen Elementen ein UKS imitieren (160). In der Regel handelt es sich in diesen Fällen um low-grade endometriale (G1/G2) und low-grade spindelzellige Komponenten, die zwar zellreich und mitotisch aktiv, aber nicht markant atypisch sind. Das klinische Verhalten dieser Entität entspricht auch nicht dem eines UKS (59).

Gelegentlich ist auch eine Fehleinschätzung eines atypischen polypoiden Adenomyoms als UKS möglich, insbesondere wenn das zellreiche Stroma als eine sarkomatöse Komponente und die zahlreichen Atypien und Mitosen im Epithel als Karzinomanteil verkannt werden.

Betreffs des zervikalen KS kann die Unterscheidung zum sarkomatoidem Karzinom der Zervix schwierig sein. Makroskopisch ist in der Regel kein Unterschied zum Zervixkarzinom erkennbar. Die Spindelzellen dieser Tumoren exprimieren Keratin, einige auch Vimentin (30). Ihnen fehlt die glanduläre oder basaloide Morphologie und sie zeigen einen direkten Übergang des Plattenepithels in eine spindelzellige Komponente. Gelegentlich werden auch die zervikalen KS mit zervikalen AS verwechselt. An einen metastatischen Tumor aus dem Korpus oder dem Ovar muss gedacht werden (175)

Die wichtigste klinische Differentialdiagnose des uterinen Karzinosarkoms ist das Endometriumkarzinom. Bei in der Bauchhöhle ausgebreiteten Tumoren kann auch ein ovarielles Karzinosarkom vorliegen. Im Abradatgewebe ist eine Fehldiagnose als Endometriumkarzinom oder als homologes bzw. heterologes uterines Sarkom möglich. Bei der Diagnose eines seltenen heterologen Sarkoms (Rhabdomyosarkom, Liposarkom, Fibrosarkom) muss immer intensiv nach epithelialen Anteilen gefahndet werden, da entsprechende heterologe Karzinosarkome deutlich häufiger als reine uterine heterologe Sarkome sind und auch anders behandelt werden.

Verlauf, Prognose

In Analogie zu den reinen Sarkomen ist auch bei beim UKS das Stadium der wichtigste primäre unabhängige Prognosefaktor (4, 102, 197). Einer R0-Resektion kommt unabhängig vom Stadium offensichtlich eine noch größere Bedeutung zu (3, 102, 246). Zunehmendes bzw. hohes Alter gilt als prognostisch ungünstig (4, 159), während die Parität alters- und stadienadjustiert ohne Einfluss ist (4). Eine Mammakarzinom- und/ oder eine Tamoxifenanamnese haben sich beide als signifikante unabhängige Prognosefaktoren erwiesen (246). Ob das UKS als Kollisionstumor oder durch Konversion entsteht, hat keine klinischen und prognostischen Konsequenzen. Von morphologischer Seite stellt der karzinomatöse Anteil hinsichtlich der Prognose die treibende Kraft dar, zumal von ihm auch die höhere proliferative Aktivität ausgeht (85, 207). Dementsprechend sind wie beim EK seröse, klarzellige oder niedrig differenzierte Adenokarzinomanteile, eine VI, LVI und Myometriuminvasion sowie eine stromale Zervixbeteiligung und eine extrauterine Ausbreitung mit einer schlechten Prognose verbunden (85, 142, 173, 215, 222, 265). Davon gelten eine seröse und klarzellige Karzinomkomponente als wichtigste ungünstige prognostische Faktoren (173, 215). Auch aus dieser Sicht stellt sich das UKS als eine besonders maligne Variante eines EK dar.

ER-positive UKS sollen möglicherweise eine etwas günstigere Prognose besitzen (104). Andere Untersuchungen konnten diesen Effekt jedoch nicht bestätigen (268).

Unabhängig vom erheblichen prognostischen Einfluss der epithelialen Komponente haben Tumoren mit einem gut (z. B. LG-ESS) gegenüber einem schlecht differenzierten (z. B. HG-ESS und UUS) sarkomatösen Anteil ein signifikant längeres PFS. Das gilt sowohl für homologe als auch heterologe UKS (142). Der Einfluss einer homologen bzw. heterologen Komponente auf die Prognose ist umstritten. Homologe UKS sollen jedoch nach einer Analyse gegenüber den heterologen Formen mit einer signifikant besseren OS verbunden sein (64). Möglicherweise trifft das nur für UKS mit einer RMS-Komponente zu. Auch aus der Erfahrung des DKMS (122) scheint diese Entität zu einem besonders raschen klinischen Wachstum zu neigen (Abb. 3.3-2 F). Nach einer aktuellen Studie liegt das mediane PFI und OS bei UKS mit RMS-Komponente bei 13 und 23 Mo (144). Das ist schlechter als in einer Kontrollgruppe mit 15 und 67 Mo (143, 144) und als die bekannten Daten zu allen UKS (s. u.). Nach anderen Quellen ist die Zuordnung zur homo- oder heterologen Form wie auch das Ausmaß der sarkomatösen Komponente prognostisch ohne Bedeutung (52, 173, 215, 265). Möglicherweise ist eine dominierende sarkomatöse Komponente jedoch mit einem schlechteren Ansprechen auf eine CHT verbunden (182). Die Zahl der Mitosen hat offensichtlich keinen Einfluss auf die Prognose (142, 173).

Das UKS ist insgesamt ein hochmaligner Tumor. Bei einem kompletten Staging findet man im Stadium I in 22–37 % bereits eine Myometriuminvasion und in 5–23 % einen Befall der Adnexe. In 15 % bis maximal 45 % der Fälle sind die pelvinen und in 8–27 % die paraaortalen LN positiv (9, 142, 164, 264, 265), im Material des DKSM sind es 29 % (122). In 41–46 % besteht bei der Erstdiagnose bereits ein Stadium III oder IV bzw. der Tumor hat in bis zu 61 % zumindest feingeweblich die Uterusgrenzen über-

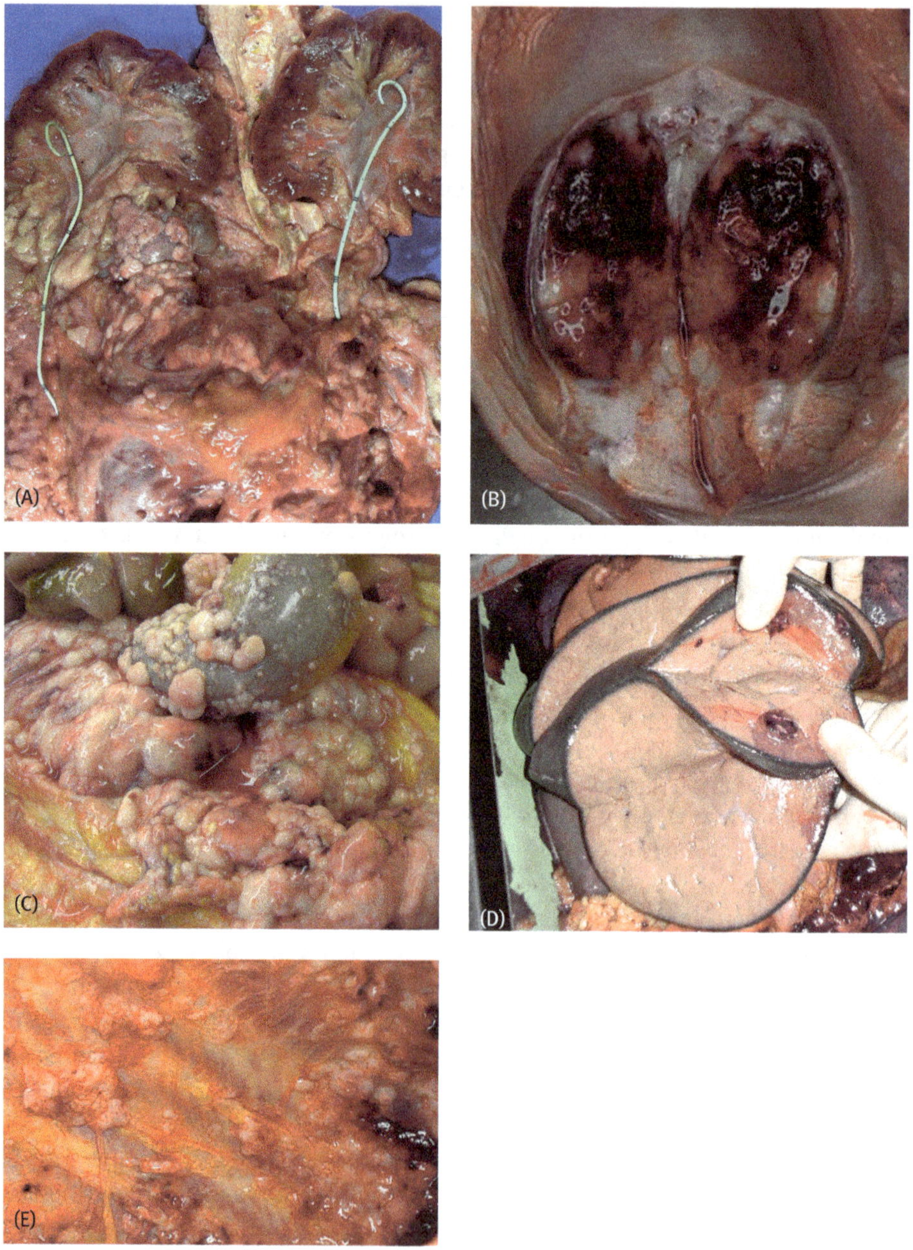

Abb. 3.3-16: Sektionsbefunde zum Primärtumor aus Abb. 3.3-14; AB: Tumorausbreitung im kleinen Becken einschließlich Retroperitoneum und Scheide (B); CD: Ausbreitung im gesamten Oberbauch im Sinne einer Peritonealkarzinose oder -sarkomatose und in der Leber; EFG: Metastasierung auf der parietalen und viszeralen Pleura (EF) und in der Lunge (G).

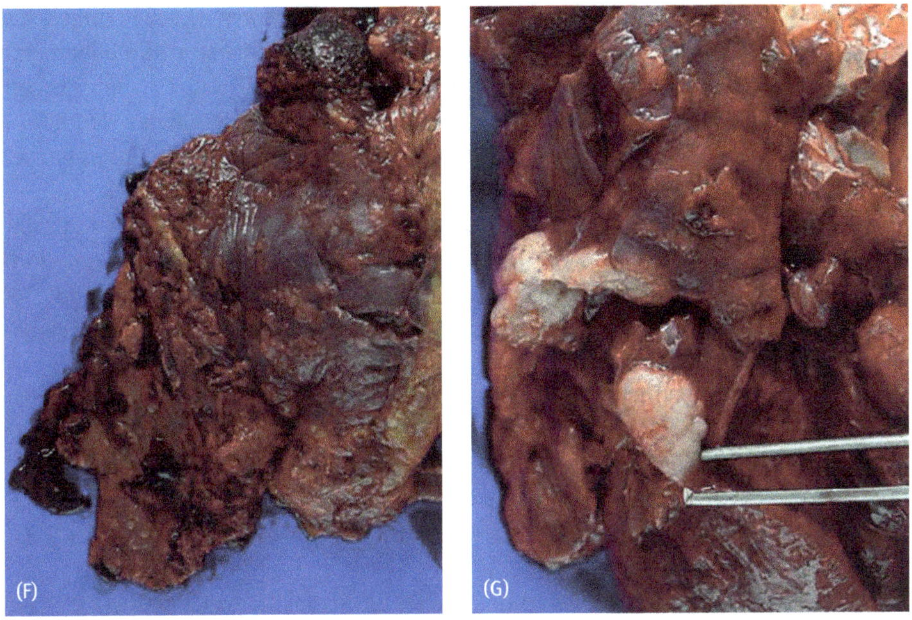

Abb. 3.3-16: Fortsetzung

schritten. In 24–45 % finden sich schon bei der Primärdiagnose Fernmetastasen (4, 13, 26, 102, 159, 265). Die Erstrezidive treten mit bis zu 61 % mehrheitlich außerhalb des kleinen Beckens oder als Fernmetastasen auf (32, 142). In nur 39 % ist das Becken alleine oder in Kombination mit einer Fernmetastasierung befallen. Bei einer Sektion lassen sich in 55,6 % lokale und in 62,9 % Fernmetastasen nachweisen (4). Von den Beckenorganen ist in Analogie zum EK nicht selten auch die Scheide betroffen. Auffällig ist die häufige pulmonale und hepatische Metastasierung (Abb. 3.3-16 D–G).

Die LN sind im Gegensatz zu den reinen uterinen Sarkomen deutlich häufiger befallen. Die Zahl positiver LN ist am höchsten, wenn die epitheliale Komponente ein seröses oder Klarzellkarzinom darstellt. Sie korreliert außerdem signifikant mit einer Adnex-, Zervix- und Isthmusbeteiligung sowie mit einer Myometriuminvasion von über 50 %, nicht aber mit der Tumorgröße und dem MI (142). Positive LN sind mit einem signifikant schlechteren 5-Jahres-OS verbunden als negative LN, wobei sich zwischen einem pelvinen und paraaortalen Befall keine prognostischen Unterschiede erkennen lassen (76). Ein alleiniger LN-Befall hat eine bessere Prognose als eine intraperitoneale Tumoraussaat (28). Ein positiver peritonealer zytologischer Abstrich ist mit einem hochsignifikant verschlechterten 5-Jahres-OS verbunden und identisch mit der Prognoseverschlechterung durch eine Beteiligung von uteriner Serosa bzw. der Adnexe (76). Die klinischen Konsequenzen aus befallenen LN und positivem zytologischem Abstrichbefund sind jedoch völlig unklar und es lassen sich gegenwärtig daraus keine therapeutischen Maßnahmen ableiten. Tatsächlich sind nur 13,3 % aller

Rezidive und Metastasen allein in den LN lokalisiert. Dem stehen 73,3 % Fernmetastasen v. a. in der Lunge gegenüber (197). Bei bereits fortgeschrittenem UKS haben eine neoadjuvante CHT, eine tiefe myometriale Invasion, eine VI und LVI, ein Zervix-, Adnex- und Parametrienbefall, eine positive intraperitoneale Zytologie, vergrößerte befallene LN sowie die epitheliale Zellkomponente und ein heterologer Sarkomanteil keine prognostischen Konsequenzen mehr (197, 232).

Erhöhte präoperative CA-125-Werte sprechen für eine bereits erfolgte extrauterine Ausbreitung und/oder für eine seröse epitheliale Komponente. Persistierend hohe postoperative Werte gelten als Hinweis auf eine besonders schlechte Prognose (98, 100). Auch erhöhte LDH-Werte ließen eine Korrelation mit einer schlechten Prognose erkennen (246).

Innerhalb von 10 Mo nach der Operation treten bereits in 61 % der Fälle Rezidive auf. Schon im Stadium I rezidivieren 40 % der KS innerhalb von 3 Jahren. Zahlreiche UKS rezidivieren schon wenige Wochen nach der Operation (52). Der HR-Status (256) eine Her-2-Überexpression (191) haben offensichtlich keinen Einfluss auf die Prognose. Eine WT-1 Überexpression gilt als unabhängiger prognostischer Marker für das PFS und OS (46).

Das mediane OS beträgt im Stadium I und II 26, in den Stadien I–IV nur 18–25 Mo (75, 247), nach anderen Angaben in den Stadien I–III 40 Mo (171). Nach einer weiteren Quelle (189) beträgt es im Stadium I 1066 Tage, im Stadium II und II jeweils 648 bzw. 641 Tage. Das 5-Jahres-OS aller Stadien liegt nach unterschiedlichen Angaben zwischen 25 und maximal 55 %. Nach den SEER-Daten beträgt das 5-Jahres krankheitsspezifische OS in den Stadien IA 59 %, IB 54 %, IC 38 %, II 35 %, III 22 % und IV 10 % (FIGO vor 2009) (21). Bei schwarzen bzw. weißen Frauen beträgt in den Stadien I und II nach aktuellen Daten das mediane PFS 13,6 bzw. 77,4 Mo und das mediane OS 25,4 bzw. 94,7 Mo (62). Innerhalb der ersten 2 Jahre treten 53,3 % aller Rezidive und Metastasen auf, im ersten Jahr sind es schon 43,3 % (197). Das Rezidiv- und Sterblichkeitsrisiko ist somit bei schwarzen Frauen im Stadium I und II signifikant schlechter. In höheren Stadien besteht dieser Unterschied nicht mehr (62). Die Prognose ist bei den KS statistisch signifikant schlechter als bei dem ohnehin schon ungünstigen high-grade endometrioiden EK (25, 64), ist aber offenbar identisch mit den serösen Tumoren (219). Neuere Untersuchungen ergaben ein signifikant schlechteres PFI und OS beim KS gegenüber dem serösen EK (52). Die korrespondierenden Daten des G3-endometrioiden EK betragen im Stadium IA 78 %, IB 83 %, IC 68 %, II 60 %, III 45 % und IV 17 % und das Sterberisiko ist 45 % niedriger als beim UKS (FIGO vor 2009) (21). Es gibt auch Berichte, die betreffs des OS kein Unterschied zwischen UKS und G3-endometrioiden EK erkennen lassen (2). Zusammenfassend besteht weitgehender Konsens, dass das UKS als besonders hochmaligne Variante des EK generell als eine eigenständige Entität angesehen werden soll (9, 20, 80, 247). Insgesamt entsprechen die Überlebensdaten etwa denjenigen der LMS und UUS und sind dramatisch schlechter als beim LG-ESS. Nach dem aktuellen GCIG-Consensus hat sich die Prognose des KS in den letzten beiden Jahren nicht verbessert (22).

Primär zervikale KS werden im Gegensatz zu denen des Uteruskorpus mit 31 % initial seltener in den Stadium III und IV diagnostiziert. Dies hängt offensichtlich mit der besseren klinischen Erkennbarkeit und früherer Symptomatik zusammen. Zervikale KS mesonephrogenen Ursprungs sollen allerdings eine schlechtere Prognose als das entsprechende Adenokarzinom haben (10, 18). Bei primär zervikalen KS sind die LN in 19 % befallen (21). Die therapeutischen Konsequenzen sind allerdings unklar. Bei kritischer Durchsicht der Literatur mit insgesamt geringer Fallzahl ist die Prognose zervikaler KS offensichtlich nicht schlechter als die der korporalen Tumoren.

Das Karzinosarkom ist ein hochmaligner Tumor. Das 5-Jahres-Gesamtüberleben aller Stadien liegt zwischen 25 % und maximal 55 %. Das Stadium und eine R0-Resektion sind die wichtigsten Prognosefaktoren. Der karzinomatöse Anteil stellt die treibende prognostische Kraft dar. Seröse, klarzellige oder niedrig differenzierte Karzinomanteile sind daher mit einer schlechten Prognose verbunden. Tumoren mit einem relativ niedrig malignem (z. B. low-grade endometriales Stromasarkom) Sarkomanteil haben gegenüber einer höher malignen (z. B. undifferenziertes uterines Sarkom, Leiomyosarkom, Rhabdomyosarkom) Sarkomkomponente eine deutlich bessere Prognose. Die Lymphknoten sind beim Karzinosarkom häufig befallen, die klinischen Konsequenzen sind jedoch völlig unklar. Hohe CA-125-Werte sprechen für eine bereits extrauterine Ausbreitung. Rezidive und Metastasen schließen mehrheitlich Fernmetastasen ein. Ein prognostischer Effekt einer Lymphonodektomie ist gegenwärtig nicht erkennbar.

Primäre Operation

Bei einem auf den Uterus beschränkten UKS (Stadium I und II) stellt die THE mit BSO vom Umfang der Operation her den kleinsten gemeinsamen Nenner dar. Nach den aktuellen NCCN-Recommendations Uterine Neoplasms Version wird ein komplettes Staging in Analogie zum OK mit einer THE, einer BSO, einer pelvinen und paraaortalen LNE, einer Netzbiopsie sowie mit peritonealen Biopsien und einer Peritonealzytologie im Sinne einer 2A-Recommendation empfohlen (169). Die Empfehlung basiert jedoch ausschließlich auf mit zahlreichen BIAS behaftetem retrospektivem Datenmaterial und entbehrt einer klaren wissenschaftlichen Grundlage. Nach den Japanischen Guidelines hat die TAH mit BSO einen relativ hohen Empfehlungsgrad. Eine LNE kann dagegen unter Hinweis auf den fehlenden therapeutischen Nutzen zum Staging in Betracht gezogen werden (163). Der nicht bewiesene Nutzen von über eine THE mit BSO hinausgehen Maßnahmen betreffs des PFI und OS wird mit der Einstufung als 2 A-Empfehlung (based upon lower level evidence, there is uniform NCCN consensus that the intervention is appropriate) deutlich gemacht (169). Im aktuellen GCIG-Consensus (22) wird wie in den NCCN-Guidelines ein komplettes Staging in Analogie zum OK empfohlen. Die Empfehlung ist nicht durch ausreichend Datenmaterial unterlegt. Die Unsicherheit wird in der vorsichtigen Formulierung „adequate lymphadenectomy seems needed for both staging and therapeutic reasons“ deutlich. Tatsächlich gibt es keine randomisierte Studie, die einen Nutzen der vorgeschlagenen Stagings nachgewiesen hat. Der Eingriff ist in dieser Form daher umstritten (142, 247). In der Gesamtschau der Literatur und in der klinischen Praxis wird eine LNE dennoch häufig in bis zu 63 % (72, 76, 197) und nach dem Datenmaterial des DKSM (122) in 67 % der Fälle durchgeführt. Es gibt zurzeit keinerlei Beweise, dass eine systematische pelvine und paraaortale LNE zu einer Überlebensverlängerung führt. Das mediane/mittlere PFI und OS war nach einer retrospektiven Erhebung mit einer kleinen Fallzahl nur dann signifikant besser, wenn mehr als 11 LN entfernt wurden (236). Eine vergleichende retrospektive Auswertung aller (!) uterinen Sarkome an 17 japanischen Einrichtungen ergab in der univariaten Analyse ein signifikant verlängertes OS durch eine LNE. Diese Studie (3) weist jedoch schwerwiegende BIAS auf. Die Daten lassen sich nicht ohne weiteres auf die KS übertragen. Nach einer SEER-Analyse war eine LNE mit einer statistisch signifikanten Verlängerung des 5-Jahres-OS und medianen OS verbunden (171). Unabhängig von der retrospektiven Untersuchung mit mit gleichfalls erheblichen BIAS weisen diese Daten zahlreiche Ungereimtheiten auf. Eine Auftrennung in eine pelvine und paraaortale LNE war nicht erfolgt, und es wurden im Mittel nur 12 (1–90) LN entfernt. Weder die Zahl der entfernten LN noch die Tatsache, ob diese positiv oder negativ waren, ließ einen signifikanten Effekt auf das OS erkennen. Die Autoren leiten daher konsequenterweise aus den Daten nicht (!) die Empfehlung ab, eine LNE routinemäßig durchzuführen und betonen die Ergebnisse der Studie mit Vorsicht zu interpretieren (interpretation of these results should be done with caution) (171). Nach einer jüngeren SEER-Analyse lag das Sterberisiko bei den lymphonodektomierten Frauen 33mal niedriger als ohne LNE. Die Autoren wollten sich aber wegen Unsicherheiten bei der Datenerhebung nicht festlegen ob es sich tatsächlich um einen therapeutischen Effekt handelt (75). In den Stadien IIIC1/2 soll nach einer weiteren retrospektiven Untersuchung eine LNE mit einem statistisch signifikant besseren OS verbunden sein (76). In einer aktuellen Studie war eine LNE im Stadium II (nicht Stadium I) signifikant mit einem verbesserten OS verbunden (77). In dieser und in allen anderen retrospektiven Studien sind Selektionsbias enthalten. Rückschlüsse auf den wahren Nutzen der LNE können schon deshalb nicht gezogen werden, da die Datenerhebung erst postoperativ nach pathologisch-anatomischer Festlegung als Stadium III erfolgte. Gegen den Nutzen einer generellen systematischen pelvinen und paraaortalen LNE spricht vor allem eine zum Zeitpunkt der Operation bereits häufig bestehende okkulte und in 50 % (4) bereits klinisch nachweisbare Fernmetastasierung. Nach dem Material des DKSM besteht letztgenannte zum Zeitpunkt der Operation zu 27 % (122). Sind die LN positiv, ist sogar in 70 % der Fälle eine Metastasierung in der Bauchhöhle bzw. eine Fernmetastasierung vorhanden (222). Trotz negativer LN kommt es nach einem kompletten Staging dennoch sehr früh zu einer allgemeinen Dissemination. Nach weiteren retrospektiven Quellen war einerseits nach einer LNE kein Überlebensgewinn erkennbar, während andererseits trotz negativer LNE frühzeitig Fernmetastasen beobachtet wurden (102, 124). Isolierte Rezidive im Beckenbereich stehen mit 10–12 % etwa 90 % Metastasen im Oberbauch oder Fernmetastasen mit und ohne pelvine Rezidive gegenüber und 61 % der Frauen haben bei der Primärdiagnose bereits eine extrauterine Tumoraussaat (265). Nach anderen Quellen sind 83 % der

Erstrezidive Fernmetastasen mit und ohne pelvine Beteiligung (264) und nur in maximal 25 % (142) bzw. 11,3 % (52) sind die Rezidive ausschließlich im Becken einschließlich der Scheide lokalisiert. Das OS wird somit letztlich durch die extrapelvine Ausbreitung bestimmt. Der bislang bei einem UKS nicht nachgewiesene Überlebensbenefit durch die LNE per se deckt sich im Wesentlichen mit den Ergebnissen von zwei randomisierten Studien beim intermediate- und high-risk EK (16, 184). In beiden Studien führte die LNE zu keiner Verbesserung des PFI und OS. Es soll nicht unerwähnt bleiben, dass auch diese Studien zahlreiche Schwächen aufwiesen und mehrfach kritisch hinterfragt wurden (121, 148, 170). Das Ergebnis ist dennoch insofern bemerkenswert, weil das EK deutlich seltener fernmetastasiert bzw. extrauterin ausgebreitet ist als das KS. Aufgrund dieser Tatsache wäre beim EK viel eher ein Nutzen einer LNE zu erwarten gewesen. Generell wird zumindest aber beim high-risk EK trotz unsicherer Datenlage empfohlen es solange bei der LNE zu belassen, bis das Gegenteil zweifelsfrei bewiesen ist (48). Nach einer Metaanalyse wird beim UKS zwischen 35 und 100 % mehrheitlich jedoch zwischen 35 und 57 %der Fälle eine LNE durchgeführt (183, 254).

In der Zusammenschau aller Daten muss der Benefit einer systematischen pelvinen und paraaortalen LNE beim KS gegenwärtig als unbewiesen gelten. Beim UKS ergeben sich aus einem positiven/negativen LN-Befund gegenwärtig auch keine therapeutischen Konsequenzen (s. adjuvante und postoperative Therapien). Zurzeit dient die LNE somit ausschließlich der Prognoseabschätzung bzw. der genauen Festlegung des Stadiums. Dieses Ziel lässt sich, wenn auch eingeschränkt, ebenso mit einer selektiven LNE vergrößerter LN oder eine präoperative MRT erreichen. Solange sich keine therapeutischen Konsequenzen aus dem LN-Befund ableiten lassen, gibt gegenwärtig auch keine Indikation für eine Sentinel-LN-Biopsie. Eine Sentinel-LN-Biopsie erhält in den NCCN-Guidelines nur eine Kategorie 3-Empfehlung (169). Ob die Entfernung vergrößerter LN im Sinne der Verringerung der Tumorlast in Einzelfällen zu einer Verbesserung des OS führen kann, ist offen, aber betreffs der Biologie des UKS eher unwahrscheinlich.

In den NCCN-Guidelines wird betreffs der THE lediglich ein Eingriff ohne Uterusverletzung gefordert (169). Eine TLH wird damit nicht ausgeschlossen. Das steht allerdings im Widerspruch zu der NCCN-Empfehlung das gesamte Abdomen einschließlich des retroperitonealen Raumen gründlich auszutasten.

Eine Laparotomie wird jedoch für metastasierte UKS, bei großem Uterus bei morbider Fettsucht und/oder alten Pat. empfohlen (169).

Zusammengefasst gibt es zurzeit keine validen Daten, die für eine standardmäßige systematische bzw. selektive pelvine und paraaortale LNE sprechen. Dennoch besteht in der Gesamtschau der Literatur am ehesten Konsens, dass eine LNE in Betracht gezogen werden sollte, wenn es der Pat. zumutbar ist (194). Die Pat. muss in diesem Fall zweifelsfrei über den nicht erwiesenen Nutzen und über die möglichen Komplikationen des Eingriffs aufgeklärt werden. Das Unterlassen einer LNE kann anhand der vorliegenden Daten gegenwärtig nicht als Fehler angesehen werden.

Die vielerorts noch durchgeführte RAH ist in den NCCN-Recommendations nicht erhalten (169). Tatsächlich gibt es keine validen Daten über deren Nutzen bei auf den Uterus begrenzten Tumoren. In einer retrospektiven japanischen Studie wurde jedoch ein signifikant verbessertes OS durch eine erweiterte bzw. radikale HE beschrieben (124). Die Untersuchungen basierten allerdings auf einer Analyse aller uterinen Sarkome in den Stadien I–IV, aus denen der Anteil der Stadium I und II UKS nicht herauslesbar ist.

Betreffs einer Omentektomie existiert kein Standard. Das Netz ist bei der Erstdiagnose in 9–13 % befallen (74, 95). Es sollte zumindest dann entfernt werden, wenn eine klarzellige oder seröse epitheliale Komponente vorliegt (133). In einer aktuellen retrospektiven Studie (84) war in der multivariaten Analyse neben dem Stadium ein komplettes Staging mit pelviner und paraaortaler LNE sowie einer Omentektomie mit einem verlängerten OS verbunden. Eine niedrige Fallzahl und schwere BIAS lassen jedoch keine definitiven Schlussfolgerungen zu. In den NCCN-Guidelines wird die Omentektomie gleichfalls im Sinne einer Kategory-2A-Empfehlung vorgeschlagen. Nach dem Material des DKSM wird in Deutschland in 49 % der Fälle eine Omentektomie durchgeführt (122). Die Ergebnisse der empfohlenen intraperitonealen zytologischen Abstriche sind gegenwärtig ohne therapeutische Konsequenz.

Wird die Diagnose eines UKS erst postoperativ bekannt (s. o.) muss auf der Basis des bislang unbewiesenen Nutzen eine systematische LNE bzw. Omentektomie nicht zwingend nachgeholt werden. Beide sollten jedoch auf Wunsch der Pat. nach zweifelsfreier Aufklärung über den nicht bewiesenen Nutzen realisiert werden. Generell muss selbst bei einer ausgedehnten Operation mit einer systematischen pelvinen und paraaortalen LNE, Omentektomie und Parametrienresektion selbst bei einer R0-Resektion im Stadium I mit einem frühen Rezidiv gerechnet werden (Abb. 3.3-17 A-D).

In Analogie zum EK müssen die Adnexe als häufige Lokalisation von Metastasen und/oder wegen synchroner KS (s. Prognose) mit entfernt werden.

Betreffs der operativen Therapie von zervikalen KS ist die Datenlage besonders schlecht. Entscheidend ist wie bei allen anderen Sarkomen die Entfernung im Gesunden. Bei kritischer Durchsicht der Literatur ist eine RAH unter Mitnahme der Parametrien wohl nur sinnvoll, wenn eine extrazervikale Ausbreitung vorliegt. Auch der Nutzen einer LNE ist fragwürdig und nicht annähernd wissenschaftlich belegt (21, 262).

Bei extrauteriner Ausbreitung im Becken und in der Bauchhöhle wird beim UKS in Analogie zum fortgeschrittenem OK und EK zumindest eine optimale, besser maximale Zytoreduktion empfohlen (143, 133, 260, 264). Eine maximale Zytoreduktion bei fortgeschrittenen Tumoren entspricht auch der aktuellen NCCN-Empfehlung im Sinne einer 2A-Recommendation sowie dem GCIG-Consensus (22,169). Die Empfehlungen beruhen jedoch vorrangig auf retrospektiven Daten, bei denen eine extensive Operation nicht im Vordergrund stand oder beziehen sich auf alle uterinen Sarkome (124). In einer retrospektiven Studie mit UKS in den Stadien IIIC-IVB betrug das PFI nach einer Zytoreduktion in der Gesamtgruppe von 44 Fällen median 8,6 Mo (232). Bei einer maximalen Zytoreduktion lag das PFS bei 14,3 gegenüber 7,1 Mo bei Fällen mit verbliebenen sichtbaren Tumorresten. Das entsprechende OS betrug median 52,3 gegenüber 8,6 Mo. Eine maximale Zytoreduktion gelang in 40 % der Fälle, während eine optimale Reduktion in 30 % möglich war. Erwartungsgemäß war der weitere Verlauf auch vom Volumen der Residuen abhängig. Wenn nur die LN befallen waren (Stadium IIIC), waren alle Ergebnisse besser, als bei einer peritonealen Aussaat. Die einzigen unabhängigen Faktoren, die das OS positiv beeinflusst haben, waren die eine optimale Zytoreduktion und unabhängig vom Ausmaß der Operation eine konsekutive CHT oder CHTRT. Auffällig war, dass die Art der postoperativen Behandlung – alleinige CHT oder CHTRT nicht zu unterschiedlichen Resultaten führte. Aus diesem Grunde und wegen schwerer Selektionsbias warnen die Autoren ausdrücklich davor die positiven Daten der postoperativen adjuvanten Therapie über zu bewerten.

Für den weiteren Verlauf nach der Zytoreduktion spielten eine vorangegangene neoadjuvante CHT, eine tiefe myometriale Invasion, ein Zervix-, Adnex- und Parametrienbefall, eine positive intraperitoneale Zytologie, befallene LN, ein heterologer Sarkomanteil und die epitheliale Komponente als Prognosefaktoren keine Rolle. Die Gesamtergebnisse sprechen nach Meinung der Autoren dafür eine chirurgische Resektion dann in Erwägung zu ziehen, wenn ein maximales Debulking wahrscheinlich erscheint (232). Da die weitere Prognose nicht vom Befall der LN bestimmt wird (76) ist die Sinnhaftigkeit der Resektion vergrößerter LN umstritten. Tatsächlich werden die LN nur in etwa 50 % der Fälle entfernt. Die Rate der postoperativen Komplikationen beträgt bei zytoreduktiven Operationen etwa 36 % (232).

Das primär operative Vorgehen lässt sich v. a. damit begründen, dass nur wenige CHT-Optionen mit relativ geringen Ansprechraten und einem nur kurzen PFI zur Verfügung stehen (s. adjuvante u. palliative CHT). An Stelle einer primären palliativen CHT mit einem meist deutlich kürzerem PFI Intervall ist daher eine maximale oder zumindest optimale Zytoreduktion gegenwärtig als Methode der Wahl anzusehen. Zuvor sollte mittels einer optimalen Bildgebung weitgehend gesichert sein, dass diese Zielstellung erreicht werden kann. Die CHT sollte für die später ohnehin notwendige palliative Systemtherapie in Reserve gehalten werden. Es existieren gegenwärtig keine Daten, die gegen ein entsprechendes Vorgehen sprechen. Wenn die Voraussetzungen zur operativen Therapie nicht erfüllt sind oder allgemeine Kontraindikationen bestehen, muss eine systemische Therapie in Betracht gezogen werden.

Wegen der insgesamt sehr schlechten Prognose bei ausgedehnter intraperitonealer Ausbreitung sollte auf ultraradikale Operationen wie auch auf vordere und hintere Exenterationen im Interesse der Lebensqualität eher verzichtet werden. Sie können bei sicher auf das Becken beschränkten Tumoren jedoch in Erwägung gezogen werden. Für diese seltenen Fälle ist eine präoperative PET-CT hilfreich. Valide Daten zu den ultraradikalen Eingriffen liegen nicht vor.

Bei auf den Uterus begrenzten Karzinosarkomen wird in den aktuellen NCCN-Guidelines eine totale Hysterektomie mit bilateraler Salpingo-oophorektomie, pelviner und paraaortaler Lymphonodektomie, Netzresektion, peritonealen Biopsien und einer Peritonealzytologie im Sinne einer Staging-Operation als 2A-Recommendation empfohlen. Der Nutzen der über eine totale Hysterektomie ohne Uterusverletzung mit Salpingo-oophorektomie hinausgehenden operativen Maßnahmen auf das Gesamt- und rezidivfreie Überleben ist bislang jedoch nicht durch valide Daten belegt. Es besteht dennoch im wesentlichen Konsens, dass die genannten Operationserweiterungen durchgeführt werden sollten, wenn es der Patientin zumutbar ist. Sie dienen gegenwärtig nur der Prognoseeinschätzung, ohne dass sich daraus Konsequenzen für eine adjuvante Therapie ergeben. Ihr Unterlassen kann daher nicht als fehlerhaft eingestuft werden. Eine totale Hysterektomie plus Salpingo-oophorektomie kann somit gegenwärtig als eine vertretbare therapeutische Option angesehen werden.
Es gibt auch keine validen Daten, dass eine erweiterte oder radikale Hysterektomie das Überleben beeinflusst.
Bei im Becken und in der Bauchhöhle ausgebreiteten Tumoren, bei denen eine maximale zumindest aber optimale Zytoreduktion auf der Basis bildgebender Diagnostik möglich erscheint, muss gegenwärtig ein entsprechender Eingriff als Therapie der Wahl angesehen werden. In diesem Zusammenhang kann es sinnvoll sein vergrößerte Lymphknoten mit zu entfernen.

Adjuvante und additive Radio-, Chemo- und Hormontherapie

Retrospektive Studien aus den 90er Jahren des vorigen Jahrhunderts sprachen zunächst für ein verbessertes PFI und OS durch eine postoperative ERT mit und ohne eine VBT (82, 89). Diese Studien wiesen jedoch zahlreiche schwerwiegende BIAS auf. Jüngere retrospektive Erhebungen mit größeren Fallzahlen ließen zwar keinen Überlebensgewinn erkennen, die Zahl der Lokalrezidive konnte jedoch zum Teil bis zu 100 % vermindert werden (32, 49, 56, 76, 85,, 159, 203, 267). In weiteren retrospektiven Analysen, in der eine CHT mit und ohne RT gegen eine alleinige RT geprüft wurde, fanden sich im Strahlenarm mit 80 bzw. 90,9 % deutlich mehr Metastasen außerhalb des kleinen Beckens als in den beiden anderen Armen (143, 144).

Die erste randomisierte Phase III-Studie (EORTC 55874) (193) zur adjuvanten RT von uterinen Sarkomen unter Einbeziehung von 91 KS der Stadien I und II ergab kein signifikant verbessertes PFI bzw. OS gegenüber dem Beobachtungsarm. Die Ergebnisse decken sich mit den Resultaten einer randomisierten Studie zur adjuvanten RT beim intermediaten und high-risk EK (15). In Analogie zum EK ließ sich auch beim UKS in der RT-Gruppe die Lokalrezidivrate senken, die Anzahl von Fernmetastasen war jedoch erhöht. Aus dem Ergebnis der EORTC 55874-Studie wurde die Schlussfolgerung gezogen, dass eine ERT von UKS trotz verringerter Lokalrezidive wegen einer erhöhten Toxizität routinemäßig nicht indiziert ist (193). Die Autoren sind weiterhin der Meinung, dass es keine Beweise für einen Benefit einer RT bei einer nicht erfolgten LNE gibt. Sie vertreten jedoch die Auffassung, dass bei einem Befall des zervikalen Stromas eine VBT angezeigt sein könnte. Insgesamt bleibt die Frage offen, ob zur Senkung der Lokalrezidive die nebenwirkungsarme alleinige VBT generell ausreichend ist. In Analogie zu den Ergebnissen einer randomisierten Studie beim EK kann jedoch von einer lokalen Wirksamkeit der VBT ausgegangen werden (174) und ist in einer kleinen Untersuchung auch im Trend erkennbar (257).

Die sehr umfangreichen retrospektiven SEER-Daten (263) zur adjuvanten RT bei 1819 UKS in den Stadien I und II stehen in einem gewissen Widerspruch zu den Ergebnissen der randomisierten EORTC 55874-Studie (193). Nach dieser Analyse war eine RT mit einer 21 %en Reduktion der krebsspezifischen Mortalität verbunden. Dabei war die Reduktion mit 25 % besonders deutlich, wenn keine LNE durchgeführt worden war. Der Einfluss war dagegen nur gering, wenn eine LNE erfolgt war. Die Daten könnten dafür sprechen, dass eine LNE möglicherweise zu einer Überlebensverbesserung führt bzw. eine unterlassene LNE durch eine ERT ersetzt werden kann. Zahlreiche BIAS der SEER-Analyse, die Ergebnisse der EORTC 55874- und einer randomisierten Studie zur postoperativen RT beim EK (15) sprechen gegen derartige Überlegungen. Im Bewusstsein zahlreicher BIAS haben die Autoren der SEER-Analyse aus ihren Daten auch keine Empfehlungen für eine adjuvante ERT abgeleitet.

Der Grund für das Versagen einer RT hinsichtlich des OS ist offensichtlich darin begründet, dass beim UKS schon bei der Erstdiagnose 17 % positiven LN 26 bis zu 50 % Fernmetastasen gegenüberstehen (4, 159) und die Erstmanifestation der Rezidive mehrheitlich außerhalb des kleinen Beckens stattfindet (141, 205, 222). Das OS entscheidet sich somit nicht in der Beckenregion. Hinzu kommt, dass höher gelegene positive LN mit einer pelvinen ERT ohnehin nicht erreicht werden.

Zusammenfassend ist beim UKS als sarkomatös entdifferenziertem hochmalignem EK auch in Analogie zur fehlenden Wirksamkeit einer alleinigen adjuvanten RT von high- und intermediate-risk EK auch nach dem GCIG-Consensus (22) von dieser Maßnahme kein Überlebensgewinn zu erwarten. Nach den aktuellen NCCN-Recommendations (169) kann im Stadium IA ohne Myometriuminvasion und fehlendem Tumor im Hysterektomiepräparat auf jegliche postoperative Therapie verzichtet werden. Weil in solchen Fällen jedoch in bis zu 18 % Rezidive gesehen werden, wird diese Empfehlung durchaus kritisch hinterfragt (34). Optional kann im Sinne einer 2A-Recommenation auch eine CHT oder (!) eine pelvine ERT in Betracht gezogen werden. Ab dem Stadium IA mit einer Myometriuminvasion wird im Sinne einer 2A-Recommendation eine CHT mit oder ohne eine ERT (s. u.) empfohlen. Es sei noch einmal darauf hingewiesen, dass es sich lediglich um eine konsens- und nicht um eine evidenzbasierte Empfehlung handelt. Eine Ganzabdomen-ERT mit und ohne VBT wird in Übereinstimmung mit den modernen Übersichten als NCCN-Category-3-Recommendation nicht empfohlen (169, 194). Nach den Japanischen Guidelines kann sie jedoch in Betracht gezogen werden (163).

In der Gesamtschau aller Daten ist gegenwärtig eine alleinige postoperativ ERT beim auf den Uterus begrenzten KS nicht indiziert. Sollte eine Pat. auf dieser Behandlungsmethode bestehen, muss sie zweifelsfrei über den fehlenden Nutzen betreffs des OS und die potentiellen Nebenwirkungen aufgeklärt werden. In Analogie zum EK könnte eine VBT zur Senkung der Lokalrezidivrate von Nutzen sein (85). Es gibt keine harten Daten, die für oder gegen ihre Anwendung sprechen.

Auch nach einer introperativen RT bei R1/2-Resektionen ließ sich bislang kein Nutzen belegen und erwartungsgemäß war das PFS und OS nur abhängig von der Ausdehnung der verbliebenen Tumorreste (68).

Es existieren keine Daten, die bei operierten UKS im Stadium I und II einen echten Überlebensvorteil durch eine adjuvante CHT auch nur hinreichend beweisen. In der einzigen randomisierten Studie, in die alle uterinen Sarkome eingeschlossen waren, war auch bei isolierter Auswertung der UKS kein signifikanter Effekt auf das OS erkennbar (180). Einschränkend muss bemerkt werden, dass die CHT mit Doxorubicin erfolgte, das als Einzelsubstanz beim KS als nicht besonders wirksam gilt. Zahlreiche retrospektive Analysen, die mehrheitlich alle uterinen Sarkome einbezogen hatten, konnten ebenfalls keinen echten Benefit nachweisen (67, 115, 132, 124, 236, 245, 265). In reinen UKS-Studien war nur ein nicht signifikanter Gewinn beim PFI und OS mit einer alleinigen CHT erkennbar (s. u.) 141, 264). Aktuell ließ sich trotz zahlreicher BIAS in einer umfangreichen Untersuchung an UKS bei Frauen > 65 Jahre im Stadium I durch eine adjuvante CHT auch in Kombination mit einer RT kein Überlebensgewinn erzielen, im Stadium II fand sich lediglich unter diesen Regimes eine nicht signifikante Senkung des Sterblichkeitsrisikos (77).

Betreffs einer adjuvanten CHT wird häufig auf die randomisierte Phase III-Studie (GOG 150) verwiesen, die wegen des Einschlusses der Stadien I–IV bei einem erlaubten Tumorrest von ≤ 1 cm jedoch nicht als eine echte adjuvante (!) Therapiestudie angesehen werden kann. Geprüft wurde unabhängig vom LN-Status eine Ganzabdomen-RT gegen eine CHT aus 3 Zyklen Ifosfamid und Cisplatin (78). Nach der CHT war die Rezidiv- bzw. Todesrate gegenüber der RT um 21 bzw. 29 % gesenkt. Allerdings ließ sich dieser Vorteil nicht statistisch sichern. Ausgehend von den Daten, dass eine postoperative RT beim UKS das OS nicht verlängert, deutete sich zumindest eine potentielle adjuvante Wirksamkeit der CHT an. Allerdings kann bei fehlender Kontrollgruppe nicht ausgeschlossen werden, dass die Ganzabdomen-RT mit 2 toxisch bedingten Todesfällen sogar ungünstiger, als eine reine Beobachtung war. Die Autoren kommen zu der Schlussfolgerung, dass sich der beobachtete leichte Überlebensvorteil möglicherweise durch eine längere CHT (mehr als 3 Zyklen) und/oder durch Einführung anderer Substanzen wie z. B. Paclitaxel verbessern lässt.

Tatsächlich gibt es nur wenige Studien, die sich nur auf die Stadien I und II beziehen. In einer einarmigen Untersuchung konnte mit einer adjuvanten CHT aus Ifosfamid plus Cisplatin im Stadium I/II immerhin ein 5-Jahres-OS mit 62 % erzielt werden (226). In einer multizentrischen retrospektiven Studie (34) wurden 111 UKS der Stadien I/II in 4 Armen –, RT, CHT, CHT-RT und Beobachtung – untersucht. Die CHT-Regimes setzten sich mehrheitlich aus Ifosfamid plus Cisplatin und Carboplatin plus Paclitaxel zusammen. Die RT bestand zu 63 % aus einer pelvinen ERT, zu 20 % in Kombination mit einer VBT und zu 17 % nur aus einer VBT. Insgesamt war die CHT gegenüber der RT und einer Beobachtung mit einem verbesserten PFS und nur schwach mit einem verlängerten OS assoziiert. Die CHT-RT konnte aufgrund der niedrigen Fallzahl nicht ausgewertet werden. In einer weiteren retrospektiven Analyse (132) wurde eine über meist 6 Zyklen applizierte CHT vorrangig mit Carboplatin plus Paclitaxel und z. T. mit Ifosfamid plus Cisplatin mit und ohne eine sequenzielle ERT gegen eine alleinige ERT in den Stadien I–IV ausgewertet. Mittels CHT mit und ohne ERT wurde ein längeres PFI und OS erreicht als mit einer alleinigen ERT, ohne dass eine Signifikanz erreicht wurde. In einer identisch angelegten Studie (144) an komplett resezierten heterologen UKS mit einer sarkomatösen RMS-Komponente wurde nach einer CHT mit und ohne eine RT gegenüber einer alleinigen RT ein nicht signifikant verlängertes PFI und 3-Jahres-OS (Gesamtgruppe 20,7 % vs. 16,7 %) gemessen. Die Ergebnisse in den Stadien I und II waren günstiger als in den höheren Stadien. Mittels einer „Sandwich-Therapie" mit 38 Stadium I/II UKS wurde mit 4 (Stadium I) oder 6 Zyklen (Stadium II) Cisplatin plus Epirubicin und einer dazwischen liegenden RT nach median 55 Mo ein OS von 78 % (Stadium I) und 100 % (Stadium II) erreicht (147). In 2 weiteren Studien (154, 261) wurde eine CHT vorrangig mit Ifosfamid und Cisplatin über 3–6 Zyklen plus einer nachfolgenden RT gegen eine alleinige CHT oder RT, bzw. gegen eine alleinige Nachbeobachtung. Die pelvine oder Ganzabdomen-RT wurde mit einer jeweiligen Dosis zwischen 45 und 54 bzw. 45 und 50 GY über 20–30 Fraktionen unter teilweiser Einfügung einer VBT verteilt. Insgesamt fand sich stadienadjustiert ein Überlebensvorteil für die sequenzielle CHT-RT, ohne dass die zusätzliche RT mit einer auffällig vermehrten Morbidität verbunden war. Kritisch muss angemerkt werden, dass in die relativ kleine Fallzahl von jeweils 49 bzw. 43 UKS alle Stadien einbezogen waren und Selektions-BIAS erkennbar sind. In einem aktuellen retrospektiven Vergleich (84) war eine sequentielle CHT-RT (n 20) in der univariaten Analyse in den Stadien I und II gegenüber einer RT (n 14) bzw. CHT (n 3) mit einem signifikant verlängertem PFI und OS verbunden. Die Studie weist aber neben der geringen Fallzahl zum Teil schwerwiegende BIAS auf und die Ergebnisse konnten multivariat nicht bestätigt werden.

Zusammenfassend konnte bislang für R0-resezierte auf den Uterus begrenzte UKS keine signifikante Verlängerung des PFS und OS durch eine alleinige adjuvante CHT nachgewiesen werden. Insgesamt kann daher gegenwärtig eine alleinige adjuvante CHT nicht als Standard definiert werden (217). Auch nach dem aktuellen GCIG-Consensus reichen die Daten nicht aus, um eine adjuvante CHT zum Standard zu erheben (22). Der Verzicht auf eine CHT unabhängig vom LN-Status ist somit zurzeit nicht als fehlerhaft anzusehen. Dennoch deutet sich aus der Gesamtschau ein Trend hinsichtlich eines Überlebensvorteils durch eine adjuvante CHT an. Somit sprechen auch keine harten Daten gegen ihre Anwendung. Demgemäß wird in den aktuellen NCCN-Guidelines auch ohne gesicherte wissenschaftliche Basis im Sinne einer 2A-Recommenation ab einer Myometriuminvasion in den Stadien I und II eine adjuvante CHT mit oder ohne eine RT in Form einer CHT-RT empfohlen (169). Die Ausklammerung des Stadiums IA ohne Myometriuminvasion muss aufgrund einer Rezidiv- bzw. Metastasierungsrate von 18 % (34) kritisch hinterfragt werden. Nach den japanischen Guidelines kann sowohl eine CHT als auch eine RT mit identischem Empfehlungsgrad in Betracht gezogen werden (163).

Möglicherweise scheint eine adjuvante CHT-RT der alleinigen CHT überlegen zu sein. Wenn auch der wirkliche Nutzen einer CHT-RT nicht bewiesen ist, gibt es dennoch keine harten Daten, die gegen ihre Anwendung sprechen (226). Die sehr niedrigen Fallzahlen in allen Studien mit statistisch noch nicht gesicherten Überlebensvorteilen sind allerdings nicht ausreichend um die CHT-RT zum postoperativen Standard zu erheben. Ein Verzicht auf eine adjuvante CHT-RT bzw. eine alleinige klinische Beobachtung kann daher auch unabhängig vom LN-Status nicht als fehlerhaft angesehen werden. Immerhin ist in ausnahmslos allen Studien anhand der Bandbreite des PFI zu erkennen, dass es in zahlreichen Fällen schon unter der CHT-RT zu einem Progress kommt. Im Material des DKSM sind zahlreiche entsprechende Fälle bekannt.

Bei einer CHT-RT muss jedoch eine verstärkte Toxizität in Kauf genommen werden. In Analogie zur CHT primär lokal fortgeschrittener und metastasierter UKS ist es daher sinnvoll die hochtoxische Ifosfamid/Cisplatin-Kombination durch Carboplatin plus Paclitaxel zu ersetzen. Nach aktuellen Daten war in den Stadien I bis IV eine CHT mit Carboplatin plus Paclitaxel bei deutlich geringerer Toxizität wirksamer als die Kombination aus Ifosfamid und Cisplatin (medianes PFI 11, vs. 17,1 und med. OS 16,6 vs. 35,1 Mo) (138). Somit hat sich zwischenzeitlich die Wirksamkeit der Kombination aus Paclitaxel plus Carboplatin gegenüber Ifosfamid plus Paclitaxel oder Ifosfamid plus Cisplatin mit oder ohne Zugabe von Epirubicin bei geringerer Toxizität zumindest als identisch erwiesen und wird aktuell mehrheitlich eingesetzt bzw. empfohlen (126, 141, 143, 144, 194). Unterstützt wird ein entsprechendes Vorgehen durch vergleichbare retrospektive, prospektive und randomisierte Studien beim high-risk EK (95, 149, 162). Eine weitere Option stellt beim UKS auch eine Sandwich-Therapie mit einer Ifosfamid-Monotherapie dar. Bei identischer Effektivität war die Toxizität deutlich geringer als bei einer Kombination mit Cisplatin (58).

Die in der EORTC 55874-Studie (193) nach der perkutanen RT beobachtete Senkung der Lokalrezidive ohne Überlebensgewinn könnte dafür sprechen, dass der lokale Effekt im Analogieschluss zum EK (143) auch mit einer VBT zu erreichen ist. Aus dieser Sicht erscheint eine Kombination aus einer CHT und einer VBT sinnvoll zu sein. In einer kleineren retrospektiven (257) und einer aktuellen Studie (52) deuten sich bei einigen Selektionsbias ein günstigeres PFI und OS an, ohne Signifikanz zu erreichen. Wegen der häufig sehr frühen postoperativen Rezidive, scheint es von Bedeutung zu sein mit der CHT-RT möglichst schnell nach der Operation zu beginnen (52).

Der Vorteil besteht auch in einer direkten Einbindung der VBT in die CHT, ohne dass sich bei einer Abkürzung der Behandlungsdauer die Toxizität erhöht (162). Bei einer Kontraindikation zur CHT kann als Minimalvariante die gut tolerable VBT als alleinige Maßnahme zur Senkung der Lokalrezidivrate sinnvoll sein.

Insgesamt kann nach den aktuellen NCCN-Guidelines (169) eine adjuvanten CHT-RT in Betracht gezogen werden, dieser Empfehlung schließt sich der GCIG-

Consensus (22) allerdings mit dem Hinweis auf den bislang nicht bewiesenen Nutzen an.

Entschließt man sich zur CHT-RT muss die Pat. zweifelsfrei über den nicht sicher nachgewiesenen Nutzen unter Hinweis auf die Toxizität aufgeklärt werden. Generell sollten KS-Pat. in adäquate Studien eingebracht werden.

Nach zytoreduktiven Operationen mit und ohne komplette Tumorresektion soll eine postoperative CHT bzw. CHT-RT nach retrospektiven Untersuchungen mit einem verlängerten PFI und OS verbunden sein (s. o.). Aufgrund zahlreicher BIAS und nicht erklärbaren Befunden kommen die Autoren der entsprechenden Studien selbst zu dem Schluss, dass der Nutzen auch bei verbliebenen Tumorresten nicht gesichert ist und weisen darauf hin die Ergebnisse nicht über zu bewerten (232). Nach einer optimalen Zytoreduktion mit Tumorresten < 1 cm wurde in einer randomisierten Studie (GOG 150) (260) mit einer postoperativen CHT bestehend aus Ifosfamid plus Cisplatin gegenüber einer Ganzabdomen-ERT ein nicht signifikanter Überlebensvorteil gesehen. Eingeschlossen waren UKS in den Stadien I–IV. In der Studie hat es jedoch keinen „Nihilarm" gegeben, und unter der Ganzabdomen-ERT sind 2 Frauen infolge einer Strahlentoxizität verstorben. Es kann daher auch vermutet werden, dass in diesem Fall die RT möglicherweise sogar mit einem schlechteren Ergebnis verbunden ist, als gar keine postoperative Therapie. Die durch randomisierte Studien (15, 193) gesicherte Wirkungslosigkeit einer alleinigen postoperativen ERT beim EK und den uterinen Sarkomen stützt zumindest diese Annahme. Dementsprechend ist auch das statistisch nicht (!) signifikant bessere Abschneiden der CHT hinsichtlich des PFI und OS in der GOG 150-Studie sehr vorsichtig zu interpretieren. Hinzu kommt, dass in beiden Behandlungsarmen jeweils 4 von 5 bzw. 6 Fällen mit einem Tumorrest in sehr kurzer Zeit rezidivierten. Allerdings waren auch nur 3 CHT-Zyklen verabreicht worden. Möglicherweise war die Zahl zu gering um einen messbaren Effekt zu erzielen. Der statistisch nicht gesicherte Überlebensgewinn durch eine postoperative CHT nach Zytoreduktion fortgeschrittener Fälle ist daher zumindest fragwürdig. In einer ergänzenden Studie erhielten von 49 Frauen 11 eine alleinige pelvine oder Ganzabdomen-ERT mit und ohne eine VBT und der Rest eine CHT mit oder ohne RT. In 60,5 % der Fälle bestand die CHT nun aus 6 Zyklen Paclitaxel plus Carboplatin und weiterhin aus 4–6 Zyklen Ifosfamid plus Cisplatin oder einem anderen Schema (143). Nach der CHT mit und ohne RT betrug das 3-Jahres-PFI und OS 35 bzw. 66 % und das nach alleiniger RT 9 bzw. 34 %. Damit war die CHT mit oder ohne RT der alleinigen RT überlegen, ohne dass statistische Signifikanz erzielt wurde. Es konnte auch nicht geklärt werden, ob die Addition einer RT zur CHT mit einem zusätzlichen Nutzen verbunden war. Offen blieb auch der Effekt einer VBT.

Ausgehend von den retrospektiven und randomisierten EORTC-55874 und GOG 150-Studien ist nicht zu erwarten, dass durch eine alleinige postoperative RT nach einer zytoreduktiven Operation fortgeschrittener UKS mit und ohne verbliebenen Tumorresten ein Überlebensvorteil zu erzielen ist. Im Trend deutet sich jedoch ein potentieller Überlebensgewinn durch eine postoperative CHT an. Unter Berücksichtigung aller vorhandenen Daten zum UKS und EK ist trotz widersprüchlicher Aussagen (232) möglicherweise von einer postoperativen CHT-RT am ehesten ein Benefit zu erwarten (95, 149, 154, 261). Insgesamt ist die Situation dennoch weiterhin unbefriedigend und eine klare Indikation zu der einen oder anderen Methode ist gegenwärtig nicht erkennbar.

Nach der aktuellen NCCN-Recommendation (169) kann im Sinne einer 2A-Recommendation dennoch eine alleinige postoperative CHT mit oder ohne eine gezielte (!) RT durchgeführt werden. Betreffs einer alleinigen Ganzabdomen-ERT bzw. ihrer Kombination mit einer CHT besteht überwiegender Konsens, dass es sich um eine nicht geeignete Maßnahme handelt (Category-3-Recommendation). Insgesamt ist somit gegenwärtig wegen der hohen Toxizität bei nicht nachgewiesenem Effekt auf das OS eine Kombination aus Ganzabdomen-ERT und CHT nicht vertretbar.

Eine gezielte ERT mit und ohne eine VBT erscheint v. a. bei einem lokalisierbaren Befund oder einer lokalisierten R1/2-Resektion sinnvoll. Bei ausgedehnter R1- bzw. R2-Resektion oder Mehrorganmetastasierung ist eine alleinige postoperative systemische Therapie indiziert ohne dass auch in diesen Fällen ein Nutzen nachgewiesen ist.

Da ein signifikanter Überlebensgewinn bislang durch keine der genannten Maßnahmen gesichert werden konnte, kann eine postoperative CHT oder CHT-RT nach einer Operation fortgeschrittener KS jedoch nicht als Standard definiert werden. Ein Verzicht auf diese Maßnahmen ist somit nicht als fehlerhaft anzusehen, zumal die wenigen chemotherapeutischen Optionen für die spätere Palliation dadurch stark eingeschränkt werden. Das gilt ganz besonders dann, wenn eine klinische oder sogar feingewebliche R0-Resektion erreicht werden konnte.

Andererseits existieren keine validen Daten, die definitiv gegen eine postoperative CHT oder CHT-RT sprechen. Auf der Basis fehlender Alternativen ist bei dem prognostisch extrem ungünstigen UKS eine postoperative Maßnahme unter den genannten Einschränkungen vertretbar. Die Pat. muss jedoch zweifelsfrei über den nicht hinreichend bewiesenen Nutzen und die relativ starke Toxizität der Behandlung aufgeklärt werden. Die verwendeten Behandlungsschemata entsprechen denen der adjuvanten bzw. palliativen CHT oder CHT-RT.

Dagegen sind verbliebene Tumorreste mit bedrohlicher Lage oder Symptomatik eine klare Indikation für eine systemische Behandlung gegebenenfalls in einer Kombination mit einer gezielten RT.

Der Effekt einer ERT mit und ohne einer VBT auf das PFI im kleinen Becken in allen RT-Studien ist eine ausreichende Begründung dafür, bei postoperativ im kleinen Becken verbliebenen Tumorresten je nach Lokalisation eine gezielte ERT und/oder VBT durchzuführen. Wegen der sehr schnellen Progression solcher Befunde sollte die RT unmittelbar nach Abheilung der Wunden erfolgen. Wenn eine CHT-RT geplant ist, sollte in diesen speziellen Fällen die RT zeitlich vor die CHT gelegt werden (267).

Betreffs einer adjuvanten HT von HR-positiven UKS ist die Datenlage extrem schwach. Bei den wenigen beschriebenen Fällen fand sich gegenüber einer Beobachtung kein Einfluss auf das mediane PFI und OS (256). Selbst bei positiven HR ist auch in Analogie zum EK gegenwärtig keine Indikation für eine adjuvante HT zu erkennen. Eine mitunter durchgeführte adjuvante Tamoxifentherapie muss als obsolet angesehen werden, zumal Tamoxifen bei der Ätiologie und Pathogenese von KS eine nicht unerhebliche Rolle spielt (s. a. Ätiologie und Pathogenese).

Betreffs einer additiven HT operierter fortgeschrittener Tumoren gibt es auch beim rezeptorpositiven UKS weder Daten noch eine Indikation.

Therapievorschlag alleinige Chemotherapie

Paclitaxel 175 mg/m² i. v. (Tag 1)+Carboplatin AUC 5–6 i. v. (Tag 1)	q 3 Wo
Ifosfamid 1,5 g/m² i. v. (Tag 1–5)+ Cisplatin 20 mg/m² i. v. (Tag 1–5)	q 3 Wo
Ifosfamid 1,6 g/m² i. v. (Tag 1–3)+ Paclitaxel 135 mg/m² i. v. (Tag 1)	q 3 Wo

Therapievorschlag sequenzielle Radiochemotherapie

Paclitaxel 175 mg/m² i. v. (Tag 1) + Carboplatin AUC 5–6 i. v. (Tag 1), q 3 Wo
Ifosfamid 1,2–1,5 g/m² i. v. (Tag 1–5)+ Cisplatin 20 mg/m² i. v. (Tag 1–4) oder 60 mg/m² i. v. (Tag 1), q 3–4 Wo über 3 bis maximal 6 Zyklen, Reduktion auf 4 Tage Ifosfamid bei Myelotoxizität, q 3–4 Wo
Nachfolgend pelvine ERT mit 45–54 Gy (oder Ganzabdomen-RT 45–50 GY) mit/ohne VBT des Scheidenstumpfes mit 3×5 GY in 0,5 cm Gewebetiefe oder alleinige VBT des Scheidenstumpfes mit 7×3 bis 6×4 GY in 0,5 cm Gewebetiefe.

Therapievorschlag „Sandwich“ Radiochemotherapie

Ifosfamid 1,2 g/m² i. v. (Tag 1–5) q 3 Wo über 3 Zyklen jeweils vor und nach der RT

Trotz Senkung der Lokalrezidive bei gleichzeitig erhöhter Rate von Fernmetastasen gibt es zurzeit keine Daten, die bei auf den Uterus begrenzten Karzinosarkomen einen Nutzen betreffs des Gesamtüberlebens durch eine alleinige adjuvante externe Radiotherapie erkennen lassen. Eine alleinige postoperative perkutane Radiotherapie ist damit generell nicht indiziert. Nach einer 2A-NCCN-Recommendation kann jedoch im Stadium IA ohne Myometriuminvasion eine perkutane Bestrahlung statt einer Chemotherapie oder einer klinischen Beobachtung in Betracht gezogen werden. Obgleich keine harten Daten vorliegen, kann zur Senkung der Lokalrezidive in Analogie zum Endometriumkarzinom statt dessen der Einsatz einer Brachytherapie erwogen werden. Es gibt keine Untersuchungen, die gegen eine entsprechende Anwendung sprechen.

Auf der Basis eines bislang nicht erwiesenen Nutzens kann eine alleinige adjuvante Chemotherapie bei adäquat operierten uterinen Karzinosarkomen gegenwärtig nicht im Sinne eines Standards empfohlen werden. Bei im Trend erkennbarem Nutzen für das progressionsfreie und Gesamtüberleben kann jedoch unabhängig vom Lymphknotenstatus eine postoperative sequentielle Radio-Chemotherapie für alle auf den Uterus begrenzten Karzinosarkome sinnvoll sein. Obwohl keine harten Daten vorliegen, können mit einer Kombination aus einer Chemotherapie und einer Brachytherapie möglicherweise die gleichen Ergebnisse wie mit einer Chemotherapie plus einer perkutanen Radiotherapie erreicht werden. Wegen des noch fehlenden wissenschaftlichen Beweises der Wirksamkeit können beide Maßnahmen jedoch nicht als Standard definiert bzw. ihre Unterlassung nicht als fehlerhaft gewertet werden. Die Patientin muss bei entsprechendem Therapiewunsch zweifelsfrei über den nicht gesicherten Nutzen betreffs des Überlebens und die Nebenwirkungen jeglicher adjuvanter Maßnahme aufgeklärt werden.

Für eine alleinige additive pelvine oder Ganzabdomenbestrahlung gibt es nach einer zytoreduktiven Operation fortgeschrittener KS keine Indikation. Bei einer lokalisierbaren R1/2-Resektion kann eine sequenzielle Radiochemotherapie sinnvoll sein. Die Radiotherapie muss in diesen Fällen als gezielte (!) perkutane Strahlen- und/oder Brachytherapie erfolgen. Bei disseminierter R1- bzw. R2- Resektion oder Mehrorganmetastasierung ist bestenfalls eine alleinige postoperative systemische Therapie indiziert. Ein signifikanter Überlebensgewinn konnte bislang mit keiner postoperativen Maßnahme nachgewiesen werden. Eine Chemo- oder Radiochemotherapie nach einer Operation fortgeschrittener Befunde kann deshalb gegenwärtig nicht als Standard definiert werden. Dennoch existieren keine harten Daten, die gegen ein entsprechendes Vorgehen sprechen. Es gibt aber auch keine Hinweise, dass ein abwartendes Verhalten bis zum Auftreten von Symptomen oder bedrohlicher Metastasen mit einem kürzeren Überleben verbunden ist. Die verwendeten Behandlungsschemata sind mit denen der adjuvanten Chemo- oder Radiochemotherapie identisch. Bei bedrohlicher Lage der Metastasen oder tumorbedingter Symptomatik gelten die Regeln für die palliative Therapie. Bei im Becken verbliebenem Tumorrest sollte die Strahlentherapie, wenn sie durchgeführt werden soll, nach einem möglichst kurzen Zeitintervall erfolgen.

Es gibt keine Indikation für eine adjuvante oder additive Hormontherapie. Das gilt auch, wenn die Hormonrezeptoren positiv sind.

Primäre Radio-, Chemo- und Hormontherapie, Vorgehen bei allgemeiner Inoperabilität

Im Stadium I ist beim UKS das OS nach alleiniger RT deutlich schlechter als nach einer Operation (202). Der wesentliche Grund besteht darin, dass beim KS die Rezidive fast ausschließlich außerhalb des Beckens lokalisiert sind, die Fernmetastasen das OS bestimmen und primär meist schon eine okkulte Tumordissemination vorliegt. Für eine primäre RT operabler UKS gibt es bei allgemein operablen Pat. daher keine Indikation. Lehnt eine Pat. eine Operation ab, sollte wie bei einer allgemeinen Inoperabilität vorgegangen werden. Die Pat. muss jedoch dringlich auf den fehlenden Nutzen einer RT bei operablen UKS hingewiesen werden, wenn sie auf dieser Maßnahme besteht.

Der zu erwartende Therapieeffekt einer primären RT bei fortgeschrittenen KS ist noch schlechter als der einer primären RT von auf den Uterus begrenzten Tumoren. Verwertbare valide Daten sind nicht bekannt. Eine primäre alleinige RT fortgeschrittener Tumoren gilt daher als nicht indiziert. Sollte die Pat. auf einer primären RT bestehen, ist entsprechend dem Vorgehen bei allgemeiner Inoperabilität zu verfahren.

Daten über eine neoadjuvante CHT- oder CHT-RT von primär inoperablen UKS sind kaum bekannt. In Analogie zur postoperativen CHT, CHT-RT und zur palliativen CHT wäre für diese Indikation am ehesten eine Kombination aus Carboplatin plus Paclitaxel oder Ifosfamid plus Cisplatin geeignet. Bei fortgeschrittenen OKS wurde über Remissionen unter einer neoadjuvanten CHT berichtet, die ein optimales Intervalldebulking ermöglicht haben. Verwendet wurden Poly-CHT aus Carboplatin plus Paclitaxel (181), Paclitaxel plus Ifosfamid (179) oder Irinotecan plus Cisplatin (230). Im Ausnahmefall wäre bei gutem Allgemeinzustand eine neoadjuvante CHT als Therapieversuch zum Erreichen einer Operabilität denkbar. Alternativ kann eine CHT-RT in Betracht gezogen werden. Der Nachteil einer neoadjuvanten Behandlung wäre aufgrund des schnellen Tumorwachstums ein nicht wieder gut zu machender Zeitverlust, wenn das UKS nicht auf die systemische bzw. aktinische Therapie anspricht. Dieses Risiko ist wegen der allgemein niedrigen Ansprechraten nicht zu unterschätzen. Selbst bei einer Remission ist der Nutzen hinsichtlich der Prognose fragwürdig. Tatsächlich hatte eine neoadjuvante Therapie vor einer Debulkingoperation keinen oder nur marginalen Einfluss auf die nachfolgende Prognose von UKS und OKS (181, 232). Entschließt man sich dennoch zu dieser Maßnahme, muss die Pat. über den nicht bewiesenen Nutzen und die Nebenwirkungen dieser Therapie ausführlich und zweifelsfrei aufgeklärt werden.

Die außerordentlich schlechten Ergebnisse mit einer palliativen HT (s. u.) lassen die Wirksamkeit einer HT zur neoadjuvanten Therapie von vorne herein als unwahrscheinlich erscheinen. Tatsächlich existieren zu dieser Fragestellung keine Daten. Für eine neoadjuvante HT fortgeschrittener Tumoren zur Erzielung einer Operabilität gibt es somit auch bei positiven Rezeptoren keine Indikation.

Liegt bei einem auf den Uterus oder das Becken begrenzten KS eine allgemeine Kontraindikation gegen eine Operation vor, ist in im Sinne eines Therapieversuchs am ehesten eine sequenzielle CHT-RT (Schema s. adjuvante CHT-RT) denkbar.

Ist die CHT kontraindiziert, kann für diese Fälle eine alleinige RT bestehend aus einer pelvinen ERT und einer VBT durchgeführt werden. Ob bei fortgeschrittenen über das Becken hinausgehendenTumoren eine Ganzabdomen-RT gerechtfertigt ist, ist zurzeit unklar. Sie kann bei Ausbreitung über das kleine Becken, aber nicht über die Bauchhöhle hinaus jedoch in Betracht gezogen werden. Ein Effekt auf das OS ist bislang nicht nachgewiesen, kann aber auch nicht sicher ausgeschlossen werden. Möglicherweise ist ein vorübergehender Wachstumsstillstand zu erreichen. Im Strahlenfeld muss jedoch mit einer erheblichen gastrointestinalen und hepatischen Toxizität, bis hin zum letalen Ausgang gerechnet werden (260). Eine Ganzabdomen-RT sollte aus diesem Grund auch nicht mit einer CHT gekoppelt werden. Nach den aktuellen NCCN-Recommendations wird eine entsprechende Kombination als eine nicht geeignete Therapie eingestuft (198). Bei einer disseminierten Tumoraussaat im Abdomen ist bei allgemein inoperablen Pat. am ehesten eine systemische Behandlung indiziert. In diesen Fällen gelten die Regeln für eine palliative Therapie.

Für eine primäre Radiotherapie von auf den Uterus begrenzten operablen KS gibt es bei allgemein operablen Patientinnen keine Indikation. Eine primäre alleinige Radiotherapie fortgeschrittener Tumoren ist nicht indiziert.
Eine neoadjuvante Chemotherapie zur Tumorverkleinerung bzw. Herstellung einer lokalen Operabilität ist denkbar. Ein Nutzen einer solchen Maßnahme betreffs des Überlebens ist auch bei Erreichen einer Operabilität gegenwärtig nicht erkennbar. Bei der außerordentlich schlechten Prognose fortgeschrittener Tumoren muss gegenwärtig eher von einem solchen Vorgehen abgeraten werden.
Für eine neoadjuvante Hormontherapie gibt es keine Indikation.
Bei allgemeiner Inoperabilität ist bei auf den Uterus und das Becken begrenzten Tumoren eine sequenzielle Radiochemotherapie denkbar. Bei Kontraindikationen zur Chemotherapie kann eine alleinige perkutane Bestrahlung appliziert werden. Bei fortgeschrittenen über das Becken hinausgehenden Karzinosarkomen ohne extraabdominelle Dissemination kann eine Ganzabdomen-Bestrahlung in Betracht gezogen werden. Diese soll wegen der hohen Toxizität nicht mit einer Chemotherapie kombiniert werden. Alternativ kann eine Chemotherapie nach den Grundsätzen der Palliativbehandlung einsetzt werden. Es existieren keine Daten, dass eine der genannten Maßnahmen tatsächlich in irgendeiner Weise das Überleben beeinflusst.

Nachsorge, Rezidive, Metastasen

In Analogie zum EK soll die Nachsorge auch beim UKS klinisch und symptomorientiert mittels gynäkologischer und allgemeiner Untersuchung erfolgen. Die Kontrollen sollen für 2 Jahre alle 3 Mo, für die nächsten 3 Jahre alle 6 und danach alle 12 Mo durchgeführt werden. Die TVS gehört mit zu den routinemäßigen Untersuchungen. Sie ermöglichen eine relativ frühzeitige Erfassung von Lokalrezidiven. Bei einem suspekten Befund sollte sie durch eine Farbdopplersonographie ergänzt werden, die die regelhaft gute Durchblutung eines Rezidivs rechtzeitig erkennen lässt (Abb. 3.3-17 C). Im Sinne einer 2 A-NCCN-Recommendation kann in diesen Abständen auch eine abdominale und thorakale CT angefertigt werden. Ein Überlebensgewinn durch diese Maßnahme und aufwändige laborchemische und apparative Untersuchungen konnte bislang nicht belegt werden. Intensivere diagnostische Schritte wie eine MR oder eine PET-CT sollten aus einer klinischen Indikation heraus bzw. erst bei einem erhobenen Befund oder Symptomatik durchgeführt werden (169). Bei einer entsprechenden Indikation ist die PET-CT zwar eine aussagekräftige Methode (194, 195), der wirkliche Nutzen ist aber noch nicht ausreichend validiert.

Die Bestimmung von CA-125 in der Nachsorge ist umstritten, zumal sich bei ansteigenden Werten keine Konsequenzen für eine unmittelbare systemische Therapie ergeben. Wenn eine Operation als primäre Option zur Behandlung von Rezidiven und/oder Metastasen angesehen wird, wird die CA-125-Bestimmung in Analogie zum OKS jedoch für sinnvoll gehalten (253). Zur palliativen Therapiekontrolle ist die Messung des CA-125 jedoch gut geeignet (29). Generell hat sich für die genannten Indikationen

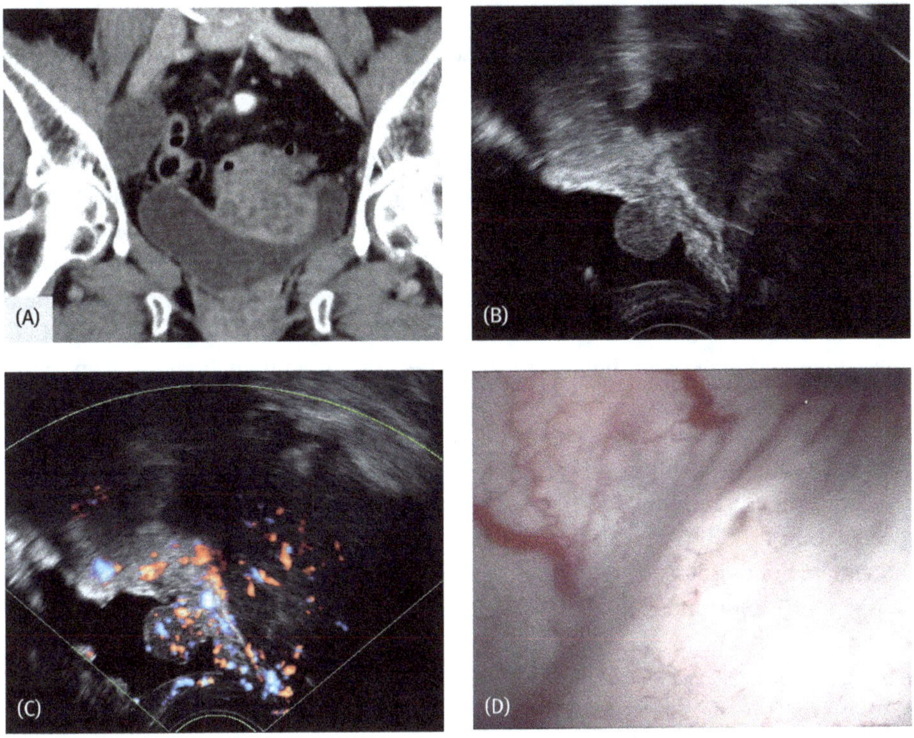

Abb. 3.3-17: A: in der coronaren CT stellt sich ein pelvines Rezidiv 4 Monate nach einer radikalen Hysterektomie mit beidseitiger Ovarektomie, pelviner und paraaortaler Lymphonodektomie sowie Netzresektion im Stadium pT1b, N0, R0 dar, auffällig ist der Blasenwandeinbruch vorrangig auf der linken Seite; B: in der Grauwertsonographie lässt sich dieser Befund gut rekonstruieren; C: in der Farbdopplersonographie bestätigt sich neben der intensiven Durchblutung des Rezidivs der Blasenwandeinbruch, der schon in der Grauwertsonographie stark echoarme Bereich bei 12.00 Uhr bleibt blutgefäßfrei und stellt eine Nekrose dar; D: die dopplersonographisch sichtbaren oberflächlichen atypischen Gefäße des Blasenwandtumors waren auch bei der Zystoskopie neben der linken Urteröffnung gut zu erkennen.

auch die Bestimmung der N/L-Ratio bewährt (119). Die Voraussage von Rezidiven und Tumorprogression soll genauer als mit einer CA-125-Bestimmung sein und sie ist eine wenig aufwändige Methode (119). Die aus einem positiven CA-125-Wert oder aus einer zu hohen N/L-R bei symptomlosem Befund abzuleitenden Konsequenzen sind jedoch völlig unklar.

In den sehr seltenen Fällen mit positiven ER und PGR verbietet sich eine HET mit Estrogenen. Bei den rezeptornegativen UKS kann man in Analogie zum rezeptornegativen EK verfahren und eine HET erlauben. Negative Auswirkungen sind bislang nicht bekannt geworden. Eine Therapie mit Tamoxifen muss als kontraindiziert angesehen werden, zumal es in der Genese des KS eine nicht unerhebliche Rolle spielt. Ist eine

Tamoxifenbehandlung wegen eines simultanen oder metachronen Mammakarzinoms angezeigt, können Raloxifen oder AI bzw. bei jungen Frauen GnRH-Analoga in der üblichen Dosierung eingesetzt werden.

Wesentliche Daten zu den diagnostischen Fallstricken bei Rezidiven und Metastasen wurden bereits beim mikroskopischen Befund und der Prognose besprochen. Insgesamt muss damit gerechnet werden, dass Rezidive und Metastasen schon sehr früh nach der Primärtherapie auftreten. In bis zu 45 % liegt schon bei der Erstdiagnose eine Fernmetastasierung vor (4). Aus diesem Grund wird die Diagnose nicht selten primär an einer Metastase gestellt. Eine Dissemination in die gesamte Bauchhöhle sowie in die Lunge und Leber sind häufig. In Analogie zum EK sind auch Metastasen in der Scheide keine Rarität (Abb. 3.3-19 A–E). Metastasen im Groß- und Kleinhirn sind eine Ausnahme (120). Hirnmetastasen sind seltener als bei endometrioiden EK (166). Ursache ist wahrscheinlich das insgesamt sehr kurze OS.

Bildgebend sind die CT (vorrangig Lunge) und MRT zur Metastasendiagnostik geeignet. in der CECT sind Lebermetastasen durch eine geringe Attenuation gut zu erkennen. Sonst Häufig findet sich bei insgesamt schwacher Attenuation ein gut verstärkender Tumorrand (108).

In Analogie zum Endometriumkarzinom soll die Nachsorge klinisch und symptomorientiert mittels gynäkologischer und allgemeiner Untersuchung erfolgen. Die Kontrollen sollen für 2 Jahre alle 3 Monate, für die nächsten 3 Jahre alle 6 und danach alle 12 Monate durchgeführt werden. In diesen Zeitabschnitten kann auch ein abdominales und thorakales CT angefertigt werden. Ein Überlebensgewinn durch diese Maßnahme und weitere aufwändige laborchemische und apparative Untersuchungen konnte bislang nicht belegt werden. Intensivere diagnostische Schritte sollen daher erst bei einem erhobenen Befund oder Symptomatik eingeleitet werden. In diesem Zusammenhang kann die Messung von CA 125 und der Neutrophilen/Lymphozyten-Ratio dennoch sinnvoll sein.
Rezidive und Metastasen treten beim Karzinosarkom meist sehr früh auf. Eine extrapelvine Ausbreitung ist außerordentlich häufig. Zur Diagnostik sind eine CT oder MRT gut geeignet.

Operation und postoperative additive Therapie von Rezidiven und Metastasen

Für alle im Folgenden beschriebenen therapeutischen Maßnahmen besteht allgemeiner Konsens, dass diese im Wesentlichen nur in Einzelfällen auf randomisierten Studien in der Mehrheit jedoch lediglich auf klinischer Erfahrung bzw. einer „lower-level evidence“ beruhen. Wegen nur weniger wirksamer Substanzen, niedriger Ansprechraten und eines meist nur kurzen PFI unter bzw. nach einer palliativen CHT ist es sinnvoll zunächst eine operative Therapie in Erwägung zu ziehen. Eine wesentliche Voraussetzung für eine Operation ist jedoch ein guter Allgemeinzustand. Die Hauptindikationen sind lokalisierte Rezidive im kleinen Becken und in der Bauchhöhle. Auch Einzelmetastasen in Lunge und Leber sind unter der Bedingung einer Tumorfreiheit in der Bauchhöhle für eine Resektion geeignet. Ein entsprechendes Vorgehen kann auch nach den Japanischen Guidelines in Betracht gezogen werden

(163). Bei mehr als einer aber weniger als 5 Metastasen in der Lunge oder der Leber ist auch ein minimal invasives Vorgehen möglich. Infrage kommen eine LITT, eine SIRT oder eine Chemoembolisation. Über die Behandlung von Hirnmetastasen gibt es nur 3 berichtete Fälle. Sie überlebten nach einer Operation plus einer RT 25 Mo, nach alleiniger Operation 38 Tage und ohne jede Maßnahme 2 Mo (120). Eine Therapieempfehlung lässt sich daraus nicht ableiten. Bei Fehlen weiterer Metastasenlokalisation kann eine Operation plus RT bei Hirnmetastasen möglicherweise sinnvoll sein.

Eine pelvine Exenteration führt bei rezidivierten UKS offensichtlich nicht zu einer Überlebensverlängerung. Das mediane OS beträgt nur 6 Mo (117). Unter dem Aspekt, dass die postoperativen Beschwerden erst nach 3 Mo wieder zurückgehen und der Ausgangswert der Lebensqualität erst wieder nach 12 Mo erreicht wird (196), ist bei dem beschriebenen kurzen OS kein Nutzen dieser Maßnahme erkennbar.

Über Zweihöhleneingriffe wie z. B. Lunge und Abdomen gibt es beim KS keine Daten. In Analogie z. B. zum LMS wären die Voraussetzungen neben einem guten Allgemeinzustand, ein Abstand zur Voroperation von mindestens 6 Mo sowie die Wahrscheinlichkeit eine klinische Tumorfreiheit zu erreichen. Der Operation sollte daher eine exakte Bildgebung mindestens durch ein Ganzkörper-CT besser noch durch ein PET-CT vorausgehen. Die Daten zum LMS lassen sich aber nicht kritiklos auf das KS übertragen.

Von den genannten Einschränkungen sind lebensrettende symptomatische oder palliative Operationen wie z. B. zur Ileusbehandlung oder Harnableitung nicht betroffen.

Der Vorteil einer Rezidiv- bzw. Metastasenoperation liegt vor allem im Zeitgewinn betreffs des Beginns einer ebenfalls zeitlich limitierten systemischen Therapie. In der Endkonsequenz gibt es jedoch keine validen Angaben darüber, ob eine Operation einer systemischen Therapie überlegen ist. Dementsprechend hat eine CHT nach den

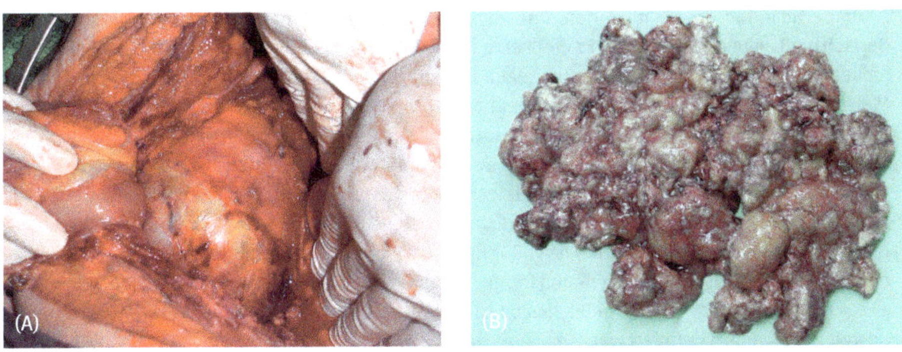

Abb. 3.3-18: A: Das gesamte Becken ausfüllendes enkapsuliertes Rezidiv eines Karzinosarkoms, primäre Hysterektomie vor 12 Monaten mit pelviner und paraaortaler Lymphonodektomie; B: jetzt makroskopisch tumorfrei reseziertes zerfallendes Tumormaterial aus A; trotz makroskopischer Tumorfreiheit und anschließender Bestrahlung nach 4 Monaten erneut Rezidiv.

Japanischen Guidelines denselben Empfehlungsgrad wie eine Zytoreduktion (163). Auch die Operation bleibt bei diesem hochmalignen Tumor letztlich eine hochpalliative Maßnahme. Über diesen Tatbestand ist die Pat. vor einem operativen Eingriff zweifelsfrei aufzuklären (Abb. 3.3-18 AB).

Bei R1/2 Resektion von klar lokalisierten Herden kann eine nachfolgende gezielte ERT erfolgen. Insbesondere bei operierten Rezidiven im Scheidenbereich kann die RT auch durch eine alleinige VBT realisiert werden.

Nach der gegenwärtigen Datenlage zur RT von UKS, muss allerdings davon ausgegangen werden, dass eine additive RT nicht mit einem Überlebensvorteil verbunden ist. Entsprechend der aktuellen NCCN-Recommendation kann eine gezielte RT mit und ohne CHT im Sinne einer 2A-Empfehlung durchgeführt werden. Eine additive Ganzabdomen-ERT wird entsprechend einer Category-3-Recommendation nicht empfohlen (169).

Bei ausgedehnter R1- bzw. R2- Resektion kann im Sinne einer NCCN-2A-Recommendation auch eine alleinige postoperative CHT erfolgen.

Betreffs einer postoperativen HT existiert keine verwertbare Literatur. Sie könnte in begründeten Fällen bestenfalls bei positiven ER und PGR in Erwägung gezogen werden. Betreffs aller postoperativen Schritte nach einer Metastasenchirurgie wird auf die Aussagen zur Operation von primär fortgeschrittenen UKS verwiesen.

Alle beschriebenen Maßnahmen gelten als hoch palliativ. Zum Überlebensgewinn liegen keine validen Daten vor. Keine der beschriebenen postoperativen Maßnahmen kann daher derzeit als Standard definiert bzw. ihre Unterlassung als fehlerhaft angesehen werden.

Wegen der eng begrenzten Wirksamkeit einer palliativen Chemotherapie sollte bei lokalisierten Rezidiven/Metastasen zunächst eine operative Sanierung angestrebt werden. Als Voraussetzung gilt die Erreichbarkeit einer klinischen Tumorfreiheit. Nur im Ausnahmefall kann ein Eingriff in 2 Kompartimenten erwogen werden. Das gilt gleichermaßen für minimal invasive Methoden im Bereich der Lunge und der Leber. Es gibt keine validen Daten, dass eine Operation tatsächlich einer palliativen systemischen Therapie überlegen ist. Ausgedehnte Befunde, Mehrorgan- und diffuse Metastasierung sind als Kontraindikation anzusehen. Nicht betroffen von den Einschränkungen sind palliative oder symptomatische Operationen zur kurzfristigen Beseitigung einer akuten Bedrohung (Ileus, Harnableitung) soweit es der Allgemeinzustand zulässt.
Bei lokalisierter R1/2-Resektion von Rezidiven/Metastasen kann eine gezielte (!) postoperative perkutane Radiotherapie, eine alleinige Brachytherapie oder ggf. die Kombination beider Verfahren erfolgen. Bei ausgedehnter R1- bzw. R2- Resektion kann eine Chemotherapie und in Ausnahmefällen (!) bei positiven Estrogen- und Progesteronrezeptoren eine Hormontherapie in Erwägung gezogen werden. Wegen fehlender gesicherter Daten kann keine der genannten Maßnahmen derzeit als Standard definiert werden.

Palliative Radio-, Chemo- und Hormontherapie, Therapie mit kleinen Molekülen, supportive Therapie

Mit einer alleinigen RT von Rezidiven und Metastasen liegen kaum Erfahrungen vor. Sie ist am ehesten bei lokalisierten (!), strahlentechnisch gut erreichbaren Rezidiven und Fernmetastasen, die keiner Operation zugänglich sind, als gezielte RT indiziert. Bei Metastasen im Scheidenbereich ist eine alleinige VBT unter Umständen ausreichend.

Wegen der gleichfalls stark limitierten Effektivität einer CHT, kann es zweckmäßig sein in den genannten Fällen vor einer systemischen Behandlung die RT im Sinne eines Therapieversuchs einzusetzen.

Eine wichtige Indikation stellt in Analogie zu den Karzinomen und reinen Sarkomen die hoch palliative ERT von stark schmerzenden Metastasen im Knochenbereich dar.

Die Pat. ist vor einer alleinigen RT dennoch darüber aufzuklären, dass nur eine vorübergehende Remission oder eine symptomatische Erleichterung ohne Einfluss auf das OS zu erreichen ist.

Bei ausgedehnten Rezidiven und diffusen Metastasen oder Befunden, die einer Operation nicht zugänglich sind, ist eine palliative CHT indiziert. Es ist derzeit keine Aussage darüber möglich, ob z. B. bei bildgebend diagnostizierten Metastasen ohne bedrohliche Lage und ohne Symptome mit einer systemischen Therapie zunächst auch abgewartet werden kann. Wegen der niedrigen Ansprechraten und des relativ kurzen PFI unter bzw. nach einer palliativen CHT sowie der begrenzten weiteren chemotherapeutischen Möglichkeiten scheint es in Analogie zu anderen Malignomen des weiblichen Genitale und der Brust, sinnvoll zu sein, mit der Behandlung erst bei bestehender Symptomatik oder bedrohlicher Lage der Rezidive zu beginnen. Entscheidend für den verbleibenden kurzen Lebenszeitraum ist die Lebensqualität, die auch durch die Toxizität einer systemischen Therapie bestimmt wird. Es existieren jedenfalls keine validen Daten, die belegen, dass ein sofortiger Behandlungsbeginn von irgendeinem Nutzen für das OS ist. Die Autoren eines systematischen Reviews zur palliativen Therapie von uterinen Sarkomen und malignen Mischtumoren empfehlen die CHT daher auch nur für symptomatische Pat. mit unresektablen Befunden (110). Eine ausführliche Beratung mit der Pat. ist in diesem Fall unumgänglich.

Möglicherweise ist die sarkomatöse Komponente für die allgemeine Chemoresistenz der UKS verantwortlich (182). Dem entspricht, dass das UKS nach genetischen und molekularbiologischen Untersuchungen den uterinen Sarkomen näher steht als dem EK (38). Die Daten könnten erklären, dass sich betreffs des chemotherapeutischen Ansprechens UKS mit einer epithelialen Dominanz eher wie EK bzw. die mit einem vorherrschend sarkomatösen Anteil eher wie reine Sarkome verhalten.

Für die palliative Therapie von UKS gibt es nur wenige wirksame Zytostatika. Das bei den reinen Sarkomen effektive Doxorubicin ist für sich alleine mit einer RR von 10–19 % und auch als Kombinationspartner von Cyclophosphamid eher nicht für die palliative Therapie von UKS geeignet (110). Mit Topotecan wird nur eine RR von 10 % erzielt (155). Als wirksamste Zytostatika für eine Monotherapie gelten Ifosfamid, Paclitaxel und Cisplatin mit RR von maximal 36 %, 19 % und 18 % (49, 239). Ifosfamid gehört zu den am besten untersuchten Substanzen. In einer randomisierten GOG-Studie wurde eine Kombination aus Ifosfamid plus Cisplatin gegen eine Ifosfamid-Monotherapie geprüft (225). Die Ifosfamid/Cisplatin Therapie bzw. die Ifosfamid-Monotherapie war bei einer RR von 54 % bzw. 36 % mit einem PFI von median 6 bzw. 4 Mo verbunden. Das OS war mit beiden Regimes identisch, die Toxizität in der Kombination jedoch erheblich größer. In einer weiteren Phase-II-Studie betrug bei hoher Toxizität und einem medianen PFI von nur 2–4 Mo die RR von Cisplatin plus Ifosfamid nur 33 % (190). Aufgrund der erheblichen Toxizität kommen die Autoren beider Studien zu dem Schluss, eine Poly-CHT mit den genannten Substanzen nur in ausgewählten Fällen anzuwenden (190, 225).

In einer weiteren randomisierten Phase-III-Studie wurde eine Kombination aus Ifosfamid plus Paclitaxel gleichfalls gegen eine Ifosfamid-Monotherapie geprüft. Bei einer RR von 45 % mit einem medianen PFI von 5,8 und einem OS von 13,5 Mo war die Kombination der Monotherapie (RR 29 %, PFI 3,6 und OS 8,4 Mo) deutlich überlegen, jedoch war die Rate von Neutropenien und Alopezien erhöht (96). Aufgrund dieser Daten wurde diese Kombination seinerzeit zum Standardarm für zukünftige vergleichende Studien erklärt.

Eine wöchentliche Applikation von Docetaxel und Gemcitabine als second-line-Therapie ergab nur eine PR von 8 % bei einer T-CBR von fast 42 %. Das PFI betrug median nur 1,8 und das OS nur 4,9 Mo (156). Auch unter Berücksichtigung der hohen Toxizität stellt diese Kombination kein geeignetes Schema für eine palliative Therapie des UKS dar.

Zwei Studien mit Carboplatin plus Paclitaxel ergaben bei fortgeschrittenen, metastasierten und rezidivierten UKS bei tolerabler Toxizität eine RR von 54 bzw. 55 %. Zusätzliche 24 % SD ergaben immerhin eine T-CBR von 76 % (97, 188). Allerdings reduzierte sich das PFI von 12 Mo der kleineren Untersuchung mit 12 Frauen (97) auf nur noch 7,6 Mo bei einem OS von 14,7 Mo bei 46 Pat. (188). Über ähnliche Remissionsraten mit Carboplatin und Paclitaxel wurde bei rezidivierten und metastasierten EK berichtet (150). In einer weiteren Untersuchung wurden bei messbarem Tumor fortgeschrittener UKS eine RR von 62 %, ein PFI von 7,9 und ein medianes OS von 21,1 Mo beobachtet. Dosisreduktionen aufgrund von Toxizität waren nicht erforderlich (126).

Der Vorteil dieser Kombination liegt im historischen Vergleich gegenüber den Ifosfamid plus Paclitaxel- bzw. Ifosfamid plus Cisplatin-Schemata in einem längerem PFI und OS sowie in einer geringeren und besser beherrschbaren Toxizität bei einer insgesamt weit verbreiteten Anwendung (126, 188). Nach aktuellen Daten war in den Stadien I bis IV eine CHT mit Carboplatin plus Paclitaxel bei deutlich geringerer Toxizität sogar wirksamer als die Kombination aus Ifosfamid plus Cisplatin (medianes PFI 11, vs. 17,1 und med. OS 16,6 vs. 35,1 Mo) (138). Auf der Basis dieser Ergebnisse hat sich die Carboplatin/Paclitaxel Kombination zum Standard in der palliativen Therapie entwickelt (97, 126, 194). Auch die für hochgradig maligne gehaltenen heterologen UKS mit einem RMS als Sarkomkomponente sprechen offensichtlich auf Paclitaxel plus Carboplatin nicht schlechter an als homologe und andere heterologe UKS (144). Ist diese Behandlungsoption nicht möglich, sollte insbesondere bei mäßigem Remissionsdruck bzw. milder bis mäßiger Symptomatik mit einer Ifosfamid-Monotherapie begonnen werden.

Ein primärer Einsatz der sehr toxischen Kombinationen aus Ifosfamid plus Paclitaxel oder Ifosfamid plus Cisplatin sollte unter der Voraussetzung eines hohen Remissionsdrucks auf der Basis der jüngeren Studien nur dann erfolgen, wenn eine Kontraindikation zur Gabe von Carboplatin plus Paclitaxel vorliegt.

In einer Machbarkeitsstudie mit einer sequenziellen Doublet-CHT aus je 4 Zyklen Carboplatin/Doxorubicin gefolgt von Carboplatin/Paclitaxel (Carboplatin AUC 5, Doxorubicin 50 mg/m², Paclitaxel 175 mg/m²) im Abstand von 21 Tagen wurden bei einer RR von 66,7 % und einem medianen PFI und OS von 12 bzw. 19,6 Mo an einer allerdings kleinen Fallzahl beachtliche Ergebnisse erzielt (11). Das Hauptproblem war die Neurotoxizität, die teilweise zur Dosisreduktion oder zu einer Intervallverlängerung führten, während keine kardialen Probleme beobachtet wurden. Bei einer Reihe von Pat. wurde zwischen die beiden Gruppen eine RT eingeschoben. Aufgrund der kleinen Fallzahl konnte der Nutzen der zusätzlichen RT nicht bestimmt werden, interessanterweise führte sie aber nicht zu einer Erhöhung der Toxizität.

Die berichteten RR dürfen nicht darüber hinwegtäuschen, dass das PFI bei UKS in der Regel median 2–8 Mo nicht überschreitet und nur in zwei retrospektiven Untersuchungen maximal 12 bzw. 14 Mo betrug. Entsprechend zeigen die Tumoren trotz des teilweise beeindruckenden Ansprechens meist noch unter oder kurz nach Abschluss der CHT einen erneuten Progress (Abb. 3.3-19 A–F).

Neuere Untersuchungen lassen vermuten, dass UKS mit einem dominanten epithelialen Anteil in Analogie zum EK besser auf eine Kombination aus Paclitaxel plus Carboplatin und solche mit einer vorherrschenden Sarkomkomponente besser auf Cisplatin plus Ifosfamid ansprechen (121). Fällt bei sehr hohem Remissionsdruck die Entscheidung zwischen den beiden genannten Kombinationen schwer, ist möglicherweise die Berücksichtigung der Dominanz der einen oder anderen Tumorkomponente hilfreich.

In weiterer Erprobung befindet sich noch eine Kombination aus liposomalem Doxorubicin plus Carboplatin. Bei einer sehr kleinen Fallzahl mit insgesamt 7 rezidivierten UKS wurde in 2 prospektiven Phase-II-Studien eine PR von 57 % bei tolerabler Toxizität gesehen. Über das PFI liegen keine auswertbaren Daten vor (55, 128). Im Material des DKMS wurde bei drei Pat. eine PR erzielt, die über mindestens 8 Monate (Ende der Nachbeobachtung) anhielt. Unter Hinzunahme von Paclitaxel zu dieser Kombination wurde sogar eine RR von 62 % bei einem PFI von 8,2 Mo bei tolerabler Toxizität gesehen (186). Wenn sich die Ergebnisse bestätigen, sollte die Anwendung von liposomalem Doxorubicin plus Carboplatin mit und ohne Paclitaxel einer Thera-

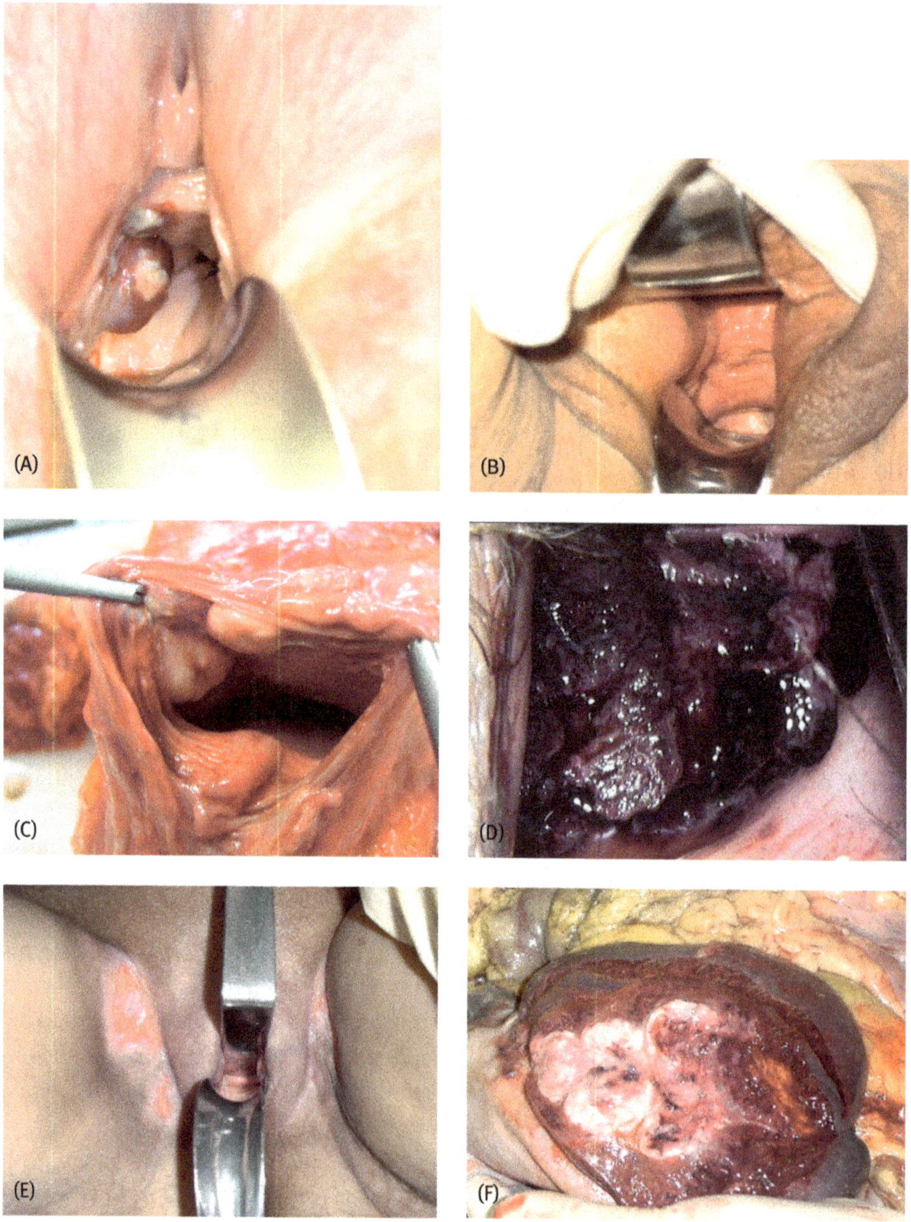

Abb. 3.3-19: A: Scheidenmetastasen eines heterologen Karzinosarkoms; B: Komplettremission der Scheidenmetastasen aus A nach 3 Zyklen mit Paclitaxel und Carboplatin; C: Erneutes Scheidenrezidiv bei allgemeiner Metastasierung 5 Monate nach Komplettremission, Sektionsbefund; D: weiterer Fall eines in die Scheide durchgebrochenen das kleine Becken ausfüllenden Karzinosarkoms; E: nach 3 Zyklen einer Radiochemotherapie mit schwerer Haut- und Hämatotoxizität Komplettremission des Befundes aus D; F: Milzmetastasen desselben Falls, Sektionsbefund 10 Monate nach Beginn der palliativen Radiochemotherapie.

pie mit Ifosfamid plus Cisplatin vorgezogen werden. In einigen Fällen konnte selbst nach einer palliativen Therapie mit Carboplatin plus Paclitaxel mit der Kombination aus Carboplatin plus liposomalem Doxorubicin noch einmal eine Remission erzielt werden (122). Auch mit einer Monotherapie mit liposomalem Doxorubicin (40 mg/m² alle 4 Wo) wurde in einem Einzelfall eine vorübergehende CR gesehen (83). Aus dem Bereich des DKSM (122) gibt es einige Berichte über einen länger anhaltenden Wachstumsstillstand unter Trofosfamid beim UKS in einer hochpalliativen Situation. Nach einer Kasuistik (187) konnte beim OKS nach Versagen von Paclitaxel plus Carboplatin mit Trabectedin noch ein relativ lang anhaltendes SD beobachtet werden. Mit einer Wirksamkeit auch beim UKS kann gerechnet werden. Nach dem Versagen von etablierten Kombinationen stehen somit noch Trofosfamid, liposomales Doxorubicin und Trabectedin (1,5 mg/m² über 24 h Tag 1, q 3 Wo) zumindest für einen Therapieversuch als weitere Optionen zur Verfügung steht (s. a. OKS). Trabectedin ist jedoch für diese Indikation nicht zugelassen.

Therapievorschlag

Monotherapie	Ifosfamid 2 g/m² i. v. (Tag 1–3),	q 3 Wo
Polychemotherapie	Paclitaxel 175 mg/m² i. v. (Tag 1) + Carboplatin AUC 5 (Tag 1),	q 3 Wo
	Ifosfamid 1,6 g/m² (Tag 1–3) + Paclitaxel 135 mg/m² i. v. (Tag 1),	q 3 Wo
	Ifosfamid 1,5 g/m² i. v. (Tag 1–5) + Cisplatin 20 mg/m² i. v. (Tag 1–5),	q 3 Wo
	PegLiposomal Doxorubicin 30–40 mg/m² 1 h i. v. + Carboplatin AUC 5–6 i. v. (Tag 1)	q 4 Wo

Die UKS exprimieren in bis zu 44 % ER, 19 % PGR und in bis zu 24 % ER- und PGR (103, 190, 256). Leider ist über die Verteilung der Rezeptoren in der epithelialen und sarkomatösen Komponente kaum etwas bekannt. Eine palliative HT wäre am ehesten denkbar, wenn die HR in der epithelialen und sarkomatösen Komponente exprimiert werden. Voraussetzung wäre in jedem Fall ein aktueller positiver Rezeptorstatus. Ist diese Vorbedingung erfüllt, könnte bei nicht bedrohlicher Lokalisation bzw. milder bis mäßiger Symptomatik in Analogie zum EK primär eine HT mit Gestagenen als Therapieversuch in Betracht gezogen werden. Die Ergebnisse mit Megestrol bzw. Medroxyprogesteron sind ernüchternd. Bei 3 von 6 UKS wurde unter einer palliativen HT mit Megestrol bei allerdings unbekanntem Rezeptor keine Remission und in 2 Fällen ein PFI von 3 Mo beobachtet. Nur in einem Fall betrug das PFI nach Megestrol und Tamoxifen 37 Mo (103). In einer kleinen Studie wurde überhaupt kein Ansprechen gesehen (256). Es gibt einen Fallbericht über eine Remission nach 2,5 mg/d Letrozol bei einem tamoxifeninduzierten UKS mit unbekanntem Rezeptorstatus (258). Eine generelle Empfehlung zur primären Anwendung von AI bei rezidiviertem tamoxifeninduzierten UKS kann daraus jedoch nicht abgeleitet werden. Nach einem initialen Ansprechen auf Gestagene ist bei erneutem Progress die Anwendung von AI jedoch denkbar. In Analogie zum EK (71, 94) kann für entsprechende Fälle auch die Gabe des Estrogenrezeptorblockers Fulvestrant sinnvoll sein. Die Anwendung von AI und/oder Fulvestrant erfolgt „off label use“. Ein fehlendes Ansprechen auf eine HT stellt eine Indikation für eine CHT dar.

In einer Kasuistik wurde in 2 Fällen unter einer GnRH-Analoga-Therapie ein PFI von etwas über einem Jahr gesehen. Die Hormonrezeptoren waren nicht bestimmt worden (111). Der Wirkmechanismus von GnRH-Analoga auf Tumorzellen ist offensichtlich unabhängig von der Expression von Steroidhormonrezeptoren (66). Somit ist eine Anwendung von GnRH-Analoga in Analogie zum Endometrium- und OK als ultima ratio auch bei fehlendem Ansprechen auf eine HT mit Steroidhormonen bzw. auf eine CHT denkbar. Das gilt auch für Kontraindikationen gegen die oben genannten Optionen.

Therapievorschlag

Gestagene	Medroxyprogesteronacetat 150–200 mg/d oral
	Megestrolacetat 80–160 mg/d oral
AI	Letrozol 2,5 mg/d oral
	Anastrozol 1 mg/d oral
Estrogenrezeptorblocker	Fulvestrant 250 mg monatlich i. m.
GnRH-Analoga	Zoladex 3,6 mg monatlich

Die Expression von VEGF und EGFR im epithelialen und mesenchymalen Anteil der UKS qualifizieren diesen Tumor auch für eine Behandlung mit Antikörpern gegen VEGF bzw. mit TKI. Eine Phase-II-Studie mit dem TKI Pazopanib ergaben bei bereits vorbehandelten Frauen ohne eine Remission nur in 15,8 % der Fälle ein SD von ≥ 6 Mo mit einem medianen PFI von nur 2 Mo (33). Möglicherweise sind in Kombination mit einer CHT bessere Ergebnisse zu erwarten. Eine entsprechende NOGGO-Studie mit Pazopanib und Gemcitabine rekrutiert seit 2014. Die Gabe von Sorafenib, einem Multi-TKI mit Anti-VEGFR-Aktivität, an fortgeschrittenen, zum Teil vorbehandelten UKS endete mit enttäuschenden Ergebnissen (121). Der Nachweis der Expression von PDGFR bei UKS (2) führte zu einer Phase-II-Studie mit dem TKI Imatinib (101). Der TKI Imatinib war bei fortgeschrittenen UKS mit einem medianen PFI von 1,8 und einem medianen OS von 5 Mo praktisch wirkungslos. In-vitro-Untersuchungen an uterinen und ovariellen KS-Zelllinien mit einer Her-2/neu-Überexpression geben jedoch Hoffnung für chemoresistente Her-2-positive Tumoren zielgerichtete Immuntherapien zu entwickeln (91, 191). Obwohl für Thalidomid eine antiangiogenetische Aktivität bekannt ist (153), konnten bei fortgeschrittenen chemotherapeutisch vorbehandelten UKS jedoch lediglich eine RR von 4,4 % und ein 6-monatiges PFI von nur 18 % erreicht werden(151). Von den Autoren werden u. a. Selektionsbias und eine zu kurze Behandlungszeit für die schlechten Ergebnisse verantwortlich gemacht.

Bei einer disseminierten Erkrankung ist in Analogie zu den anderen uterinen Sarkomen wegen der sehr schlechten Prognose des UKS statt einer CHT oder RT auch eine gute supportive Therapie eine mögliche Option und wird durch die aktuellen NCCN-Guidelines im Sinne einer 2A-Recommendation gestützt (169). Bei einer allgemeinen Metastasierung mit Hirnmetastasen erscheint gegenwärtig eine Supportivtherapie am sinnvollsten zu sein.

Eine primäre gezielte Radiotherapie ist am ehesten bei lokalisierten Rezidiven und Fernmetastasen, die keiner Operation zugänglich sind, indiziert. Wegen der begrenzten Wirksamkeit einer systemischen Therapie kann es zweckmäßig sein diese als Therapieversuch vor einer Chemotherapie einzusetzen. Eine wichtige Indikation ist die hochpalliative Radiotherapie von stark schmerzenden Metastasen.
Es gibt keine validen Daten, die einen Nutzen einer frühzeitigen systemischen Therapie bei bei erhöhten Tumormarkern oder bildgebend gesicherten symptomfreien Metastasen in nicht bedrohlicher Lage belegen. Bei symptomarmen, nicht bedrohlichen Rezidiven/Metastasen ist wegen des kurzen progressionsfreien Intervalls bei allen Chemotherapien zunächst eine Monotherapie einzusetzen. Eine Progression unter der Monochemotherapie und/oder eine primär starke bzw. bedrohliche Symptomatik und/oder hoher Remissionsdruck erfordern eine Polychemotherapie. Am ehesten ist aus der Sicht der Remissionsrate, der Toxizität und des progressionsfreien Intervalls eine Kombination aus Paclitaxel plus Carboplatin zu empfehlen.
Eine palliative Hormontherapie kann wegen sehr schlechter Ansprechraten nur ausnahmsweise bei rezeptorpositiven KS mit milder Symptomatik bzw. nicht bedrohlichen Rezidiven in Betracht gezogen werden. An erster Stelle steht die Gabe von Gestagenen. Bei Unwirksamkeit bzw. einem erneuten Progress kann eine Anwendung von Aromatasehemmern oder Fulvestrant in Erwägung gezogen werden. GnRH-Analoga können als ultima ratio bei Versagen oder bei Kontraindikationen gegen Gestagene und Aromatasehemmern oder eine Chemotherapie gleichfalls in Betracht gezogen werden. Außer der Anwendung von Gestagenen erfolgt die Anwendung der letztgenannten Substanzen „off label use“.
Die Therapie mit zielgerichteten Substanzen ist beim Karzinosarkom insgesamt enttäuschend
Bei einer diffusen Metastasierung ist eine alleinige supportive Behandlung eine akzeptierte Therapieoption.

3.3.2 Extrauterine Karzinosarkome

Karzinosarkome des Ovars

Allgemeines, Pathogenese, pathologisch-anatomische Befunde

Man nimmt an, dass das OKS bis maximal 4 % der ovariellen Karzinome bzw. 1,3 % aller malignen Ovarialtumoren ausmacht (44, 81, 118). Im Material des DKMS steht die ovarielle Lokalisation unter den extrauterinen KS mit 65 % aller Fälle an erster Stelle und 68,8 % aller ovariellen Sarkome sind KS (122). Die meisten Frauen befinden sich in der Postmenopause, nur 10,6 % sind unter 50 und 58,6 % über 65 Jahre alt. Das Durchschnittsalter liegt höher als bei einem high-grade serösen OK (81), ist aber etwas niedriger als bei einem UKS (75). Weiße Frauen sind im Gegensatz zu den UKS weitaus häufiger betroffen als schwarze.

Wie bei den uterinen Formen scheint auch eine Assoziation mit einem Mammakarzinom bzw. einer Tamoxifeneinnahme zu bestehen (127). Genetische Untersuchungen haben bei den geprüften OKS in Analogie zum UKS gleichfalls eine monoklonale Genese nachweisen können (107), so dass in der Regel eine sarkomatoide Entdifferenzierung eines OK vorliegt. Diese These wird auch durch die konkordante Expression von p53 oder dessen Fehlen in beiden Tumorkomponenten untermauert. Sogenannte Kollisionstumoren sind beim OKS offensichtlich die Ausnahme. Die feingewebliche Zusammensetzung legt nahe, dass sie sich auch aus einer Endometriose entwickeln können. Nach der WHO-Klassifikation gehören die OKS zu den endometrioiden Stroma-Epithel-Tumoren (130). Generell wird für die OKS die Stadieneinteilung der OK verwendet (259).

Das ovarielle Karzinosarkom stellt die häufigste extrauterine Lokalisation dieser Entität dar. Pathogenetisch liegt am ehesten eine sarkomatoide Entdifferenzierung eines Ovarialkarzinoms vor. Eine Entwicklung aus einer ovariellen Endometriose scheint möglich zu sein.

Etwa ein Drittel der OKS kommt beidseitig vor (51). Makroskopisch sind sie zunächst nicht von einem OK zu unterscheiden. Die Kapsel der Tumoren wird in der Regel auch makroskopisch erkennbar früh durchbrochen. Solide oder zystische Anteile können jeweils vorherrschen. Bei den meisten Tumoren dominiert allerdings die solide Komponente (Abb. 3.3-20 A–D).

Histologisch zeigt sich das typische Bild eines KS, Einblutungen und Nekrosen kommen gewöhnlich vor. Die gleichfalls frühzeitig auftretende peritoneale Dissemination ähnelt der des serösen OK. In Analogie zur uterinen Entität gibt es homologe und heterologe OKS. Das Verhältnis beträgt etwa 1:2–3 (7, 30, 93, 222), wobei RMS bzw. Chondrosarkome als heterologe Komponente führend sind, aber auch Osteo- und Liposarkome vorkommen. Bei den homologen OKS stehen LG-ESS und FS im Vordergrund. Der epitheliale Anteil besteht mehrheitlich aus einen endometrioiden Karzinom. Weitere Varianten sind seröse, undifferenzierte, plattenepitheliale, klarzellige und selten auch muzinöse oder neuroektodermale Differenzierungen (177, 222). Gelegentlich wird ein mutiertes p53 in beiden Komponenten nachgewiesen (107). Bei 66 % der untersuchten OKS fanden sich positive ER bei durchgehend negativen PGR (78). Eine weitere Arbeitsgruppe konnte keinerlei HR nachweisen (271). Die IHC-Befunde betreffs einer CK7-, CK20-, Vimentin-, CA-125- und CEA-Expression entsprechen denen beim UKS (125).

Auch beim OKS kann der epitheliale oder der sarkomatöse Anteil dominieren. Seröse und undifferenzierte OK können als KS metastasieren (7). Wenn in solchen Fällen im Primärtumor und in den Metastasen dieselbe Mutation von p53 nachgewie-

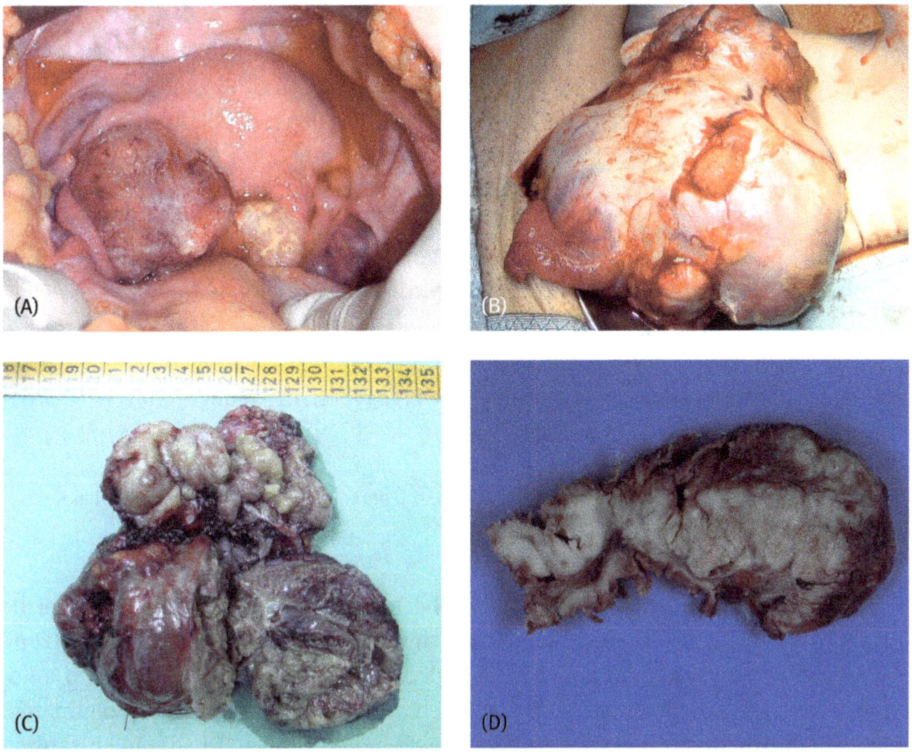

Abb. 3.3-20: AB: Laparotomiebefunde von zwei ovariellen Karzinosarkomen mit Kapseldurchbruch; C: eröffnetes Präparat von B, makroskopisch dominieren die soliden Anteile; D: fast komplette Durchsetzung des Ovars durch einen weiß-grauen, soliden Tumor, die zahlreichen gewebefreien Lücken sind Zysten und Gefäße und stellen das Korrelat zu echofreien Zonen in der Sonographie dar.

sen wird, ist neben einer primären Fehldiagnose auch eine Transformation des metastasierten Karzinoms in ein KS am Ort der Metastasierung denkbar (72). In Analogie zum UKS können die Metastasen des OKS nur aus einem Sarkom oder Karzinom bestehen, so dass Rückschlüsse auf den Primärtumor nicht immer möglich sind. Mitunter finden sich ausschließlich Karzinommetastasen. In die LN und intraperitoneal erfolgt die Metastasierung zu 66 % als Karzinom, in 32 % als KS und nur zu 2 % als reines Sarkom (7). Auf syn- bzw. metachrone OKS und UKS wurde bereits bei den UKS eingegangen.

Makroskopisch ist das ovarielle Karzinosarkom praktisch nicht von den hochmalignen Ovarialkarzinomen zu unterscheiden. Die epitheliale Komponente besteht meist aus einem endometrioiden Karzinom, die sarkomatöse Komponente kann homolog und heterolog sein. Das ovarielle Karzinosarkom kann als Sarkom oder als Karzinom metastasieren.

Klinik, Diagnostik, Bildgebung, Differentialdiagnose

Symptomatik und klinische Befunde lassen sich kaum von einem OK unterscheiden. Zu den relativ unspezifischen Symptomen gehören je nach Größe des Tumors, abdominelle Schmerzen, Übelkeit, Darmsymptomatik, Völlegefühl, Blähungen und u. U. eine erhöhte Miktionsfrequenz sowie eine Gewichtsverlust (19). Auch der Tastbefund unterscheidet sich nicht vom OK. Die Diagnostik entspricht dem Vorgehen wie bei einem vermuteten OK. Die wichtigste DD ist somit das OK.

Aszites soll beim OKS seltener als beim Karzinom auftreten (29), ist im Gegensatz zu letzterem jedoch häufig hämorrhagisch (40). Die beim OKS in den meisten Fällen erhöhten CA-125-Werte (7, 29, 39, 40), erlauben keine Diskriminierung zum OK.

Das prätherapeutische Procedere ist in den NCCN-Guidelines Ovarian Cancer (168) und in den deutschen S3-Leitlinien OK vorgegeben. In Analogie zum OK existiert beim OKS kein effektives Screening.

> Die Symptome, klinischen Befunde und die Diagnostik unterscheiden sich beim ovariellen Karzinosarkom nicht vom Ovarialkarzinom

In Analogie zum makroskopischen Befund bestehen auch sonographisch zahlreiche Ähnlichkeiten zum OK. Generell kann man sich daher hinsichtlich der Einschätzung der Dignität an den Charakteristika für die OK orientieren. Bei den mehrheitlich solid-zystischen OKS scheinen auch sonographisch die soliden Strukturen zu dominieren. Die soliden Anteile präsentieren sich vorrangig hyperechogen. Die dennoch zahlreichen echofreien zystischen Abschnitte oder Lücken entsprechen häufig dem Muster eines Schweizer Käses. Die zahlreichen kleinen echofreien Lücken sind i. d. R. erweiterte Gefäßen.

In der Dopplersonographie ist ein vermehrter irregulärer Gefäßreichtum in den soliden Abschnitten erkennbar. Im Power-Doppler findet sich regelhaft zusätzlich zum Gefäßreichtum ein niedriger RI und Pulsationsindex (201). Werte von < 0,4 bzw. <1,0 gelten als indikativ für ein malignes Geschehen. Ein niedrige RI und Pulsationsindex dürfen aufgrund ihrer niedrigen Spezifität jedoch nicht allein zur Entscheidungsfindung maligne vs.- benigne herangezogen werden (235). Letztlich ist es die Summation aller sonographischen Befunde, die hinweisend auf ein OKS sind, ein OK aber nicht ausschließen. Als konsistenteste Befunde gelten solide Strukturen mit einem zentralen arteriellen Blutfluss auch in einzelnen Knoten (14, 70, 241).

Die Kombination der genannten Charakteristika mit einer Tamoxifenanamnese, wenig Aszites und einem sehr schnellen Wachstum kann ein Hinweis auf ein OKS sein (Abb. 3.3-21 A-C).

Mittels CT kann keine Artdiagnostik erfolgen. Sie es dient vor allem der Festlegung der Tumorausbreitung. Das CT-Bild entspricht in seinen Charakteristika dem sonographischen Befund mit unregelmäßig verteilten soliden und zystischen Anteilen und breiten Septen. In der CECT gelten eine zügige Kontrastmittelaufnahme mit einem

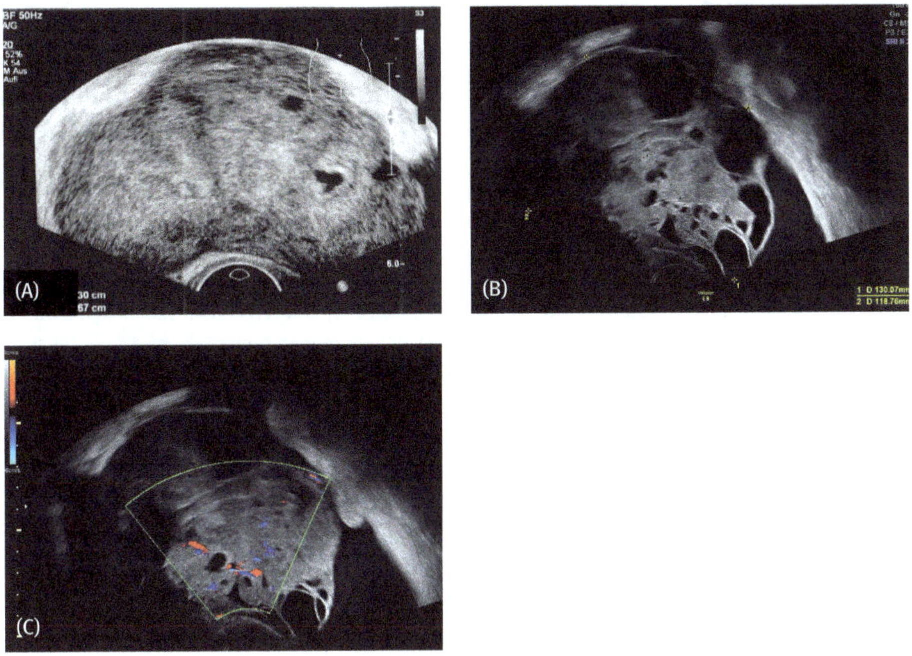

Abb. 3.3-21: Sonographische Befunde von ovariellen Karzinosarkomen. A: dominant solides hyperechogenes ovarielles Karzinosarkom; B: gemischt solid-zystisches vorrangig aber solides hyperechogenes ovarielles Karzinosarkom, die echofreien Lücken entsprechen teilweise Gefäßen, die Zysten waren auch makroskopisch gut darsellbar, der hypoechogene Befund bei 9.00 Uhr entspricht am ehesten einer Nekrose; C: Farbdopplersonographie von B mit auffälliger irregulärer Durchblutung der soliden Tumoranteile bzw. Septen.

intensiven homogenen oder heterogenen Enhancement in den soliden Anteilen und einem starkes Enhancement in der Tumorwand und den Septen als wegweisend, während Nekrosen und zystische Strukturen vom Enhancement ausgeschlossen sind. Die Befunde sind dennoch weitgehend uncharakteristisch und lassen sich auch beim OK nachweisen (Abb. 3.3-22). Auffallend ist, dass sich beim Staging im Gegensatz zu den Karzinomen häufig schon Leber und Lungenmetastasen nachweisen lassen (14).

Wenn sonographisch Unsicherheiten hinsichtlich der Dignität eines Ovarialtumors bestehen, kann eine MRT indiziert sein. Eine spezifische Diagnose als OKS und somit eine Abgrenzung zum OK ist jedoch auch in der MRT weitgehend unmöglich. Als morphologische Kriterien für Malignität gelten unterschiedlich große solide Anteile, zystische Abschnitte mit Septen über 3 mm Dicke, Nekrosen und erkennbare Infiltration in benachbartes Gewebe (70)

Die soliden Strukturen weisen in der T1W eine prädominant niedrige SI auf, während die Flüssigkeit in den multilokulären Zysten je nach Eiweißgehalt eine hypointense bis variable intermediäre SI zeigen. Einblutungen und Nekrosen sind dagegen

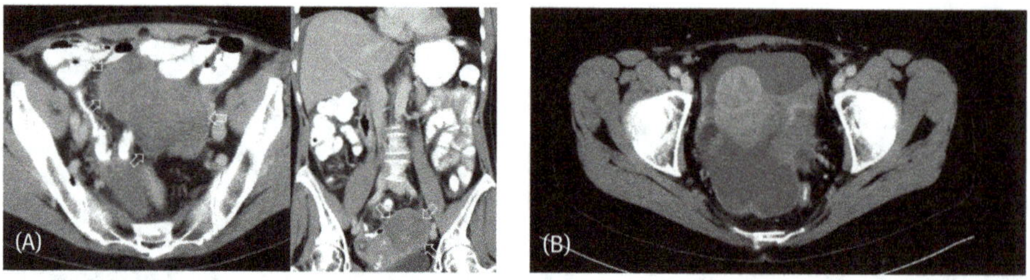

Abb. 3.3-22: 60-jährige Patientin mit einem Karzinosarkom des Ovars. A: die abdominelle CECT in der portalvenösen Phase in axialer (li.) und coronarer Schichtung (re) zeigt einen vom linken Ovar ausgehenden knotigen und inhomogen Kontrastmittel aufnehmenden Tumor (9 × 6 × 6 cm), der sich über die pelvine Mittellinie zur Gegenseite erstreckt. Die prädominant hypodensen Tumoranteile entsprachen am Operationspräparat ausgedehnten Nekrosen, nebenbefundlich ist im rechten Bild ein Uterus myomatosus (Sterne) zuerkennen; B:in einer weiter caudal gelegenen axillaren Schichtung ist der das gesamte kleine Becken ausfüllende ovarielle Tumor zusammen mit dem myomatösen Uterus dargestellt.

durch eine hohe SI gekennzeichnet. In der T2W findet sich in den soliden Anteilen eine prädominant intermediäre bis hohe SI. Dadurch wird eine Invasion in Nachbarstrukturen auch besser als in der CT sichtbar. Um die hohe SI der Zysten in der T2W von der des Tumors sicher unterscheiden zu können, ist häufig eine T1WC erforderlich. In der T1WC kommt es zu einem zügigen heterogenen Enhancement in der Tumorwand, den soliden Anteilen und in den Septen dagegen nicht in den Zysten. Das Enhancement in den peritonealen Absiedlungen erkennt man am besten in der verzögerten Aufnahme, Aszites ist in der T2W immer gut durch seine homogen hohe SI erkennbar (14, 185, 228).

Eine PET-CT ist für eine Entscheidungsfindung für oder gegen eine Rezidivoperation hilfreich. Zur Entdeckung kleiner peritonealer Implantate ist es jedoch eher nicht geeignet, weil die Stoffwechselaktivität des Darmes entsprechende Befunde verdecken kann (14). In Einzelfällen scheint es zur Kontrolle palliativer Therapien besser als eine CT geeignet zu sein (83).

Sonographisch unterscheidet sich das ovarielle Karzinosarkom kaum vom Ovarialkarziom. Als konsistenteste Befunde gelten solide Strukturen mit einem zentralen arteriellen Blutfluss auch in den breiten Septen und einzelnen Knoten. Auch in der CT und MRT gibt es keine spezifischen Befunde, die eine Abgrenzung zum Karzinom erlauben. Es gelten auch hier die für das Ovarialkarzinom charakteristischen Kriterien für eine Malignität. Eine PET-CT kann bei der Kontrolle palliativer Therapien hilfreich sein.

Die wichtigste klinische DD ist das OK. Bei großen Tumoren kann die epitheliale oder die sarkomatöse Komponente übersehen werden und so zur Fehldiagnose eines OK oder eines reinen Sarkoms führen. Da die OKS als Karzinom oder Sarkom metastasieren können, kann an den Metastasen der Primärtumor häufig nicht festlegt werden. Das Risiko der Verkennung eines OKS besteht daher v. a. bei einer Schnellschnittdiagnose. Dies ist ein typischer Fallstrick, der dem Pathologen aufgrund des begrenzten Untersuchungsgewebes nicht angelastet werden kann.

Feingeweblich kommen differentialdiagnostisch weiterhin auch unreife Teratome und schlecht differenzierte Sertoli-Leydig-Zell-Tumoren infrage. Diese treten jedoch typischerweise bei Kindern und jüngeren Frauen auf. Bei letzteren finden sich zudem oft Zeichen einer Androgenisierung. Die Expression von Inhibin und/oder Calretinin sind ein eindeutiger Hinweis auf einen Sertoli-Leydig-Zell-Tumor (42). Ein ähnliches histologisches Bild wie das OKS können auch ovarielle LG-ESS mit keimstrangähnlichen Elementen und endometrioide Karzinome mit reaktiven Spindelzellstroma machen (177). Ein endometrioides Karzinom mit Spindelzellen hat meist eine besser differenzierte epitheliale Komponente und zeigt eine klare Grenze zwischen der epithelialen und der vermuteten sarkomatösen Komponente (42).

Die wichtigste klinische Differentialdiagnose ist das Ovarialkarzinom. Feingeweblich kann besonders bei wenig Gewebe (Schnellschnitt) oder an Metastasen eine Fehldiagnose als Karzinom oder reines Sarkom gestellt werden. Histologisch können unreife Teratome und schlecht differenzierte Sertoli-Leydig-Zell-Tumoren ein ähnliches Bild zeigen.

Verlauf, Prognose, operative, systemische und radiogene Therapie

Wie beim UKS gelten Alter der Frau und das Stadium als ungünstige Prognosefaktoren (75, 192). Das OKS ist hochmaligne; in 61,6 % der Fälle liegt bereits primär ein Stadium III und IV vor (81). Die Diagnose erst in höheren Stadien lässt sich auch durch die lange Symptomlosigkeit erklären (75). Das 5-Jahres-OS bzw. mediane OS beträgt für alle OKS nur 15–28,2 % bzw. 6,4–18 Mo (29, 75, 192). Das 5-Jahres-OS beträgt im Stadium I 73,4–83 % und im Stadium III nur 0–24,6 % (29, 192).

Das mediane OS beträgt stadienbezogen in den Stadien I, II, III und IV 75, 5,1, 8,5 und 5,5 Mo (29). Das OKS hat eine 76 % höhere Sterbewahrscheinlichkeit als das ohnehin schon hochmaligne high-grade seröse OK (37, 192). Das 5-Jahres-OS und das mediane OS aller OKS sind deutlich schlechter als beim UKS (75). Bei 72,3 % der OKS besteht im Gegensatz zu 21,9 % der UKS bereits bei der Erstdiagnose eine Dissemination in die Bauchhöhle. Bei einer Stratifizierung nach Anpassung an die Tumorausbreitung (z. B. Befall der Bauchhöhle) war die Prognose der uterinen Entitäten allerdings schlechter. Heterologe und homologe OKS haben offensichtlich eine identische Prognose (29, 39, 40, 87, 93, 132).

In den untersuchten Fällen waren die LN zu 18–38,8 % befallen (75, 139). Sowohl eine systematische LNE in niederen als auch eine optimale Zytoreduktion in höheren Stadien sollen mit einer günstigeren Prognose verbunden sein. Nach einer aktuellen Studie (139) waren positive pelvine aber nicht paraaortale LN mit einem schlechteren Überleben assoziiert, während eine LNE ohne Einfluss auf das Überleben war.

Die Metastasierung erfolgt primär vorrangig intraperitoneal und weniger häufig in die LN (222). Eine pulmonale Metastasierung scheint häufiger als beim OK vorzukommen (14, 39). In Analogie zum UKS bestehen die Metastasen vorrangig aus der karzinomatösen deutlich seltener aus der sarkomatösen Komponente (7, 222). Ein Schnellschnitt an intraperitonealen Metastasen kann daher zur falschen Diagnose führen. Normale präoperative CA 125-Werte (220) und positive ER (78) sollen mit einer günstigeren Prognose verbunden sein.

Das ovarielle Karzinosarkom hat eine Sterbewahrscheinlichkeit, die 76 % höher als beim serösen Ovarialkarzinom liegt. Die Prognose ist noch schlechter als beim uterinen Karzinosarkom. Positive Lymphknoten sind mit einer weiter verschlechterten Prognose verbunden, ohne dass eine Lymphonodektomie die Situation verbessert. Eine pulmonale Metastasierung ist offensichtlich häufiger als beim Ovarialkarzinom.

Die meisten OKS werden primär unter der klinischen Diagnose eines OK operiert. Dementsprechend wird die endgültige Diagnose regelhaft erst mittels Schnellschnitt oder postoperativ gestellt. Auf die Fallstricke bei der Schnellschnittdiagnostik wurde bereits bei den UKS hingewiesen. Bei bekannter Diagnose wird beim OKS nach dem aktuellen GCIG-Consensus (22) und den NCCN-Guidelines Ovarian Cancer, Version 1.2015 (168) im Sinne einer 2 A-recommendation ein operatives Vorgehen wie beim OK vorgeschlagen. Danach soll ein komplettes Staging über eine Mittelschnittlaparotomie erfolgen. Nach Eröffnung der Bauchhöhle soll diese gründlich visualisiert, ausgetastet und vorhandener Aszites zur zytologischen Untersuchung entnommen werden. Liegt kein Aszites vor, ist eine peritoneale Lavage am besten geeignet um Tumorzellen zu gewinnen. Bei Fehlen von Tumorabsiedlungen außerhalb der Ovarien sollen mehrere Biopsien vom Peritoneum des Beckens, von den parakolischen Rinnen und der Zwerchfellunterseite entnommen werden. Anschließend erfolgt die TAH zusammen mit beiden Adnexen als in sich geschlossenes Gesamtpräparat. Eine Perforation des Tumors muss mit allen Mitteln verhindert werden. Nach einer mindestens infrakolischen Omentektomie soll als letzter Schritt eine systematische paraaortale und pelvine LNE erfolgen. In den deutschen S3-Leitlienien für das OK (134) wird ein identisches Vorgehen empfohlen, wenn dort auch kein Bezug zum OKS hergestellt wird.

Die NCCN-Recommendation ist Konsensus basiert und beruht lediglich auf einer lower level evidence. Tatsächlich ist der Nutzen eines kompletten Staging bislang nicht nachgewiesen. Ein entsprechendes Vorgehen kann daher nicht als Standard definiert werden. Als operative Minimalvariante wird daher auch die TAH mit einer BSO gegebenenfalls mit einer Omentektomie akzeptiert. Zusätzlich sollten noch eine selektive LNE und Biopsien vom Zwerchfell und den parakolischen Rinnen erfolgen (195). Tatsächlich ist aber der Nutzen aller über die TAH mit BSO hinausgehenden operativen Maßnahmen bei auf die Adnexe begrenzten OKS nicht zweifelsfrei durch randomisierte Studien nachgewiesen. Aus einem positiven intraperitonealen zytologischen Befund lassen sich gegenwärtig keine weiteren Konsequenzen ableiten.

Beim frühen OK soll ein komplettes operatives Staging mit einem besseren PFI und OS verbunden sein, als bei einem inkomplettem Staging (5-Jahres-PFI 79 % vs. 61 %, 5-Jahres-OS 89 % vs. 71 % (240, 243). Für auf die Ovarien begrenzte OK ist jedoch das Ausmaß der LNE noch ungeklärt, so dass aktuell eine selektive LNE von wenigstens 10 LN empfohlen wird (244). Ob sich diese Daten auch auf das OKS übertragen lassen ist ungeklärt. Eine LNE war bei OKS nach SEER-Analysen mit einer signifikanten Überlebensverlängerung verbunden und das Sterberisiko lag 34 % niedriger als ohne LNE (75, 192). Die Autoren wollten sich aber wegen Unsicherheiten bei der Datenerhebung nicht festlegen, ob es sich tatsächlich um einen therapeutischen Effekt handelt (75). Nach einer jüngeren Studie hatte eine pelvine und paraaortale LNE keinen Einfluss auf das Überleben (139). Auch im GCIG-Consensus ist die Aussage hinsichtlich des Nutzens eine LNE eher vage (22). Für die Entscheidung betreffs einer adjuvanten Therapie ist der LN-Befund eher von untergeordneter Bedeutung. In diesem Zusammenhang wird auf die Besprechung des Nutzens einer LNE beim UKS hingewiesen. Interessanterweise erfolgt bei den OKS tatsächlich nur in 41 % eine LNE, während praktisch zu 100 % die HE durchgeführt wird (75, 192).

Bei einem erst nach einer TAH mit BSO oder nach einer alleinigen BSO erkanntem OKS soll nach den NCCN-Guidelines das komplette Staging nachgeholt werden (168). Für die Empfehlung fehlt jedoch die wissenschaftliche Basis.

Bei auf die Adnexe begrenzten OKS wird ein minimal invasives Verfahren nicht grundsätzlich ausgeschlossen, wenn damit auch das Staging realisiert werden kann (168). Für fertilitätserhaltende Operationen, wie das Belassen des Uterus mit einer einseitig tumorfreien Adnexe gibt es bei dem hochmalignen OKS keine Indikation. Das gilt im Gegensatz zum OK auch für ein Stadium IA (22, 168). Als Minimalvariante muss zumindest eine TAH und Resektion der verbliebenen Adnexe realisiert werden. Für Ausnahmefälle kann eine suprazervikale HE als ausreichend betrachtet werden (168). Wenn eine Pat. auf einen Organerhalt besteht, muss sie zweifelsfrei über das extrem hohe Rezidivrisiko bei der ohnehin sehr schlechten Prognose aufgeklärt werden.

Im Stadium II bis IIIC wird eine maximale zumindest aber eine optimale Zytoreduktion Im Sinne eines kompletten Stagings empfohlen (39, 168, 195). In Abhängigkeit vom Allgemeinzustand können zum Erreichen dieses Ziels folgende Eingriffe durchgeführt werden: pelvine Exenteration, Darmresektionen, Deperitonisierung einschließlich des Zwerchfells, Splenektomie, partielle Leberresektion, Cholezystektomie, partielle Gastrektomie, partielle Blasen- und Ureterresektion, distale Pankreatektomie und Appendektomie.

In der Literatur wird eine optimale Zytoreduktion unterschiedlich als nicht mehr nachweisbarer (39) oder als verbleibender Tumorrest < 1 (132, 192 214, 220) oder < 2 cm (29, 40, 50, 93) definiert (s. a. S. XIV). Dies erschwert eine Auswertung der ausnahmslos retrospektiven Studien erheblich. Dennoch soll eine Zytoreduktion nach beiden letztgenannten Definitionen mit einem signifikantem Überlebensvorteil verbunden sein und den wichtigsten Prognosefaktor darstellen (29, 50, 93, 139, 192, 214, 220). Bei nur mikroskopisch verbleibenden Tumorresten betrug das mediane OS 47, bei einer optimalen Zytoreduktion mit makroskopischen Resten 18 und bei einer suboptimalen

Zytoreduktion nur 8 Mo (192). Nach einer weiteren Studie wurde mit Tumorresten < 2 cm ein medianes OS von 14,8 Mo und ein 2-Jahres-OS von 39 % und mit > 2 cm nur von 3, 1 Mo (P 0.001) bzw. 0 % gefunden (29). Ob eine Zytoreduktion auf unter 1 cm tatsächlich zu besseren Ergebnissen als auf < 2 cm führt, ist bei der insgesamt sehr schlechten Prognose der OKS in den Stadien II und III gegenwärtig unbewiesen. Nach Übersichten und weiteren Studien ergab eine Zytoreduktion auf < 2 cm in 5 von 16 Untersuchungen kein verbessertes OS (40, 50, 51) bzw. es bestand nur eine Assoziation mit dem OS aber kein Unterschied beim PFI (40). Nach einer aktuellen Untersuchung von Fällen in den Stadien II–IV, die klar zwischen klinischer Tumorfreiheit, Resektion auf ≤ 1 cm und > 1 cm trennte, fanden sich im PFI mit 29, 31, und 3 Mo und im OS mit 57, 31 und 3 Mo signifikant unterschiedliche Ergebnisse (54). Die Differenzen blieben bestehen, wenn man nur das Stadium III berücksichtigte (43).

In zahlreichen Fällen ist es jedoch technisch nicht möglich eine maximale oder optimale Zytoreduktion zu erreichen (132). Eine maximale Zytoreduktion wird in den Stadien I/II in 55 % und in den Stadien III/IV in 45 %, eine optimale Zytoreduktion in 57–81 % aller Stadien erreicht (39, 40, 132).

Bei kritischer Beurteilung aller Studien bleiben viele Fragen offen bzw. es sind zahlreiche BIAS erkennbar. Zum Teil fand keine Stratifizierung in die prognostisch unterschiedlichen Stadien II und III sowie innerhalb der Stadien III statt. Im Stadium IIIC lag die Bandbreite zwischen einem einzelnen 2 cm großen Herd und einer massiven Tumordissemination. Es kann daher nicht ausgeschlossen werden, dass eine optimale Zytoreduktion primär bei einer geringeren Tumorlast und somit bei bereits initial besserer Prognose erfolgt war. In einigen Fällen war zumindest in den höheren Stadien kein Nutzen erkennbar (213). In den Studien wurde auch die Art und Dauer einer postoperativen CHT nicht ausreichend oder gar nicht berücksichtigt und es fand sich kein Hinweis auf eine zusätzliche LNE und deren Nutzen betreffs des PFI und OS. In nur einer Studie (40) wurden diese Kriterien teilweise berücksichtigt. In den Stadien I/II betrug nach einer Zytoreduktion das PFI und OS median 51 und 62 Mo, in den Stadien II/IV jedoch nur 12 bzw. 24 Mo. Bei einer Zytoreduktion ohne bzw. mit Tumorresten betrug das mediane PFI und OS den Stadien III/IV 34 und 10 Mo bzw. 58 und 15 Mo. Die Unterschiede waren signifikant. Eine postoperative CHT mit Paclitaxel plus Carboplatin führte in jedem Fall zu einem statistisch verlängerten PFI und OS. Aus der Gesamtschau aller Studien kann man gegenwärtig davon ausgehen, dass ein Alter über 60, ein höheres Stadium (III/IV) eine nicht maximale und mit Einschränkungen eine nicht optimale Zytoreduktion und das Unterlassen einer konsekutiven Paclitaxel-Platin CHT zu einem verminderten PFI und OS führen (39, 105).

Nach den aktuellen NCCN-Guidelines wird im Stadium IIIB zusätzlich zur Zytoreduktion die systematische paraaortale und pelvine LNE empfohlen. Bei extrapelvinen Absiedlungen > 2 cm sollten, wenn technisch machbar, nur die vergrößerten LN entfernt werden (168).

Zusammenfassend sollte trotz vieler offener Fragen, wenn es der Pat. zumutbar ist und von der Ausdehnung des Befundes her vertretbar erscheint, im Stadium II und höher eine maximale mindestens aber optimale Zytoreduktion mit einem LN-Sampling durchgeführt werden. Wegen der insgesamt sehr schlechten Prognose der OKS sollten extreme Eingriffe (Exenteration) gründlich überlegt werden. Wegen des fehlenden wissenschaftlichen Nachweises betreffs der PFI und OS durch validierte Studien kann man dieses Vorgehen jedoch nicht als Standard definieren.

Beim ovariellen Karzinosarkom wird schon ab dem Stadium IA eine totale abdominale Hysterektomie mit bilateraler Salpingo-oophorektomie, pelviner und paraaortaler Lymphonodektomie, Netzresektion, peritonealen Biopsien und einer Peritonealzytologie im Sinne einer NCCN-2A-Recommendation empfohlen. Der Nutzen von über eine totale Hysterektomie mit Salpingo-oophorektomie hinausgehenden operativen Maßnahmen auf das Gesamt- und rezidivfreie Überleben ist bislang bei auf die Ovarien begrenzten Tumoren jedoch nicht durch valide Daten belegt. Es besteht dennoch Konsens, dass die genannten Operationserweiterungen durchgeführt werden sollten, wenn es der Patientin zumutbar ist. Wegen der nur auf retrospektiven Daten beruhenden Empfehlung können diese Maßnahmen jedoch nicht als Standard deklariert werden. Eine totale abdominale Hysterektomie mit beidseitiger Salpingo-oophorektomie und gegebenenfalls selektiver Lymphonodektomie kann als Minimalvariante somit auch als eine vertretbare therapeutische Option angesehen werden.
In den Stadien II und höher wird konsensual eine maximale Zytoreduktion (mindestens klinisch tumorfrei) gegebenenfalls mit einer selektiven Lymphonodektomie vergrößerter Lymphknoten empfohlen. Ein Nutzen einer maximalen Zytoreduktion mit und ohne Lymphonodektomie betreffs des Gesamtüberlebens ist wahrscheinlich, aber nicht zweifelsfrei durch adäquate Studien belegt, so dass dieser Eingriff nicht als Standard definiert werden kann. In Ermangelung von Alternativen sollte dieser Eingriff dennoch durchgeführt werden, wenn es der Patientin zugemutet werden kann.

Betreffs einer postoperativen RT gibt es für das OKS keine aussagekräftigen Studien (212). In den NCCN-Guidelines gibt keine Empfehlungen (168) und nach dem GCIG-Consensus (22) ist durch eine RT kein Nutzen zu erwarten. Ob eine gezielte RT bei im Becken verbliebenen Tumorresten einen Einfluss auf das PFI hat ist nicht bekannt. Bei lokalisierbaren Herden ist in Analogie zum UKS ein Effekt jedoch denkbar, so dass in Einzelfällen ein Therapieversuch mittels gezielter ERT oder VBT in Betracht gezogen werden kann (146).

Wenn man sich zu einer postoperativen RT entschließt, muss die Pat. zweifelsfrei über den nicht gesicherten Nutzen betreffs des PFS und OS aufgeklärt werden.

Der Nutzen einer adjuvanten CHT bei R0-resezierten OKS im Stadium I ist in Analogie zum UKS noch ungeklärt bzw. konnte bislang nicht durch randomisierte Studien gesichert werden. Das Kernproblem besteht vor allem darin, dass die Ansprechraten auf alle geprüften Zytostatika und ihre Kombinationen in Analogie zum UKS schlecht sind (s. a. palliative Therapie) und daher das optimale CHT-Regime noch nicht definiert werden konnte (29, 75, 81, 105). Studien zur postoperativen CHT beinhalten fast ausschließlich OKS aller (36, 93, 213, 234) oder nur höherer (29, 40, 50, 132, 214) Stadien, aus denen sich auch aus der Sicht der Autoren ein Nutzen bei komplett resezierten OKS nicht zweifelsfrei ableiten lässt. Trotz umfangreichen Datenmaterials waren auch die Autoren der aktuellen SEER-Analysen (75, 81, 192) nicht in der Lage sichere Aussagen zur Effektivität einer adjuvanten CHT zu machen. Die aktuelle Cochrane-Analyse kommt gleichfalls zur Schlussfolgerung, dass gegenwärtig keine adäquaten Studien existieren, die es erlauben würden sich hinsichtlich einer adjuvanten bzw. postoperativen CHT, RT oder CHT-RT betreffs einer Lebensverlängerung oder Verbesserung der Lebensqualität festzulegen (212). Diese Meinung wird auch durch den aktuellen GCIG-Consensus gestützt (22). In den aktuellen NCCN-Guidelines wird im Sinne einer 2A-Recommendation in allen Stadien postoperativ eine CHT mit Chemotherapeutika empfohlen, die auch beim EK angewendet werden. Insgesamt besteht weitgehender Konsens, dass , wenn eine CHT geplant ist, in jedem Fall eine platinhaltige Kombination am besten wohl mit Paclitaxel oder mit Ifosfamid appliziert werden soll (29, 39, 40, 51, 105, 139). Tatsächlich kann zurzeit nicht festgelegt werden, ob eine Kombination aus einem Platinpräparat (meist Carboplatin) plus Paclitaxel oder aus Cisplatin plus Ifosfamid beim OKS mit besseren Überlebensdaten verbunden ist. Es besteht jedoch Einigkeit, dass die letztgenannte Kombination mit einer höheren Toxizität verbunden ist (Einzelheiten zu diesen Schemata s. a. UKS) (139).

Zu einer adjuvanten HT gibt es keine Daten, sie ist in Analogie zum UKS selbst bei positivem HR nicht indiziert.

In den aktuellen NCCN-Guidelines wird ab dem Stadium I generell eine postoperative Chemotherapie empfohlen. Insbesondere für komplett resezierte Tumoren im Stadium I ist die Datenlage besonders schlecht und es existieren keinerlei Belege für einen Nutzen. Trotz allgemeinem Konsens im Stadium I eine adjuvante Chemotherapie durchzuführen, kann diese dennoch nicht als Standard definiert werden. Ein Unterlassen kann damit nicht als fehlerhaft bezeichnet werden. Nach den NCCN-Guidelines und zahlreichen retrospektiven Studien besteht Konsens nach jeder Form einer Zytoreduktion ab dem Stadium II eine postoperative Chemotherapie durchzuführen. Aufgrund fehlender adäquater Studien kann dennoch gegenwärtig weder eine Chemotherapie noch eine Chemoradiotherapie als Standard definiert werden. Ein Unterlassen kann damit nicht als fehlerhaft bezeichnet werden. Eine Chemotherapie soll immer platinbasiert sein, am ehesten ist eine Kombination aus Carboplatin und Paclitaxel zu empfehlen.

Betreffs einer primären bzw. neoadjuvanten RT existieren für das OKS keine Daten.

Nach einer primären bzw. neoadjuvante CHT wurde über Remissionen berichtet, die ein Intervalldebulking ermöglicht haben. Verwendet wurden Carboplatin plus Paclitaxel (84, 181), Paclitaxel plus Ifosfamid (179) oder Irinotecan plus Cisplatin (230). In einer randomisierten Studie zur neoadjuvanten platinbasierten CHT bei OK, die auch einige OKS enthielt, profitierten Frauen mit einem Stadium IIIC mit geringerer Tumorlast eher von einer primären Zytoreduktion. Im Stadium IV und bei ausgedehntem Stadium IIIC waren die Ergebnisse mit einer vorangegangenen neoadjuvanten CHT günstiger (250, 252). Ob sich diese Daten auch auf die in dieser Studie kleine Gruppe der OKS übertragen lassen muss offen bleiben. Selbst bei einer Remission blieb der Nutzen hinsichtlich der Prognose fragwürdig. Tatsächlich hatte eine neoadjuvante Therapie vor einer Debulkingoperation keinen oder nur einen marginalen Einfluss auf die nachfolgende Prognose (181, 232). Es droht zudem wegen der schlechten Ansprechraten von KS auf eine CHT eine weitere Verschlechterung der operativen Ausganssituation. Das histologische Metastasierungsmuster nach der neoadjuvanten CHT mit Kombinationen, die auch beim EK effektiv sind, sprechen dafür, dass vorwiegend die epitheliale Komponente auf die CHT angesprochen hat (7) und die verbliebene sarkomatöse Komponente die weitere Prognose diktiert. Eine neoadjuvante CHT sollte daher nur im Ausnahmefall zum Erreichen einer Operabilität erwogen werden. Entschließt man sich zu dieser Maßnahme, muss die Pat. über den nicht bewiesenen Therapieeffekt auf das OS und die Nebenwirkungen zweifelsfrei aufgeklärt werden. Zur CHT kommen Kombinationen infrage, die auch in der adjuvanten und palliativen Situation Anwendung finden.

Eine primäre bzw. neoadjuvante HT ist nicht indiziert.

Eine primäre bzw. neoadjuvante Chemotherapie zum Erreichen einer optimalen Zytoreduktion kommt nur ausnahmsweise bei primär inoperablen Tumoren oder bei inoperablen Patientinnen in Betracht. Die Prognose wird durch diese Maßnahme wahrscheinlich nicht verbessert. Für eine entsprechende Radio- oder Hormontherapie gibt es keine Indikation.

Nachsorge, Rezidive, Metastasen und deren Therapie

Die insgesamt sehr schlechte Prognose der OKS ist zwangsläufig mit einer sehr frühen Rezidivierung und Metastasierung verbunden. Generell gelten hinsichtlich der Nachsorge die gleichen Kriterien wie beim UKS. Betreffs operativer Maßnahmen wird gleichfalls auf das UKS und auf die Operation fortgeschrittener OKS verwiesen.

Validierte Studiendaten sprechen dafür, dass wegen des fehlenden Nutzens betreffs des OS ansteigende CA-125-Werte keine Indikation für den Beginn einer palliativen Therapie für OK darstellen (198). Es gibt keinen Grund diese Erkenntnisse nicht auch beim OKS zu berücksichtigen. Wenn eine Operation als primäre Option zur Behandlung von Rezidiven und/oder Metastasen angesehen wird, wird die CA-125-Bestimmung für sinnvoll gehalten (253). Für Fälle, die klinisch und radiologisch nicht gut beurteilt werde können, ist die Messung des CA-125 zur palliativen Therapiekontrolle gut geeignet (29). Generell ist für diese Zwecke auch die Bestimmung der N/L-Ratio brauchbar (119).

Zur Fragestellung der Operation und postoperativen additiven Therapie von Rezidiven und Metastasen existiert keine validierte Therapie. Offensichtlich verhindert die schlechte Prognose bzw. das extrem schnelle Wachstum rezidivierter und metastasierter OKS weitgehend entsprechende operative Eingriffe. Generell kann man sich jedoch an den Daten zum UKS orientieren.

Betreffs der Operation und der postoperativen additive Therapie von Rezidiven und Metastasen kann man sich an dem Vorgehen beim uterinen Karzinosarkom orientieren.

Beim OKS zeigt das bei reinen Sarkomen gut wirksame Doxorubicin nur eine minimale RR von 4,7 % (158). Die Daten zur Ifosfamid- bzw. Cisplatin-Monotherapie unterscheiden sich mit einer RR von 17,9 % (224) bzw. 20 % (234) praktisch nicht vom UKS. Bei messbarem Tumor fand sich in einer etwas größeren Studie mit einer platinbasierten Kombinations-CHT (Cisplatin plus Doxorubicin, Cisplatin plus Ifosfamid, Carboplatin plus Altretamin) eine RR von 25 %, (CR 8, PR 17), ein NC von 17 % und PD von 58 %. Auf eine platinfreie CHT hatten die OKS nicht angesprochen (29). Weitere Studien enthielten meiste weniger Patienten und zeigten mit platinbasierten Therapien etwas höhere Ansprechraten von 40 % (medianes OS 8,7 Mo) (93) bzw. 33 % (medianes OS 8 Mo) (36). In einer Analyse (146) aller bekannten CHT-Studien fanden sich deutlich bessere RR mit platinhaltigen Schemata als bei solchen ohne Platin. Über eine erstaunlich hohe RR von 62 % (CR 56 und PR 6 %) wurde in einer Fall-Kontrollstudie mit einer first-line platin- und taxan- basierten CHT berichtet. Die RR war jedoch niedriger als die beim papillär-serösem OK (RR 83, CR 75 und PR 8 %) (192).

Die dennoch insgesamt ungünstigen Remissionsraten sind wahrscheinlich auf den sarkomatösen Anteil zurückzuführen, zumal reine Sarkome generell schlecht auf eine CHT ansprechen. Diese Annahme wird durch das Metastasierungsmuster nach einer neoadjuvanten CHT unterstützt. Tatsächlich fanden sich bei einem Intervalldebulking nach einer CHT deutlich weniger reine Karzinommetastasen, als sie sonst gefunden werden, dafür aber mehr Metastasen bestehend aus einem KS oder einem Sarkom (7). Das legt nahe, dass der Effekt der CHT sich vor allem auf die Karzinomkomponente bezieht.

Insgesamt werden mit Kombinationen aus Carboplatin plus Paclitaxel oder Platin plus Ifosfamid die besten Ergebnisse betreffs der Remissions- und Überlebensdaten erzielt (40, 51, 146, 214, 234). Beide Kombinationen haben praktisch ein identisches medianes PFI und OS (214). Generell kann man davon ausgehen, dass eine CHT bei OKS immer ein Platinpräparat enthalten sollten, wobei generell die Toxizität von Carboplatin/Paclitaxel niedriger als bei anderen Platinkombinationen ist.

Ein wesentliches Problem besteht v. a. darin, dass fast alle rezidivierten und metastasierten OKS bereits mit einer platinhaltigen Kombination vorbehandelt sind. Weitere Optionen sind nur begrenzt verfügbar. Es gibt jedoch einen Bericht über eine länger als 41 Mo anhaltende Remission eines mehrfach platinvorbehandeltem OKS mit liposomalem Doxorubicin (99). Denkbar ist auch in Analogie zum UKS eine Kombination aus Carboplatin plus liposomalem Doxorubicin. Nach Versagen von Paclitaxel plus Carboplatin ist Trabectedin mit einer bis zu 13 Mo anhaltenden PR beim OKS offensichtlich auch effektiv (187). Trabectedin gilt als typisch sarkomwirksam. Die Wirksamkeit nach dem Versagen von Paclitaxel plus Platin bzw. das feingewebliche sarkomatöse Metastasierungsmuster nach einer vorangegangenen neoadjuvanten

CHT ließe sich auf diese Weise erklären. Betreffs der Dosierungen wird auf die palliative CHT des UKS verwiesen. Aus dem Bereich des DKSM (122) gibt es einige Berichte über einen länger anhaltenden Wachstumsstillstand unter Trofosfamid beim UKS in einer hochpalliativen Situation. Insgesamt scheint es logisch, in der second-line Therapie eher spezifisch sarkomwirksame Chemotherapeutika einzusetzen.

Zur Behandlung mit kleinen Molekülen existieren keine aussagekräftigen Daten.

In weit fortgeschrittenen Fällen oder bei einer diffusen Metastasierung ist eine gute supportive Therapie eine akzeptierte Behandlungsoption.

Es wird zunächst auf die Zusammenfassung zur palliativen Chemotherapie beim uterinen Karzinosarkom verwiesen. Nach der derzeitigen Datenlage sollte eine palliative Chemotherapie in jedem Fall ein Platinpräparat enthalten. Von der Remissionsrate her werden die Kombinationen aus Carboplatin plus Paclitaxel und Cisplatin plus Ifosfamid für gleichwertig gehalten. Am ehesten ist aus der Sicht der Remissionsrate, der Toxizität und des progressionsfreien Intervalls eine Kombination aus Paclitaxel plus Carboplatin zu empfehlen. Für eine second-line-Therapie gibt es keine Empfehlungen. Auf der Basis von Einzelbeobachtungen ist eine Kombination aus Carboplatin plus liposomalem Doxorubicin oder als Monotherapie die Gabe von Ifosfamid oder Trabectedin als Therapieversuch denkbar. Für eine palliative Hormontherapie gibt es keine Indikation. Therapien mit kleinen Molekülen sind noch nicht etabliert.

Karzinosarkome der Tuba uterina

Die Stadieneinteilung des TKS erfolgt nach den Kriterien des Tubenkarzinoms. Das TKS ist deutlich seltener als das OKS und macht im Material des DKSM 10 % aller extrauterinen genitalen und pelvinen KS aus (122). Insgesamt sind weniger als 100 Fälle in Kasuistiken oder Fallzusammenstellungen beschrieben. Nach Übersichten (90, 269) liegt das Alter der Frauen zwischen 29 und 80 Jahren, das mittlere und mediane Alter beträgt 59,7 bzw. 62 Jahre. Die TKS sind in 67,2 % der Fälle mehrheitlich heterologe Tumoren mit Chondro-, Rhabdomyo- Osteo- und Liposarkomen als sarkomatöser Komponente. Als homologe Komponenten kommen v. a. LMS und FS vor. Die karzinomatöse Komponente kann aus Adeno-, Klarzell- Plattenepithel-, endometrioiden und adenosquamösen Karzinomen bestehen (269). Wie beim peritonealen KS wird gelegentlich auch eine Koinzidenz mit einem OK gesehen (165). Metastasen und peritoneale Tumoraussaaten sind mehrheitlich nur karzinomatös (266). Häufig wird aufgrund des klinischen Befundes und anhand einer Schnellschnittdiagnose das TKS zunächst als OK operiert.

Klinisch und symptomatisch verhalten sich die TKS in der Regel wie OKS bzw. wie ovarielle bzw. tubare Karzinome. Das TKS wächst zunächst vorrangig innerhalb des Tubenlumens und führt zu einer Aufdehnung der Tube. In Analogie zum OKS breitet es sich relativ schnell auf dem Peritoneum aus. Für die Diagnose eines TKS müssen die Ovarien eindeutig tumorfrei sein.

Im Gegensatz zu den OKS werden jedoch häufiger vaginale Blutungen bzw. ein blutig seröser Ausfluss beobachtet, auch scheinen pelvine Schmerzen häufiger zu sein. Sie treten möglicherweise infolge der Aufdehnung des Tubenlumens durch den Tumor auf. Dementsprechend werden sie in 54,2 % auch häufiger als das OK und OKS schon im Stadium I oder II entdeckt (269). TKS können daher klinisch mit einer Hydrosalpinx oder einem Tuboovarialabszess verwechselt werden. Sonographisch ist das TKS nicht vom Karzinom zu unterscheiden. Die Darstellung eines regelrechten Uterus und normaler Ovarien sind bei entsprechender Lokalisation ein Hinweis auf ein Malignom der Tube.

In der CT entspricht die Abschwächung anderem nicht spezifischen Weichgewebe. In der CECT ist das Enhancement geringer als im Myometrium. In der MRT ist der Tumor in der T1W gewöhnlich hypointens und zeigt sich in der T2-W meist homogen hyperintens (113).

Insgesamt scheinen die Prognose und die Prognosefaktoren identisch mit denen des OKS zu sein (139). In Analogie zum EK, OK, den UKS sowie dem OKS ist das CA-125 oft erhöht (266).

Die wichtigste DD ist ein schlecht differenziertes endometrioides Karzinom mit spindelzelligen Eigenschaften (249).

Das mediane 3-Jahres-OS beträgt 34,5 Monate und das 3-Jahre OS 54,8 %. Generell ist das OS schlechter als beim Tubenkarzinom (266).

Das operative Vorgehen entspricht dem des OKS (139). Anhand retrospektiver Daten von insgesamt 59 Fällen ist eine Operation mit nachfolgender CHT oder CHT-RT betreffs des OS einer alleinigen Operation signifikant überlegen. Dabei hat sich in jedem Fall eine platinhaltige CHT als überlegen erweisen. Eine Kombination aus Ifosfamid, Epirubicin und Cisplatin (Ifosfamid 1 g/m² d 1–3, Epirubicin 40 mg/m² d 1, Cisplatin 60 mg/m² d 1, q 4 Wo) hat sich am wirksamsten erweisen, wobei die Fallzahl insgesamt klein war. Die sehr guten Ergebnisse mit einer additiven CHT-RT beziehen sich auf nur sehr wenige Fälle (266). Sie kommt im Prinzip nur bei im Becken ausgebreiteten Tumoren infrage.

Die Therapie einschließlich Operation und postoperativer Maßnahmen entspricht sonst dem Vorgehen beim OKS.

Die sehr seltenen Karzinosarkome der Tube werden operativ in Analogie zum ovariellen Karzinosarkom behandelt. Auf der Basis von lediglich retrospektiven Studien mit insgesamt kleinen Fallzahlen kann möglicherweise durch eine additive Chemotherapie ein Überlebensgewinn erzielt werden. Die Chemotherapie sollte in jedem Fall ein Platinpräparat enthalten. Am ehesten kommen Kombinationen aus Carboplatin plus Paclitaxel oder aus Ifosfamid plus Epirubicin plus Cisplatin infrage. Für eine second-line-Therapie gibt es keine Empfehlungen. Im Wesentlichen kann man sich an den Empfehlungen für das uterine und ovarielle Karzinosarkom orientieren.

Peritoneale Karzinosarkome

Vom Peritoneum ausgehende KS kommen gelegentlich vor. Sie sind mit einem Anteil von 20 % an allen extrauterinen genitalen und pelvinen KS aber häufiger als TKS. Die Stadieneinteilung erfolgt nach den Kriterien der OKS (s. o.). Sie sind in der Regel im Bereich des pelvinen Peritoneums bzw. des Douglas (238) lokalisiert. Entscheidend ist, dass diese Tumoren getrennt von den Ovarien und Tuben auftreten, und dass bei einem im Becken ausgebreiteten Tumor die Ovaroberfläche weniger befallen sein muss als die der Umgebung. Nach einer Kasuistik mit einer umfassenden Literaturrecherche mit 43 Fällen (140) können KS auch vom Peritoneum der Bauchhöhle, des Darmes und des Mesenteriums ausgehen. Das mediane Alter der betroffenen Frauen beträgt 64 Jahre (33–87). Über 90 % der Tumoren sind heterologe KS und in einem Drittel der Fälle finden sich gleichzeitig Karzinome der Tube, der Ovarien, des Endometriums und der Zervix (140). Prinzipiell kann es sich in diesen Fällen auch um transdifferenzierte Karzinommetastasen handeln. Die Symptomatik, der Tastbefund und der makroskopische Aspekt unterscheiden sich nicht vom OKS bzw. vom OK. Die Diagnostik, primäre und palliative Therapie entsprechen dem Vorgehen beim OKS und beim TKS (139). Peritoneale KS des kleinen Beckens werden fast ausnahmslos unter der Diagnose eines OK operiert (109). Auch die Prognose unterscheidet sich kaum von der vorgenannten Entität.

> Primär peritoneale Karzinosarkome sind die Ausnahme. Betreffs der Klinik, Diagnostik und Therapie kann man sich an den ovariellen und tubaren Karzinosarkomen orientieren.

Extraperitoneale Karzinosarkome

Extraperitoneale KS im kleinen Becken sind extrem selten. Es sind nur 5 Fälle beschrieben (221). Sie stellen 5 % der extrauterinen genitalen und pelvinen KS (122). Ein wesentliches Symptom sind Bauchschmerzen häufig in Kombination mit einer Obstruktion der Harnwege.

Gelegentlich kommen die KS auch in den Bauchdecken des Unterbauchs vor (135). Wahrscheinlich entwickelt sich zumindest ein Teil dieser Tumoren aus einer Endometriose (27, 135, 221). Die operative Therapie besteht generell in der sicheren R0-Resektion. Eine primäre oder postoperative ERT wird bei KS der Bauchdecken wegen der Nekrosegefahr in der Haut abgelehnt. Alle anderen therapeutischen Maßnahmen entsprechen dem Vorgehen bei den OKS und UKS.

> Extraperitoneale Karzinosarkome treten nur ausnahmsweise auf und sind fast ausschließlich eine Zufallsdiagnose. Betreffs der Klinik, Diagnostik und Therapie kann man sich an den extrauterinen Karzinosarkomen orientieren. Eine postoperative Radiotherapie soll bei Karzinosarkomen der Bauchdecke generell nicht erfolgen.

Literaturverzeichnis

1. Abidi A, Men K, Sherman A, Konia T, Azodi M. Cervical carcinosarcoma: a case report. J Reprod Med 2008; 53: 138–140
2. Adams SF, Hickson JA, Hutto JY, Montag AG, Lengyel E, Yamada SD. PDGFR-alpha as a potential therapeutic target in uterine sarcomas. Gynecol Oncol. 2007; 104: 524–528
3. Akahira J, Tokunaga H, Toyoshima M, Takano T, Nagase S, Yoshinaga K, Tase T, Wada Y, Ito K, Niikura H, Yamada H, Sato A, Sasano H, Yaegashi N. Prognoses and prognostic factors of carcinosarcoma, endometrial stromal sarcoma and uterine leiomyosarcoma: A Comparison with uterine endometrial adenocarcinoma. Oncology 2006; 71: 333–340
4. Albrektsen G, Heuch I, Wik E, Salvesen HB. Prognostic impact of parity in 493 uterine sarcoma patients. Int. J. Gynecol. Cancer 2009; 19: 1062–107
5. Alvarez R. Gynecologic Oncology Group Report, Gynecol Oncol 2009; 113: 14–15
6. Amant F, de la Rey M, Dorfling CM, van der Walt L, Dreyer G, Dreyer L, Vergote I, Lindeque BG, Van Rensburg EJ. PTEN mutations in uterine sarcomas Gynecol Oncol 2002; 85: 165–699
7. Amant F, Vloeberghs V, Woestenborghs H, Moerman P, Vergote I. Transition of epithelial toward mesenchymal differentiation during ovarian carcinosarcoma tumorigenesis. Gynecol Oncol 2003; 90: 372–377
8. Amant F, Vloeberghs V, Woestenborghs H, Debiec-Rychter M, Verbist L, Moerman P, Vergote I. ERBB-2 gene overexpression and amplification in uterine sarcomas. Gynecol Oncol 2004; 95: 583–587
9. Amant F, Cadron I, Fuso L, Berteloot P, de Jonge E, Jacomen G, Van Robaeys J, Neven P, Moerman P, Vergote I. Endometrial carcinosarcomas have a different prognosis and pattern of spread compared to high-risk epithelial endometrial cancer. Gynecol Oncol 2005; 98: 274–280
10. Anagnostopoulos A, Ruthven S, Kingston R. Mesonephric adenocarcinoma of the uterine cervix and literature review. BMJ Case Rep 2012; doi:10.1136/bcr.01.2012.5632.
11. Ang JE, Shah RN, Everard M, Keyzor C, Coombes I, Jenkins A, Thomas K, A'Hern R, Jones RL, Blake P, Gabra H, Hall G, Gore ME, Kaye SB. A feasibility study of sequential doublet chemotherapy comprising carboplatin-doxorubicin and carboplatin-paclitaxel for advanced endometrial adenocarcinoma and carcinosarcoma. Ann Oncol 2009; 20: 1787–1793
12. Arenas M, Rovirosa A, Hernández V, Ordi J, Jorcano S, Mellado B, Biete A. Uterine sarcomas in breast cancer patients treated with tamoxifen. Int J Gynecol Cancer 2006; 16: 861–865
13. Arend R, Bagaria M, Lewin SN, Sun X, Deutsch I, Burke WM, Herzog TJ, Wright JD. Long-term outcome and natural history of uterine adenosarcomas. Gynecol Oncol 2010; 119: 305–308
14. Armstrong P, Wasti ML, Rockall AG. Diagnostik imgaging – female genital tract. 6th ed. Wiley-Blackwell, Oxford 2009, 255–270
15. ASTEC/EN.5 Study Group, Blake P, Swart AM, Orton J, Kitchener H, Whelan T, Lukka H, Eisenhauer E, Bacon M, Tu D, Parmar MK, Amos C, Murray C, Qian W. Adjuvant external beam radiotherapy in the treatment of endometrial cancer (MRC ASTEC and NCIC CTG EN.5 randomised trials): pooled trial results, systematic review, and meta-analysis. Lancet 2009; 373: 137–146
16. ASTEC study group, Kitchener H, Swart AM, Qian Q, AmosC, Parmar MK. Efficacy of systematic pelvic lymphadenectomy in endometrial cancer (MRC ASTEC trial): a randomised study. Lancet 2009; 373: 97–99
17. Aviram R, Ochshorn Y, Markovitch O, Fishman A, Cohen I, Altaras MM, Tepper R. Uterine sarcomas versus leiomyomas: gray-scale and Doppler sonographic findings.J Clin Ultrasound. 33: 2005; 10–13.
18. Bagué S, Rodríguez IM, Prat J. Malignant mesonephric tumors of the female genital tract: a clinicopathologic study of 9 cases. Am J Surg Pathol 2004; 28: 601–607

19. Bankhead CR, Kehoe ST, Austoker J. Symptoms associated with diagnosis of ovarian cancer: a systematic review. BJOG 2005; 112: 857–65 20. Bansal N, Herzog TJ, Seshan VE, Schiff PB, Burke WM, Cohen C J, Wright JD. Uterine carcinosarcomas and grade 3 endometrioid cancers: evidence for distinct tumor behavior. Obstet Gynecol 2008; 112: 64–70
21. Bansal S, Lewin SN, Burke WM, Deutsch I, Sun X, Herzog TJ, Wright JD. Sarcoma of the cervix: natural history and outcomes. Gynecol Oncol 2010; 118: 134–138
22. Berton-Rigaud D, Devouassoux-Shisheboran M, Ledermann JA, Leitao MM, Powell MA, Poveda A, Beale P, Glasspool RM, Creutzberg CL, Harter P, Kim JW, Reed NS, Ray-Coquard I. Gynecologic Cancer InterGroup (GCIG) consensus review for uterine and ovarian carcinosarcoma. Int J Gynecol Cancer. 2014; 24 (9 Suppl 3): S55-60
23. Bharwani N, Newland A, Tunariu N, Babar S, Sahdev A, Rockall AG, Reznek RH. MRI appearances of uterine malignant mixed müllerian tumors. AJR Am J Roentgenol 2010; 195: 1268–1275
24. Biscuola M, Van de Vijver K, Castilla MÁ, Romero-Pérez L, López-García MÁ, Díaz-Martín J, Matias-Guiu X, Oliva E, Palacios Calvo J. Oncogene alterations in endometrial carcinosarcomas. Hum Pathol 2013; 44: 852–859
25. Bland AE, Stone R, Heuser C, Shu J, Jazaeri A, Shutter J, Atkins K, Rice L. A clinical and biological comparison between malignant mixed müllerian tumors and grade 3 endometrioid endometrial carcinomas. Int J Gynecol Cancer 2009; 19: 261–265
26. Bodner-Adler B, Bodner K, Obermair A, Czerwenka K, Petru E, Leodolter S, Mayerhofer K. Prognostic parameters in carcinosarcomas of the uterus: a clinico-pathologic study. Anticancer Res 2001; 21: 3069–3074
27. Booth C, Zahn CM, McBroom J, Maxwell GL. Retroperitoneal müllerian carcinosarcoma associated with endometriosis: a case report. Gynecol Oncol 2004; 93: 546–549
28. Brooks SE, Zhan M, Cote T, Baquet CR. Surveillance, epidemiology, and end results analysis of 2677 cases of uterine sarcoma 1989–1999. Gynecol Oncol 2004; 93: 204–208
29. Brown E, Stewart M, Rye T, Al-Nafussi A, Williams AR, Bradburn M, Smyth J, Gabra H. Carcinosarcoma of the ovary: 19 years of prospective data from a single center. Cancer 2004; 100: 2148–2153
30. Brown J, Broaddus R, Koeller M, Burke TW, Gershenson DM, Bodurka DC. Sarcomatoid carcinoma of the cervix. Gynecol Oncol 2003; 90: 23–28
31. Cacciatore B, Lehtovirta P, Wahlström T, Ylöstalo P. Ultrasound findings in uterine mixed müllerian sarcomas and endometrial stromal sarcomas. Gynecol Oncol 1989; 35: 290–293
32. Callister M, Ramondetta LM, Jhingran A, Burke TW, Eifel PJ. Malignant mixed Müllerian tumors of the uterus: analysis of patterns of failure, prognostic factors, and treatment outcome. Int J Radiat Oncol Biol Phys 2004; 58: 786–796
33. Campos SM1, Brady WE2, Moxley KM3, O'Cearbhaill RE4, Lee PS5, Disilvestro PA6, Rotmensch J7, Rose PG8, Thaker PH9, O'Malley DM10, Hanjani P11, Zuna RE3, Hensley ML4. A phase II evaluation of pazopanib in the treatment of recurrent or persistent carcinosarcoma of the uterus: A Gynecologic Oncology Group study. Gynecol Oncol. 133; 2014: 537–541
34. Cantrell LA, Havrilesky L, Moore DT, O'Malley D, Liotta M, Secord AA, Nagel CI, Cohn DE, Fader AN, Wallace AH, Rose P, Gehrig PA. A multi-institutional cohort study of adjuvant therapy in stage I–II uterine carcinosarcoma. Gynecol Oncol 2012; 127: 22–26
35. Celik H, Kokcu a, Yildiz l. endometrial stromal sarcoma with coexistent endometrioid adenocarcinoma in a woman with previous breast cancer: a preliminary case report. Eur J Gynaecol cancer 33: 2012; 493–495
36. Chang J, Sharpe JC, A'Hern RP, Fisher C, Blake P, Shepherd J, Gore ME Carcinosarcoma of the ovary: incidence, prognosis, treatment and survival of patients. Ann Oncol 1995; 6: 755–758

37. Chiang YC, Chen CA, Chiang CJ, Hsu TH, Lin MC, You SL, Cheng WF, Lai MS Trends in incidence and survival outcome of epithelial ovarian cancer: 30-year national population-based registry in Taiwan. J Gynecol Oncol 2013; 24: 342–51
38. Chiyoda T, Tsuda H, Tanaka H, Kataoka F, Nomura H, Nishimura S, Takano M, Susumu N, Saya H, Aoki D. Expression profiles of carcinosarcoma of the uterine corpus-are these similar to carcinoma or sarcoma? Genes Chromosomes Cancer 2012; 51: 229–239
39. Chun KC, Kim JJ, Kim DY, Kim JH, Kim YM, Nam JH, Kim YT. Optimal debulking surgery followed by paclitaxel/platinum chemotherapy is very effective in treating ovarian carcinosarcomas: a single center experience. Gynecol Obstet Invest 2011; 72: 208–214
40. Cicin I, Saip P, Eralp Y, Selam M, Topuz S, Ozluk Y, Aydin Y, Topuz E. Ovarian carcinosarcomas: clinicopathological prognostic factors and evaluation of chemotherapy regimens containing platinum. Gynecol Oncol 2008; 108: 136–40
41. Cimbaluk D, Rotmensch J, Scudiere J, Gown A, Bitterman P. Uterine carcinosarcoma: immunohistochemical studies on tissue microarrays with focus on potential therapeutic targets. Gynecol Oncol 2007; 105: 138–144
42. Clement PB, Scully RE. Mullerian adenosarcoma of the uterus: a clinicopathologic analysis of 100 cases with a review of the literature. Hum Pathol 1990; 21: 363–381
43. Clement PB, Zubovits JT, Young RH, Scully RE. Malignant mullerian mixed tumors of the uterine cervix: a report of nine cases of a neoplasm with morphology often different from its counterpart in the corpus. Int J Gynecol Pathol 1998; 17: 211–22
44. Clement PB, Young RH. Atlas of gynaecologic surgical pathology. Elsevier Saunders 2008
44. Connor R. The contribution of diagnostic imaging in rare gynecological malignancies. In: Reed N, Green JA, Gershenon DM, Siddiqui N, Connor R (Eds.) Rare and uncommon gynecological cancers – A clinical guide. Springer, Berlin Heidelberg 2011, 15–64
46. Coosemans A, Van Calster B, Verbist G, Moerman P, Vergote I, Van Gool SW, Amant F. Wilms tumor gene 1 (WT1) is a prognostic marker in high-grade uterine sarcoma. Int J Gynecol Cancer 2011; 21: 302–308
47. Cormio G, Loizzi V, Nardelli C, Fattizzi N, Selvaggi L. Non-puerperal uterine inversion due to uterine sarcoma. Gynecol Obstet Invest 2006; 61: 171–173
48. Creasman WT, Mutch DE, Herzog TJ. ASTEC lymphadenectomy and radiation therapy studies: are conclusions valid? Gynecol Oncol 2010; 116: 293–294
49. Curtin JP, Blessing JA, Soper JT, DeGeest K. Paclitaxel in the treatment of carcinosarcoma of the uterus: a gynecologic oncology group study. Gynecol Oncol 2001; 83: 268–270
50. Dai Y, Shen K, Lang JH, Huang HF, Pan LY, Wu M, Yang JX, Zhong DR. Primary sarcoma of the ovary: clinicopathological characteristics, prognostic factors and evaluation of therapy. Chin Med J 2011; 124: 1316–1321
51. del Carmen MG, Birrer M, Schorge JO. Carcinosarcoma of the ovary: a review of the literature. Gynecol Oncol 2012; 125: 271–277
52. Desai NB, Kollmeier MA, Makker V, Levine DA, Abu-Rustum NR, Alektiar KM. omparison of outcomes in early stage uterine carcinosarcoma and uterine serous carcinoma. Gynecol Oncol 2014; doi: 10.1016/j.ygyno.2014.07.097
53. Donner LR. Uterine carcinosarcoma with complete sarcomatous overgrowth mimicking pure embryonal rhabdomyosarcoma. Int J Gynecol Pathol 2003; 22: 89–91
54. Doo DW, Erickson BK, Arend RC, Connerc MC, Huh WK, Leath CA III. Radical surgical cytoreduction in the treatment of ovarian carcinosarcoma. Gynecol Oncol 133: 2014; 234–237
55. Du Bois A, Pfisterer J, Burchardi N, Loibl S, Huober J, Wimberger P, Burges A, Stähle A, Jackisch C, Kölbl H. Arbeitsgemeinschaft Gynäekologische Onkologie Studiengruppe Ovarialkarzinom; Kommission Uterus. Combination therapy with pegylated liposomal

doxorubicin and carboplatin in gynecologic malignancies: a prospective phase II study of the Arbeitsgemeinschaft Gynäekologische Onkologie Studiengruppe Ovarialkarzinom (AGO-OVAR) and Kommission Uterus (AGO-K-Ut). Gynecol Oncol 2007; 107: 518–525
56. Dusenbery KE, Potish RA, Argenta PA, Judson PL. On the apparent failure of adjuvant pelvic radiotherapy to improve survival for women with uterine sarcomas confined to the uterus. Am J Clin Oncol 2005; 28: 295–300
57. Edge SB, Byrd DR, Compton CC. AJCC cancer staging manual. 7th ed. New York, Springer 2010
58. Einstein MH, Klobocista M, Hou JY, Lee S, Mutyala S, Mehta K, Reimers LL, Kuo DY, Huang GS, Goldberg GL. Phase II trial of adjuvant pelvic radiation „sandwiched" between ifosfamide or ifosfamide plus cisplatin in women with uterine carcinosarcoma. Gynecol Oncol 2012; 124: 26–30
59. Ellenson LH, Ronnet BM, Soslow RA, Zaino RJ, Kurman RJ. Endometrial carcinoma In: Kurman RJ, Ellenson LH, Ronnett BM (Eds.) Blustein's pathology of the female genital tract. 6th ed. Springer New York, Dodrecht, Heidelberg, London2011, 393–452
60. El Maalouf G, Duvillard P, Rey A, Morice P, Haie-Meder Ch, Lhommé C, Pautier P. Clinical features, recurrence patterns and treatment in endometrial stromal sarcomas: a thirty-year single-institution experience. J Clin Oncol 2008; 26: Abstr. 10547
61. Emoto M, Udo T, Kubota M, Ishiguro M, Iwasaki H, Kikuchi M, Kawarabayashi T. Neovascularization of uterine carcinosarcoma: report of two cases analyzed by color Doppler ultrasonography and microvessel density. J Ultrasound Med 1999; 18: 315–319
62. Erickson BK, Doo DW, Zhang B, Huha WK, Leath CA III. Black race independently predicts worse survival in uterine carcinosarcoma. Gynecol Oncol 133: 2014, 238–241
63. Emoto M, Charnock-Jones DS, Licence DR, Ishiguro M, Kawai M, Yanaihara A, Saito T, Hachisuga T, Iwasaki H, Kawarabayashi T, Smith SK. Localization of the VEGF and angiopoietin genes in uterine carcinosarcoma. Gynecol Oncol 2004; 95: 474–482
64. Ferguson SE, Tornos C, Hummer A, Barakat RR, Soslow RA. Prognostic features of surgical stage I uterine carcinosarcoma. Am J Surg Pathol 2007; 31: 1653–1661
65. FIGO committee on gynecologic oncology: Revised FIGO staging for carcinoma of the vulva, cervix, and endometrium. Int J Gynecol Obstet 2009; 105: 103–104
66. Fister S, Günthert AR, Aicher B, Paulini KW, Emons G, Gründker C. GnRH-II antagonists induce apoptosis in human endometrial, ovarian, and breast cancer cells via activation of stress-induced MAPKs p38 and JNK and proapoptotic protein Bax. Cancer Res 2009; 69: 6473–6481
67. Fleming GF. Systemic chemotherapy for uterine carcinoma: metastatic and adjuvant. J Clin Oncol 2007; 2983–2989
68. Foley OW, Rauh-Hain JA, Clark RM, Goodman A, Growdon WB, Boruta DM, Schorge JO, Del Carmen MG. Intraoperative Radiation Therapy in the Management of Gynecologic Malignancies. Am J Clin Oncol 2014; doi: 10.1097/COC.0000000000000063
69. Fujiwara H, Shibahara H, Usui R, Takamizawa S, Kosuge S, Ohwada M, Suzuki M, Sato I. Unsuspected uterine carcinosarcoma (heterologous) diagnosed following conservative therapies with medroxyprogesterone acetate for presumed early-stage endometrial carcinoma. Am J Reprod Immunol 2002; 47: 129–131
70. Funt SA, Hann LE. Detection and characterization of adnexal masses. Radiol Clin North Am 2002; 40: 591–608
71. Gadducci A, Cosio S, Genazzani AR. Use of estrogen antagonists and aromatase inhibitors in breast cancer and hormonally sensitive tumors of the uterine body. Curr Opin Investig Drugs 2004; 5: 1031–1044
72. Gadducci A, Cosio S, Romanini A, Genazzani AR. The management of patients with uterine sarcoma: a debated clinical challenge. Crit Rev Oncol Hematol 2008; 65: 129–142

73. Gallardo A, Matias-Guiu X, Lagarda H, Catasus L, Bussaglia E, Gras E, Suarez D, Prat J. Malignant mullerian mixed tumor arising from ovarian serous carcinoma: a clinicopathologic and molecular study of two cases. Int J Gynecol Pathol 2002; 21: 268–72
74. Gallup DG, Gable DS, Talledo OE, Otken LB. A clinical-pathologic study of mixed müllerian tumors of the uterus over a 16-year period-the Medical College of Georgia experience. Am J Obstet Gynecol 1989; 161: 533–538
75. Garg G, Shah JP, Kumar S, Bryant CS, Munkarah A, Morris RT. Ovarian and uterine carcinosarcomas: a comparative analysis of prognostic variables and survival outcomes. Int J Gynecol Cancer 2010; 20: 888–94
76. Garg G, Gao F, Wright JD, Hagemann AR, Mutch DG, Powell MA. Positive peritoneal cytology is an independent risk-factor in early stage endometrial cancer. Gynecol Oncol 2013; 128: 77–82
77. Garg G, Yee C, Schwartz K, Mutch DG, Morris RT, Powell MA. Patterns of care, predictors, and outcomes of chemotherapy in elderly women with early-stage uterine carcinosarcoma: A population-based analysis. Gynecol Oncol 133: 2014; 242–249
78. Geisler JP, Wiemann MC, Miller GA, Zhou Z, Geisler HE Estrogen and progesterone receptors in malignant mixed mesodermal tumors of the ovary. J Surg Oncol 1995; 59: 45–47
79. Genever AV, Abdi S Can MRI predict the diagnosis of endometrial carcinosarcoma? Clin Radiol 2011; 66: 621–624
80. George E, Lillemoe TJ, Twiggs LB, Perrone T. Malignant mixed müllerian tumor versus high-grade endometrial carcinoma and aggressive variants of endometrial carcinoma: a comparative analysis of survival. Int J Gynecol Pathol 1995; 14: 39–44
81. George EM, Herzog TJ, Neugut AI, Lu YS, Burke WM, Lewin SN, Hershman DL, Wright JD Carcinosarcoma of the ovary: Natural history, patterns of treatment, and outcome. Gynecol Oncol 2013; 131: 42–45
82. Gerszten K, Faul C, Kounelis S, Huang Q, Kelley J, Jones MW. The impact of adjuvant radiotherapy on carcinosarcoma of the uterus. Gynecol Oncol 1998; 68: 8–13
83. Gómez-Raposo C, López-Gómez M, Sereno M, Zambrana F, Casado E. Complete response with pegylated liposomal doxorubicin as a second-line therapy in metastatic ovarian carcinosarcoma. Significance of assessment of the response by FDG-PET. Gynecol Oncol Case Rep 2012; 4: 67–68
84. Gungorduk K, Ozdemir A, Ertas IE, Gokcu M, Telli E, Oge T, Sahbaz A, Sayhan S, Sanci M, Harma M, Ozalp S. Adjuvant Treatment Modalities, Prognostic Predictors and Outcomes of Uterine Carcinosarcomas. Cancer Res Treat 2014; doi: 10.4143/crt.2014.009 [Epub ahead of print]
85. Gonzalez Bosquet J, Terstriep SA, Cliby WA, Brown-Jones M, Kaur JS, Podratz KC, Keeney GL. The impact of multi-modal therapy on survival for uterine carcinosarcomas. Gynecol Oncol 2010; 116: 419–423
86. Gorai I, Yanagibashi T, Taki A, Udagawa K, Miyagi E, Nakazawa T, Hirahara F, Nagashima Y, Minaguchi H. Uterine carcinosarcoma is derived from a single stem cell: an in vitro study. Int J Cancer 1997; 72: 821–827
87. Gourley C, Al-Nafussi A, Abdulkader M, Smyth JF, Gabra H Malignant mixed mesodermal tumours: biology and clinical aspects. Eur J Cancer 2002; 38: 1437–1446
88. Guarino M, Giordano F, Pallotti F, Polizzotti G, Tricomi P, Cristofori E. Malignant mixed müllerian tumor of the uterus. Features favoring its origin from a common cell clone and an epithelial-to-mesenchymal transformation mechanism of histogenesis. Tumori 1998; 84: 391–397
89. Guedea F, Rovirosa A, Anglada L, Delannes M, Marin S, DuBois JB, Daly-Schveitzer N. Impact of radiotherapy on local control and survival in uterine sarcomas: a retrospective study from the group oncologic català-occità. Int J Radiat Oncol Biol Phys 1999; 44: 47–52
90. Gupta R, Jenison EL. A rare case of carcinosarcoma of the fallopian tube presenting with torsion, rupture and hemoperitoneum Gynecol Oncol Case Reports 2011; 2: 4–5

91. Guzzo F, Bellone S, Buza N, Hui P, Carrara L, Varughese J, Cocco E, Betti M, Todeschini P, Gasparrini S, Schwartz PE, Rutherford TJ, Angioli R, Pecorelli S, Santin AD. HER2/neu as a potential target for immunotherapy in gynecologic carcinosarcomas. Int J Gynecol Pathol 2012; 31: 211–221
92. Hanprasertpong J, Wootipoom V, Hanprasertpong TJ. Non-puerperal uterine inversion and uterine sarcoma (malignant mixed müllerian tumor): report of an unusual case. Obstet Gynaecol Res 2004; 30: 105–108
93. Harris MA, Delap LM, Sengupta PS, Wilkinson PM, Welch RS, Swindell R, Shanks JH, Wilson G, Slade RJ, Reynolds K, Jayson GC. Carcinosarcoma of the ovary. Br J Cancer 2003; 88: 654–657
94. Hoffman MA, Khan A. Durable response of metastatic endometrial carcinoma to treatment with fulvestrant (Faslodex) after prior progestin and anastrozole therapy. Gynecol Oncol 2005; 100: 439–441
95. Hogberg T, Signorelli M, de Oliveira CF, Fossati R, Lissoni AA, Sorbe B, Andersson H, Grenman S, Lundgren C, Rosenberg P, Boman K, Tholander B, Scambia G, Reed N, Cormio G, Tognon G, Clarke J, Sawicki T, Zola P, Kristensen G. Sequential adjuvant chemotherapy and radiotherapy in endometrial cancer-results from two randomised studies. Eur J Cancer 2010; 46: 2422–2431
96. Homesley HD, Filiaci V, Markman M, Bitterman P, Eaton L, Kilgore LC, Monk BJ, Ueland FR. Phase III trial of ifosfamide with or without paclitaxel in advanced uterine carcinosarcoma: a gynaecologic oncology group study. J Clin Oncol 2007; 25: 526–531
97. Hoskins PJ, Le N, Ellard S, Lee U, Martin LA, Swenerton KD, Tinker AV. Carboplatin plus paclitaxel for advanced or recurrent uterine malignant mixed mullerian tumors. The British Columbia Cancer Agency experience. Gynecol Oncol 2008; 108: 58–62
98. Hoskins PJ, Le N. Preoperative tumor markers at diagnosis in women with malignant mixed müllerian tumors/carcinosarcoma of the uterus. Int J Gynecol Cancer 2008; 18: 1200–1201
99. Hsieh CL, Chang TC, Lai CH, Jung SM, Chou HH Excellent progression-free survival with liposomal doxorubicin for a patient with recurrent ovarian malignant mixed müllerian tumor: case report and literature review. Gynecol Oncol 2004; 94: 854–857
100. Huang GS, Chiu LG, Gebb JS, Gunter MJ, Sukumvanich P, Goldberg GL, Einstein MH. Serum CA125 predicts extrauterine disease and survival in uterine carcinosarcoma. Gynecol Oncol 2007; 107: 513–517
101. Huh WK, Sill MW, Darcy KM, Elias KM, Hoffman JS, Boggess JF, Alvarez RD, Long HJ, O'Malley DM, Birrer MJ. Efficacy and safety of imatinib mesylate (Gleevec) and immunohistochemical expression of c-Kit and PDGFR-beta in a Gynecologic Oncology Group Phase II Trial in women with recurrent or persistent carcinosarcomas of the uterus. Gynecol Oncol 2010; 117: 248–254
102. Inthasorn P, Carte J, Valmadr S, Beale P, Russell P, Dalrymple C. Analysis of clinicopathologic factors in malignant mixed Müllerian tumors of the uterine corpus. Int J Gynecol Cancer. 2002; 12: 348–353
103. Ioffe YJ, Li AJ, Walsh CS, Karlan BY, Leuchter R, Forscher C, Cass I. Hormone receptor expression in uterine sarcomas: prognostic and therapeutic roles. Gynecol Oncol 2009; 115: 466–471
104. Ito E, Saito T, Suzuki T, Fujii M, Kudo R. Cytology of vaginal and uterine sarcomas. Acta Cytol 2004; 48: 601–607
105. Jernigan AM, Fader AN, Nutter B, Rose P, Tseng JH, Escobar PF. Ovarian carcinosarcoma: effects of cytoreductive status and platinum-based chemotherapy on survival. Obstet Gynecol Int. 2013; doi: 10.1155/2013/490508.
106. Jha P, Chang ST, RAbban JT, Chen LM, Yeh BM, Coakley FV. Utility of the broccoli sign in the distinction of prolapsed uterine tumor from cervical tumor. Eur J Radiol 2012; 81: 1931–1936
107. Jin Z, Ogata S, Tamura G, Katayama Y, Fukase M, Yajima M, Motoyama T. Carcinosarcomas (malignant mullerian mixed tumors) of the uterus and ovary: a genetic study with special reference to histogenesis. Int J Gynecol Pathol 2003; 22: 368–373

108. Jung DC, Kim KH. Post-treatment changes and recurrence of uterine malignancies. In: Kim SH. (ed.) Radiology illustrated gynecologic imaging. Sec. ed. Springer 2012, 299–348
109. Kanis M, Kesterson JP, Shroff S, Lele S, Mhawech-Fauceglia P. Malignant mixed müllerian tumor of primary peritoneal origin. Ann Diagn Pathol 2011; 15: 273–277
110. Kanjeekal S, Chambers A, Fung MF, Verma S. Systemic therapy for advanced uterine sarcoma: a systematic review of the literature. Gynecol Oncol 2005; 97: 624–637
111. Katesmark M, Lawton F. Gonadotrophin-releasing hormone (GnRH) analogues in the treatment of mixed mullerian tumours of the uterus: two case reports and review. Sarcoma 1998; 2: 197–200
112. Kato H, Kanematsu M, Furui T, Imai A, Hirose Y, Kondo H, Goshima S, Tsuge Y. Carcinosarcoma of the uterus: radiologic-pathologic correlations with magnetic resonance imaging including diffusion-weighted imaging. Magn Reson Imaging 2008; 26: 1446–1450
113. Kawakami S, Togashi K, Kimura I, Nakano Y, Koshiyama M, Takakura K, Konishi I, Mori T, Konishi J. Primary malignant tumor of the fallopian tube: appearance at CT and MR imaging. Radiology 1993; 186: 503–508
114. Kedzia W, Pruski D, Iwaniec K, Przybylski M, Friebe Z, Rajpert-Kedzia H. Carcinosarcoma (malignant mixed mesodermal tumor) of the uterus: clinicoimmunohistochemical and histogenetic characteristics. Folia Histochem Cytobiol 2012; 50: 513–518
115. Kelly KL, Craighead PS. Characteristics and management of uterine sarcoma patients treated at the Tom Baker Centre. Int J Gynecol Cancer 2005; 15: 132–139
116. Kenny SL, McBride HA, Jamison J, McCluggage WG. Mesonephric adenocarcinomas of the uterine cervix and corpus: HPV-negative neoplasms that are commonly PAX8, CA125, and HMGA2 positive and that may be immunoreactive with TTF1 and hepatocyte nuclear factor 1-β. Am J Surg Pathol 2012; 36: 799–807
117. Khoury-Collado F, Einstein MH, Bochner BH, Alektiar KM, Sonoda Y, Abu-Rustum NR, Brown CL, Gardner GJ, Barakat RR, Chi DS. Pelvic exenteration with curative intent for recurrent uterine malignancies. Gynecol Oncol 2012; 124: 42–47
118. Khunamornpong S, Suprasert P, Chiangmai WN, Siriaunkgul S Metastatic tumors to the ovaries: a study of 170 cases in northern Thailand. Int J Gynecol Cancer. Suppl 1: 2006; 16: 132–138
119. Kim HS, Han KH, Chung HH, Kim JW, Park NH, Song YS, Kang SB. Neutrophil to lymphocyte ratio for preoperative diagnosis of uterine sarcomas: a case-matched comparison. Eur J Surg Oncol 2010; 36: 691–698
120. Kim JK, Lee SK, Myong NH, Kang YD. Biopsy-proven cerebellar metastasis from a malignant mixed mullerian tumor (MMMT) of the uterus: case report. Eur J Gynaecol Oncol 2009; 30: 196–198
121. Kitchener HC. To stage or not to stage? That is the question: (with apologies to Shakespeare). Int J Gynecol Cancer 2010; 20: S55-56
122. Köhler G, Belau, A, Dennis K, Evert K, Evert M, Hesse J, Hegenscheid K, Krichbaum J, Kühnast M, Lehnhoff H, Lehr A, Müller S, Schalitz S, Simon J, Spring P, Ständer C, Trojnarska S, Witte, N, Zygmunt M.: Deutsches klinisches Kompetenzzentrum für genitale Sarkome und Mischtumoren an der Universitätsmedizin Greifswald (DKSM) und Kooperationspartner VAAO Deutschland und FK Frankfurt/Sachsenhausen. Datenbank und Promotions- und Forschungsgruppe genitale Sarkome, Greifswald 2015, http://www.medizin.uni-greifswald.de/gyn/dksm/
123. Koivisto-Korander R, Butzow R, Koivisto AM, Leminen A. Clinical outcome and prognostic factors in 100 cases of uterine sarcoma: Experience in Helsinki University Central Hospital 1990–2001. Gynecol Oncol 2008; 111: 74–81
124. Kokawa K, Nishiyama K, Ikeuchi M, Ihara Y, Akamatsu N, Enomoto T, Ishiko O, Motoyama S, Fujii S, Umesaki N. Clinical outcomes of uterine sarcomas: results from 14 years worth of experience in the kinki district in Japan (1990–2003). Int J Gynecol Cancer 2006; 16: 1358–1363

125. Kondi-Pafiti A, Grapsa D, Hasiakos D, Gennatas K, Fotiou S. Carcinosarcomas of the uterus and ovary: a clinicopathologic and immunohistochemical study of 11 cases. Eur J Gynaecol Oncol 2009; 30: 93–97
126. Lacour RA, Euscher E, Atkinson EN, Sun CC, Ramirez PT, Coleman RL, Brown J, Gano JB, Burke TW, Ramondetta LM. A phase II trial of paclitaxel and carboplatin in women with advanced or recurrent uterine carcinosarcoma. Int J Gynecol Cancer 2011; 21: 517–522
127. Lavie O, Longacre T, Segev Y, Husain A. Ovarian carcinosarcomas associated with prolonged use of tamoxifen: case reports. Int J Gynecol Cancer 2009; 19: 1521–1523
128. Lê LH, Swenerton KD, Elit L, Provencher DM, Stuart GC, LE T, Lee U, Rodgers A, Pond GR, Hu H, Oza AM. Phase II multicenter open-label study of carboplatin and pegylated liposomal doxorubicin in uterine and cervical malignancies. Int J Gynecol Cancer 2005; 15: 799–806
129. Lee EJ, Joo HJ, Ryu HS. Malignant mixed Müllerian tumors of the uterus: sonographic spectrum. Ultrasound Obstet Gynecol 2012; 39: 348–353
130. Lee KR, Tavassoli FA, Prat J. et al. Surface epithelial-stromal tumors. In: Mesenchymal tumours and related lesions. In: Tavassoli FA, Devilee P. (Eds.): Word Health Organization Classification of Tumours. Pathology and genetics of tumours of the breast and female genital organs. IARC Press: Lyon 2003, 51–79
131. Lee SH, Kim J, Kim JH, Lee KH, Park JS, Hur SY. Malignant mixed mullerian tumor of the cervix including components of a rhabdomyosarcoma: case report and literature review. Eur J Gynaecol Oncol 2010; 31: 462–466
132. Leiser AL, Chi DS, Ishill NM, Tew WP. Carcinosarcoma of the ovary treated with platinum and taxane: the memorial Sloan-Kettering Cancer Center experience. Gynecol Oncol 2007; 105: 657–661
133. Leitao MM, Tornos C, Wolfson A, O'Cearbhaill R. Corpus: mesenchymal tumors. In: Barakat R R, Berchuk A, Markman M, Randall ME. (eds.): Principles and practice of gynecologic oncology. Sixth ed. Lippincott Williams & Wilkins, Philadelphia 2013
134. Leitlinienprogramm Onkologie (Deutsche Krebsgesellschaft, Deutsche Krebshilfe, AWMF): S3-Leitlinie Diagnostik, Therapie und Nachsorge maligner Ovarialtumoren, Langversion 1.0, AWMF Registrierungsnummer: 032-035OL, http://leitlinienprogramm-onkologie.de/Leitlinien.7.0.html
135. Leng J, Lang J, Guo L, Li H, Liu Z. Carcinosarcoma arising from atypical endometriosis in a cesarean section scar. Int J Gynecol Cancer 2006; 16: 432–435
136. Long B, Liu FW, Bristow RE. Disparities in uterine cancer epidemiology, treatment, and survival among African Americans in the United States. Gynecol Oncol. 2013; 130: 652–659
137. Lopez-Chardi L, González-Bosquet E, Rovira Zurriaga C, Laïlla Vicens JM. Mesonephric carcinosarcoma of the uterine cervix: a case report. Eur J Gynaecol Oncol 2013; 34: 336–338
138. Lorusso D, Martinelli F, Mancini M, Sarno I, Ditto A, Raspagliesi F. Carboplatin-Paclitaxel versus Cisplatin-Ifosfamide in the treatment of uterine carcinosarcoma: a retrospective cohort study. Int J Gynecol Cancer 2014; 24: 1256–1261
139. Lu CH, Chen IH, Chen YJ, Wang KL, Qiu JT, Lin H, Lin WC, Liou WS, Huang YF, Lin YS, Tee YT, Hung YC. Primary treatment and prognostic factors of carcinosarcoma of the ovary, fallopian tube, and peritoneum: a taiwanese gynecologic oncology group study. Int J Gynecol Cancer. 2014; 24: 506–512.
140. Ma CJ, Yang SF, Huang CC, Chai CY, Cheng KI, Tsai EM, Wang JY. Malignant mixed müllerian tumor of primary mesenteric origin associated with a synchronous ovarian cancer: case report and literature review. Eur J Gynaecol Oncol 2008; 29: 289–293
141. Machida H, Takahashi K, Nomura H, Matoda M, Omatsu K, Kato K, Umayahara K, Takeshima N. Impact of multimodal therapy on the survival of patients with newly diagnosed uterine carcinosarcoma. Eur J Gynaecol Oncol 2013; 34: 291–295

142. Major FJ, Blessing JA, Silverberg SG, Morrow CP, Creasman WT, Currie JL, Yordan E, Brady MF. Prognostic factors in early-stage uterine sarcoma. A Gynecologic Oncology Group study. Cancer 1993; 71 (Suppl 4): 1702–1709
143. Makker V, Abu-Rustum NR, Alektiar KM, Aghajanian CA, Zhou Q, Iasonos A, Hensley MLA. Retrospective assessment of outcomes of chemotherapy-based versus radiation-only adjuvant treatment for completely resected stage I–IV uterine carcinosarcoma. Gynecol Oncol 2008; 111: 249–254
144. Makker V, Kravetz SJ, Gallagher J, Orodel OP, Zhou Q, Iasonos A, Delair D, Aghajanian C, Hensley MLA. Treatment Outcomes in Completely Resected Stage I to Stage IV Uterine Carcinosarcoma With Rhabdomyosarcoma Differentiation. Int J Gynecol Cancer 2013; 23: 1635–1641
145. Manfredi R, Gui B, Maresca G, Fanfani F, Bonomo L. Endometrial cancer: magnetic resonance imaging. Abdom Imaging 2005; 30: 626–636
146. Mano MS, Rosa DD, Azambuja E, Ismael G, Braga S, D'Hondt V, Piccart M, Awada A. Current management of ovarian carcinosarcoma. Int J Gynecol Cancer 2007; 17: 316–624
147. Manolitsas TP, Wain GV, Williams KE, Freidlander M, Hacker NF. Multimodality therapy for patients with clinical Stage I and II malignant mixed Müllerian tumors of the uterus. Cancer 2001; 15: 1437–1443
148. Mariani A, El-Nashar SA, Dowdy SC. Lymphadenectomy in endometrial cancer: which is the right question? Int J Gynecol Cancer 2010; 20: S52-54
149. Matsuura M, Suzuki T, Morishita M, Tanaka R, Ito E, Saito T. Chemotherapy (CT) with radiotherapy versus CT alone for FIGO Stage IIIc endometrial cancer. Eur J Gynaecol Oncol 2009; 30: 40–44
150. Mazgani M, Le N, Hoskins PJ. Reuse of carboplatin and paclitaxel in patients with relapsed endometrial cancer – the British Columbia Cancer Agency experience. Gynecol Oncol 2008; 111: 474–477
151. McMeekin DS, Sill MW, Darcy KM, Abulafia O, Hanjani P, Pearl ML, Rubin SC, Rose PG, Small L, Benbrook DM. A phase II trial of thalidomide in patients with refractory uterine carcinosarcoma and correlation with biomarkers of angiogenesis: a Gynecologic Oncology Group study. Gynecol Oncol 2012; 127: 356–361
152. Meguro S, Yasuda M, Shimizu M, Kurosaki A, Fujiwara K. Mesonephric adenocarcinoma with a sarcomatous component, a notable subtype of cervical carcinosarcoma: a case report and review of the literature. Diagn Pathol. 2013; 7: 74
153. Melchert M, List A. The thalidomide saga. Int J Biochem Cell Biol 2007; 39: 1489–1499
154. Menczer J, Levy T, Piura B, Chetrit A, Altaras M, Meirovitz M, Glezerman M, Fishman A. A comparison between different postoperative treatment modalities of uterine carcinosarcoma. Gynecol Oncol 2005; 97: 166–170
155. Miller DS, Blessing JA, Schilder J, Munkarah A, Lee YC. Phase II evaluation of topotecan in carcinosarcoma of the uterus: a Gynecologic Oncology Group study. Gynecol Oncol 2005; 98: 217–221
156. Miller BE, Blessing JA, Stehman FB, Shahin MS, Yamada SD, Secord AA, Warshal DP, Abulafia O, Richards WE, Van Le L. A phase II evaluation of weekly gemcitabine and docetaxel for second-line treatment of recurrent carcinosarcoma of the uterus: a gynecologic oncology group study. Gynecol Oncol 2010; 118: 139–144
157. Moinfar F, Azodi M, Tavassoli FA. Uterine sarcomas. Pathology 2007; 39: 55–71
158. Morrow CP, Bundy BN, Hoffman J, Sutton G, Homesley H. Adriamycin chemotherapy for malignant mixed mesodermal tumor of the ovary. A Gynecologic Oncology Group Study. Am J Clin Oncol 1986; 9: 24–26
159. Mourton SM, Xing GB, Leiserowitz GS. Survival of patients with uterine carcinosarcoma: Analysis of risk factors. Gynecol Oncol 2008; 108: S32–S33

160. Murray SK, Clement PB, Young RH. Endometrioid carcinomas of the uterine corpus with sex cord-like formations, hyalinization, and other unusual morphologic features: a report of 31 cases of a neoplasm that may be confused with carcinosarcoma and other uterine neoplasms. Am J Surg Pathol 2005; 29: 157–166
161. Mustea A, Koensgen D, Belau A, Sehouli J, Lichtenegger W, Schneidewind L, Sommer H, Markmann S, Scharf JP, Ehmke M, Ledwon P, Braicu I, Zygmunt M, Koehler G. Adjuvant sequential chemoradiation therapy in high-risk endometrial cancer: results of a prospective, multicenter phase-II study of the NOGGO (North-Eastern German Society of Gynaecological Oncology). Cancer Chemother Pharmacol 2013; 72: 975–83
162. Nagar H, Boothe D, Parikh A, Yondorf M, Parashar B, Gupta D, Holcomb K, Caputo T, Chao KS, Nori D, Wernicke AG. Administration of concurrent vaginal brachytherapy during chemotherapy for treatment of endometrial cancer. Int J Radiat Oncol Biol Phys 2013; 87: 665–669
163. Nagase S, Katabuchi H, Hiura M, Sakuragi N, Aoki Y, Kigawa J, Saito T, Hachisuga T, Ito K, Uno T, Katsumata N, Komiyama S, Susumu N, Emoto M, Kobayashi H, Metoki H, Konishi I, Ochiai K, Mikami M, Sugiyama T, Mukai M, Sagae S, Hoshiai H, Aoki D, Ohmichi M, Yoshikawa H, Iwasaka T, Udagawa Y, Yaegashi N; Japan Society of Gynecologic Oncology. Evidence-based guidelines for treatment of uterine body neoplasm in Japan: Japan Society of Gynecologic Oncology (JSGO) 2009 edition. Int J Clin Oncol 2010; 15: 531–542
164. Nam JH. Surgical treatment of uterine sarcoma. Best Pract Res Clin Obstet Gynaecol 2011; 25: 751–760
165. Nappi L, Indraccolo U, Matteo M, Rosenberg P, Greco P. Malignant mixed müllerian tumor of the fallopian tube coincident with a primary serous carcinoma of the ovary. Case report Eur J Gynaecol Oncol 2007; 28: 511–512
166. Nasu K, Kawano Y, Hirota Y, Matsui N, Hayata T, Miyakawa I. Immunohistochemical study of c-erb B-2 expression in malignant mixed müllerian tumors of the female genital tract. J Obstet Gynaecol Res 1996; 22: 347–351
167. Nasu K, Satoh T, Nishio S, Nagai Y, Ito K, Otsuki T, Hongo A, Hirashima Y, Ogura T, Shimada M. Clinicopathologic features of brain metastases from gynecologic malignancies: a retrospective study of 139 cases (KCOG-G1001 s trial). Gynecol Oncol 2013; 128: 198–203
168. National Comprehensive Cancer Network: NCCN Clinical Practice Guidelines in Oncology – Ovarian cancer including fallopian tube cancer and primary peritoneal cancer. Version 1. 2015; NCCN.org
169. National Comprehensive Cancer Network: NCCN Practice Guidelines in Oncology -Uterine neoplasms. Version 2. 2015; www.nccn.org
170. Naumann RW. The role of lymphadenectomy in endometrial cancer: was the ASTEC trial doomed by design and are we destined to repeat that mistake? Gynecol Oncol 2012; 126: 5–11
171. Nemani D, Mitra N, Guo M, Lin L. Assessing the effects of lymphadenectomy and radiation therapy in patients with uterine carcinosarcoma: a SEER analysis. Gynecol Oncol 2008; 111: 82–88
172. Nimeiri HS, Oza AM, Morgan RJ, Huo D, Elit L, Knost JA, Wade JL 3rd, Agamah E, Vokes EE, Fleming GF. A phase II study of sorafenib in advanced uterine carcinoma/carcinosarcoma: a trial of the Chicago, PMH, and California Phase II Consortia. Gynecol Oncol 2010; 117: 37–40
173. Nordal RR, Kristensen GB, Stenwig AE, Nesland JM, Pettersen EO, Trope CG. An evaluation of prognostic factors in uterine carcinosarcoma. Gynecol Oncol 1997; 67: 316–321
174. Nout RA, Putter H, Jürgenliemk-Schulz IM, Jobsen JJ, Lutgens LC, van der Steen-Banasik EM, Mens JW, Slot A, Stenfert Kroese MC, van Bunningen BN, Smit VT, Nijman HW, van den Tol PP, Creutzberg CL. Quality of life after pelvic radiotherapy or vaginal brachytherapy for endometrial cancer: first results of the randomized PORTEC-2 trial. J Clin Oncol 2009; 27: 3547–3556

175. Nucci MR, Crum CP. Neuroendocrine Carcinoma, Mixed Epithelial/Mesenchymal and Mesenchymal Tumors, and Miscellaneous Lesions of the Cervix. In: Crum P C, Nucci MR, Lee K R (eds.): Diagnostic gynecologic and obstetric pathology. 2nd ed. Elsevier-Saunders, Philadelphia 2011, 379–406
176. Nucci MR, Quade B J. Uterine mesenchymal tumors. In: Crum, P. C., Lee, K. R. (eds.) Diagnostic gynecologic and obstetric pathology. Elsevier-Saunders, Philadelphia 2006, 611–673
177. Nucci MR, Crum CP, Lee KR. The pathology of pelvic-ovarian epithelial (epithelial-stromal) Tumors. In: Crum CP, Nucci MR, Lee KR (eds). Diagnostic gynecologic and obstetric pathology. Elsevier Saunders 2011, 818–895
178. Oguz A. Malignant mixed mesodermal tumor. In: Hricak HH, Akin O, Sala E, Ascher SM, Levine D, Reinhold C (eds) Diagnostic imaging gynecology. Amyrsis 2007; 2: 172–175
179. Okazawa M, Masuhara K, Miyoshi A, Fujiwara K, Ohta Y, Yoshino K, Kamiura S, Tomita Y. A rare case of ovarian carcinosarcoma successfully treated with the neoadjuvant chemotherapy of paclitaxel and ifosfamide. Obstet Gynaecol 2011; 31: 274–275
180. Omura GA, Blessing JA, Major F, Lifshitz S, Ehrlich CE, Mangan C, Beecham J, Park R, Silverberg S.: A randomized clinical trial of adjuvant adriamycin in uterine sarcomas: a Gynecologic Oncology Group Study. J Clin Oncol 1985; 3: 1240–1245
181. Otsuka I, Takaya H, Takagi K, Tanaka A, Kaseki H, Izuta C, Sato M, Matsuura T, Suzuki [Carcinosarcoma of the ovary treated with paclitaxel and carboplatin chemotherapy – a report of 4 cases].Gan To Kagaku Ryoho. 2013; 40: Abstr. 1249–1253
182. Ozguroglu M, Bilici A, Ilvan S, Turna H, Atalay B, Mandel N, Sahinler I. Determining predominating histologic component in malignant mixed müllerian tumors: is it worth it? Int J Gynecol Cancer 2008; 18: 809–812
183. Pacaut C, Bourmaud A, Rivoirard R, Moriceau G, Guy JB, Collard O, Bosacki C, Jacquin JP, Levy A, Chauleur C, Magné N, Merrouche Y. Uterine and Ovary Carcinosarcomas: Outcome, Prognosis Factors, and Adjuvant Therapy. Am J Clin Oncol 2013; doi: 10.1097/COC.0b013e3182979b27
184. Panici PB, Basile S, Maneschi F, Alberto Lissoni A, Signorelli M, Scambia G, Angioli R, Tateo S, Mangili G, Katsaros D, Garozzo G, Campagnutta E, Donadello N, Greggi S, Melpignano M, Raspagliesi F, Ragni N, Cormio G, Grassi R, Franchi M, Giannarelli D, Fossati R, Torri V, Amoroso M, Crocè C, Mangioni C. Systematic pelvic lymphadenectomy vs. no lymphadenectomy in early-stage endometrial carcinoma: randomized clinical trial. J Natl Cancer Inst 2008; 100: 1707–1716
185. Park SB, Moon MH. Epithelial tumors of the ovary. In: Kim SH. (ed) Radiology illustrated gynecologic imaging. Sec. ed. Springer 2012, 527–619
186. Pectasides D, Pectasides E, Papaxoinis G, Xiros N, Sykiotis C, Papachristodoulou A, Tountas N, Panayiotides J, Economopoulos T. Combination chemotherapy with carboplatin, paclitaxel and pegylated liposomal doxorubicin for advanced or recurrent carcinosarcoma of the uterus: clinical experience of a single institution. Gynecol Oncol 2008; 110: 299–303
187. Petru E, Kolovetsiou V, Idris T. Prolonged response to trabectedin in a patient with ovarian carcinosarcoma refractory to adjuvant platinum-taxane. J Solid Tumors 2013; 3: 9–11
188. Powell MA, Filiaci VL, Rose PG, Mannel RS, Hanjani P, Degeest K, Miller BE, Susumu N, Ueland FR. Phase II evaluation of paclitaxel and carboplatin in the treatment of carcinosarcoma of the uterus: a Gynecologic Oncology Group study. J Clin Oncol 2010; 28: 2727–2731
189. Pradhan TS, Stevens EE, Ablavsky M, Salame G, Lee YC, Abulafia O. FIGO staging for carcinosarcoma: can the revised staging system predict overall survival? Gynecol Oncol 2011; 123: 221–224
190. Ramondetta LM, Burke TW, Jhingran A, Schmandt R, Bevers MW, Wolf JK, Levenback CF, Broaddus R. A phase II trial of cisplatin, ifosfamide, and mesna in patients with advanced or

recurrent uterine malignant mixed müllerian tumors with evaluation of potential molecular targets. Gynecol Oncol 2003; 90: 529–536
191. Raspollini MR, Susini T, Amunni G, Paglierani M, Castiglione F, Garbini F, Carriero C, Scarselli G, Taddei GL. Expression and amplification of HER-2/neu oncogene in uterine carcinosarcomas: a marker for potential molecularly targeted treatment? Int J Gynecol Cancer 2006; 16: 416–422
192. Rauh-Hain JA, Growdon WB, Rodriguez N, Goodman AK, Boruta DM 2nd, Schorge JO, Horowitz NS, del Carmen MG. Carcinosarcoma of the ovary: a case-control study. Gynecol Oncol 2011; 121: 477–481
193. Reed NS, Mangioni C, Malmström H, Scarfone G, Poveda A, Pecorelli S, Tateo S, Franchi M, Jobsen JJ, Coens C, Teodorovic I, Vergote I, Vermorken JB. Phase III randomised study to evaluate the role of adjuvant pelvic radiotherapy in the treatment of uterine sarcomas stages I and II: an European organisation for research and treatment of cancer gynaecological cancer group study (protocol 55874). Eur J Cancer 2008; 44: 808–818
194. Reed NS. The management of uterine sarcomas. Clin Oncol 2008; 20: 470–478
195. Reed N. Ovarian carcinomasarcomas. In: Reed n, Green JA, Gershenon DM, Siddiqui N, Connor R. Rare and uncommon gynecological cancers. A clinical guide. Springer Heidelberg New York 2011, 135–142
196. Rezk YA, Hurley KE, Carter J, Dao F, Bochner BH, Aubey JJ, Caceres A, Einstein MH, Abu-Rustum NR, Barakat RR, Makker V, Chi DS. A prospective study of quality of life in patients undergoing pelvic exenteration: interim results. Gynecol Oncol 2013; 128: 191–197
197. Rovirosa A, Ascaso C, Arenas M, Ríos I, Del Pino M, Ordi J, Morales J, Gascón M, Pahisa J, Biete A. Pathologic prognostic factors in stage I–III uterine carcinosarcoma treated with postoperative radiotherapy. Arch Gynecol Obstet. 2014; 290: 329–334
198. Rustin GJ, et 128 collaborators. Early versus delayed treatment of relapsed ovarian cancer (MRC OV05/EORTC 55955): a randomised trial. Lancet 2010; 376: 1155–63
199. Sadeghi R, Zakavi SR, Hasanzadeh M, Treglia G, Giovanella L, Kadkhodayan S. Diagnostic Performance of Fluorine-18-Fluorodeoxyglucose Positron Emission Tomography Imaging in Uterine Sarcomas: Systematic Review and Meta-Analysis of the Literature. Int J Gynecol Cancer 2013; 23: 1349–1356
200. Sagae S, Yamashita K, Ishioka S, Nishioka Y, Terasawa K, Mori M, Yamashiro K, Kanemoto T, Kudo R. Preoperative diagnosis and treatment results in 106 patients with uterine sarcoma in Hokkaido, Japan. Oncology 2004; 67: 33–39
201. Sala E. Mixed mullerian tumor, ovary. In Hricak HH, Akin O, Sala E, Ascher SM, Levine D, Reinhold C (eds) Diagnostic imaging gynecology. 2007; 7: 146–149
202. Salazar OM, Bonfiglio TA, Patten SF, Keller BE, Feldstein ML, Dunne ME, Rudolph JH. Uterine sarcomas: analysis of failures with special emphasis on the use of adjuvant radiation therapy, natural history, treatment and prognosis. Cancer 1978; 42: 1161–1170
203. Sampath S, Schultheiss TE, Ryu JK, Wong JY. The role of adjuvant radiation in uterine sarcomas. Int J Radiat Oncol Biol Phys 2010; 76: 728–734
204. Sawada M, Tsuda H, Kimura M, Okamoto S, Kita T, Kasamatsu T, Yamada T, Kikuchi Y, Honjo H, Matsubara O. Different expression patterns of KIT, EGFR, and HER-2 (c-erbB-2) oncoproteins between epithelial and mesenchymal components in uterine carcinosarcoma. Cancer Sci 2003; 94: 986–991
205. Scott McMeekin D. Sarcoma of the uterus. In: DiSaia, P. J., Creasman, W. T. (eds.). Clinical Gynecologic Oncology. 7th ed. Mosby Elsevier 2007, 185–199
206. Seidman JD, Chauhan S. Evaluation of the relationship between adenosarcoma and carcinosarcoma and a hypothesis of the histogenesis of uterine sarcomas. Int J Gynecol Pathol 2003; 22: 75–82

207. Semczuk A, Skomra D, Chyzyńska M, Szewczuk W, Olcha P, Korobowicz E. Immunohistochemical analysis of carcinomatous and sarcomatous components in the uterine carcinosarcoma: a case report. Pathol Res Pract 2008; 204: 203–207
208. Shah SH, Jagannathan JP, Krajewski K, O'Regan KN, George S, Ramaiya NH. Uterine sarcomas: then and now. Am J Roentgenol 2012; 199: 213–223
209. Sharma NK, Sorosky JI, Bender D, Fletcher MS, Sood AK. Malignant mixed mullerian tumor (MMMT) of the cervix. Gynecol Oncol 2005; 97: 442–445
210. Shibata R, Umezawa A, Takehara K, Aoki D, Nozawa S, Hata J. Primary carcinosarcoma of the vagina. Pathol Int 2003; 53: 106–110
211. Shin YR, Rha SE. Miscellaneous Tumors of the uterus. In: Kim SH. (ed) Radiology illustrated gynecologic imaging. Sec. ed. Springer 2012, 249–297
212. Shylasree TS, Bryant A, Athavale R. Chemotherapy and/or radiotherapy in combination with surgery for ovarian carcinosarcoma. Cochrane Database of Systematic Reviews 2013; 2: CD006246
213. ignorelli M, Chiappa V, Minig L, Fruscio R, Perego P, Caspani G, Battistello M, Colombo N. Platinum, anthracycline, and alkylating agent-based chemotherapy for ovarian carcinosarcoma. Int J Gynecol Cancer 2009; 19: 1142–1146
214. Silasi DA, Illuzzi JL, Kelly MG, Rutherford TJ, Mor G, Azodi M, Schwartz PE. Carcinosarcoma of the ovary. Int J Gynecol Cancer 2008; 18: 22–29
215. Silverberg SG, Major FJ, Blessing J, Fetter B, Askin FB, Liao SY, Miller A. Carcinosarcoma (malignant mixed mesodermal tumor) of the uterus. A Gynecologic Oncology Group pathologic study of 203 cases. Int J Gynecol Pathol 1990; 9: 1–19
216. Sinha A, Sinha D, Aslam M, Fitzgibbon MN. Non-puerperal complete uterine inversion caused by malignant mixed mullerian tumour of the uterus. Gynecol Surg 2007; 4: 123–125
217. Sleijfer S, Seynaeve C, Verweij J. Gynaecological sarcomas. Curr Opin Oncol 2007; 19: 492–496
218. Sobin lH, Gospodaroricz MK, Wittekind CH (eds). TNM Classification of malignant tumors. 7th ed. Wiley & Sons, Weinheim 2010
219. Song T, Choi CH, Lee YY, Kim TJ, Lee JW, Kim BG, Bae DS. Which is worse: uterine papillary serous carcinomas or carcinosarcomas? J Gynecol Oncol 2011; 22: 83–88
220. Sood AK, Sorosky JI, Gelder MS, Buller RE, Anderson B, Wilkinson EJ, Benda JA, Morgan LS. Primary ovarian sarcoma: analysis of prognostic variables and the role of surgical cytoreduction. Cancer 1998; 82: 1731–1737
221. Sparks D, Chase D, Forsyth M, Ghani A. A rare case of primary extragenital retroperitoneal carcinosarcoma with review of the literature. Gynecol Surg 2010; 7: 259–262
222. Sreenan JJ, Hart WR. Carcinosarcomas of the female genital tract. A pathologic study of 29 metastatic tumors: further evidence for the dominant role of the epithelial component and the conversion theory of histogenesis. Am J Surg Pathol 1995; 19: 666–674
223. Sumathi VP, Murnaghan M, Dobbs SP, McCluggage WG. Extragenital müllerian carcinosarcoma arising from the peritoneum: report of two cases. Int J Gynecol Cancer 2002; 12: 764–767
224. Sutton GP, Blessing JA, Homesley HD, Malfetano JH. A phase II trial of ifosfamide and mesna in patients with advanced or recurrent mixed mesodermal tumors of the ovary previously treated with platinum-based chemotherapy: a Gynecologic Oncology Group study. Gynecol Oncol 1994; 53: 24–26
225. Sutton G, Brunetto VL, Kilgore L, Soper JT, McGehee R, Olt G, Lentz SS, Sorosky J, Hsiu JG. A phase III trial of ifosfamide with or without cisplatin in carcinosarcoma of the uterus: A Gynecologic Oncology Group study. Gynecol Oncol 2000; 79: 147–153
226. Sutton G, Kauderer J, Carson LF, Lentz SS, Whitney CW, Gallion H. Adjuvant ifosfamide and cisplatin in patients with completely resected stage I or II carcinosarcomas (mixed mesodermal tumors) of the uterus: a Gynecologic Oncology Group study. Gynecol Oncol 2005; 96: 630–634

227. Swerdlow AJ, Jones ME. British Tamoxifen Second Cancer Study Group: Tamoxifen treatment for breast cancer and risk of endometrial cancer: a case-control study. J Natl Cancer Inst 2005; 97: 375–384
228. Szklaruk J, Tamm EP, Choi H, Varavithya V. MR imaging of common and uncommon large pelvic masses. Radiographics 2003; 23: 403–424
229. Szukala SA, Marks JR, Burchette JL, Elbendary AA, Krigman HR. Co-expression of p53 by epithelial and stromal elements in carcinosarcoma of the female genital tract: an immunohistochemical study of 19 cases. Int J Gynecol Cancer 1999; 9: 131–136
230. Takami M, Idei T, Nakayama Y, Ohta H, Fukai H, Matsumoto H, Togo Y, Sakamoto H, Yamamoto T, Satoh K. [A case of advanced ovarian carcinosarcoma that responded remarkably to neoadjuvant chemotherapy of combined CPT-11 and CDDP (Abstr.). Gan To Kagaku Ryoho. 2002; 29: 305–308
231. Tanaka YO, Tsunoda H, Minami R, Yoshikawa H, Minami M. Carcinosarcoma of the uterus: MR findings. J Magn Reson Imaging 2008; 28: 434–439
232. Tanner EJ, Leitao MM Jr, Garg K, Chi DS, Sonoda Y, Gardner GJ, Barakat RR, Jewell EL. The role of cytoreductive surgery for newly diagnosed advanced-stage uterine carcinosarcoma. Gynecol Oncol 2011; 123: 548–552
233. Tasic L, Vasiljevic M, Prorocic M, Jurisic A, Dragojevic-Dikic S, Jankovic-Raznatovic S. Carcinosarcoma of the uterus in advanced stage: a case report. Eur J Gynaecol Oncol 2013; 34: 343–346
234. Tate Thigpen J, Blessing JA, DeGeest K, Look KY, Homesley HD; Gynecologic Oncology Group Cisplatin as initial chemotherapy in ovarian carcinosarcomas: a Gynecologic Oncology Group study. Gynecol Oncol 2004; 93: 336–339
235. Tekay A, Jouppila P. Controversies in assessment of ovarian tumors with transvaginal color Doppler ultrasound. Acta Obstet Gynecol Scand 1996; 75: 316–329
236. Temkin SM, Hellmann M, Lee YC, Abulafia O. Early-stage carcinosarcoma of the uterus: the significance of lymph node count. Int J Gynecol Cancer 2007; 17: 215–219
237. Teo SY, Babagbemi KT, Peters HE, Mortele KJ. Primary malignant mixed mullerian tumor of the uterus: findings on sonography, CT, and gadolinium-enhanced MRI. AJR Am J Roentgenol 2008; 191: 2782–2783
238. Terada T. Carcinosarcoma in the pouch of douglas. Arch Gynecol Obstet 2010; 281: 345–348
239. Thigpen JT, Blessing JA, Beecham J, Homesley H, Yordan E. Phase II trial of cisplatin as first-line chemotherapy in patients with advanced or recurrent uterine sarcomas: a Gynecologic Oncology Group study. J Clin Oncol 1991; 9: 1962–1966
240. Timmers PJ, Zwinderman K, Coens C, Vergote I, Trimbos JB. Lymph node sampling and taking of blind biopsies are important elements of the surgical staging of early ovarian cancer. Int J Gynecol Cancer 2010; 20: 1142–1147
241. Timor-Tritsch I E, Goldstein St: Ultraschalldiagnostik in der Gynäkologie. München Jena, Urban& Fischer, 2008
242. Tirumani SH, Ojili V, Shanbhogue AK, Fasih N, Ryan JG, Reinhold C. Current concepts in the imaging of uterine sarcoma. Abdom Imaging 2013; 38: 397–411
243. Trimbos B, Timmers P, Pecorelli S, Coens C, Ven K, van der Burg M, Casado A. Surgical staging and treatment of early ovarian cancer: long-term analysis from a randomized trial. J Natl Cancer Inst 2010; 102: 982–987
244. Trimbos JB. Lymphadenectomy in ovarian cancer: standard of care or unnecessary risk. Curr Opin Oncol 2011; 23: 507–511
245. Tsikouras P, Liberis V, Galazios G, Savidis A, Grapsa A, Grapsas X, Teichmann AT, Maroulis G. Uterine sarcoma: a report of 57 cases over a 16-year period analysis. Eur J Gynaecol Oncol 2008; 29: 129–134

246. Uehara T, Onda T, Togami S, Amano T, Tanikawa M, Sawada M, Ikeda S, Kato T, Kasamatsu T. Prognostic impact of the history of breast cancer and of hormone therapy in uterine carcinosarcoma. Int J Gynecol Cancer 2012; 22: 280–285
247. Vaida AP, Horowitz NS, Oliva E, Halpern EF, Duska LR. Uterine malignant mullerian tumors should not be included in studies of endometrial cancers. Gynecol Oncol 2006; 103: 684–687
248. Van den Bosch T, Coosemans A, Morina M, Timmerman D, Amant F. Screening for uterine tumours. Best Pract Res Clin Obstet Gynaecol 2012; 26: 257–66
249. Vang R, Wheeler JE. Diseases of the fallopian tube and paratubal region. In: Kurman R J, Ellenson RH, Ronnett M (eds.). Blaustein's pathology of the female tract. Sixth Ed. Springer 2011; 530–578
250. van Meurs HS, Tajik P, Hof MH, Vergote I, Kenter GG, Mol BW, Buist MR, Bossuyt PM. Which patients benefit most from primary surgery or neoadjuvant chemotherapy in stage IIIC or IV ovarian cancer? An exploratory analysis of the European Organisation for Research and Treatment of Cancer 55971 randomised trial. Eur J Cancer 2013; 49: 3191–3201
251. Varela-Duran J, Nochomovitz LE, Prem KA, Dehner LP. Postirradiation mixed müllerian tumors of the uterus: a comparative clinicopathologic study. Cancer 1980; 45: 1625–1631
252. Vergote I, Tropé CG, Amant F, Kristensen GB, Ehlen T, Johnson N, Verheijen RH, van der Burg ME, Lacave AJ, Panici PB, Kenter GG, Casado A, Mendiola C, Coens C, Verleye L, Stuart GC, Pecorelli S, Reed NS; European Organization for Research and Treatment of Cancer-Gynaecological Cancer Group; NCIC Clinical Trials Group. Neoadjuvant chemotherapy or primary surgery in stage IIIC or IV ovarian cancer. N Engl J Med 2010; 363: 943–953
253. Verheijen RH, Cibula D, Zola P, Reed N; Council of the European Society of Gynaecologic Oncology Cancer antigen 125: lost to follow-up?: a European society of gynaecological oncology consensus statement. Int J Gynecol Cancer 2012; 2: 170–174.
254. Vorgias G, Fotiou S. The role of lymphadenectomy in uterine carcinosarcomas (malignant mixed mullerian tumours): a critical literature review. Arch Gynecol Obstet 2010; 282: 659–664
255. Wada H, Enomoto T, Fujita M, Yoshino K, Nakashima R, Kurachi H, Haba T, Wakasa K, Shroyer KR, Tsujimoto M, Hongyo T, Nomura T, Murata Y. Molecular evidence that most but not all carcinosarcomas of the uterus are combination tumors. Cancer Res 1997; 57: 5379–5385
256. Wade K, Quinn MA, Hammond I, Williams K, Cauchi M. Uterine sarcoma: steroid receptors and response to hormonal therapy. Gynecol Oncol 1990; 39: 364–367
257. Wang H, Lin KY, Merl M, Higgins SA, Silasi D, Santin A, Azodi M, Rutherford T, Schwartz PE, Abu-Khalaf MM. Cisplastin (C) and ifosfamide (I) chemotherapy with vaginal cuff brachytherapy (VCBT) for treatment of uterine carcinosarcoma. J Clin Oncol 2010; 28: (Suppl.) Abstr. 5123
258. Wang X, Tangjitgamol S, Liu J, Kavanagh JJ. Response of recurrent uterine high-grade malignant mixed müllerian tumor to letrozole. Int J Gynecol Cancer 2005; 15: 1243–1248
259. Wittekind Ch, Comptom CC. TNM-Supplement – a commentary on uniform use. UICC and John Wiley & Sons, Weinheim 2013
260. Wolfson AH, Brady MF, Rocereto T, Mannel RS, Lee YC, Futoran RJ, Cohn DE, Ioffe OB. A gynecologic oncology group randomized phase III trial of whole abdominal irradiation (WAI) vs. cisplatin-ifosfamide and mesna (CIM) as post-surgical therapy in stage I–IV carcinosarcoma (CS) of the uterus. Gynecol Oncol 2007; 107: 177–185
261. Wong L, See HT, Khoo-Tan HS, Low JS, Ng WT, Low JJ. Combined adjuvant cisplatin and ifosfamide chemotherapy and radiotherapy for malignant mixed müllerian tumors of the uterus. Int J Gynecol Cancer 2006; 16: 1364–1369
262. Wright JD, Rosenblum K, Huettner PC, Mutch DG, Rader JS, Powell MA, Gibb RK. Cervical sarcomas: an analysis of incidence and outcome. Gynecol Oncol 2005; 99: 348–351
263. Wright JD, Seshan VE, Shah M, Schiff PB, Burke WM, Cohen CJ, Herzog TJ. The role of radiation in improving survival for early-stage carcinosarcoma and leiomyosarcoma. Am J Obstet Gynecol 2008; 199: 536.e1– 536.e8

264. Wu TI, Hsu KH, Huang HJ, Hsueh S, Chou HH, Tsai CS, Ho KC, Chao A, Chang TC, Lai CH. Prognostic factors and adjuvant therapy in uterine carcinosarcoma. Eur J Gynaecol Oncol 2008; 29: 483–488
265. Yamada SD, Burger RA, Brewster WR, Anton D, Kohler MF, Monk BJ. Pathologic variables and adjuvant therapy as predictors of recurrence and survival for patients with surgically evaluated carcinosarcoma of the uterus. Cancer 2000; 88: 2782–2786
266. Yokoyama Y, Yokota M, Futagami M, Mizunuma H.Carcinosarcoma of the fallopian tube: report of four cases and review of literature. Asia Pac J Clin Oncol 2012; 8: 303–311
267. Yu JI, Choi DH, Huh SJ, Park W, Oh D, Bae DS. The reasonable timing of the adjuvant radiotherapy in the treatment of uterine carcinosarcoma according to the surgical intent: suggestion based on progression patterns. Radiat Oncol J 2013; 31: 72–80
268. Yue X, Utsunomiya H, Akahira JI, Suzuki F, Ito K, Nagase S, Sasano H, Yaegashi N. Expression of steroid and xenobiotic receptor in uterine carcinosarcoma, leiomyosarcoma and endometrial stromal sarcoma. Oncol Lett 2013; 5: 835–839
269. Zafrakas M, Zepiridis L, Theodoridis TD, Venizelos ID, Papanicolaou A, Agorastos T, Bontis JN. ERBB2 (HER2) protein expression in uterine sarcomas. Eur J Gynaecol Oncol 2009; 30: 292–294
270. Zeisberg M, Neilson EG. Biomarkers for epithelial-mesenchymal transitions. J Clin Invest 2009; 119: 1429–37
271. Zorzou MP, Markaki S, Rodolakis A, Kastritis E, Bozas G, Dimopoulos MA, Papadimitriou CA. Clinicopathological features of ovarian carcinosarcomas: a single institution experience. Gynecol Oncol 2005; 96: 136–42

Bildquellenverzeichnis

Bahmann R, Otto D. Ketteler Krankenhaus Offenbach, Radiologie, Offenbach. 3.3-8 D

Baier P. Wollensack S. Ketteler Krankenhaus Offenbach, Gynäkologie und Geburtshilfe, Offenbach. 3.3-17 A–C; 3.3-21 B, C

Evert M, Evert K. Universitätsmedizin Greifswald, Institut für Pathologie, Greifswald. 3.3-1 B; 3.3-2 A; 3.3-4 A, B; 3.3-5 AB; 3.3-6 A–C; 3.3-7 A–F; 3.3-8 A–H; 3.3-9 F, I; 3.3-16 A–G, 3.3-19 C, F, 3.3-20 D

Günther W. Mutterhaus der Borromäerinnen, Gynäkologisch-geburtshilfliche Abteilung, Trier. 3.3-11 A

Hegenscheid K. Universitätsmedizin Greifswald, Institut für Diagnostische Radiologie und Neuroradiologie, Greifswald. 3.3-13 A–D

Herz M, Adrian-Kasten S. Gemeinschaftspraxis Frauenärztinnen, Vechta. 3.3-11 B, C

Heß TH, ST Vincenz-Krankenhaus Limburg, Abt. f. Diagnostische Radiologie und interventionelle Radiologie und Nuklearmedizin, Limburg. 3.3-12

Köhler G. Universitätsmedizin Greifswald, Klinik Frauenheilkunde und Geburtshilfe, Greifswald. 3.3-1 A; 3.3-2 B–F; 3.3-3 A, B; 3.3-5 C; 3.3-9 A–E, G, H; 3.3-14; 3.3-15 A–C; 3.3-18 A, B; 3.3-19 A, B, D, E; 3.3-20 A–C

Schütte M, Knaack U. Gyncollegweserland, Lübecke. 3.3-11 D

Vestring, Th. Diakoniekrankenhaus Rotenburg (Wümme), Institut für diagnostische und interventionelle Radiologie/Neuroradiologie, Rotenburg. 3.3-22 ABC

Weiss E. Klinikverbund Südwest, KKH Böblingen, Frauenklinik. Böblingen. 3.3-21 A

Zechlin T, Hegerfeld R. Sana Klinik Eutin, Klinik für Frauenheilkunde und Geburtshilfe. Eutin. 3.3-10

Marek Zygmunt, Matthias Evert, Katja Evert, Günter Köhler

4 Fertilität und Schwangerschaft bei Varianten des Leiomyoms, glattmuskulären Tumoren mit unsicherem malignen Potential, stromalen Tumoren, genitalen Sarkomen, PEComen und Mischtumoren

Allgemeines, Symptome, klinische Befunde, Diagnostik, Differentialdiagnose, Prognose

Das gemeinsame Vorkommen von genitalen bzw. pelvinen retroperitonealen Sarkomen und Schwangerschaft ist extrem selten. Bis 2009 wurden nur 41 Fälle bei Frauen im Alter zwischen 17 und 39 Jahren beschrieben (53, 62). Größere uterine Tumoren oder starkes Wachstum können in der Schwangerschaft zu einem Abort, einer Frühgeburt, zu Lageveränderungen des Feten oder zu einem Geburtshindernis führen. In Bezug auf alle uterinen und pelvin retroperitonealen Sarkome betragen die Frühgeborenenrate 13,3 % – 18,2 % und das durchschnittliche Geburtsgewicht aller Kinder 2843± 791 g. Es gibt keine publizierten Fälle über eine transplazentare Passage eines uterinen Sarkoms. Mit 37,5 % stehen die uterinen Sarkome allerdings an erster Stelle der genitalen Sarkome, während der Anteil der vulvären und vaginalen Entitäten bei 22,5 bzw. 12,5 % lag. Tubare und ovarielle Sarkome wurden nicht beobachtet (53).

LMS sind mit 33,5 und LG-ESS mit 26,7 % die häufigsten in der Schwangerschaft beobachteten genitalen Sarkome. Weiter wurden in dem o. g. Review (53) zwei embryonale RMS, je ein Adeno- und Liposarkom sowie ein nicht näher bezeichnetes Sarkom beschrieben.

Die meisten uterinen Sarkome in der Schwangerschaft werden mehrheitlich im ersten oder letzten Trimenon evident (53). Die durchschnittliche Größe der Tumoren beträgt 8,1 cm. In bis zu 30 % wird über Schmerzen und zu 26 % über Blutungen in der Schwangerschaft berichtet. Von insgesamt 15 uterinen Sarkomen wurden zwei durch postpartale Blutungen und weitere zwei durch schnelles Wachstum in der 11. bzw. 30. SSW auffällig (53). Nur in 20 % traten 2 Symptome gemeinsam auf. Generell entspricht die Symptomatik in Form von Schmerzen, vaginaler Blutung und schnell wachsendem Tumor derjenigen außerhalb einer Schwangerschaft.

Die klinische Diagnostik uteriner Sarkome ist in der Schwangerschaft zwangsläufig erschwert. Uterine Sarkome werden in der Schwangerschaft in 20 % der Fälle zunächst für ein LM gehalten. Insgesamt wurden 42,5 % aller genitalen Sarkome primär als nicht verdächtig auf einen Malignom eingestuft und 22,5 % waren Zufallsbefunde. In 20 % wurde das Sarkom erst anlässlich einer Sectio caesarea diagnostiziert und nur in einem von 15 Fällen wurde in der 8. SSW die Verdachtsdiagnose sonographisch gestellt (53). Das größte diagnostische Problem besteht darin, dass die Prävalenz der LM in der Schwangerschaft etwa 10 % beträgt (42). Auch regelhafte LM zeigen in der Schwangerschaft in 71,4 % ein signifikantes Wachstum, wobei der größte Wachstumsschub im ersten Trimenon auftritt (17). Ein besonders schnelles Wachstum wird in der Schwangerschaft auch beim myxoiden LM beobachtet (36). Diese Entität kommt ohnehin vorrangig im Zusammenhang mit einer Schwangerschaft vor. Hinter einem „schnell wachsenden Myom“ steht somit auch in der Schwangerschaft nur ausnahmsweise ein uterines Sarkom (53). Zur Sicherheit sollten LM in der Schwangerschaft dennoch mittels vaginaler und/oder transabdominaler Sonographie kurzfristig kontrolliert werden. Falls sich aus dem Kontext von Anamnese, aktuellen klinischen Befunden und Symptomen plus einer auffälligen Sonographie Hinweise auf einen malignen mesenchymalen Tumor ergeben, ist zusätzlich eine Dopplersonographie mit Bestimmung des RI indiziert. Mit ihr lässt sich die Diagnose eines potentiellen LMS bzw. LG-ESS weiter einengen (25). Im Zweifelsfall muss ein MRT durchgeführt werden. Der positive Vorhersagewert der MRT beträgt beim LMS jedoch auch nur etwa 83 % (26). Zusammenfassend verhalten sich das LMS und das LG-ESS in der klinischen Präsentation und Bildgebung praktisch wie außerhalb der Schwangerschaft (s. a. Fließschema im Kapitel LMS, Bd. 1).

Ob bei dringendem Verdacht auf ein uterines Sarkom eine transzervikale Stanzbiopsie in Analogie zu den WTS sinnvoll ist, ist unklar. Zum einen ist sowohl beim LMS als auch beim LG-ESS die Aussagekraft einer Biopsie stark eingeschränkt und zum anderen ist das Problem einer intraperitonealen Tumorzellverschleppung noch ungeklärt. Auf die potentiellen Risiken einer intraperitonealen Nadel- bzw. Stanz-Biopsie wird im Kapitel LMS näher eingegangen. Wenn technisch überhaupt möglich, kann in Ausnahmefällen eine transzervikale Stanzbiopsie in Betracht gezogen werden.

Die Festlegung der Dignität von glattmuskulären Tumoren ist in der Schwangerschaft infolge eines Zellreichtums, einer erhöhten Mitoserate und eines potenziellen Auftretens von Nekrosen auch bei regelhaften LM ohnehin deutlich erschwert. Entsprechende Befunde sind Ausdruck der verstärkten Progesteronproduktion. Die Entscheidung, ob ein glattmuskulärer Tumor noch einem STUMP oder schon einem LMS zuzuordnen ist, gilt als besonders schwierig, wenn die Zahl der Mitosen im Grenzbereich liegt, die TCN minimal sind oder fragliche Nekrosen vorliegen. Auf Einzelheiten wird im Kapitel LMS eingegangen.

Die größte differentialdiagnostische Herausforderung ist auch in der Schwangerschaft die Myomdegeneration, die mit Unterbauchschmerzen, raschem Wachstum und konsekutiv auffälligen sonographischen Befunden evident wird.

Im Zusammenhang mit einer Gravidität liegt das mittlere und mediane Überleben bei den uterinen Sarkomen bei 2,5 bzw. 1,5 Jahren. Die relativ ungünstigen Überlebensdaten sind sowohl durch die insgesamt relativ kurze Nachbeobachtungsdauer von durchschnittlich 2,8 Jahren als auch durch 2 Todesfälle innerhalb eines Jahres bedingt. Aus der Tatsache, dass die insgesamt drei Todesfälle in der Gesamtpopulation von den

15 uterinen Sarkomen primär fortgeschrittene bzw. metastasierte Tumoren betroffen haben, kann man nicht ableiten, dass eine Schwangerschaft die Prognose uteriner Sarkome verschlechtert.

Nach einer Literaturübersicht (53) liegt das Alter der Frauen mit einem extrauterin-genitalen und abdomino-pelvinen intra- und retroperitonealen Sarkom und einer Schwangerschaft zwischen 17 und 41 Jahren. Der Anteil der retroperitonealen Sarkome an allen in einer Schwangerschaft entdeckten Sarkomen betrug 27,5 %. Auch während einer Schwangerschaft muss in Analogie zu den uterinen Entitäten trotz der niedrigen Inzidenz an ein entsprechendes Sarkom gedacht werden, wo auch immer ein tastbarer Tumor im Genitalbereich auffällig wird. Bei den extrauterin-genitalen Sarkomen handelt es sich, außer vielleicht bei Ovarialsarkomen nicht um eigenständige Entitäten des betroffenen Organs, sondern am ehesten um dort lokalisierte WTS. Über Tubensarkome gibt es praktisch keine Daten. Ein Tubensarkom mit einer dramatischen intrapartalen Blutung ist vor über 50 Jahren beschrieben worden (63). Zu dieser Zeit wurden die histologischen Diagnosen noch nicht immunhistochemisch untermauert. Aus heutiger Sicht erscheint die Diagnose kaum glaubhaft.

Bei den bislang beobachteten Vulvasarkomen handelte es sich um 5 LMS, 2 epitheloide, 1 undifferenziertes, 1 botryoides Sarkom sowie um 1 RMS. Das Alter der betroffenen Frauen lag zwischen 19 und 41 Jahren. Das Verteilungsmuster der einzelnen Entitäten entspricht etwa dem außerhalb der Schwangerschaft (5). Der Tumordurchmesser reicht bei einem Mittelwert von 6 cm von 2,5 bis 10 cm, nur in zwei Fällen wurden Schmerzen angegeben. Die meisten vulvären Tumoren wurden aufgrund eines auffälligen Wachstums primär als solche erkannt, zwei wurden zunächst für eine Bartholin'sche Zyste gehalten. Ähnlich wie die uterinen Entitäten wurden die Vulvasarkome mehrheitlich zufällig ausschließlich im ersten und letzten Trimenon entdeckt. Vier von 10 Fällen hatten bereits Fernmetastasen, nur diese Frauen sind während der Nachsorge verstorben. Obgleich nur ein Tumor erst post partum diagnostiziert wurde, wurden 5 Sarkome erst nach der Geburt chirurgisch entfernt. Aus den vorliegenden Daten ist nicht ablesbar, ob Vulvasarkome irgendeinen Einfluss auf die Fertilität und Schwangerschaft haben, bzw. dass eine Gravidität Vulvasarkome in ihrer Prognose verschlechtert.

In der Schwangerschaft werden retroperitoneale Sarkome meist zufällig wegen schnellen Wachstums bzw. anhand von Symptomen, wie Schmerzen und Verdrängungserscheinungen, oder anlässlich einer Secio caesarea entdeckt (34, 53). Retroperitoneale Sarkome fielen u. a. auch durch Gewichtsverlust in der Schwangerschaft auf. Bei den retroperitonealen Tumoren stehen die myxoiden und pleomorphen LS gefolgt von den LMS an erster Stelle. Die wichtigste Komplikation ist das Auftreten einer Frühgeburt bei uterinen und retroperitonealen Sarkomen in 13,3 bzw. 18,2 %. Als wesentliche Ursache wird der Platzbedarf der Sarkome angenommen, immerhin wiesen die retroperitonealen Sarkome einen Durchmesser bis zu 25 cm auf. Nur 12,5 % der am

Termin geborenen Kinder zeigten eine intrauterine Wachstumsretardierung. Jeweils 50 % der Kinder wurden vaginal bzw. durch Kaiserschnitt entbunden.

Die Diagnostik und Therapie folgt im Wesentlichen den Prinzipien bei den uterinen Sarkomen und den WTS.

Die Überlebensraten zwischen uterinen und extrauterinen Sarkomen in der Schwangerschaft unterscheiden sich nicht. Das mediane und mittlere Überleben für alle genitalen und pelvin retroperitonealen Lokalisationen und Entitäten beträgt 33,3 bzw. 2,5 Jahre; die 2-, 3- und 5-Jahres kumulativen Überlebensraten liegen bei 60, 38 bzw. 17 % (53). Eine Chemo- und/oder Radiotherapie haben fast ausschließlich nur Frauen erhalten, die schon primär metastasiert waren.

Wenn in entsprechend gelegenen Fällen die Resektion in der Schwangerschaft technisch möglich ist, sollte sie auch durchgeführt werden. Sonst muss in Abhängigkeit von der Prognose der Entität und dem Alter der Schwangerschaft interdisziplinär entschieden werden. Bei dringendem Kinderwunsch ist eine neoadjuvante CHT denkbar. Anderenfalls muss über den Abbruch einer Schwangerschaft oder auch über ein abwartendes Verhalten bis zur Lebensfähigkeit des Kindes nachgedacht werden.

Uterine, extrauterin-genitale und pelvine retroperitoneale Sarkome sind in der Schwangerschaft eine Rarität. Sie sind meist Zufallsbefunde oder werden in genitaler Lokalisation häufig zunächst für ein Leiomyom gehalten. Bei den uterinen Entitäten handelt es sich vorrangig um Leiomyosarkome und low-grade endometriale Stromasarkome.
Die Symptomatik und die klinischen Befunde von uterinen Sarkomen in der Schwangerschaft entsprechen im Wesentlichen denen außerhalb der Gravidität. Bei suspekten Befunden ist großzügig von der Dopplersonographie und der MRT Gebrauch zu machen. Bei den extrauterinen Sarkomen ist in der Regel eine Operation auch unter Erhaltung einer Schwangerschaft möglich und indiziert. Die Prognose die der intra- und extrauterinen Sarkome scheint sich nicht vor denjenigen außerhalb einer Schwangerschaft zu unterscheiden.

Disseminierte (diffuse) peritoneale Leiomyomatose

Prinzipiell muss zwischen einer schwangerschafts- bzw. hormonassoziierten und einer metastasierten DPLM unterschieden werden. In etwa der Hälfte aller beobachteten Fälle wird die DPLM meist als zufällige Diagnose während oder kurze Zeit nach einer Schwangerschaft entdeckt. Alle vorhandenen Daten sprechen dafür, dass die Erkrankung erst in der betreffenden Schwangerschaft entsteht oder erneut rezidiviert (s. a. DPLM, Bd. 1). Die DPLM entwickelt sich offenbar erst in der zweiten Hälfte der Gravidität und kann auch jüngere Frauen betreffen (76). In diesen Fällen handelt sich praktisch ausschließlich um eine schwangerschafts- bzw. hormonassoziierte DPLM. Wenn nicht simultan uterine LM vorhanden sind, hat die DPLM keinen Einfluss auf die Fertilität und in der Regel auch nicht auf die Entwicklung der Schwangerschaft bzw. des Feten. Die entsprechenden Knoten können bei fortschreitender Schwangerschaft dramatisch wachsen, selbst eine ausgedehnte Tumorreduktion kann diesen

Verlauf in Einzelfällen nicht aufhalten. Auch ein schnelles Wachstum eines nach einem Morcellement entstandenen parasitischen LM in der Schwangerschaft ist beschrieben (80). Ob eine Schwangerschaft tatsächlich einen Einfluss auf eine metastatisch entstandene DPLM hat ist unklar. Ob eine DPLM schwangerschaftsinduziert oder nur ein Zufallsbefund einer metastatischen DPLM nach einer erfolgten konservativen LM-Operation ist, entscheidet sich erst an deren weiterem Verhalten.

Wenn auch die DPLM in den meisten Fällen symptomlos bleibt, kann sie dennoch die Schwangerschaft durch unklare abdominale Beschwerden beeinträchtigen. In extrem seltenen Fällen kann sie die Gravidität bis hin zu einem akuten Abdomen mit erhöhten CRP-Werten und einer Leukozytose komplizieren (76).

Eine Therapie der schwangerschaftsassoziierten DPLM ist bei einem Zufallsbefund z. B. anlässlich eines Kaiserschnittes nicht erforderlich. Selbst bei dramatischen Verläufen unter der Schwangerschaft kommt es fast ausnahmslos zur Rückbildung der Herde bzw. Symptome. Zur histologischen Sicherung sollten einige Herde R0-reseziert werden. Größere oder makroskopisch auffällige Knoten sollten gleichfalls R0-reseziert werden, um kein STUMP oder LMS zu übersehen. Ist aus mechanischen oder anderen Gründen jedoch eine Resektion in der Schwangerschaft indiziert, sollten nur die Herde entfernt werden, die zur Operationsindikation geführt haben. Eine symptomlose zufällig in einer Schwangerschaft diagnostizierte DPLM kann sonst bis zum Geburtstermin beobachtet werden.

Bei einer DPLM in einer vorausgegangenen Schwangerschaft muss bei erneuter Gravidität mit einem Rezidiv gerechnet werden. Maßnahmen zu Prophylaxe sind nicht bekannt.

Nach einer außerhalb einer Gravidität entstandenen und operativ sanierten DPLM konnte nach einer Invitro-Fertilisation ein gesundes Kind per Kaiserschnitt entbunden werden (15). In zwei Fällen mit einer offensichtlich bereits bestehenden DPLM wurden zwei Schwangerschaften nach einer Invitro-Fertilisation ausgetragen (78).

Die schwangerschaftsassoziierte disseminierte peritoneale Leiomyomatose entsteht erst in der Schwangerschaft. Sie hat offensichtlich keinen Einfluss auf die Fertilität und auch nicht auf den Verlauf einer Schwangerschaft. Sie bildet sich nach der Schwangerschaft spontan zurück. Das Wachstum in der Schwangerschaft kann zu abdominalen Beschwerden führen. Symptomlose Befunde bedürfen keiner Therapie. Mit Rezidiven bei erneuter Schwangerschaft muss gerechnet werden, prophylaktische Maßnahmen sind nicht bekannt. Große und makroskopisch auffällige Einzelherde sollten sicherheitshalber nach individueller R0-Resektion histologisch aufgearbeitet werden. Es ist nicht bekannt, ob eine metastatische disseminierte peritoneale Leiomyomatose einen Einfluss auf die Reproduktion hat oder in der Schwangerschaft ein deutliches Wachstum zeigt.

Benignes metastasierendes Leiomyom

Die Fertilität und eine Schwangerschaft werden durch MLM per se nicht beeinflusst. Bei ausgedehnten pulmonalen Herden muss mit zunehmendem Schwangerschaftsalter jedoch mit respiratorischen Problemen gerechnet werden. Berichtet wird über einen interessanten Fall einer schwangeren Frau mit einem Uterus myomatosus, bei der wegen einer schweren Präeklampsie eine Sectio caesarea durchgeführt wurde. Bei dem Eingriff fanden sich zahlreiche Myome mit weit offenen Venen. Unmittelbar nach der Operation entwickelte sich ein dramatisches pulmonales Beschwerdebild. Die Bildgebung ergab eine ausgedehnte MLM der Lunge. Unter 150 mg MPA tgl. entwickelte sich die Symptomatik allerdings ohne Remission der Herde zurück. Nach einer Wo erhielt die Pat. GnRH-Analoga. Nach allgemeiner Erholung wurde eine HE mit BSO durchgeführt. Obgleich die Pat. beschwerdefrei wurde, haben sich durch die HT und die BSO die Lungenherde nicht zurückgebildet (55). Ganz offensichtlich hat in diesem Fall bei der Operation eine dramatische hämatogene Aussaat von leiomyomatösem Material stattgefunden. Da es zu keiner objektiven Remission der Herde durch die Hormontherapie gekommen ist, kann nicht ausgeschlossen werden, dass sich die Symptomatik nicht auch spontan zurückgebildet hat und möglicherweise auch mit der Präeklampsie im Zusammenhang gestanden hat. Interessanterweise wurde auch eine Spontanremissionen in der Schwangerschaft beschrieben (30).

In der Regel wird die Fertilität oder eine Schwangerschaft nicht durch benigne metastasierende Leiomyome beeinflusst. Dennoch sollte in der Schwangerschaft infolge Tumorwachstum mit pulmonalen Komplikationen gerechnet werden.

Intravenöse (intravaskuläre) Leiomyomatose (IVLM)

Bei der insgesamt extrem seltenen Erkrankung wurde bis zum Jahr 2000 über insgesamt 35 Schwangerschaften berichtet (46). Dies lässt darauf schließen, dass die Fertilität zumindest nicht mehr beeinflusst wird als durch regelhafte LM. Bei einer in der Schwangerschaft resezierten IVLM fanden sich ausgeprägte Ödeme und Hämorrhagien und nur ausnahmsweise Mitosen (54). In einer Schwangerschaft muss mit einem Wachstum der IVLM gerechnet werden. Starkes intra- und parauterines intravenöses Wachstum kann in Analogie zum uterinen LM auch einmal zum Abort führen. Eine progrediente Ausbreitung in die großen Venen kann ein Auftreten oder eine Verstärkung kardiopulmonaler Beschwerden induzieren (46). Verdächtig sind auch einseitig „dicke Beine". Besonders im letzteren Fall muss eine Thrombose ausgeschlossen werden. In unklaren Fällen ist daher eine MRT des Abdomens indiziert. Bei stärkerer oder bedrohlicher Symptomatik ist auch in der Schwangerschaft eine Resektion der Herde indiziert. In Abhängigkeit vom Kinderwunsch und dem Alter der Schwangerschaft muss man sich u. U. mit einer palliativen Entfernung der IVLM aus den großen Venen begnügen und die HE auf einen Zeitpunkt nach Beendigung der Schwangerschaft legen (51). Am Geburtstermin bzw. bei lebensfähigem Kind kann anlässlich eines Kaiserschnittes die definitive Operation erfolgen (s. a. IVLM, Bd. 1). Zu dieser Fragestellung gibt es gegenwärtig keine Literatur.

Die intravenöse (intravaskuläre) Leiomyomatose hat offensichtlich keinen anderen Effekt auf die Fertilität wie das gewöhnliche Leiomyom. Eine Schwangerschaft kann durch kardiopulmonale Beschwerden kompliziert werden. In diesen Fällen muss in Abhängigkeit vom Alter der Schwangerschaft der Tumor ein- oder zweizeitig reseziert werden.

Leiomyome und ihre Varianten

Prinzipiell ist davon auszugehen, dass die Fertilität und eine Schwangerschaft durch die unterschiedlichen Varianten der LM in dem gleichen Masse beeinflusst werden wie durch gewöhnliche LM. Aufgrund der veränderten Durchblutungsverhältnisse und der erhöhten Progesteronexposition ist in der Schwangerschaft mit einem starken Wachstum zu rechnen. Es ist bekannt, dass ALM während einer Gravidität schmerzhaft werden können. Diese Eigenschaft ist bislang allerdings nur bei extragenital-extrapelvinen ALM beschrieben (27). Eine potentiell mögliche Ruptur eines ALM in der Schwangerschaft kann wegen starker Blutungen schnell lebensbedrohlich werden. Bei einem akuten Abdomen muss bei einem bekannten ALM an die Möglichkeit der Ruptur gedacht werden. Myxoide LM kommen häufig im Zusammenhang mit einer Schwangerschaft vor und zeigen dann meist ein schnelles Wachstum (36).

Die wesentliche Problematik der gesamten Tumorgruppe besteht vor allem darin, dass es sich praktisch ausnahmslos um postoperative Diagnosen handelt. Die Bildgebung mittels Sonographie und/oder MRT ist in der Schwangerschaft hinsichtlich der Abgrenzung zu einem Sarkom zwar unsicher, insbesondere eine MRT in Kombination mit einer LDH-Bestimmung kann aber bei klinischem Zweifel betreffs der Dignität hilfreich sein (s. a. Bildgebung im Kapitel LMS und LM und deren Varianten, Bd. 1).

Bedingt durch den mitogenen Effekt des Progesterons sind mitotische aktive LM oft mit einer Schwangerschaft oder einer anderweitigen Gestagenexposition assoziiert (14). Gestagene sind auch in der Lage an LM myxoide Veränderungen zu provozieren. Diese können zusammen mit der durch die Gestagene induzierten Hyperzellularität und mitotischen Aktivität in Kombination mit nukleären Pyknosen und Hämorrhagien schnell zu einer Fehldiagnose führen. Generell kann der schwangerschaftsassoziierte erhöhte MI bei in der Gravidität oder anlässlich eines Kaiserschnittes resezierten Varianten eines LM (ZLM, mitotisch aktives, epitheloides, myxoides, apoplektisches LM und LM mit bizarren Kernen) die Abgrenzung zum LMS oder den STUMP erheblich erschweren.

Eine Schwangerschaft hat offensichtlich keinen Einfluss auf die Prognose der Varianten eines LM. Nach zwei Spontangeburten und einem Kaiserschnitten wurde nach einer Myomektomie eines bizarren LM kein Rezidiv gesehen (49, 79). Nach Resektion eines oberflächlichen kotylendonoiden LM wurde ein erfolgreicher durch Kaiserschnitt beendeter Schwangerschaftsverlauf beschrieben, ohne dass sich Tumorreste fanden (65). In einem weiteren Fall wurde in der 14. SSW ein oberflächliches kotyledonoides LM reseziert, beim Kaiserschnitte am Termin war der Uterus tumorfrei (52).

Bei dringendem Kinderwunsch ist bei den Varianten des LM eine Myomektomie möglich (7, 66). Aufgrund der besonderen Wachstumsform des kotylendonoiden LM muss nach einer R1-Resektion bei konservativer Operation jedoch mit einem Rezidiv gerechnet werden. Bei ZLM insbesondere mit chromosomaler p1-Deletion und bei LM mit diffuser Expression von p16 und p53 muss wie bei den STUMP verfahren werden. Tumorverletzungen und R1/2-Resektionen sollten in Analogie zu den STUMP vermieden werden.

Betreffs der Fertilität und Schwangerschaft unterscheiden sich die Varianten des Leiomyoms nicht vom gewöhnlichen Leiomyom. Sie können in einer Schwangerschaft jedoch deutlich wachsen und schmerzhaft werden. Bei klinischem Zweifel betreffs der Dignität kann eine MRT in Kombination mit einer LDH-Bestimmung hilfreich sein. Eine Schwangerschaft beeinflusst die Prognose dieser Tumorgruppe nicht.
Die feingewebliche Abgrenzung von einem STUMP oder Leiomyosarkom bei im Zusammenhang mit einer Schwangerschaft resezierten Leiomyomen und insbesondere deren Varianten kann schwierig sein. Bei dringendem Kinderwunsch ist eine uteruserhaltende Operation ohne Tumorverletzungen möglich.

Glattmuskuläre Tumoren mit unsicherem malignem Potential

Die Gruppe der STUMP wird im Kapitel glattmuskuläre Tumoren, ihre Varianten und glattmuskuläre Tumoren mit unsicherem malignem Potential ausführlich besprochen. Das Problem Fertilität oder Schwangerschaft stellt sich meist erst bei einem Zufallsbefund nach wegen Kinderwunsches konservativ operiertem LM. Weder ein bestehender noch ein organerhaltend operierter STUMP scheint die Fertilität oder eine Schwangerschaft erkennbar zu beeinflussen. Über mehrere Schwangerschaften nach ein- und zweifacher Myomektomie wegen eines STUMP wurde berichtet (49). Da das klinische Verhalten, die Lokalisation und das Wachstum ähnlich wie beim regelhaften LM ist, sind entsprechende Auswirkungen wie beim LM zu erwarten.

Die Festlegung der Dignität von glattmuskulären Tumoren ist in der Schwangerschaft infolge eines Zellreichtums, eines erhöhten MI, eines potenziellen Auftretens von Nekrosen und myxoiden Veränderungen schon bei regelhaften LM erschwert. Weiter ist die Entscheidung, ob ein glattmuskulärer Tumor noch einem STUMP oder schon einem LMS zuzuordnen ist besonders dann schwierig, wenn der MI im Grenzbereich liegt und die Art der Nekrosen unklar ist. Weitere Einzelheiten sind im Kapitel STUMP (Bd. 1) beschrieben. Bei kritischer Betrachtung einer älteren Kasuistik (90) mit einem anlässlich eines Kaiserschnittes konservativ operierten LMS mit gutem Ausgang hat offensichtlich nur ein STUMP vorgelegen.

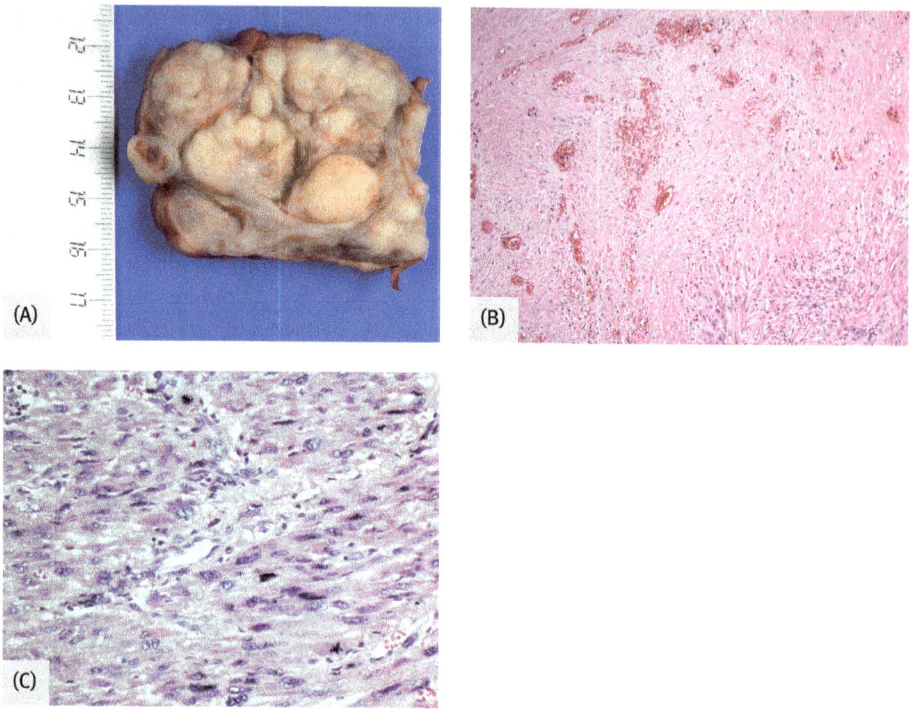

Abb. 4-1: A: in der Schwangerschaft rasant gewachsener STUMP, makroskopischer Befund; B: mikroskopisch waren umschriebene Nekrosen deutlich erkennbar, die aber nicht die notwendigen Kriterien für die Tumorzellnekrosen von Leiomyosarkomen erfüllten; C: erhebliche Zellatypien sowie zahlreichen Mitosen rücken zusammen mit B diesen Tumor im histologischen Bild in die Nähe eines LMS. Nach bislang einjähriger Nachbeobachtung ist noch kein Rezidiv aufgetreten.

Trotz erfolgreich beendeter Schwangerschaften (49) kann es dennoch Komplikationen bzw. ungewöhnliche Verläufe geben. Über einen STUMP im Zusammenhang mit einer Schwangerschaft, die offensichtlich wegen einer Amnioninfektion in der 27. SSW beendet werden musste, wurde berichtet (13). Schnelles Wachstum in der Schwangerschaft ist bekannt (49). In einem DKSM-Beratungsfall hatte sich ein sonographisch bereits auffälliges LM im Zeitraum von 1 Jahr vor der Schwangerschaft bis zur 36. SSW in der Fläche um das mehr als 3fache und bis zum Ende der Schwangerschaft um das 7fache vergrößert (40). Der im Durchmesser 7 cm große Tumor wurde während einer Sectio caesarea nach regelhaftem Schwangerschaftsverlauf als Geburtshindernis reseziert. Histologisch fanden sich nur minimale fragliche TCN, 5 M/10 HPF und herdförmig erhebliche Zellatypien. Im Kontext mit der Schwangerschaft wurde der Tumor noch als STUMP eingeschätzt, außerhalb der Gravidität würde man sich eher auf ein LMS festlegen (Abb. 4-1 ABC). Auffällig war bei diesem Tumor ein negativer ER bei starker Expression des PGR. Das rasche Wachstum war offensichtlich progesteronbedingt, zumal das Wachstum vom LM progesteronabhängig sein soll (33, 39).

Bei noch bestehendem Kinderwunsch ist eine organerhaltende Operation prinzipiell möglich (49). Es muss jedoch darauf hingewiesen werden, dass STUMP nicht selten nach konservativen Operationen rezidivieren und die Rezidive auch als LMS auftreten können (Einzelheiten s. a. STUMP Bd. 1). Die Indikation zur organerhaltenden Operation sollte daher eng gestellt und die Pat. zweifelsfrei über das erhöhte Rezidivrisiko aufgeklärt werden. Im Falle einer Tumorexstirpation sollte die Schwangerschaft zügig nach der Operation eingeleitet werden und unmittelbar nach Erfüllung des Kinderwunsches eine totale HE durchgeführt werden. Bei nicht unmittelbarem Kinderwunsch ist es sinnvoll, nach spätestens nach 3–6 Mo eine Kontroll-LSK durchzuführen (58, 72). Prophylaktische Maßnahmen zur Verhinderung von Rezidiven sind nicht bekannt.

LM und STUMP kommen auch in der Schwangerschaft im Bereich der Vulva, der Scheide und Ovarien vor. Besonders die myxoiden Formen zeigen in der Schwangerschaft ein rasches Wachstum (57, 81). Generell sind ausgedehnte myxoider Veränderungen von vulvären LM und STUMP in der Schwangerschaft typisch. Signifikante zelluläre Atypien und ein erhöhter MI wird allerdings nicht gesehen (81). Wegen der potentiellen Rezidiv- bzw. Metastasierungsgefahr sollte jegliches Morcellement unterbleiben. Das Hauptproblem besteht darin, dass es sich meist um eine postoperative Diagnose handelt, bzw. dass auch ein LMS hinter der Diagnose stecken kann. Die DD wird in der Schwangerschaft in Analogie zu den uterinen Entitäten dadurch erschwert, dass der MI in glattmuskulären Tumoren in der Schwangerschaft häufig erhöht ist. Bei zunächst unsicherer Diagnose sollte ein Farb-Doppler-Sonographie und ein MRT durchgeführt werden. In Ausnahmefall kann bei weiterhin bestehender Unsicherheit, wenn technisch möglich, eine transzervikale Stanzbiopsie in Betracht gezogen werden. Auf die Fallstricke bei der Stanzbiopsie wird sowohl bei im Kapitel LMS als auch STUMP hingewiesen.

Im Bereich von Vulva und Scheide ist die R0-Resektion von LM und STUMP ausreichend und kann auch in der Schwangerschaft erfolgen. Eine Nachbehandlung ist nicht erforderlich.

Glattmuskuläre Tumoren des Ovars weisen in der Schwangerschaft meist auch ein schnelles Wachstum, eine vermehrte Zellularität, eine erhöhte mitotische Aktivität sowie extensive hyaline Nekrosen auf. In der Schwangerschaft kann daher die DD zwischen LM und STUMP erschwert sein.

Ein STUMP hat per se offenbar keinen Einfluss auf die Fertilität und/oder eine Gravidität. Eine Schwangerschaft verschlechtert mit großer Wahrscheinlichkeit die Prognose nicht, erschwert aber die Abgrenzung gegenüber einem regelhaftem Leiomyom und einem Leiomyosarkom erheblich. Eine organerhaltende Operation eines STUMP wegen Kinderwunsches ist mit einem erhöhten Rezidivrisiko verbunden. Sie ist nach ausführlicher Aufklärung denkbar. Innerhalb von 3–6 Monaten nach der konservativen Operation sollte eine endoskopische Kontrolle durchgeführt werden. Zudem sollte eine Schwangerschaft zügig realisiert werden. Nach erfülltem Kinderwunsch sollte die Hysterektomie möglichst schnell nachgeholt werden.

Leiomyosarkome

Bei Frauen, die später ein LMS bekommen, ist die Fertilität offensichtlich nicht eingeschränkt. Dementsprechend sind auch nur etwa 11 % der Frauen mit einem LMS Nullipara (1). Die Zahl der vorangegangenen Schwangerschaften hat adjustiert an das Alter und Stadium keinen Einfluss auf die Prognose von LMS (1). Offensichtlich werden Fertilität und Schwangerschaftsverlauf auch durch ein schon präexistentes sogar rezidiviertes LMS nicht beeinflusst (35). Das gilt auch für retroperitoneale LMS und solche an anderen genitalen Lokalisationen wie z. B. der Scheide und der Vulva (6, 18, 83).

Gelegentlich können uterine und extrauterine LMS durch eine HCG-Produktion eine Schwangerschaft vortäuschen (45).

Es ist noch ungeklärt, ob eine Schwangerschaft einen Einfluss auf das Wachstum und die Prognose eines LMS hat. Da LMS zu einem großen Teil auch HR-positiv sind, ist es denkbar, dass eine Gravidität das Wachstum eines bestehenden oder konservativ behandelten LMS beschleunigen bzw. erneut induzieren kann. Immerhin wirkt Progesteron an myogenen Zellen mitogen (39). Typischerweise ist der PGR beim LMS aber nur gering oder gar nicht exprimiert (s. Kap. LMS). Die günstige Prognose von LMS mit positiven HR und in der Prämenopause sprechen auch eher gegen eine Stimulation durch eine Schwangerschaft. Zumindest gibt es gegenwärtig trotz zwei beobachteter Todesfälle (53) keine Indizien für eine durch eine Schwangerschaft verschlechterte Prognose.

Es wird über 4 ausgetragene Schwangerschaften bei insgesamt 9 Fällen mit einem LMS berichtet. In einem tödlich verlaufenen Fall wurde das Rezidiv beim Kaiserschnitt entdeckt. Alle Tumoren waren sicher R0 reseziert worden. Bei genauem Studium der Quellen (47, 66) handelte es sich bei den meisten Tumoren offensichtlich um STUMP. Die Ergebnisse müssen daher sehr kritisch betrachtet werden.

Besteht in einer Schwangerschaft auf der Basis klinischer und bildgebender Befunde ein begründeter Verdacht auf ein LMS, kann zur Diagnostik, wenn technisch machbar, eine transzervikale Stanz- oder Feinnadelbiopsie durchgeführt werden (s. a. LMS).

Da organerhaltende Operationen und intraoperative Tumorverletzungen die Prognose eines LMS deutlich verschlechtern, muss dringend von jeglichem konservativen Eingriff auch bei noch bestehendem Kinderwunsch abgeraten werden. Wenn man sich dennoch zu einem solchen Vorgehen entschließt, muss die Pat. zweifelsfrei auf das hohe Risiko betreffs des PFI und des OS hingewiesen werden. Innerhalb von 3–6 Monaten nach einem solchen Eingriff sollte eine endoskopische Kontrolle durchgeführt werden (58, 72). Eine Schwangerschaft sollte möglichst schnell realisiert und anschließend die definitive Operation durchgeführt werden. Auf die Einzelheiten betreffs der Diagnostik und der organerhaltenden Operationen wird im Kapitel LMS näher eingegangen. Generell muss eine Schwangerschaft nach einer konservativen Operation wegen der außerordentlich schlechten Prognose des LMS ohnehin sehr gut überlegt sein.

Ob bei einem uterinen LMS in der Schwangerschaft, letztere zwingend sofort beendet werden muss ist unklar, zumal sich das OS bei früher und bei später Diagnose in der Schwangerschaft nicht unterscheidet. Wegen der insgesamt sehr schlechten

Prognose sollte dennoch zumindest bei noch nicht lebensfähigem Kind ein Schwangerschaftsabbruch mit simultaner adäquater Operation des LMS ernsthaft in Erwägung gezogen werden. Betreffs einer neoadjuvanten CHT im 2. oder 3. Trimenon der Schwangerschaft gibt es keine Daten. Sie stellt auch wegen der insgesamt niedrigen Ansprechraten ein nicht unerhebliches Risiko dar.

Offensichtlich werden Fertilität und Schwangerschaftsverlauf auch durch ein schon präexistentes sogar rezidiviertes extrauterines LMS nicht beeinflusst. Das gilt auch für LMS der Scheide, der Vulva und des Retroperitoneums. Extrauterine genitale Sarkome können aber prinzipiell zu einem Geburtshindernis werden. Ein LMS der Vulva kann auch in der Schwangerschaft exstirpiert werden. Um der Frau eine postoperative RT zu ersparen muss peinlich genau auf eine weite R0-Resektion geachtet werden. Prinzipiell kann auch ein LMS der Scheide in der Schwangerschaft operiert werden, wenn die Größe es technisch zulässt. Anderenfalls muss individuell genau abgewogen werden, ob zusammen mit einer Beendigung der Schwangerschaft der Tumor reseziert wird (s. a. LMS).

Über ein Zusammentreffen von Scheidensarkomen und Schwangerschaft wird nur in zwei Fällen berichtet. Die Diagnostik und Therapie entspricht im Wesentlichen derjenigen beim LMS der Scheide außerhalb der Schwangerschaft (6, 53).

Nach dem gegenwärtigen Kenntnisstand ist bei bestehendem Kinderwunsch bei einem auf ein Ovar beschränktem LMS eine einseitige Ovarektomie ohne Operationserweiterung möglich. Prinzipiell gilt das auch für eine Ovarektomie in der Schwangerschaft. Generell muss in allen Fällen die schlechte Prognose der Tumoren im Auge behalten werden. Die günstigste Ausgangslage besteht noch bei einem LMS der Vulva. Einzelheiten sind bei den extrauterinen LMS beschrieben.

Ein LMS hat per se offenbar keinen Einfluss auf die Fertilität und/oder eine Gravidität. Eine Schwangerschaft verschlechtert mit großer Wahrscheinlichkeit die Prognose nicht. Eine organerhaltende Operation eines LMS wegen Kinderwunsches ist mit einem verschlechterten progressionsfreien Intervall und Gesamtüberleben verbunden. Sie gilt allgemein schon wegen der generell schlechten Prognose des LMS als kontraindiziert und ist nur nach ausführlicher Risikoaufklärung denkbar. Innerhalb von 3 Monaten nach der konservativen Operation sollte eine laparoskopische Kontrolle durchgeführt werden. Zudem sollte eine Schwangerschaft zügig realisiert werden. Nach erfülltem Kinderwunsch sollte die totale Hysterektomie möglichst schnell nachgeholt werden. Bei einem Leiomyosarkom mit noch nicht lebensfähigem Kind sollte die Schwangerschaft abgebrochen und der Tumor adäquat operiert werden.

Endometrialer Stromaknoten und uterine Tumoren mit keimstrangähnlichen Elementen Typ I und II (ESTSCLE und UTROSCT)

Die Datenlage ist zu schwach, um einen Einfluss des ESK auf die Fertilität oder eine Schwangerschaft zu erkennen. Da das klinische Verhalten, die Lokalisation und das Wachstum den LM sehr ähnlich ist, können jedoch ähnliche Auswirkungen wie durch LM erwartet werden.

Vor dem Hintergrund der praktisch ausnahmslos stark exprimierten ER und PGR ist es zumindest denkbar, dass eine Gravidität einen Einfluss auf das Wachstum eines ESK hat oder möglicherweise einen Übergang in ein LG-ESS befördern kann. Ein erhöhter MI als Ausdruck einer vermehrten Proliferation in einer Schwangerschaft wurde zwar beschrieben (37), ist beim ESK aber auch außerhalb einer Gravidität bekannt. Die beobachtete Dezidualisierung des ESK ist mit hoher Sicherheit ein Schwangerschaftseffekt. In einem publizierten Fall befand sich ein 5 cm großer ESK in der 28. SSW sonographisch im Grenzgebiet zwischen Plazenta und Dezidua, wurde am Termin aber innerhalb der Plazenta vorgefunden (37).

ESK können bei dringendem Kinderwunsch organerhaltend operiert werden. Auf Einzelheiten wird bei der operativen Therapie der ESK eingegangen (s. Kapitel ESK). Auf der Basis der schwierigen DD zum LG-ESS ist es in Analogie zu dieser Entität sinnvoll innerhalb von 3–6 Monaten nach einem konservativem Eingriff oder einem Morcellement eine laparoskopische Kontrolle durchzuführen.

In einem Beratungsfall des DKSM war unmittelbar nach einer Exstirpation eines ESK eine Schwangerschaft eingetreten. Nach regelhaftem Verlauf wurde ein gesundes Kind durch Kaiserschnitt entbunden. Mehrfache peritoneale und uterine Biopsien ergaben keinen Anhalt für ein ESK oder LG-ESS, obwohl der Tumor bei primär unbekannter Diagnose intraperitoneal punktiert worden ist (s. a. PECom) (3).

Bei den uterinen Tumoren mit keimstrangähnlichen Elementen (s. Kapitel stromale Tumoren, Bd. 1) kann eine konservative Operation mit sicherer R0-Resektion bei bestehendem Kinderwunsch in Betracht gezogen werden (8, 9, 24, 29), sollte aber die Ausnahme bleiben. Wegen des Risikos einer erhöhten Rezidivrate soll diese nur dann durchgeführt werden, wenn folgende Faktoren erfüllt sind: kein ESTSCLE, keine LVI, keine Fernmetastasen, Tumor < 10 cm (9).

In einem Fall wurde nach einer Enukleation trotz infiltrativer Ränder später eine regelhafte Schwangerschaft ausgetragen (29). In einem anderen Fall wurde die Diagnose eines metastasierten ESTSCLE in der 35. SSW gestellt. Anlässlich der Sectio fand eine maximale Zytoreduktion der peritonealen Herde statt, zusätzlich bestanden jedoch Lungenmetastasen. Weder eine CHT aus Ifosfamid plus Carboplatin noch aus Cyclophosphamid, Vincristin, Doxorubicin plus Dacarbazin führten zu einer Remission. Die Pat. verstarb 9 Mo nach der Operation (19).

Die Fertilität wird durch einen endometrialen Stromaknoten offensichtlich nicht beeinflusst oder entspricht der Situation wie bei einem Leiomyom oder einem endometrialem Stromasarkom. Es ist denkbar, dass eine Schwangerschaft das Wachstum befördern kann. Bei dringendem Kinderwunsch ist eine organerhaltende Operation möglich. Bei uterinen Tumoren mit keimstrangähnlichen Elementen sollte wegen eines erhöhten Rezidivrisikos eine konservative Operation die Ausnahme bleiben.

Low-grade endometriales Stromasarkom

Das Problem Fertilität oder Schwangerschaft stellt sich meist erst bei einem LG-ESS als Zufallsbefund nach wegen Kinderwunsches konservativ operiertem LM. Weder ein bestehendes noch ein organerhaltend operiertes LG-ESS scheint die Fertilität oder eine Gravidität erkennbar zu beeinflussen (4, 16, 20, 41, 44, 85, 88, 93). Ein anlässlich einer Sectio entdecktes retroplazentar in der Dezidua gelegenes LG-ESS war ohne Einfluss auf die Schwangerschaft (38). Da das klinische Verhalten, die Lokalisation und das Wachstum den LM sehr ähnlich ist, können dennoch ähnliche Auswirkungen wie durch ein LM erwartet werden. Es gibt keine publizierten Fälle über eine transplazentare Passage eines uterinen Sarkoms (53).

Die wenigen Berichte über den Verlauf eines LG-ESS nach einer Schwangerschaft mit und ohne vorangegangene Operationen sind widersprüchlich. In einem Fall kam es nach konservativer Operation eines als high-grade ESS bezeichneten Tumors mit nachfolgender CHT zur Konzeption und Geburt eines gesunden Kindes. Die 5-jährige Nachbeobachtung ergab Rezidivfreiheit (88), allerdings war der histologische Befund insgesamt zweifelhaft. Nach organerhaltender Resektion eines LG-ESS (Nomenklatur vor 2014) bei einer 16-jährigen konzipierte diese nach 8-jähriger adjuvanter Megestroltherapie und trug die Schwangerschaft aus. Der weitere Verlauf ist unbekannt. Anhand des dargestellten feingeweblichen Befundes (16) war nicht sicher erkennbar, ob es sich nicht auch um einen ESK gehandelt haben könnte. In einem weiteren Fall mit einer Schwangerschaft und Termingeburt nach hysteroskopischer Resektion wurde unmittelbar post partum ein ausgedehntes peritoneales Rezidiv diagnostiziert und reseziert. Nach Entfernung eines zweiten Rezidivs im Gesunden erhielt die Pat. AI (41). In einem ähnlichen Fall trat nach primär konservativer Operation mit nachfolgender 16monatiger Gestagentherapie nach einer Schwangerschaft gleichfalls ein Rezidiv auf (68). Nach einer weiteren Kasuistik kam es innerhalb von 4 Mo nach einem Kaiserschnitt mit simultaner Resektion eines LG-ESS zu einem tödlichen Verlauf (88). Es wird auch über ein LG-ESS im Stadium III berichtet, das postpartal durch intraperitoneale Blutungen aufgefallen ist (44).

Da LG-ESS regelhaft HR-positiv sind und sehr gut auf eine palliative HT ansprechen, sollte man unter Berücksichtigung der vorliegenden Kasuistiken davon ausgehen, dass eine Schwangerschaft das Wachstum eines bestehenden oder konservativ behandelten LG-ESS beschleunigen bzw. erneut induzieren kann. Besteht in einer Schwangerschaft auf der Basis klinischer und bildgebender Befunde ein begründeter Verdacht auf ein LG-ESS, kann, wenn technisch machbar, eine transzervikale Stanzbiopsie durchgeführt werden. Auf die damit verbundenen Probleme wird im Kapitel LG-ESS und LMS näher eingegangen. Bei einem LG-ESS in der Schwangerschaft besteht neben der Option des Schwangerschaftsabbruches in Kombination mit einer HE auch die Möglichkeit den Tumor zunächst zu enukleieren. Wegen der sehr hohen Rezidivgefahr durch diesen Eingriff kann es sinnvoll sein, die Schwangerschaft bei erreichter Lebensfähigkeit des Kindes durch Kaiserschnitt in Kombination mit einer definitiven Operation zu beenden. Wegen fehlender Daten müssen die potenziellen Risiken genau mit der Frau abgesprochen werden. Wegen der beobachteten Rezidive konservativ operierter Tumoren bzw. primärer LG-ESS nach einer Schwangerschaft, stellt sich die Frage nach einer Schwangerschaft sicherheitshalber eine Gestagentherapie einzuleiten. Aus der Gesamtschau der vorliegenden Daten sollte diese zumindest in Betracht gezogen werden.

Von konservativen Operationen mit der Zielstellung Kinderwunsch soll aus den bereits genannten Gründen und wegen des deutlich verkürzten PFI als Folge einer inadäquaten Operation abgeraten werden (s. a. ESS , Bd. 1). Allerdings wurde bislang noch kein Einfluss auf das OS gesehen. Im Ausnahmefall kann daher eine konservative Operation beim LG-ESS trotz mehrerer günstig verlaufener Fälle nur nach ausführlicher Risikoaufklärung in Betracht gezogen werden (75). Die Resektion muss sicher im Gesunden erfolgen, eine ausgedehnte LVI muss als Kontraindikation angesehen werden. Wenn anderweitige Fertilitätsstörungen bestehen, ist eine konservative Operation kontraindiziert. Vor der Realisierung einer Schwangerschaft, ist es sinnvoll, nach spätestens 3–6 Mo eine Kontroll-LSK durchzuführen (72). Anderenfalls besteht das Risiko einer frühen Tumorabsiedlung eine Schwangerschaft aufzupfropfen. Da in vielen Fällen bei konservativen Operationen von einer R1- bzw. RX-Resektion ausgegangen werden muss, sollte zur Senkung des Rezidivrisikos möglichst unmittelbar postoperativ eine adjuvante HT mit Gestagenen in Betracht gezogen werden. Über positive Erfahrungen mit einer postoperativen Gestagentherapie nach einer Tumorresektion mit konsekutiver Schwangerschaft wurde berichtet (20). Über die Zeitdauer einer adjuvanten HT gibt es keine verwertbare Literatur bzw. Empfehlungen, ein Zeitraum von mindestens zwei Jahren erscheint sinnvoll. Eine adjuvante HT steht auch in Übereinstimmung mit den aktuellen NCCN-Recommendations (56). Der Nutzen betreffs der Verhinderung von Rezidiven im Zusammenhang mit einer Gravidität ist nicht sicher belegt. Wie ein berichteter Fall beweist, schützt die HT nach einer konservativen Operation nicht sicher vor Rezidiven in Zusammenhang mit einer Schwangerschaft (68). Unmittelbar nach Erfüllung des Kinderwunsches soll die totale HE nachgeholt werden (4).

LG-ESS der Vulva und der Scheide sollten noch in der Schwangerschaft R0 reseziert werden, um eine potenzielle Wachstumsbeschleunigung durch die Schwangerschaft zu verhindern. Bei einem LG-ESS des Ovars ist die Ovarektomie als adäquate Operation auch in der Schwangerschaft anzusehen.

Ein low-grade endometriales Stromasarkom hat per se offenbar keinen Einfluss auf die Fertilität und/oder eine Gravidität. Eine Schwangerschaft verschlechtert mit großer Wahrscheinlichkeit die Prognose. Eine organerhaltende Operation wegen Kinderwunsches ist mit einem erhöhten Rezidivrisiko verbunden, das wahrscheinlich durch die Schwangerschaft weiter gesteigert wird. Innerhalb von 3–6 Monaten nach der konservativen Operation sollte eine endoskopische Kontrolle durchgeführt werden. Es erscheint sinnvoll vor einer Realisierung der Schwangerschaft zunächst eine adjuvante Hormontherapie ernsthaft in Erwägung zu ziehen. Nach erfülltem Kinderwunsch sollte die Hysterektomie möglichst schnell nachgeholt werden. Ob nach einer Schwangerschaft eine vorübergehende Hormontherapie zur Rezidivprophylaxe sinnvoll ist, ist nicht sicher belegt, sollte jedoch in Betracht gezogen werden.

High-grade endometriales Stromasarkom und undifferenziertes uterines Sarkom

Es sind praktisch keine Daten über den Einfluss von HG-ESS und UUS auf die Fertilität und Schwangerschaft bzw. den Einfluss einer Schwangerschaft auf diese Entitäten bekannt. Das ist sowohl auf die Seltenheit der Erkrankung als auch auf das mehrheitliche Vorkommen in der Postmenopause zurückzuführen. Betreffs des neu in die die aktuelle WHO-Klassifikation (60) aufgenommenen UUS existieren in dieser Hinsicht überhaupt keine Daten. Berichtet wird über ein als endozervikaler Polyp auftretendes HG-ESS in der 25. SSW. Nach Resektion verlief die Schwangerschaft regelrecht und wurde in der 34. SSW mittels Kaiserschnitt in Kombination mit einer HE und einer LNE mit Entwicklung eines gesunden Kindes beendet (70)

In einem weiteren Fall wurde über eine Schwangerschaft mit ausgetragenem gesunden Kind nach konservativer Operation und CHT eines als HG-ESS bezeichneten Tumors berichtet. Die Frau war nach 5 Jahren noch rezidivfrei, allerdings war der histologische Befund insgesamt zweifelhaft (85). Ein in der 15. SSW entdecktes HG-ESS war intraperitoneal schon weit ausgebreitet (2). Die Pat. verstarb 6 Wochen nach einer durch eine TAH beendete Schwangerschaft. Es blieb allerdings unklar, ob der Tumor tatsächlich vom Uterus ausgegangen war. HG-ESS können auch HR-positiv sein (43). In diesen Fällen ist in Analogie zum LG-ESS mit einem ungünstigen Effekt einer Schwangerschaft auf den Tumor zu rechnen (in allen Fällen handelte es sich um die Nomenklatur vor 2014).

Wegen des bekannten extrem schnellen Wachstums der LG-ESS und UUS, muss damit gerechnet werden, dass sich während einer Gravidität ein inkurabler Zustand entwickelt, wenn nicht umgehend eingegriffen wird. Beim HR-positiven HG-ESS muss zusätzlich noch mit einer Stimulation des Tumorwachstums gerechnet werden. Aus dieser Sicht ist es sinnvoll eine Schwangerschaft sofort nach der Diagnose dieser Entitäten auch als Abort oder Frühgeburt zu beenden und eine adäquate operative Versorgung anzuschließen. Wegen der schlechten Ansprechbarkeit bzw. der nur kurzen Ansprechdauer einer CHT stellt eine potentielle systemische (neoadjuvante) Therapie bis zum Erreichen der Lebensfähigkeit des Kindes aus gegenwärtiger Sicht ein unvertretbares Risiko dar. Entsprechend ist auch jede Form einer uteruserhaltenden Operation, auch wenn sie technisch machbar erscheint, beim HG-ESS und beim UUS als streng kontraindiziert anzusehen. Insgesamt erscheint es unwahrscheinlich, dass eine Schwangerschaft per se die Prognose von HR-negativen HG-ESS und UUS ungünstig beeinflusst.

Hinsichtlich Fertilität und Schwangerschaft beim high-grade endometrialen Stromasarkom und dem undifferenzierten uterinen Sarkom existieren kaum verwertbaren Daten. Wegen der extrem schlechten Prognose sollte eine Schwangerschaft unter den genannten Entitäten möglichst schnell beendet und der Tumor in gleicher Sitzung adäquat operiert werden.

Angiosarkome

Über uterine, vulväre und vaginale ANS und Schwangerschaft bzw. Fertilität gibt es keine Literatur. Das könnte auch damit zusammenhängen, dass uterine ANS vorrangig in der Postmenopause vorkommen. Dagegen treten ovarielle ANS mehrheitlich in der Prämenopause auf. Dennoch sind Schwangerschaften im Zusammenhang mit ovariellen ANS kaum bekannt. In einem Fall trat bei einer 28-jährigen Frau nach einem ANS des Ovars mit einseitiger Ovarektomie nach 15 Mo ein Rezidiv auf. Das in das Sigma, das Rektum und die Bauchwand infiltrierende ANS wurde unter Erhalt des Uterus und des verbliebenen Ovars mittels maximaler Zytoreduktion und anschließender CHT mit Doxorubicin und Ifosfamid behandelt. Nach zweijähriger hormonaler Kontrazeption wurde die Pat. schwanger und später von einem gesunden Kind entbunden. Weitere Rezidive traten nicht auf (31). In einem weiteren Fall wurde zwei Jahre nach Operation eines primären ANS der Mamma in der CT ein Beckentumor zusammen mit einer Schwangerschaft im 3. Monat gesehen. Anlässlich eines Kaiserschnittes mit Entbindung eines gesunden Kindes in der 36. SSW fand sich eine gut kapsulierte ANS-Metastase im Ovar. Das Ovar wurde unter Erhalt des Uterus und der gegenseitigen Adnexe reseziert (84). Uteruserhaltende Operationen verbieten sich sowohl aus operationstechnischen Gründen als auch wegen der extrem schlechten Prognose beim ANS selbst bei dringendstem Kinderwunsch (Einzelheiten s. a. ANS).

Die beobachteten ANS im Bereich des Ovars, aber auch anderer Organe haben offensichtlich keinen Einfluss auf die Fertilität und die kindliche Entwicklung, Metastasen in der Plazenta wurden nie beobachtet. Unter Berücksichtigung des letzten Falls (84) und von ANS anderer Lokalisationen wie der Mamma, des Schädels und der Brust (22, 67, 69) gibt es zumindest Hinweise, dass eine Schwangerschaft einen ungünstigen Einfluss auf den Verlauf eines ANS hat bzw. dessen Wachstum begünstigen kann. Bei der ohnehin schlechten Prognose von ANS sollte man eher von einer Schwangerschaft abraten.

Das Zusammentreffen von Angiosarkomen und einer Schwangerschaft ist eine Rarität. Der Tumor hat offensichtlich keine Auswirkungen auf die Fertilität und die kindliche Entwicklung. Möglicherweise kann eine Schwangerschaft die Prognose von Angiosarkomen aller Lokalisationen ungünstig beeinflussen.

Liposarkome

Es ist nicht bekannt, ob uterine LS irgendeinen Einfluss auf die Fertilität haben. Bildgebend sind lipogene Tumoren mittels Sonographie und MRT gut zu erkennen. Besteht in einer Schwangerschaft auf der Basis entsprechender Befunde ein begründeter Verdacht auf ein LS, kann, wenn technisch machbar eine transzervikale Stanz- oder Feinnadelbiopsie durchgeführt werden. Auf die entsprechenden Probleme wird im Kapitel LS näher eingegangen.

Bei Frauen mit noch bestehendem Kinderwunsch kann ausnahmsweise eine uteruserhaltende Exstirpation uteriner LS in Betracht gezogen werden. Die Entscheidung hängt wesentlich vom Grad der Malignität bzw. der Entdifferenzierung des LS ab. Am ehesten ist ein solches Vorgehen beim gut differenzierten LS denkbar; diese Entität wurde bislang jedoch noch nicht im Uterus beschrieben. Alle anderen Formen sind aufgrund ihres Rezidiv- und Metastasierungspotenzials als ungeeignet bzw. kontraindiziert für eine konservative Operation anzusehen, wobei das Risiko über die dedifferenzierten und myxoid-rundzelligen bis zu pleomorphen LS deutlich zunimmt (s. a. LS). Selbst bei gut differenzierten LS muss die Pat. nachdrücklich auf das hohe Rezidivrisiko aufgeklärt werden.

Uteruserhaltende Operationen müssen daher in jedem Fall als kritisch eingestuft werden, zumal, wenn eine R0-Resktion nicht mit absoluter Sicherheit garantiert werden kann. In einem Beratungsfall des DKSM (40) blieb eine 23-jährige Pat. nach einer R0-Resektion eines uterinen dedifferenzierten uterinen LS 4 Jahre rezidivfrei (Ende der Nachbeobachtung). Nach solchen Eingriffen muss in Analogie zu den anderen uterinen Sarkomen eine endoskopische Kontrolle nach 3–6 Monaten in Betracht gezogen werden. Im Rahmen der onkologischen Nachsorge ist weiterhin die uterine Sonographie als essentiell anzusehen.

Am häufigsten scheint eine Schwangerschaft mit retroperitonealen LS zusammenzutreffen. Bis 2014 lassen sich in der Literatur 67 Schwangerschaften im Zusammenhang mit retroperitonealen LS nachweisen (34, 48, 59, 64, 82, 86). Selbst extrem große pelvin-retroperitoneale LS scheinen nach kompletter Resektion die Fertilität bzw. eine Schwangerschaft nicht zu beeinflussen (48, 77). In einem Fall mit einer Schwangerschaft in der 29. Woche bei einem monströsen dedifferenzierten LS waren insgesamt 5 Aborte vorausgegangen (59). Nach einer weiteren Kasuistik kam es nach regelhafter fetaler Entwicklung unter einem pleomorphen LS zu einer Frühgeburt (82). Ein Zusammenhang mit dem LS scheint unwahrscheinlich. Etwa 25 % der LS zeigten in oder unmittelbar nach der Schwangerschaft einen deutlich progredienten Verlauf mit tödlichem Ausgang. Dabei handelte es sich um Fälle, die vor, unter oder unmittelbar nach der Schwangerschaft operiert wurden. Eine CHT und/oder RT konnte den weiteren Verlauf nicht beeinflussen. In einem weiteren Fall hatte sich unter bzw. nach der Schwangerschaft aus einem primär gut differenzierten (low-grade) rein myxoiden aber nicht R0 resezierten LS im weiteren Verlauf in ein schlecht differenziertes (high-grade) myxoides/rundzelliges LS entwickelt (34). Möglicherweise hat eine Schwangerschaft einen ungünstigen Einfluss auf die Prognose von LS.

Insgesamt scheint es sinnvoll zu sein ein retroperitoneales LS schon in der Schwangerschaft komplett zu resezieren (63). In einem Fall war ein pleomorphes LS in der Schwangerschaft als gestieltes Myom verkannt worden (82). Der weitere Verlauf war trotz CHT dramatisch. Bei gut differenzierten LS kann wohl auch erst die Lungenreife abgewartet und anlässlich des Kaiserschnitts die definitive Operation durchgeführt werden (86). Die Diagnose eines gut differenzierten LS lässt sich mit hoher Sicherheit mittels MRT (s. a. Bildgebung Kapitel LS) und einer FDG-PET-CT sichern

(73). Die Diagnose sollte dennoch stanzbioptisch überprüft werden. Bei entsprechend strenger Indikation kann nach heutige Wissen eine FDG-PET-CT ab dem 2. Trimester durchgeführt werden (91, 92). Insgesamt ist nicht erkennbar, dass die Frucht unter einem LS in irgendeiner Weise Entwicklungsstörungen aufweist.

Es ist nicht bekannt, ob uterine Liposarkome irgendeinen Einfluss auf die Fertilität und die Schwangerschaft haben. Infolge von Platzproblemen ist eine Frühgeburt möglich. Uteruserhaltende Operationen sind bei dringendem Kinderwunsch wegen hoher Rezidivgefahr nur unter hochkritischer Abwägung möglich. Ein extrauterines LS sollte möglichst schon in der Schwangerschaft konsequent R0 reseziert werden. Bis weitere Daten vorliegen sollte bei nicht R0-resezierten uterinen, genitalen und retroperitonealen LS von einer Schwangerschaft eher abgeraten werden. Ob eine Schwangerschaft die Prognose von Liposarkomen verschlechtert muss noch als ungeklärt angesehen werden.

Rhabdomyosarkome

Über ein Zusammentreffen von RMS und Schwangerschaft wird nur in 4 Fällen berichtet. Das Alter der Frauen lag zwischen 18 und 29 Jahren (53). Ein Fall mit einem botryoiden RMS verlief innerhalb von 12 Monaten tödlich. Die übrigen Nachbeobachtungszeiten lagen zwischen 12–54 Monaten. Insgesamt haben die embryonalen/botryoiden RMS eine relativ günstige Prognose (s. a. Kapitel RMS). Die Tumoren waren im mittleren und oberen Drittel der Scheide lokalisiert, wurden zufällig bei einer geburtshilflichen Untersuchung gefunden oder schon primär als solche erkannt. Symptome in Form von Blutungen traten meist erst im letzten Drittel der Schwangerschaft auf. Drei RMS wurden im letzten Trimenon und zwei erst post partum operiert. In einem Fall musste wegen der erheblichen Tumorausdehnung ein Kaiserschnitt vorgenommen werden. Eine Pat. erhielt eine CHT, eine weitere zusätzlich eine ERT. Nach der entsprechenden Übersicht (53) ist die entsprechende Literatur mehrheitlich älter als 20 Jahre.

Insgesamt war kein Einfluss eines RMS auf die Fertilität oder Schwangerschaft zu erkennen (53). Kürzlich wurde über ein retroperitoneales ausgedehntes spindelzelliges ERMS berichtet, das zufällig nach einer vaginalen Geburt eines reifen Kindes beobachtet wurde (89). Ein Einfluss des Tumors auf die Schwangerschaft war nicht erkennbar.

Klinisch präsentieren sich die embryonalen RMS in der Regel als in die Scheide vorwachsende polypoide Tumoren und die Diagnose wird meist durch eine Biopsie gesichert. Primär fernmetastasierte Fälle sind nicht beschrieben, was mit hoher Sicherheit auf der eher günstigen Prognose von embryonalen RMS beruht. Aus der vorliegenden Übersicht und einer Kasuistik lässt sich nicht erkennen, dass eine Schwangerschaft einen ungünstigen Effekt auf die Prognose von embryonalen RMS und ARMS hat (53, 74, 89). RMS sind eine Domäne der pädiatrischen Onkologie und der Hämato-Onkologie. Das multimodale therapeutische Konzept muss auch in der Schwangerschaft generell mit den entsprechenden Fachvertretern einschließlich Radiologen besprochen werden. Mittels einer multimodalen Therapie werden heute

Heilungsraten von über 90 % erzielt. Über eine erfolgreiche CHT in der Schwangerschaft (27. SSW) ohne Einfluss auf den Feten bei einem extrauterinen ARMS wurde kürzlich berichtet (74). Das Kind wurde gesund per Kaiserschnitt entwickelt, die Frau blieb 2 Jahre rezidivfrei (Ende der Beobachtung).

Das Zusammentreffen von Rhabomyosarkomen des Genitale und Schwangerschaft ist eine Ausnahme. Rhabdomyosarkome haben keine negativen Auswirkungen auf die Fertilität und die fetale Entwicklung. Eine Schwangerschaft hat offenbar keinen Einfluss auf die Prognose dieses Tumors.

PECome

Schwangerschaften in Kombination mit einem PECom wurden bislang noch nicht beobachtet. Es ist daher auch nicht bekannt, ob sich eine Gravidität negativ auf den klinischen Verlauf bzw. die Prognose auswirken kann. Bei Frauen, die später ein PECom bekommen, ist die Fertilität offensichtlich nicht eingeschränkt. Es ist nicht bekannt, ob vorangegangene Schwangerschaften epidemiologisch in einen Zusammenhang mit den PEComen gebracht werden können. Benigne, semimaligne und maligne PECome kommen nicht selten schon bei Kindern und Frauen unter 30 Jahren bzw. bei noch bestehendem Kinderwunsch vor (11, 14, 61, 87). Für organerhaltende Operationen gelten die gleichen Regeln wie für die STUMP und das LMS. Auf die Problematik wird im Kapitel PECome eingegangen. Ebenso ist unbekannt, ob eine Schwangerschaft nach einem konservativ operierten PECom dessen Prognose verschlechtert.

Betreffs Fertilität und Schwangerschaft gibt es zu den PEComas keine Literatur. Für konservative Operationen bei noch bestehendem Kinderwunsch gelten die gleichen Vorgaben wie für das LMS bzw. die STUMP.

Adenofibrom

In einem Fall hatte bei einem positiven Schwangerschaftstest ein zystischer Tumor in der Tube, der embryo-ähnliche solide Strukturen aufwies, zu einer Verwechslung mit einer tubaren Gravidität geführt. Nach Salpingektomie erwies sich der solide Anteil als ein AF. Der Embryo ließ sich erst später im Uterus nachweisen. Die Schwangerschaft endete mit Geburt eines reifen Kindes (23).

Zur Problematik von Adenofibromen und Schwangerschaft gibt es praktisch keine Liteatur

Adenosarkom

Wegen fehlender Daten ist unbekannt, ob konservativ operierte AS einen Einfluss auf die Fertilität haben bzw. ob nach einer entsprechenden Operation eine Schwangerschaft dessen Prognose ungünstig beeinflusst. Unter der Voraussetzung weitgehend identischer Verhaltensweisen zwischen den stromalen Sarkomen und den AS (71) kann man sich hinsichtlich dieser Fragestellungen an den uterinen stromalen Sarkomen orientieren. Speziell bei einem AS mit positiven HR kann man sich an die Daten für das LG-ESS halten.

Bei noch bestehendem dringenden Kinderwunsch und intrauterin gut lokalisiertem AS ohne SO ist eine lokale Exzision möglich (28, 50). Die Entfernung muss sicher im Gesunden erfolgen. In einem Fall nach einer alleinigen Abrasio und in zwei Fällen mit einer suprazervikalen HE wurden keine Rezidive gesehen (7). Organerhaltende Operationen bei zervikalen AS bei insgesamt 8 Adoleszenten waren in 5 Fällen mit Rezidiven verbunden (12, 21). Am besten sind gestielte auf das Endometrium begrenzte Tumoren unter der Voraussetzung einer R0-Resektion für ein konservatives Vorgehen geeignet (28). Generell müssen organerhaltende Eingriffe dennoch als inadäquate Operationen eingestuft werden, zumal in Analogie zu den LG-ESS das Belassen der Ovarien bei HR-positiven AS möglicherweise Rezidive begünstigen kann. In Einzelberichten hat der Erhalt der Adnexe in der Nachbeobachtungszeit nicht zu Rezidiven geführt (50). Langzeitdaten stehen allerdings aus. Eine umfassende Aufklärung über das generell erhöhte Rezidivrisiko bei organerhaltenden Sarkomoperationen sowie exakte sonographische und ggf. MRT-Nachkontrollen sind in diesen Fällen extrem wichtig. In Analogie zu den anderen uterinen Sarkomen sollte innerhalb von 3–6 Monaten nach einer konservativen Operation eine Kontroll-LSK erfolgen (s. a. LG-ESS). Bei einem AS mit SO verbieten sich wegen der schlechten Prognose alle konservativen Operationen. Daten im Zusammenhang mit einer Schwangerschaft sind unbekannt.

Es gibt keinerlei Daten über den Einfluss von konservativ operierten AS auf die Fertilität. Es fehlt auch jeder Hinweis, ob eine Schwangerschaft nach einem konservativ operierten AS dessen Prognose ungünstig beeinflusst. Betreffs organerhaltender Operationen bei dringendem Kinderwunsch kann man sich an den stromalen Sarkomen orientieren.

Karzinosarkom

In einigen Fällen soll das UKS in Analogie zum EK mit einer Nulliparität assoziiert sein (32). Nullipare Frauen sollen bei der Primärdiagnose häufiger fortgeschrittene KS aufweisen (1). Nach einer anderen Darstellung hat die Parität jedoch keinen Einfluss auf die Prognose (10). In den letzten 50 Jahren sind keine Publikationen über ein simultanes Vorkommen von Schwangerschaft und UKS berichtet worden. Der Hauptgrund dürfte darin liegen, dass UKS vorrangig in der Postmenopause vorkommen. Falls in einer frühen Schwangerschaft ein KS diagnostiziert wird, ist wegen der generell sehr schlechten Prognose der KS ein Schwangerschaftsabbruch in Kombination mit einer definitiven Operation dringend indiziert. Das gilt generell für alle genitalen KS.

Karzinosarkome in der Schwangerschaft sind nicht beschrieben. Im Falle eines Zusammentreffens von Karzinosarkom und Schwangerschaft muss die Therapie konsequent eingeleitet werden.

Literaturverzeichnis

1. Albrektsen G, Heuch I, Wik E, Salvesen HB. Prognostic impact of parity in 493 uterine sarcoma patients. Int. J. Gynecol Cancer 2009; 19: 1062–107
2. Amant F, Van Calsteren K, Debiec-Rychter M, Heyns L, De Beeck KO, Sagaert X, Bollen B, Vergote I. High-grade endometrial stromal sarcoma presenting in a 28-year-old woman during pregnancy: a case report. J Med Case Reports 2010; 4: 243
3. Andergassen U. Ein Fall von regelhaftem Schwangerschaftsverlauf nach organerhaltender Operation eines endometrialen Stromaknotens. Pers. Mitteilung 2014
4. Bai H, Yang J, Cao D, Huang H, Xiang Y, Wu M, Cui Q, Chen J, Lang J, Shen K. Ovary and uterus-sparing procedures for low-grade endometrial stromal sarcoma: a retrospective study of 153 cases. Gynecol Oncol 2014; 132: 654-560
5. Behranwala KA, Latifaj B, Blake P, Barton DP, Shepherd JH, Thomas JM. Vulvar soft tissue tumors. Int J Gynecol Cancer 2004; 14: 94–99
6. Behzatoğlu K, Bahadir B, Inhan G, Altuğ M. Primary vaginal leiomyosarcoma in pregnancy. Gynecol Oncol 2003; 91: 627–629.
7. Bernard B, Clarke BA, Malowany JI, McAlpine J, Lee CH, Atenafu EG, Ferguson S, Mackay H. Uterine adenosarcomas: a dual-institution update on staging, prognosis and survival. Gynecol Oncol 2013; 131: 634–639
8. Berretta R, Patrelli TS, Fadda GM, Merisio C, Gramellini D, Nardelli GB. Uterine tumors resembling ovarian sex cord tumors: a case report of conservative management in young women. Int J Gynecol Cancer 2009; 19: 808–810
9. Blake EA, Sheridan TB, Wang KL, Takiuchi T, Kodama M, Sawada K, Matsuo K. Clinical characteristics and outcomes of uterine tumors resembling ovarian sex-cord tumors (UTROSCT): a systematic review of literature. Eur J Obstet Gynecol Reprod Biol 2014; 181: 163–170
10. Bodner-Adler B, Bodner K, Obermair A, Czerwenka K, Petru E, Leodolter S, Mayerhofer K. Prognostic parameters in carcinosarcomas of the uterus: a clinico-pathologic study. Anticancer Res 2001; 21: 3069–3074
11. Bunch K, Sunde J. Fertility sparing treatment of a malignant uterine perivascular epithelioid cell tumor: A case report. Gynecol Oncol Case Rep 2014; 8: 14–16
12. Buyukkurt S, Guzel AB, Gumurdulu D, Vardar MA, Zeren H, Sucu M. Mullerian adenosarcoma of the uterine cervix in an adolescent girl. J Pediatr Adolesc Gynecol 2010; 23: e13–e55.
13. Clauss S, Höller S, Hegi L, Blum R, Hösli I. [„STUMP“ (smooth muscle tumour of uncertain malignant potential), a tumour of the uterus in pregnancy-a diagnostic and therapeutic challenge. Z Geburtshilfe Neonatol 2010; 214: 74–77
14. Clement PB, Young RH. Atlas of gynaecologic surgical pathology. Elsevier Saunders 2014
15. De Angelis SL, Harris RR, Maiman MA, Knochenhauer ES. Live birth of a normal mature healthy baby by in vitro fertilization-embryo transfer (IVF-ET) after an exploratory laparotomy and multiple myomectomy for leiomyomatosis peritonealis disseminata. Fertil Steril 2009; 91: 1956–1957
16. Delaney AA, Gubbels AL, Remmenga S, Tomich P, Molpus K. Successful pregnancy after fertility-sparing local resection and uterine reconstruction for low-grade endometrial stromal sarcoma. Obstet Gynecol 2012; 120: 486–489
17. De Vivo A, Mancuso A, Giacobbe A, Savasta LM, De Dominici R, Dugo N, Dugo C, Vaiarelli A. Uterine myomas during pregnancy: a longitudinal sonographic study. Ultrasound Obstet Gynecol 2011; 37: 361-355
18. Di Gilio AR, Cormio G, Resta L, Carriero C, Loizzi V, Parisi AM, Selvaggi L. Rapid growth of myxoid leiomyosarcoma of the vulva during pregnancy: a case report. Int J Gynecol Cancer 2004; 14: 172–175

19. Di Vagno G, Cormio G, Resta L, Colucci GA, Provenzano L, Selvaggi L. Uterine tumour resembling an ovarian sex-cord tumour presenting with spontaneous haemoperitoneum in pregnancy. Aust N Z J Obstet Gynaecol 1996; 36:213–215
20. Dong R, Pang Y, Mao H, Yang N, Liu P. Successful pregnancy following conservative management of low-grade endometrial stromal sarcoma: A case report. Oncol Lett 2014; 7: 1039–1042
21. Fleming NA, Hopkins L, de Nanassy J, Senterman M, Black AY. Mullerian adenosarcoma of the cervix in a 10-year-old girl: case report and review of the literature. J Pediatr Adolesc Gynecol 2009; 22: e45–e51
22. Fujita T, Taira N, Ogasawara Y, Omori M, Doihara H. Bilateral angiosarcoma of the breast detected by magnetic resonance imaging during pregnancy. Int J Clin Oncol 2009; 14: 560–563
23. Fukushima A, Shoji T, Tanaka S, Sugiyama T. A case of fallopian tube adenofibroma: difficulties associated with differentiation from ectopic pregnancy. Clin Med Insights Case Rep. 2014; 7: 135–137
24. Garuti G, Gonfiantini C, Mirra M, Galli C, Luerti M. Uterine tumor resembling ovarian sex cord tumors treated by resectoscopic surgery. J Minim Invasive Gynecol 2009; 16: 236–240
25. Gojnic M, Likic I, Pervulov M, Petkovic S, Fazlagic A, Vasiljevic B. The significance of Doppler flow in early detection of uterine sarcoma in older primigravida pregnancies. Eur J Gynaecol Oncol 2005; 26: 291–2933
26. Goto A. Takeuchi S. Sugimura K. Maruo T. Usefulness of Gd-DTPA contrast-enhanced dynamic MRI and serum determination of LDH and its isozymes in the differential diagnosis of leiomyosarcoma from degenerated leiomyoma of the uterus. Int J Gynecol Cancer 2002; 12: 354–361
27. Hachisuga T. Hashimoto H. Enjoji M. Angioleiomyoma. A clinicopathologic reappraisal of 562 cases. Cancer 1984; 54: 126–130
28. Han XY, Xiang Y, Guo LN, Shen K, Wan XR, Huang HF, Pan LY. Clinicopathological analysis of mullerian adenosarcoma of the uterus. Chin Med J (Engl) 2010; 123: 756–759
29. Hillard JB, Malpica A, Ramirez PT. Conservative management of a uterine tumor resembling an ovarian sex cord-stromal tumor. Gynecol Oncol 2004; 92: 347–352
30. Horstmann JP, Pietra GG, Harman JA. Spontaneous regression of pulmonary leiomyomas during pregnancy. Cancer 1977; 39: 314–321
31. Jha S, Chan KK, Poole CJ, Rollason TP. Pregnancy following recurrent angiosarcoma of the ovary-a case report and review of literature. Gynecol Oncol 2005; 97: 935–937
32. Inthasorn P, Carte J, Valmadr S. Beale P. Russel P. Dalrymple C. Analysis of clinicopathologic factors in malignant mixed Müllerian tumors of the uterine corpus. Int J Gynecol Cancer 2002, 12: 348–353
33. Ishikawa H, Ishi K, Serna VA, Kakazu R, Bulun SE, Kurita T. Progesterone is essential for maintenance and growth of uterine leiomyoma. Endocrinology 2010; 151: 2433–2442
34. Jeng CJ, Tzen CY, Huang WC, Yang YC, Shen J, Tzeng CR. Recurrent retroperitoneal myxoid liposarcoma during pregnancy: a case report and literature review. Int J Gynecol Cancer 2005; 15: 1235–1238
35. Kagami S, Kashimura M, Toki N, Katuhata Y. Myxoid leiomyosarcoma of the uterus with subsequent pregnancy and delivery. Gynecol Oncol 2002; 85: 538–542
36. Kamra HT, Dantkale SS, Birla K, Sakinlawar PW, Narkhede RR. Myxoid leiomyoma of cervix. J Clin Diagn Res 2013; 7: 2956–2957
37. Karpf EF, Poetsch B, Langner C, Nogales FF, Regauer S. Endometrial stromal nodule embedded into term placenta. Acta Pathol Microbiol Immunol Scand 2007; 115: 1302–1305
38. Katsanis WA, O'Connor DM, Gibb RK, Bendon RW. Endometrial stromal sarcoma involving the placenta. Ann Diagn Pathol 1998; 2: 301–305
39. Kim JJ, Kurita T, Bulun SE. Progesterone action in endometrial cancer, endometriosis, uterine fibroids, and breast cancer. Endocr Rev 2013; 34: 130–162.

40. Köhler G, Belau, A, Dennis K, Evert K, Evert M, Hesse J, Hegenscheid K, Krichbaum J, Kühnast M, Lehnhoff H, Lehr A, Müller S, Schalitz S, Simon J, Spring P, Ständer C, Trojnarska S, Witte, N, Zygmunt M.: Deutsches klinisches Kompetenzzentrum für genitale Sarkome und Mischtumoren an der Universitätsmedizin Greifswald (DKSM) und Kooperationspartner VAAO Deutschland und FK Frankfurt/Sachsenhausen. Datenbank und Promotions- und Forschungsgruppe genitale Sarkome, Greifswald 2015, http://www.medizin.uni-greifswald.de/gyn/dksm/
41. Koskas M, Morice P, Yazbeck C, Duvillard P, Walker F, Madelenat P. Conservative management of low-grade endometrial stromal sarcoma followed by pregnancy and severe recurrence. Anticancer Res 2009; 29: 4147–4150
42. Laughlin SK, Baird DD, Savitz DA, Herring AH, Hartmann KE. Prevalence of uterine leiomyomas in the first trimester of pregnancy: an ultrasound-screening study. Obstet Gynecol 2009; 113: 630–635
43. Lee CH, Mariño-Enriquez A, Ou W, Zhu M, Ali RH, Chiang S, Amant F, Gilks CB, van de Rijn M, Oliva E, Debiec-Rychter M, Dal Cin P, Fletcher JA, Nucci MR. The clinicopathologic features of YWHAE-FAM22 endometrial stromal sarcomas: a histologically high-grade and clinically aggressive tumor. Am J Surg Pathol 2012; 36: 641–653
44. Leunen K, Amant F, Debiec-Rychter M, Croes R, Hagemeijer A, Schoenmakers EF, Vergote I. Endometrial stromal sarcoma presenting as postpartum haemorrhage: report of a case with a sole t(10;17)(q22;p13) translocation. Gynecol Oncol 2003; 9: 265–271
45. Liang S, Stone G, Chalas E, Pearl M, Callan F, Zheng W. A high-grade uterine leiomyosarcoma with human chorionic gonadotropin production. Int J Gynecol Pathol 2006; 25: 257–261
46. Ling FT1, David TE, Merchant N, Yu E, Butany JW. Intracardiac extension of intravenous leiomyomatosis in a pregnant woman: A case report and review of the literature. Can J Cardiol 2000; 16: 73–79
47. Lissoni, A., Cormio, G., Bonazzi, C., Perego, P., Lomonocio, S., Gabriele, A., Bratina, G. Fertility sparing surgery in uterine leiomyosarcoma. Gynecol Oncol 1998; 70: 348–350
48. Lopes RI, Machado M, Paz C, Santos AC, Rezende WW. Successful outcome of a surgically treated giant retroperitoneal liposarcoma during pregnancy. Arch Gynecol Obstet 2009; 280: 1067–1069
49. Ly A, Mills AM, McKenney JK, Balzer BL, Kempson RL, Hendrickson MR, Longacre TA. Atypical leiomyomas of the uterus: a clinicopathologic study of 51 cases. Am J Surg Pathol. 2013; 37: 643–649
50. Manoharan, M., Azmi, M. A., Soosay G., Mould, T., Weekes, A. R.: Mullerian adenosarcoma of uterine cervix: report of three cases and review of literature. Gynecol Oncol 2007; 105: 256–260
51. Marom D, Pitlik S, Sagie A, Ovadia Y, Bishara J. Intravenous leiomyomatosis with cardiac involvement in a pregnant woman. Am J Obstet Gynecol 1998; 178: 620–621
52. Mathew M1, Gowri V, Al Hamdani A, Machado L, Rao K, Shabnam S. Cotyledonoid leiomyoma in pregnancy. Obstet Gynecol 2007; 109: 509–511
53. Matsuo K, Eno ML, Im DD, Rosenshein NB. Pregnancy and genital sarcoma: a systematic review of the literature. Am J Perinatol 2009; 26: 507–518
54. Miller JN Jr. Pregnancy complicated by intravenous leiomyomatosis. Am J Obstet Gynecol 1975; 22: 485–489
55. Nardo LG, Iyer L, Reginald PW. Benign pulmonary metastasizing leiomyomatosis in pregnancy: a rare complication after cesarean section. Acta Obstet Gynecol Scand 2003; 82: 770–772
56. National Comprehensive Cancer Network: NCCN Practice Guidelines in Oncology – Version 2. 2015, Uterine neoplasms. www.nccn.org
57. Nielsen GP, Rosenberg AE, Koerner FC, Young RH, Scully RE. Smooth-muscle tumors of the vulva. A clinicopathological study of 25 cases and review of the literature. Am J Surg Pathol. 1996; 20: 779–793

58. Oduyebo T, Rauh-Hain AJ, Meserve EE, Seidman MA, Hinchcliff E, George S, Quade B, Nucci MR, Del Carmen MG, Muto MG. The value of re-exploration in patients with inadvertently morcellated uterine sarcoma. Gynecol Oncol 2014; 132: 360–365
59. Oh SE, Kim HJ, Choi SJ, Oh SY, Roh CR, Kim JH. A case of huge retroperitoneal liposarcoma in pregnancy. Obstet Gynecol Sci 2014; 57: 236–239
60. Oliva E, Caracangiu ML,; Carinelli SG, Ip P, Loening T, Longacre TA, Nucci MR, Prat J, Zaloudek CJ. Mesenchymal tumors. In: Kurman RJ, Carcangiu ML, Herrington CS, Young RH (eds). WHO classification of tumors of female reproductive organs. 4th ed. IARC: Lyon 2014, 135–152
61. Ong LY, Hwang WS, Wong A, Chan MY, Chui CH. Perivascular epithelioid cell tumour of the vagina in an 8 year old girl. J Pediatr Surg 2007; 42: 564–566
62. Rai H, Odunsi K, Kesterson J, Morrison C, Chan A, Mhawech-Fauceglia P. Epithelioid sarcoma of the vulva in a 17-year-old pregnant woman. Appl Immunohistochem Mol Morphol 2009; 17: 270–273
63. Roscher W. Fatal intrapartum hemorrhage in primary tubal sarcoma in a multigravida. Zentralbl Gynakol 1956; 78: 1063–1070
64. Rousková L, Melichar B, Nikolov DH, Cerman J Jr, Havel E, Megancová J, Urminská H, Jandík P. Fulminant course of metastatic liposarcoma after delivery-case report. Eur J Gynaecol Oncol. 2007; 28: 67–68
65. Saeki H, Suzuki C, Yamasaki S, Hashizume A, Izumi H, Suzuki F, Ishi K, Nojima M, Hino O. Cotyledonoid dissecting leiomyoma of the uterus: report of two cases. Arch Gynecol Obstet. 2015; 291: 357–361
66. Salman MC, Guler OT, Kucukali T, Karaman N, Ayhan A. Fertility-saving surgery for low-grade uterine leiomyosarcoma with subsequent pregnancy. Int J Gynaecol Obstet 2007; 98: 160–161
67. Samadian M, Rakhshan M, Haddadian K, Rezaei O, Zamani SA, Khormaee F. Angiosarcoma of skull in a pregnant woman: case report and review of the literature. Turk Neurosurg 2012; 22: 113–115
68. Sánchez-Ferrer ML, Machado-Linde F, Ferri-Ñíguez B, Sánchez-Ferrer M, Parrilla-Paricio JJ. Reproductive outcome after uterine-sparing surgery for endometrial stromal sarcoma. Gynecol Oncol Case Rep 2012; 3: 4–6
69. Saraiva F, Antunes M, Providência LA. Cardiac angiosarcoma in a pregnant woman: a case report and review of the literature. Acta Cardiol 2012; 67: 727–731
70. Schiavone MB, Smok D, Wright TC, Wright JD. High-grade uterine sarcoma during pregnancy. Gynecol Oncol 2011; 123: 424–425
71. Seidman JD, Chauhan S. Evaluation of the relationship between adenosarcoma and carcinosarcoma and a hypothesis of the histogenesis of uterine sarcomas. Int J Gynecol Pathol. 2003; 22: 75–82
72. Seidman MA, Oduyebo T, Muto MG, Crum CP, Nucci MR, Quade BJ. Peritoneal dissemination complicating morcellation of uterine mesenchymal neoplasms. PLoS One. 2012; doi: 10.1371/journal.pone.0050058
73. Sharma P, Kumar R, Singh H, Jeph S, Sharma JB, Jain SK, Sharma DN, Bal C, Malhotra A. Role of FDG PET-CT in detecting recurrence in patients with uterine sarcoma: comparison with conventional imaging. Nucl Med Commun 2012; 33: 185–190
74. Siepermann M, Koscielniak E, Dantonello T, Klee D, Boos J, Krefeld B, Borkhardt A, Hoehn T, Asea A, Wessalowski R. Oral low-dose chemotherapy: successful treatment of an alveolar rhabdomyosarcoma during pregnancy. Pediatr Blood Cancer 2012; 58: 104–10666. Stadsvold JL, Molpus KL, Baker JJ, Michael K, Remmenga SW. Conservative management of a myxoid endometrial stromal sarcoma in a 16-year old nulliparous woman. Gynecol Oncol 2005; 99: 243–245

75. Stadsvold, J. L., Molpus, K. L., Baker, J. J., Michael, K., Remmenga, S. W.: Conservative management of a myxoid endometrial stromal sarcoma in a 16-year old nulliparous woman. Gynecol. Oncol. 2005; 99: 243–245
76. Summa B, Schem C, Weigel M, Strauss A, Jonat W, Maass N, Schäfer F, Bauerschlag DO. Leiomyomatosis peritonealis disseminata in a pregnant woman. Arch Gynecol Obstet 2010; 28: 1123–1127
77. Susini T1, Taddei G, Massi D, Massi G. Giant pelvic retroperitoneal liposarcoma. Obstet Gynecol 2000; 95: 1002–1004
78. Tanaka YO, Tsunoda H, Sugano M, Satoh T, Yagi H, Minami R, Shiigai M, Inadome Y, Yoshikawa H, Noguchi M, Minami M. MR and CT findings of leiomyomatosis peritonealis disseminata with emphasis on assisted reproductive technology as a risk factor. Br J Radiol 2009; 82: e44–e47
79. Takeda A, Imoto S. Mori M, Nakamura H. Successful pregnancy outcome after laparoscopic-assisted excision of a bizarre leiomyoma: a case report. J Med Case Rep 2011; 5: 344
80. Takeda A, Imoto S, Mori M, Yamada J, Nakamura H. Rapid growth of parasitic myoma in early pregnancy: previously undescribed manifestation of a rare disorder after laparoscopic-assisted myomectomy. Eur J Obstet Gynecol Reprod Biol 2012; 162: 117–118
81. Tavassoli FA, Norris HJ. Smooth muscle tumors of the vulva. Obstet Gynecol 1979; 53: 13–217
82. Tebes S, Cardosi R, Hoffman M. Liposarcoma complicating pregnancy. Gynecol Oncol 2001; 83: 610–612
83. Ulker V, Gungorduk K, Numanoglu C, Sahbaz A, Aslan O, Tekirdag AI, Gulkilik A. Complete surgical resection of retroperitoneal leiomyosarcoma in pregnancy: a case report. Arch Gynecol Obstet 2008; 277: 353–356
84. Wang J, Fisher C, Thway K. Angiosarcoma of the Breast with Solitary Metastasis to the Ovary during Pregnancy: An Uncommon Pattern of Metastatic Disease. Case Rep Oncol Med 2013; doi: 10.1155/2013/209610
85. Woytoń J, Florjański J, Tomiałowicz M. [Stromal sarcoma in pregnancy – a case report]. Ginekol Pol 2002; 73: 400–403
86. Yamamoto T, Marui T, Akisue T, Hitora T, Kawamoto T, Nagira K, Nakatani T, Yoshiya S, Kurosaka M. Management of liposarcoma occurring in pregnant women. Anticancer Res 2003; 23: 799–802
87. Yamamoto E, Ino K, Sakurai M, Takigawa S, Iwase A, Kikkawa F. Fertility-sparing operation for recurrence of uterine cervical perivascular epithelioid cell tumor. Rare Tumors 2010; 2: e26
88. Yan L, Tian Y, Fu Y, Zhao X. Successful pregnancy after fertility-preserving surgery for endometrial stromal sarcoma. Fertil Steril 2010; 93: 269.e1– 269.e3
89. Yu L, Yang SJ. Spindle cell rhabdomyosarcoma of the retroperitoneum: an unusual case developed in a pregnant woman but obscured by pregnancy. Int J Clin Exp Pathol 2014; 7: 4904–4912
90. Younis JS, Okon E, Anteby SO. Uterine leiomyosarcoma in pregnancy. Arch Gynecol Obstet 1990; 247: 155–160
91. Zanotti-Fregonara P, Koroscil TM, Mantil J, Satter M. Radiation dose to the fetus from [(18)F]-FDG administration during the second trimester of pregnancy. Health Phys 2012; 102: 217–219.
92. Zanotti-Fregonara P. Pregnancy should not rule out 18FDG PET/CT for women with cancer. Lancet 2012; 379: 1948
93. Zhan R, Wen H, Gao X, Yin L. Successful term pregnancy after laparoscopic surgery of low grade endometrial stromal sarcoma Chinese Medical Journal 2014; 127: 391–392

Bildquellenverzeichnis

Evert M, Evert K. Universitätsmedizin Greifswald, Institut für Pathologie, Greifswald. 4-1 A–C

Index

www.ingramcontent.com/pod-product-compliance
Lightning Source LLC
LaVergne TN
LVHW060617300926
849162LV00008B/1644
9783110449945